智能护理技术与应用

主　　审　李小华

指导专家　陈伟菊　李　红　谢红珍

主　　编　赵　霞　周　毅　吴庆斌　曹晓均

副主编　（按姓氏笔画排序）

　　　　　李济忠　杨　眉　何金爱　陈　翔　陈晓欢　段光荣　高　峰　黄东瑾

编　　委　（按姓氏笔画排序）

王兆文	烟台和硕软件有限公司	周　毅　中山大学
任忠敏	中山大学附属肿瘤医院	周星汉　深圳诺博医疗科技有限公司
孙文龙	上海京颐科技股份有限公司	赵　飞　中山大学附属第五医院
孙靖宇	深圳诺博医疗科技有限公司	赵　霞　南部战区总医院
李　铁	广州惠侨计算机科技有限公司	赵永国　医利捷（上海）信息科技有限公司
李小华	南部战区总医院	赵辰宇　烟台和硕软件有限公司
李丽娟	广州市妇女儿童医疗中心	段光荣　佛山市第一人民医院
李济忠	中山大学附属第五医院	段高峰　华为技术有限公司
杨　眉	武警广东总队医院	贺嘉嘉　广州中医药大学附属第一医院
连万民	广东省第二人民医院	徐　苒　医利捷（上海）信息科技有限公司
吴庆斌	暨南大学附属第一医院	翁子寒　上海交通大学医学院附属上海儿童
何　荣	中山大学附属肿瘤医院	医学中心
何金爱	暨南大学附属第一医院	高　杨　北京神州视翰科技有限公司
余　莹	南部战区总医院	高　峰　中山大学附属口腔医院
余俊蓉	中山大学附属第一医院	黄东瑾　汕头市中心医院
陈　翔	肇庆市第一人民医院	曹晓均　广州市妇女儿童医疗中心
陈晓欢	福建省立医院	韩　煜　中山大学附属第五医院
张　啸	深圳大学总医院	韩　蕊　北京宝康养颐科技有限公司
易海伟	深圳大学总医院	缪庆嵘　上海京颐科技股份有限公司

人民卫生出版社

图书在版编目（CIP）数据

智能护理技术与应用/赵霞等主编. —北京：人
民卫生出版社，2019

ISBN 978-7-117-27123-3

Ⅰ.①智…　Ⅱ.①赵…　Ⅲ.①智能技术-应用-护理-
研究　Ⅳ.①R472-39

中国版本图书馆 CIP 数据核字（2019）第 036370 号

人卫智网　www.ipmph.com	医学教育、学术、考试、健康，
	购书智慧智能综合服务平台
人卫官网　www.pmph.com	人卫官方资讯发布平台

智能护理技术与应用

主　　编：赵霞　周毅　吴庆斌　曹晓均
出版发行：人民卫生出版社（中继线 010-59780011）
地　　址：北京市朝阳区潘家园南里 19 号
邮　　编：100021
E - mail：pmph @ pmph.com
购书热线：010-59787592　010-59787584　010-65264830
印　　刷：北京铭成印刷有限公司
经　　销：新华书店
开　　本：889×1194　1/16　　印张：25　　插页：4
字　　数：774 千字
版　　次：2019 年 3 月第 1 版　2019 年 3 月第 1 版第 1 次印刷
标准书号：ISBN 978-7-117-27123-3
定　　价：80.00 元

打击盗版举报电话：010-59787491　E -mail：WQ @ pmph.com
（凡属印装质量问题请与本社市场营销中心联系退换）

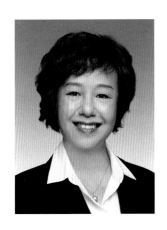

陈伟菊　主任护师,硕士生导师。暨南大学护理学院书记、副院长,暨南大学附属第一医院护理部主任。中国医院协会护理管理分会副主任委员,中国老年医学学会医疗照护分会常委,广东省护士协会会长,广东省医院协会护理管理分会主任委员,广东省医院协会评审评价咨询委员会副主委,广东现代医院管理研究所研究员,国家级医疗质量万里行和省级医院管理督导专家等。

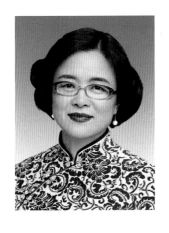

李红　福建省立医院主任护师,教授,博士生导师。国务院政府特殊津贴专家,现任福建省立医院副院长,福建医科大学护理学院院长。国家卫生计生突出贡献中青年专家,福建省科技创新领军人才,美国护理科学院院士,英国巴斯大学健康学博士。中华护理学会常务理事、福建医学会健康管理学分会主任委员,福建省护理质量控制中心主任,福建省护理学会副理事长等。

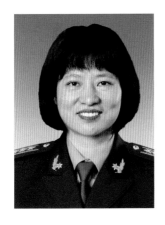

谢红珍　中国人民解放军南部战区总医院护理部主任,主任护师,硕士生导师。全军护理专业委员会副主委,全国人文护理专委会副主委,中华护理学会理事,广东省护理学会副理事长,广东省护理学会外科护理专委会主任委员等,《中华护理杂志》《解放军护理杂志》等杂志编委。

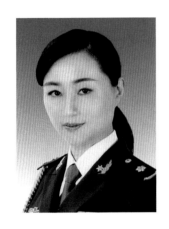

赵霞 博士,中国人民解放军南部战区总医院信息中心高级工程师。担任中国医院协会信息管理专业委员会委员,广东省医院协会医院信息化专业委员会副主任委员,《中国数字医学》杂志编委。从事医院信息化工作 10 余年,主持和参与移动医护、移动心电、无线镇痛、无线体征采集等系列移动医疗信息系统建设,在医疗卫生信息标准化技术领域有较深入研究,主编、参编专著 8 部,获得广东省科学技术一等奖 1 项,软件著作权 2 项。

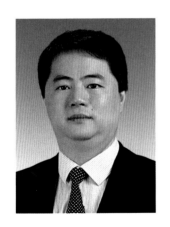

周毅 中山大学理学博士,副教授/研究员,博士生导师,中山医学院计算机中心主任。担任中国医院协会信息管理专业委员会(CHIMA)常务委员、广东省医院协会医院信息化专业委员会副主任委员、《中国数字医学》杂志编委。长期从事医疗卫生信息化及医学信息学相关领域研究,先后主持国家自然科学基金、国家重点研发计划项目、广东省重大科技专项等课题 22 项,发表论文 120 多篇,主编、参编专著、教材 9 部,译著 1 本,获得软件版权和发明专利 6 项,多次参与国家和广东省医疗卫生信息相关标准和规范的制定。

主编简介

吴庆斌　软件工程和高级工商管理双硕士,系统分析师,暨南大学附属第一医院信息科科长、网络信息中心主任,具有 10 余年医院信息化建设经验。全程参与医院 HIS、PACS、LIS、EMR 等核心系统建设,2013 年起带领团队在全国率先完成支持门诊全流程的手机 APP、微信公众号、支付宝服务窗开发应用。参编医院信息管理专著 6 部,发表论文 6 篇,参与省部级科技项目 3 项。

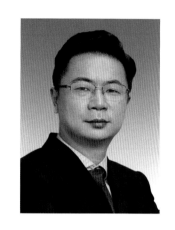

曹晓均　高级工程师,广州市妇女儿童医疗中心数据中心副主任。中国卫生信息与健康医疗大数据学会卫生信息标准专业委员会委员、广东省临床医学学会移动医疗专业委员会副主任委员、广东省医院协会医院信息化专业委员会常委,《中国卫生质量管理》《中国医疗设备》杂志审稿专家。全程参与国家互联互通标准化成熟度测评五级乙等、电子病历系统应用水平分级评价六级、HIMSS 认证工作。主持广州市科技计划项目 1 项,参加国家级课题 4 项,参编医疗信息化专著 5 部。

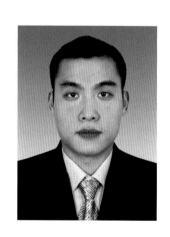

序

人工智能的科学探索和技术发展已经有 60 多年的历史了，今天人们终于看到了新一代人工智能给社会、经济和生活带来的巨大变化和影响。这些变化和影响，使我们切身感受到一个新兴科技时代的到来。

2017 年国务院发布的《新一代人工智能发展规划》指出：人工智能是引领未来的战略性技术，世界主要发达国家把发展人工智能作为提升国家竞争力、维护国家安全的重大战略。人工智能的迅速发展将深刻改变人类社会生活、改变世界。

人工智能在医学科学领域的研究和应用，同样将深刻影响和改变现有的医学科学和医学服务模式，为实现人类抵抗疾病、延长生命、保持健康提供强有力的保障手段。

近年来人工智能在医学科学领域的应用发展令我们目不暇接，诊断机器人、手术机器人、护理机器人、导诊机器人等人工智能医学产品的日益广泛应用，有效提高了医疗质量和医疗效率，成为推进健康中国建设的强大动力引擎。

作为医学科学的重要分支，护理学是一个综合了科学技术和人文关怀的科学，当护理学遇上了人工智能，将使护理这一经历了 100 多年发展的科学迸发出新时代、新技术的光芒。

当今的医学人工智能研究与应用中，护理人工智能——智能护理，是其中最活跃的领域之一。护理智能化是护理信息化的高级阶段，智能护理则是实现护理智能化的重要环节。作为护理智能化的第一线实践者——护理工作者，应该紧紧抓住这一发展机会，积极参与其中，推动护理学科和护理服务的发展。

本书是国内首部智能护理专著，从技术到应用、从理论到实践，以近八十万字的篇幅，对智能护理做了详细的介绍。该书面向广大护理工作者和医学信息化工作者，是一部难得的智能护理教学培训、开发应用书籍。

随着更多新兴信息技术的推广和落地，智能护理还将出现更多的创新应用，并将进一步提高护理工作的能力和水平。正如《全国护理事业发展规划（2016—2020 年）》指出的："云计算、大数据、移动互联网、物联网等信息技术快速发展，必将推动护理服务模式和管理模式发生深刻转变。"

衷心感谢本书作者为我国护理智能化所付出的辛劳和做出的贡献！

李小华 博士

南部战区总医院信息中心高级技术顾问
中国医院协会信息管理专业委员会副主任委员
广东省医院协会医院信息化专业委员会名誉主任委员
2019 年元旦

前　言

随着人工智能时代的到来,护理智能化将如同护理信息化、护理移动化一样,成为护理领域的创新发展和新型业态。

人工智能与护理科学融合,将促进护理服务创新发展,为实现国家护理事业发展规划、满足社会日益增长的护理需求、拓展国内有限的护理资源、改善和提高护理质量,提供了强有力的支撑和保证。

通过智能护理创新应用,把护士从繁杂和重复的事务性工作中解放出来,真正实现"把时间还给护士、把护士还给病人"。

为了促进人工智能技术在护理领域的应用发展,我们组织编写了这部《智能护理技术与应用》专著。本书分为概述、技术、应用和实例四篇。概述篇是本书内容的总体概括,也是本书的阅读指引。技术篇对智能护理的网络、软硬件和相关技术做了详细介绍,是了解和掌握智能护理开发、应用的基础。应用篇介绍了智能护理的主要应用,既包括医院临床智能护理的最新应用,也有互联网医院、社区和居家智能护理的创新应用。实例篇为读者介绍了八个智能护理系统的应用实例,展示了智能护理给护理领域带来的效用和效益。

本书参照《国内医院信息化建设标准与规范(试行)》(国卫办规划〔2018〕4号)关于医疗服务和医疗管理的分类,将护理业务分为护理服务和护理管理分别进行介绍。有关护理服务和护理管理的具体内涵,读者可阅读第一章的相关内容。采用这样的分类,主要是与国内的标准规范保持一致,便于读者分类阅读。

感谢陈伟菊教授、李红教授、谢红珍教授三位国内护理学界翘楚对本书编写给予的精心指导,她们从护理学科的角度对人工智能在护理领域的应用提出真知灼见,使本书能够充分体现护理工作者对智能护理的创新体验和高度把握。

感谢李小华教授作为本书的主审,对本书的规划、内容和编排给予的全面指导和细致审核。李小华教授先后主编了《医院信息化技术与应用》等6部系列专著,这次是他首次担任该系列专著的主审。

本书的编者既有医院和高校的医疗信息化专家,也有临床一线的护理信息学专家,他们对医疗信息化和人工智能的技术与应用有丰富的研究和实践经验。感谢他们在繁忙的工作中,以极大的热忱投入本书的编写,从不同的专业角度诠释人工智能技术对护理业务的创新和变革。

感谢为本书提供智能护理应用实例的企业,通过智能护理的各种创新技术和产品,使读者能够更深入了解和掌握智能护理的新知识、新应用。

本书得到广东省省级科技计划项目(2015B010106008)支持。

本书是"医院信息化技术与应用"系列专著的又一力作,与之前出版的《医院信息化技术与应用》《移动医疗技术与应用》《医院信息系统数据库技术与应用》《医疗卫生信息标准化技术与应用》《电子病历技术与应用》《医院信息平台技术与应用》《健康医疗大数据技术与应用》共同组成较为完整的医疗卫生信息化知识体系。

本书作为智能护理研究、开发和应用的技术专著,适用于护理、医疗信息、医院管理等领域工作者,医学院校学生,以及关注智能护理应用发展的有识之士。

限于编者的知识和能力,书中内容难免存在问题和不足,敬请各位读者指正。

2019 年 1 月

目　录

应　用　篇

概　述　篇

第一章 概　　述

护理信息学的概念早在 20 世纪 80 年代就被提出,是指在护理的所有领域(包括护理服务、护理管理、护理教育和护理科研等)中计算机和信息技术的应用。护理信息学的建立以及护理信息化的应用,大大地促进了传统护理向现代护理的转型发展。护理信息系统早已成为护理工作的必备平台,其作用也从早期的电子记录替代护士手工记录,发展到今天的护理信息应用、护理流程优化、护理质量改善和护理效率提升。智能护理是指基于新兴信息技术的护理信息化应用,它以不断发展的护理信息学为基础,充分利用移动互联网、云计算、大数据和人工智能等新一代信息技术,实现护理信息化的创新应用发展。

第一节　护理信息学

一、概述

（一）医学信息学

医学信息学(medical informatics)也称健康医疗信息学(healthcare informatics),美国国家卫生信息技术协调办公室(the office of the national coordinator for health information technology,ONC)对医学信息学的定义是:信息科学和技术在医学教育、实践和研究,以及患者治疗和健康管理中的应用,应用范围包括所有类型医学数据的采集、处理、组织、理解、存储、使用和通信。

医学信息学分为健康信息管理、护理信息学、放射信息学、牙科信息学、营养信息学、兽医信息学等子学科,如图 1-1 所示。

（二）护理信息学

护理信息学(nursing informatics)作为医学信息学的分支之一,美国护理学会给出的定义是:护理科学与多种信息管理和分析科学的整合,在护理实践中实现对数据、信息、知识进行识别、定义、管理和传递。护理信息学为护士、患者、消费者、跨学科医疗团队和相关利益方提供决策支持,使之能够达到各自的期望结果。这种支持基于信息结构、信息处理和信息技术的应用。

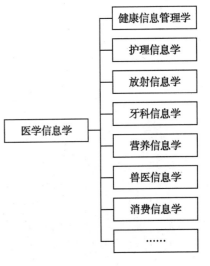

图 1-1　医学信息学的分支学科

3

在对上述护理信息学定义的理解中,需要关注以下三点:

1. 护理信息学是交叉学科　护理科学与计算机科学、信息科学结合,利用先进的科技实现了护理信息化和智能化的应用发展。随着信息技术的快速发展,物联网、云计算、大数据、人工智能等新兴技术与现代护理学的整合,必将促进护理学术与技术的发展。

2. 信息学提升护理学水平　通过信息学的应用,数据转化为信息、升级为知识、升华为智慧,随着其复杂度的增加,能实现更安全、高效和智能的护理服务。本书介绍的智能护理是在信息应用的基础上,实现知识应用,部分达到智慧应用的水平。

3. 信息标准是信息学的基础　信息结构是指信息的结构化表达,亦即信息标准,如常用的 ICD 编码、卫生信息数据元目录、电子病历基本数据集等。信息处理是指通过计算机系统对数据和信息进行处理和应用,结构和标准是信息处理的前提。

自从 20 世纪 80 年代首次提出护理信息学概念以来,随着信息科学的发展,护理信息学的概念和定义也在与时俱进。从早期"护理所有领域中计算机技术的应用",到现在"护理科学与多种信息管理和分析科学的整合,在护理实践中实现对数据、信息、知识和智慧进行识别、定义、管理和传递",这种改变体现了信息科学与护理科学的深度融合。

二、信息标准

(一) 标准

国家标准《GB3935.1:标准化基本术语》中指出:标准是对重复性事物和概念所做的统一规定。它以科学、技术和实践经验的综合成果为基础,经有关方面协商一致,由主管机构批准,以特定形式发布,作为共同遵守的准则和依据。

在护理活动中会产生大量的数据信息,如患者体温、脉搏、血压、护理记录、医嘱和护嘱等。这些数据信息具有不同的类型和表示形式,如数值、符号、文字、图像和声音等。人类可以靠经验和知识对数据信息作出判断,而在计算机系统中则需要对数据信息进行定义、分类和编码,使计算机系统能够对其进行识别和处理。对数据信息进行定义、分类和编码,并制订统一的规范,就形成了信息标准。

信息标准是为信息科学研究、信息产品生产、信息管理等所制订的各类规范和准则。

医疗卫生信息标准,指在医疗卫生事务处理过程中,信息采集、传输、交换和利用时所采用的统一的规则、概念、名词、术语、代码和技术,包括信息表达标准和信息技术标准。

医疗卫生信息标准通常分为 5 大类,共同构成卫生信息标准体系,如图 1-2 所示。

1. 基础类标准　包括信息模型、术语、标识和体系结构标准规范。

2. 数据类标准　包括元数据和数据元、分类与编码、数据集和共享文档标准规范。

3. 技术类标准　包括功能、技术、传输与交换标准规范。

4. 安全与隐私类标准　包括信息安全、隐私保护标准规范。

5. 管理类标准　包括建设指南、测试评价、运维管理、监理验收等。

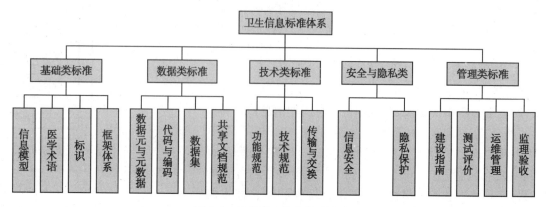

图 1-2　医疗卫生信息标准分类

（二） 术语

术语（term）是指专门学科的专门用语。人们用来描述情况的词语不同，词语的含义也各不相同，因此在科学活动中，需要制订一套一致同意的用语来描述一个事物或过程。有了标准规范的术语，才能有效实现数据的处理、分析和应用。临床术语用于描述临床疾病和护理过程，一个词语代表一些明确的临床概念，如"急性阑尾炎""胫骨"或"青霉素"。

（三） 编码

为术语分配独立的字符（字母或数字）代码，这就是产生编码（code）的过程。编码是将事物或概念（统称编码对象）赋予一定规律、易于计算机和人识别处理的符号，这个符号就称为代码值。编码的内容包括编码的方法、代码的表示、代码的赋值。编码的作用有：①标识：是把编码对象彼此区分，保持唯一性；②分类：是对编码对象进行区分归类；③参照：参照的作用体现在不同系统之间的编码对照。

（四） 分类

分类（classification）是根据信息编码的属性或特征，将分类对象按一定的原则和方法进行区分和归类，建立起一定的分类体系和排列顺序，以便能够在大量的术语代码中准确和快速定位所需的代码。分类有两个要素，即分类对象和分类依据，分类依据取决于分类对象的属性或特征。

术语、编码和分类是医学信息学的重要基础内容。从医学概念提炼医学术语，再为术语赋予唯一编码标识并建立分类体系，形成了信息结构化的基本过程。术语、编码和分类为医学信息标准化提供了基础，但要用于临床诊疗、医学研究还要涉及下面介绍的数据元和数据集。

（五） 数据元

属性是指一个事物的特征、特性，通常一个事物具有多个属性。数据元（data element）是由一组属性规定其定义、标识、表示和允许值的数据单元。数据元是信息处理的基本元素，如病案号、住院号、采血部位代码、血糖值、药物疗程、药物通用名等都是一个数据元。

卫生信息数据元的属性包括 5 类 22 项，但常用的主要有标识符、名称、定义、数据类型、表示格式和允许值。图 1-3 是一个数据元的属性示例，前三项分别是该数据元的标识符（代码）、名称和定义，后三项是该数据元值的数据类型、表示格式和允许值，其中 S2 表示允许值不超过 3 个，N1 表示允许值用 1 个数字字符表示，1、2、3 为允许值。

数据元标识符	DE04.50.009.00
数据元名称	HIV 抗体检测结果代码
定义	受检者 HIV 抗体检测结果在特定分类中的代码
数据元值的数据类型	S2
表示格式	N1
数据元允许值	1. 阴性　　2. 阳性　　3. 不确定

图 1-3　数据元属性示例

数据元的产生通常有两种途径：①根据业务数据采集表单的内容编制；②通过信息模型提炼。数据元的名称和定义应参考术语标准，标识符则需按照编码规范确定。

医疗卫生行业涉及大量的信息数据元，将一个领域中的数据元汇编成数据元目录，供领域范围内不同的应用使用。2011 年国家颁布了 WS 363-2011《卫生信息数据元目录》，该目录共分 17 部分，汇集了 1400 多项数据元。随着卫生业务的发展，卫生信息数据元的范围和内容也在发生变化，需要适时进行修改、补充和完善。

（六） 数据集

数据集（dataset）是指具有一定主题，可以标识并可以被计算机化处理的数据集合。WS 363-2011《卫生信息数据元目录》的发布，使得卫生领域内的不同业务应用有了可参照的标准数据元。通过提取数据元目录中的相关数据元，组成某一业务应用的数据集，实现该业务应用的数据标准化。在 WS 363-2011《卫生信息数据元目录》的指导下，国家卫生部门先后发布了 WS 365-2011《城乡居民健康档案基本数据集》、WS 445-2014《电子病历基本数据集》、WS 371-2012《基本信息基本数据集》、WS 375-2012《疾病控制基本数据集》等10多个基本数据集。

WS 445-2014《电子病历基本数据集》由病历概要、门(急)诊病历、门(急)诊处方、检验检查记录、一般治疗处置记录、助产记录、护理操作记录、护理评估与计划、知情告知信息、住院病案首页、中医住院病案首页、入院记录、住院病程记录、住院医嘱、出院小结、转诊(院)记录、医疗机构信息17部分组成,适用于各级医院的医疗护理。近年来,国家卫生部门开展了医院信息标准符合性测试,要求医院的数据信息格式必须符合 WS 445-2014《电子病历基本数据集》等国家标准的要求。

第二节　护理信息化

一、概述

医院信息系统(hospital information system,HIS)是医院信息化建设的核心,是医院临床诊疗和运营管理的基础设施和技术支撑。

HIS在国内的应用最早可以追溯到20世纪80年代,其技术特征是以小型机、微机、DOS操作系统、BASIC或FORTRAN编程语言为主的单机应用系统,用于收费管理、病案管理和医务统计等医疗管理业务。20世纪90年代,特别是国家"三金工程"(金桥、金卡、金关)的实施,推动国内HIS进入起步发展阶段。该阶段的主要技术特征是快速以太网、高性能微机服务器、Windows操作系统和大型关系型数据库的应用。网络版的HIS,包括门诊挂号、入出转管理、医生护士工作站、收费管理、药房管理等系统的应用,实现了全院级医疗管理业务的数据互用和业务互联。

进入21世纪,国内HIS开始从以医疗信息管理向临床信息应用演进,围绕临床诊疗管理和应用的电子病历系统(EMRS)、医学影像归档与传输系统(PACS)、实验室管理系统(LIS)、手术麻醉管理系统、心电信息系统等临床信息系统,在国内医院逐步得到应用。电子病历系统以其在临床诊疗过程中的核心位置,成为临床信息系统的中心。HIS以电子病历系统为中心,辐射和连接其他临床信息系统和相关管理信息系统,提高了临床管理的功能和效率。这一阶段HIS的技术特征是数据互通和系统整合应用。

随着HIS的发展,HIS涵盖的业务越来越多、体量也越来越大,系统间的互联互通成为制约HIS发展的主要问题。2011年国家卫生部印发了《基于电子病历的医院信息平台建设技术解决方案》,提出基于电子病历的医院信息平台架构模型和临床数据中心(CDR)建设方案,国内医院开始采用集成技术对HIS进行升级改造。

近年来,互联网+、云计算、物联网、大数据和人工智能等新兴信息技术的发展和应用,有力推进了医院信息化建设的步伐。"互联网+医疗"构建了医疗新业态,手机预约挂号、结算支付、结果查询和寻医问诊等服务大大改善了患者的就医体验。大数据和人工智能的应用创建的医疗护理新模式,使患者能够获得具有个性化、精准化的诊疗服务。

2018年4月国家卫生健康委员会发布了《全国医院信息化建设标准与规范(试行)》,提出了医院信息化业务应用、信息平台和新兴技术应用共142项建设指标,对医院信息化建设提出了更高的要求。

护理信息化是医院信息化的重要组成部分,也是最早起步的医院信息化应用之一。护理信息化经历了20多年的发展,从早期的协助病房护士完成护理管理、床位管理、医嘱处理、费用管理等日常工作管理,发展到今天患者生命体征自动采集、护理文书自动生成、护理质量闭环管理等智能化应用,有效改善了护理服务质量、提高了护士的工作效率。目前护理信息化正在向着专业化、移动化、智能化的方向发展,护士信息管理系统已经从一个从属于HIS的单一子模块发展成为一个整合护士工作站、护理病历、护理管理、移动护理、护理计划和护理任务的专业化临床护理信息系统。

二、护理信息化的应用

(一)护理信息系统

护理信息系统(nursing information system,NIS)是指护理人员在患者护理过程中产生的所有电子信息的一个有机整体,能对患者的医疗护理执行信息和护理人员的护理相关信息进行收集、存储和处理的信息系统。该系统在临床护理中形成全过程的护理专业化信息记录,使管理人员在系统中形成护理质控闭环,从而不断改进和提高护理质量。

临床护理信息系统结合临床医学和护理学的专业医学知识,以临床护理操作规范和护理文书书写规范为框架,运用计算机软件技术和移动通信技术记录护理数据,并将患者数据、医嘱数据和护理数据进行分析研究,使患者在治疗过程中得到更好的优质护理服务。

护理信息系统可分为护理服务和护理管理两个主要部分:

1. 护理服务 包括护理临床业务的主要应用,为护士的日常临床护理工作提供信息化支持。

2. 护理管理 包括护理管理业务的主要应用,为科室或护理单元的护理管理工作提供信息化支持。

护理信息系统的主要功能包括:护理医嘱执行、护理电子记录、输液管理、患者和床位管理、护理交班、护理不良事件上报、危急值处理、护理质控、护理排班、护士绩效管理等功能,如图1-4所示。

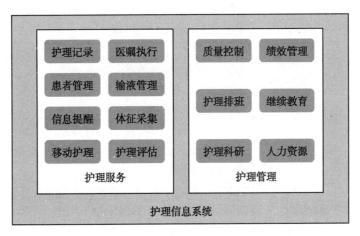

图1-4 护理信息系统的主要功能

(二) 护理信息化进程

图1-5展示了国内医院护理信息化的发展进程,从早期只有基本护理管理功能的护士工作站,经历移动护理实现患者床旁信息管理,到目前智能护理已经成为护理信息化发展的方向。当人工智能迅速发展并与护理业务高度融合后,护理信息化将进入智能护理的高级阶段——智慧护理。

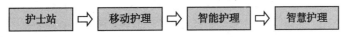

图1-5 医院护理信息化的发展进程

1997年我国卫生部印发了《医院信息系统(HIS)软件基本功能规范》(卫计算发[1998]第1号),在这个规范中,护士工作站还没有作为一个独立的信息系统,病区护理管理的相关功能分别设置在病房床位管理软件、住院患者收费管理软件、住院患者医嘱处理软件之中。

2002年在《医院信息系统(HIS)软件基本功能规范》的基础上,卫生部印发了《医院信息系统基本功能规范》,该规范根据以患者为中心的服务宗旨,增加了以医生工作站、护士工作站等组成的临床信息系统,护士工作站成为了医院信息系统的重要组成部分,其基本功能主要包括:床位管理、医嘱管理、护理管理和费用管理等。

移动护理的应用,在国内起源于2002年左右,通过应用无线局域网和手持PDA进行患者床旁信息核对、查询和采集,解决了从护理工作站到患者床旁的"最后50米"的问题。随后患者体征、心电、影像等的床旁无线采集也成为移动护理的常用功能,有效地提高和改善了护士的工作效率、护理质量和患者感受。随着移动护理技术的日渐成熟,以及移动护理应用效果的显现,国内医院移动护理的应用率不断提高,成为医院信息系统的标准配置。

2018 年 4 月国家卫生健康委员会发布《全国医院信息化建设标准与规范(试行)》,将护理信息化列为医疗服务(护理服务)和护理管理两大类别,如表 1-1 所示。护理服务的主要内容包括:护理记录、医嘱执行、输液管理、护理信息提醒、床位管理、患者识别、体征采集、护理评估,以及应用移动技术提升护理服务能力。护理管理的主要内容是护理质量各要素的计划、组织、协调和控制,使护理过程符合标准要求,还包括护理人力资源管理、继续教育管理和护理绩效管理等。

表 1-1 《全国医院信息化建设标准与规范(试行)》护理信息化建设内容

一级指标	二级指标	三级指标	具体内容和要求
医疗服务	护理业务	护理记录	具备护理记录智能录入、智能生成、入院评估、出院评估、住院期间评估、随访计划、随访量表制订、随访跟踪、随访记录、随访数据与临床数据整合、随访工作量分析、信息引用、输入项验证、电子签名、智能提醒、模板管理、护理病历质控整改、归档封存 18 项功能;支持体温单、危重症护理记录单 2 种类型表单;提供基本信息、检查检验信息、医嘱信息、临床护理知识库 4 项信息共享服务
		非药品医嘱执行	实现对检验、检查、治疗等非药品医嘱的审核、执行、打印等进行全过程闭环管理;具备患者身份确认、临床信息共享、医嘱核对、标本管理、执行确认、执行结果反馈、非药品医嘱审核知识库 7 项功能;支持条形码、二维码、RFID 3 种识别方式
		药品医嘱执行	具备配药管理、标签管理、患者身份查对、药品查对、患者呼叫管理、患者及医嘱信息自动获取和比对、医嘱配伍禁忌审查、用药前后患者病情自动获取 8 项功能
		输液管理	具备登记管理、配药管理、标签管理、输液位置管理、患者身份查对、药品查对、患者呼叫管理、临床信息共享、智能提醒、医嘱校对知识库 10 项功能;支持条形码、二维码、RFID 3 种识别方式
		护理信息提醒	具备书写错误、内容完整性、书写及时性、内容重复、未执行医嘱、护理审核医嘱、检验结果、检查结果、检验危急值、检查危急值、费用、输液完成 12 项提醒功能
	移动业务	移动护理	具备患者床位列表、患者腕带管理、患者身份识别、医嘱执行、输液管理、用血核对、体征采集记录、巡视管理、风险评估、护理评估和记录、护理备忘录、患者疾病信息集成查询、检验检查结果查询、材料记账、医嘱执行智能提醒规则、护理关注要点智能提醒、规范护理服务管理、护理计划、护理文书、医嘱执行智能提醒知识库、移动护理知识库 21 项功能
医疗管理	护理管理	护理质量管理	对护理质量各要素进行计划、组织、协调和控制,使护理过程按标准满足服务需求;具备护理质控知识库设置、计划设置、考评点设置、整改计划设置、质控目标任务分解、质控监规则设置、临床数据集成与调阅、质量考评结果统计分析、护理人员资质管理 9 项功能
新兴技术	大数据平台	大数据利用	利用数据中心的大数据资源,对医疗服务、科研管理、医院治理等的辅助决策支撑应用;支持实时统计分析的管理辅助决策、病案首页智能化处理、相似病案信息推荐、基于大数据的疾病分析、具备统计模型的大数据科研平台、临床辅助决策诊断支持 6 项应用
	人工智能	疾病风险	支持患者个人信息、生理信息、疾病信息等的接入功能;支持关系型数据库和非关系型数据库的数据源接入组件;支持心脑血管病、内分泌疾病、呼吸道疾病、消化道疾病 4 种疾病的预测模型
		智能健康管理	支持院内、院外 2 种数据采集功能;支持健康管理知识库、提供个性化的健康维护和管理建议,支持家庭日常治疗计划与管理;支持糖尿病、高血压、心脑血管疾病、呼吸道疾病、消化道疾病 5 种疾病的健康管理功能

一级指标	二级指标	三级指标	具体内容和要求
新兴技术	物联网应用	数据采集	数据信息的加密传输;通过红外线、射频等介质进行数据传输;医疗设备的生命体征采集、大型医疗检查设备的能耗数据采集,医疗环境下的温湿度、污染颗粒数据采集等;数据采集设备的安全接入和审计
		患者安全	物联网终端的无障碍感应扫描,在不同业务场景下感应功率的自动调节;具备患者定位、身份识别、用药识别、业务监控等功能
		资产和物资管理	RFID标签和医院资产的匹配绑定;区域内资产自动识别和盘点管理;医院固定资产管理、特殊药品的综合管理,包括医疗设备、高值耗材、毒麻药品等物品的全生命周期管理等

表1-1中列出了大数据、人工智能和物联网等新兴信息技术在医疗方面的应用。新兴信息技术用于护理服务和护理管理,将产生护理服务和管理的创新模式——智能护理。

三、护理信息化技术

近年来随着科学技术的迅猛发展,以移动互联网、云计算、大数据、物联网、人工智能为代表的新兴信息技术,对科技、社会和经济的发展起到极大的推动作用,是继计算机信息技术革命以来的又一次科技革命,正成为人类社会发展的新兴动力引擎。智能护理信息化技术是指在现有护理信息化技术的基础上,充分应用新兴信息技术,达到新兴信息技术与护理科学的高度融合,实现护理服务和护理管理模式的智能化创新发展。

(一)计算机网络技术

通信技术与计算机技术相结合为计算机网络技术。计算机网络是按照网络协议,将地球上分散的、独立的计算机相互连接的集合。连接介质可以是电缆、双绞线、光纤、微波、载波或通信卫星。计算机网络具有共享硬件、软件和数据资源的功能,具有对共享资源集中处理、管理和维护的能力。

计算机网络的基础是网络协议。目前使用最普遍的是TCP/IP通信协议。TCP/IP通信协议可以使不同硬件结构、不同软件操作系统的计算机之间相互通信,成为了局域网和Internet的通信协议标准。TCP/IP协议套件包括传输控制协议(TCP)、互联网协议(IP)、应用层协议等,所有这些协议相互配合,实现网络上的信息通信。

计算机网络一般划分为:局域网(LAN)、城域网(MAN)和广域网(WAN)。

1. 局域网　涉辖范围一般在10千米以内,属于一个部门或一组群体组建的小范围网,通常医院的计算机网络属于局域网。

2. 广域网　涉辖范围大,一般从几十千米至几万千米,如区域、国家或洲际网络。

3. 城域网　介于局域网和广域网之间,其范围通常覆盖一个城市或地区,涉辖范围从几十千米到上百千米。

图1-6是医院计算机局域网的结构图。医院局域网通常采用三层结构(核心层、汇聚层和接入层):①核心层:是网络中枢,其网络核心交换机设备通常设置在医院网络中心,HIS服务器直接接入核心交换机;②接入层:连接HIS用户端的计算机,接入层交换机设在各楼层的接入机房;③汇聚层:介于核心层和接入层之间,起到汇聚、传输和分发的作用,汇聚层交换机设在各楼宇的汇聚机房。WiFi无线网络的AP等设备,根据带宽需要可从汇聚层或接入层接入医院局域网,构成医院无线局域网,为移动设备提供连接。其他类型的网络,如互联网、城域网等都可以通过路由器等设备与医院局域网连接。

(二)生物传感技术

随着微电子技术和材料物理学的发展,微处理器与传感器技术有机结合,产生了功能强大的智能传感器(smart sensor)。所谓智能传感器,就是嵌入微处理器,兼有信息监测、信号处理、记忆与逻辑思维、判断能力的传感器复合组件(图1-7)。

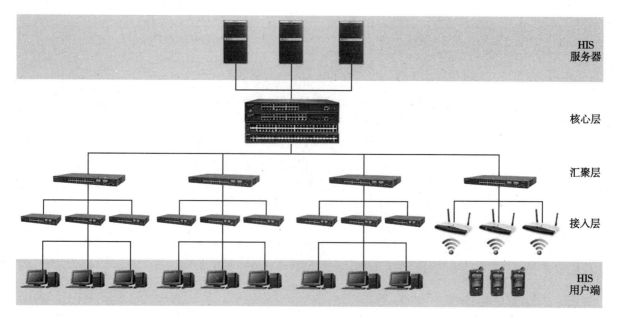

图 1-6 医院局域网示意图

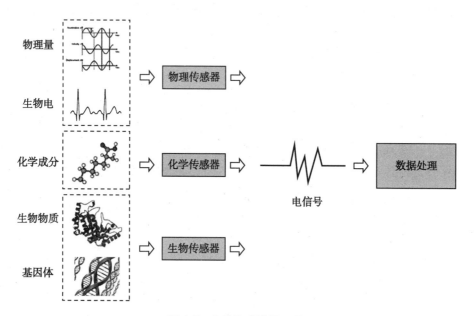

图 1-7 生物传感器原理图

（三）云计算技术

云计算（cloud computing）是分布式处理（distributed computing）、并行处理（parallel computing）和网格计算（grid computing）的发展。云计算以一种新型的共享基础架构方法,将所有的计算资源集中管理,并以网络的方式向用户提供 IT 资源服务。

云计算按照服务类型可以分为三类,即基础设施即服务（infrastructure-as-a-service,IaaS）、平台即服务（platform-as-a-service,PaaS）、软件即服务（software-as-a-service,SaaS）,如图 1-8 所示。

图 1-8 的左侧一列表示信息系统运行所需要的计算机网络和软硬件资源。在云计算中,这些网络和软硬件资源可以通过云计算技术向用户提供,而无须像目前这样由用户自行建设。IaaS 包括虚拟化、服务器、存储器和网络服务;PaaS 包括 IaaS 服务以及操作系统、中间件和软件运行服务;SaaS 包括 IaaS、PaaS、数据和应用软件服务。用户可以根据自身的需求购买或租用相应服务,从而有效降低用户建设、管理和维护的成本。

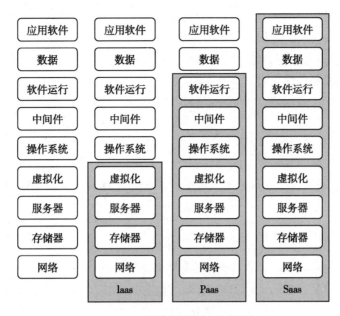

图 1-8　云计算提供的三类云服务

云计算的主要特征：

1. 资源动态配置　云计算可以根据用户的需求动态增配或释放物理和虚拟资源，实现资源的弹性供给。

2. 需求服务自助化　云计算为用户提供自助化的资源服务，用户可以采用自助的方式选择服务项目和资源。

3. 云计算以网络为中心，并通过网络向用户提供服务，从而使得云计算服务无处不在。

4. 服务可计量化　即资源的使用可被检测和控制，是一种付费使用的服务模式。

5. 资源的池化和透明化　在云计算中所有资源被统一管理和调度，形成"资源池"，同时资源是透明的，用户无须了解其内部结构，按需使用即可。

云计算又分为公有云和私有云：①公有云：通常是指由云服务商建立、管理，向公众用户提供的云服务，一般通过互联网使用。②私有云：是指企业自己建立和使用的云，它的服务对象是企业内部人员或分支机构。私有云的部署适合于有众多分支机构的大型企业或政府部门。

（四）　大数据技术

大数据技术包括采集、存储、清洗、挖掘和可视化技术等相关技术，这些相关技术分别解决大数据各个阶段的技术需求，如图 1-9 所示。

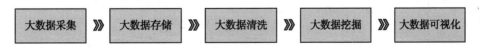

图 1-9　大数据相关技术

大数据（big data）是指那些采用传统技术无法处理和分析的数据。为了获取大数据中的价值，必须选择另一种方式来处理它。大数据具有 4V 的特点，即 volume（大量）、variety（多样）、velocity（高速）、veracity（可信）。大数据的计量单位从目前常用的 TB（2^{40}bytes）扩展到 PB（2^{50}bytes），甚至 ZB（2^{70}bytes），且数据量还在以每年 50% 的速度增加，国际调研机构 IDC 预测，到 2020 年全球将总共拥有 35ZB 的数据量。

在传统数据时代，数据分析采用的是随机抽样方法，即通过从调查对象中抽取一部分样本进行分析，并以分析结果对总体特征作出具有一定可靠程度的估计与推断。随机抽样方法可以从最少的数据获得最多的信息。抽样分析结果的精确性取决于抽样的随机性，一旦抽样过程受到主观因素影响，分析结果就会相去甚远。由于随机抽样方法的局限性,当人们需要了解更深层次的细分领域的情况时,随机抽样的方法就不可取了,这个在宏观领域起作用的方法在微观领域失去了作用。

在大数据时代,数据分析采用的是全数据模式,即样本=总体,可以收集全面而且完整的海量数据,同时具备强大的数据处理和存储能力。全数据模式是指无须采用随机抽样分析这样的捷径,而采用所有数据进行分析的方法。大数据的分析结果具有很高的可信度和商业价值,因此主要用于预测、决策和分析等用途。

在大数据中,结构化数据只占15%左右,其余的85%都是非结构化或半结构化数据,大数据需要解决半结构化和非结构化数据的高效处理问题。需要使用非传统的工具对大量的结构化、半结构化和非结构化数据进行处理,采用适合不同行业的大数据挖掘分析工具和开发环境,从而获得分析和预测结果的一系列数据处理技术。

(五) 物联网技术

物联网(internet of things,IOT)是指任何时刻、任何地点、任意物体之间互联。物联网技术是基于RFID(radio frequency identification)技术、传感器技术、智能终端技术、人工智能技术、无线通信技术等的应用。物联网是在互联网基础上的延伸和扩展,通过信息传感设备,按照约定的协议把任何物品与互联网连接起来,进行信息交换和通讯,以实现智能化识别、定位、跟踪、监控和管理的一种网络。

物联网结构包括三个部分,即感知层、网络层和应用层(图1-10)。

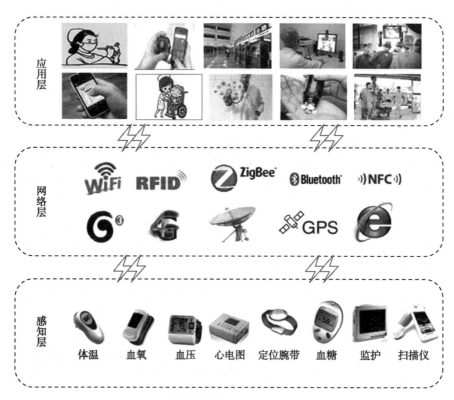

图1-10 物联网原理图

1. 感知层 执行信息采集和转换,通过各类生物医学传感器感测人体信息,并将其转换为电信号或其他所需形式的信息输出。

2. 网络层 承担信息的传输,包括互联网、移动互联网、移动通信网、无线网络、卫星通信和GPS定位系统等,这些网络相互交织构成一个无所不在、无处不达的巨大网络。

3. 应用层 实现信息的存储、分析、处理和应用,由传感器采集的患者数据信息通过网络层传输到应用层的相关应用系统中,实现对该数据信息的处理和应用。

医疗物联网的特点在于连接的物体与医疗相关,包括医务人员和患者的标识、计算机终端、医疗器械、药品、医疗仪器、可穿戴医疗设备等。这些物体是医疗过程的一个终端、一个节点或一个对象,在医疗过程中能够产生、采集、处理数据,对这些物体的连接、监测和控制能实现对医疗过程的智能化管理。

(六) 人工智能技术

人工智能(artificial intelligence,AI)是指研究、开发用于模拟、延伸和扩展人的智能的理论、方法、技术及应用系统的一门新的技术科学。

人工智能是计算机科学的一个分支,它试图了解智能的实质,并生产出一种新的能以人类智能相似的方式作出反应的智能机器,该领域的研究内容包括机器人、语言识别、图像识别、自然语言处理和专家系统等。

人工智能是对人意识和思维的信息过程的模拟,不是人的智能,但能像人那样思考,也可能超越人的智能。人工智能的理论和技术日益成熟,应用领域也不断扩大,在健康医疗中的应用目前主要集中在诊断治疗、电子病历、医学影像、健康管理、新药研发和医疗机器人等方面,如图1-11所示。

电子病历
应用自然语言识别等人工智能技术,实现电子病历的结构化和标准化表达,达到对电子病历的精确检索和精准理解

智能新药研发
快速、准确挖掘和筛选出合适的化合物或生物,缩短研发周期、降低研发成本、提高新药研发成功率

人工智能的医疗应用

智能诊疗
计算机通过"学习"临床医学知识,具备自主医学思维和诊断推理能力,提供辅助诊断和治疗方案

智能健康管理
在健康风险识别、智能照护、健康咨询、健康干预以及基于精准医学健康管理等方面的智能化应用

医疗机器人
手术机器人、智能假肢、保健机器人和医疗辅助机器人等,减轻医护人员工作负担,提高医疗服务工作效率

智能影像诊断
应用深度学习等人工智能技术,让计算机掌握医学影像的识别和诊断能力,使其能够对医学影像作出辅助诊断

图1-11 医学人工智能的主要应用领域

人工智能在医学领域的研究和应用有着非常广阔的前景,基于大数据、云计算、物联网,以及超级计算和先进算法的人工智能技术,将创造全新的医学模式,在解决当今困扰人类社会的健康医疗问题上发挥重要作用。

第三节 智 能 护 理

一、概述

智能护理是人工智能在护理领域的应用,结合云计算、大数据、移动互联网、物联网等新兴信息技术的应用,形成的智能化的护理服务和护理管理新模式。

智能护理通过人与物的互联、信息数据的共享、辅助决策的智能,实现医疗、护理信息的智能感知、监控、分析、操作和展示,使护理更精准化、个性化、智慧化,成为护理工作的得力助手。

智能护理的应用发展是渐进式的,由浅入深,由局部到全局,从护理的辅助业务向护理的核心业务发展。智能护理需要医院信息化的支撑,完善的医院信息化建设是实现智能护理的基础;智能护理也是智慧医院建设的重要内容,是智能医疗的组成部分,应统筹建设、协调发展。

简单地将新兴信息技术叠加在现有护理业务和流程之上是行不通的,必须考虑改变或创新护理实践及流程,实现护理业务与信息技术的融合。护士作为护理业务的主体,应主动参与智能护理的研究和

应用,在将新兴信息技术用于现有护理服务和管理的优化和创新方面进行积极探讨和实践,以信息化、智能化促进护理学科的持续发展。

二、意义作用

(一) 落实国家政策

2016 年国家卫生计生委印发《全国护理事业发展规划(2016—2020 年)》(以下简称"《发展规划》")。《发展规划》要求:"十三五"时期需要加大护理服务供给,推进优质护理服务资源合理配置,提高基层护理服务能力,为全面实现小康社会奠定健康基础。《发展规划》指出:"十三五"时期,云计算、大数据、移动互联网、物联网等信息技术快速发展,必将推动护理服务模式和管理模式发生深刻转变,为优化护理服务流程、提高护理服务效率、改善护理服务体验、实现科学护理管理创造有利条件。

2015 年国家卫生计生委发布《关于进一步深化优质护理、改善护理服务的通知》,提出要进一步强化护理服务意识,提高护理服务水平,惠及更多患者。要求护理工作要明确服务职责、创新服务形式、优化护理流程、规范护理行为、落实整体护理、加强护患沟通、改善护理服务。

基于新兴信息技术应用的智能护理,将推动我国护理服务模式和管理模式的创新发展,落实国家对护理事业发展的规划和要求,为实现我国护理事业 2020 年发展目标发挥重要作用。

(二) 满足社会需求

社会的进步发展和人民群众不断提高的健康期望,对护理服务提出了更高要求。随着社会进入老龄化阶段,以及慢性疾病人数增加,也对护理服务提出了急迫需求。统计数据显示,截至 2017 年年底,我国 60 岁及以上老年人口已达 2.41 亿人,占总人口的 17.3%(国际标准占比为 7%)。伴随人口老龄化进程加快及居民生活方式的改变,肿瘤、糖尿病、高血压、高血脂、慢性肾病等慢性病发病率明显提高,我国的慢性病发病人数约为 3 亿。

智能护理的应用将拓展护理服务领域,从医疗机构向基层、社区和家庭拓展,服务内容从疾病临床治疗向慢病管理、老年护理、长期照护、康复促进、安宁疗护等方面延伸,满足人民群众日益多样化、多层次的健康需求。

(三) 拓展护理资源

护理资源不足是国内护理事业发展的短板,世界上大多数国家的护士占总人口的比例约为 5‰,而我国只有 2.36‰。根据世界卫生组织统计,全球人均拥有护士数量最多的是挪威,每千人拥有护士数量达 17.27 人,欧盟制定的基本标准为 8 人以上,而美国和日本分别为 9.8 和 11.49 人。我国护士在数量和质量上存在双重短缺,而且不同地区差距明显,1/3 的农村地区千人拥有注册护士数量不足 1 人。

智慧护理的应用,不但大大减少了护理信息的人工操作,而且实现了护理信息的智能化处理,使得信息的获取、传递、分析和应用更高效、快捷、准确。如果说早期的护士工作站实现了护理信息的计算机化处理,智能护理系统则实现了护理信息的智能化应用。智能护理能够将人工参与的操作减少到最低程度,帮助护士从繁重的事务处理中解放出来,而专注于患者的护理服务。

(四) 改善护理质量

护理质量管理是指按照护理质量形成过程和规律,对构成护理质量的各个要素进行计划、组织、协调和控制,以保证护理服务达到规定的标准和满足服务对象的需要。采用 PDCA 闭环管理技术,建立科学、高效、精细的管理方法,实现高水平的护理质量管理。

智能护理能够通过对患者诊疗信息的全程监控与分析,实现对护理质量的有效管理。智能护理连接护理的全过程信息,对这些产生于各个医疗护理节点的信息进行分析处理,构成了护理信息的闭环管理。智能护理通过医院信息平台的数据共享机制,获取与护理质量相关的患者诊疗数据,包括诊断、病程记录、检查检验结果、用药、治疗等数据信息,并参与到护理质量的分析评价中。护理信息的闭环与诊疗信息的共享,显著提升了护理质量管理的能力和水平。

三、主要应用

（一）患者信息的智能感知

智能生物传感器、医疗物联网等技术的应用，使得护士能够在第一时间获取患者的生命体征、生活状态、地理位置等数据信息，了解和掌握实施护理的第一手资料，并给予及时快速的干预和处置。与传统护理不同，这种患者数据的获取不受地理和时间的限制，能够实现授权共享，显著提高了对危急患者的救治能力。

作为智能感知的主要应用，智能生命体征监测系统已较多地应用于病区护理中。患者佩戴智能传感器，系统自动识别患者的医嘱信息，按照医嘱的监测时间、次数对患者的体温、血压、脉搏和血氧饱和度等数据进行自动采集，将数据实时传输和存入智能护理系统，在护士站电脑或护理掌上电脑上显示和预警。

（二）护理信息的智能应用

新兴信息技术的应用，创新了护理信息记录、查询、检索、核查和分析等的处理能力，实现对护理信息的全方位感知、全参数处理、全过程监控、全视图浏览、全信息应用。例如，智能化护理记录将具有智能录入、智能生成、智能评估、智能提醒、智能示踪、智能展示等先进功能，帮助护士从日常繁杂的护理记录事务中解放出来。

临床护理智能显示平台以整体护理模式为框架，集成了护理信息系统（NIS）、临床信息系统（CIS）、医学影像信息系统（PACS）和检验信息系统（LIS）等数据，通过数据自动解析、分类和结构化显示，在一个界面中显示病区动态、常规护理、专科护理、患者状态、风险评估、责任制分组和备忘栏版块等内容，用于医护临床交班。该平台的应用有效地提升了医护交班的效率和质量，降低了护理不良事件的发生。

（三）护理服务的精准实施

基于新兴信息技术的智能护理服务，实现了传统的"人工"护理模式向"人工+智能"护理模式的创新跨越。"人工+智能"护理模式突破了人（护士）的局限，具有"人工"护理模式无法达到的护理服务能力。

智能输液管理是精准护理服务的一个典型用例。病区输液占用了大量的护理时间，也困扰着患者。基于医疗物联网开发的病区智能输液系统，通过液量传感、电子标签、移动网络和数据交互共享等技术，实现了药物核对、标签打印、配液管理、注射核对、液量监控、护患沟通、护士处置（结束或接瓶）的全程智能化管理，既减轻了护士护理的工作量，又改善了患者体验。

（四）护理质量的精细管理

2018年国家卫健委发布的《全国医院信息化建设标准与规范（试行）》，要求护理质量管理必须具备护理质控知识库设置、计划设置、考评点设置、整改计划设置、质控目标任务分解、质控监控规则设置、临床数据集成与调阅、质量考评结果统计分析、护理人员资质管理等功能。智能护理通过医疗物联网、大数据和人工智能的应用，将有助于上述功能的实现，从而达到护理质量精细化管理的目标。

输血是抢救急危重症患者的重要治疗手段，保障输血安全是临床输血的基本底线。临床输血闭环智能路径实时质量控制系统通过智能化手段，有效提高了临床输血的安全性。该系统采用前馈、现场和反馈控制相结合的手段，整合输血相关部门共同参与输血的全程、闭环质量和安全实时监管，借助趋势图、鱼骨图、巴雷托图等质量管理工具和多维数据分析模型，实现输血质量分析与持续改进，全面提升临床输血质量与安全管理。

四、发展趋势

智能护理是基于新兴信息技术发展和应用产生的新一代护理信息系统。智能护理以其智能感知、自动识别、智慧互联、协同共享和精准计算等特征，有效提升了护理服务和护理管理的能力、质量和水平。

智能护理的应用,在推进护理服务流程优化、护理服务效率提高、护理服务体验改善和科学护理管理提升方面已经呈现出积极的推进作用。智能护理作为智慧医院建设的重要组成部分,许多医院将其纳入医院信息化建设发展规划中,把云计算、大数据、移动互联网、物联网和人工智能等新兴信息技术用于护理业务的各个流程和环节中,以此推动护理信息化的创新发展。

近年来,国家先后发布了《"健康中国 2030"规划纲要》《国务院办公厅关于促进和规范健康医疗大数据应用发展的指导意见》《新一代人工智能发展规划的通知》《关于促进"互联网+医疗健康"发展的意见》,提出推动互联网+健康医疗、健康医疗大数据、智慧医疗的应用。要求推广应用人工智能治疗新模式、新手段,建立快速精准的智能医疗体系。在中央和地方政府的指导和推动下,智能护理的应用将更加广泛和深入。

随着更多新兴信息技术的推广和落地,智能护理还将出现更多的创新应用,进一步推进我国护理事业的发展。正如《全国护理事业发展规划(2016—2020 年)》指出的,"十三五"时期,云计算、大数据、移动互联网、物联网等信息技术快速发展,必将推动护理服务模式和管理模式发生深刻转变。

(李小华)

参 考 文 献

[1] Susan M. Houston, Tian Dieckhaus, Bob Kirchner. An Introduction to Nursing Informatics Evolution and Innovation [M]. Healthcare Information and Management Systems Society(HIMSS)2015.

[2] 曹世华,章笠中,许美芳.护理信息学[M].杭州:浙江大学出版社,2012.

[3] 汤学军,董方杰,张黎黎,等.我国医疗健康信息标准体系建设实践与思考[J].中国卫生信息管理杂志,2016,13(1):31-36.

[4] 丁宝芬.医学信息学[M].南京:东南大学出版社,2009.

[5] GB/T7027-2002《信息分类和编码的基本原则与方法》.

[6] 李丽华,金水高,郭静.公共卫生信息分类与编码研究[J].中华预防医学杂志,2007,41(5):344-347.

[7] Enrico Coiera. GUIDE TO HEALTH INFORMATICS third edition [M]. CRC PressTaylor & Francis Group. 2015.

[8] 李小华.医疗卫生信息标准化技术与应用[M].北京:人民卫生出版社,2016.

[9] 陈金雄,王海林.迈向智能医疗[M].北京:电子工业出版社,2014.

[10] 尚少梅,周伟娇,万巧琴,等.护理人力配置研究进展[J].中华护理管理,2018,18(4):433-436.

[11] 陈伟菊,张诗毅.糖尿病远程管理模式的国内外研究进展[J].中华肥胖与代谢病电子杂志,2016,2(4):205-208.

[12] 邓娟,谢红珍.移动互联网与机器人技术在脑卒中患者管理中的应用现状[J].护理学报,2018,25(14):29-32.

[13] 中国医院协会信息管理专业委员会,《中国数字医学》杂志.中国医院信息化 30 年[M].北京:电子工业出版社,2016.

[14] Stephan P. Kudyba. HEALTH INFORMATICS Improving Efficiency and Productivity [M]. CRC PressTaylor & Francis Group. 2010.

[15] 陈玲,侯诗箐,任博,等.医疗物联网在病区临床护理中的应用[J].医学信息学杂志,2018,39(2):43-46.

[16] 李红莉,杨雅.基于信息化系统临床护理智能显示平台的构建及应用[J].护理学报,2018,25(14):24-28.

[17] 肖昆,曹磊,李建林,等.临床输血全程闭环智能路径质量和安全实时控制[J].中国输血杂志,2017,30(2):109-112.

[18] 张菁,徐家华,施莉,等.人工智能技术在护理领域的应用现状与发展趋势[J].第二军医大学学报,2018,39(8):939-940.

技术篇

第二章　网　络　技　术

计算机网络是一种计算机通信技术，主要指的是将不同地区运行的计算机和外部设备，借用通信线路和设备有机连接，实现资源共享。伴随互联网技术的逐渐普及，网络技术在经济和社会发展中的作用日益突出，其在医疗服务机构中的使用率也不断提高，所以在医院的日常工作中，如何将医院医疗服务信息化管理工作与计算机网络技术有机地结合起来，成为了广大医务人员密切关注的热点问题。

第一节　有线网络技术

一、计算机通信网

（一）概念

计算机通信网简称"计算机网"，是由多台计算机经通信线路互联而形成的通信网路，是计算机技术与通信技术相结合的产物。

1. 按逻辑功能分类　计算机通信网按逻辑功能可分为通信子网和资源子网两部分，前者实现数据交换和传输，后者主要指计算机、外部设备和数据库，用以实现联网数据处理。

2. 按跨地域范围分类　计算机通信网按跨地域范围分为广域网、城域网和局域网。这三类网络在结构、性能、媒质访问控制等方面都存在很大的差别，目前均得到广泛应用。主要用于实现资源（如数据库、外部设备等）共享，也可用以实现分布式数据处理和开通可视图文、电子信箱、电子数据互换等信息通信业务。

计算机通信网中，将全部功能划分为若干功能层次，通信双方必须遵守的规则和约定称为"网络的协议"，整个协议也相应地被划分成若干层次。各功能层次和协议的集合称为网络的体系结构。计算机通信网的体系结构是按照国际标准化组织（ISO）制订的开放系统互连（OSI）参考模型来规范的。随着三网融合的推进，计算机通信网渐渐融入了电信网和广播电视网之中，在局域网、城域网、广域网、核心网中都可见到其身影。我国的教育网是以计算机通信网为主的网络。

（二）特点

计算机通信网主要提供数据传输服务，即资源共享，其主要的服务就是因特网。

计算机通信的基本原理是将电信号转换为逻辑信号，其转换方式是将高低电平表示为二进制数中的 1 和 0，再通过不同的二进制序列来表示所有的信息，也就是将数据以二进制中 0 和 1 的比特流的电的电压作为表示,产生的脉冲通过媒介(通讯设备)传输数据,达到通信的功能,这就是 OSI 的物理层,也就是通信的工作原理(图 2-1)。

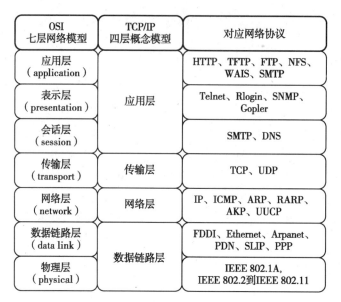

图 2-1　OSI 参考模型

将整个协议垂直地分为 7 个层次,如图 2-1 所示。

1. 物理层　经物理媒体透明传送比特流。

2. 数据链路层　在链路上无差错地传送帧。

3. 网络层　分组传送,路由选择和流量控制。

4. 传输层　端到端经网络透明地传送报文。

5. 会话层　会话管理与数据传输的同步。

6. 表示层　数据格式的转换。

7. 应用层　与用户应用进程的接口。

(三) 关键技术简介

1. 局域网(local area network,LAN)　是在一个局部的地理范围内(如一所学校、工厂和机关内),一般是方圆几千米以内,将各种计算机、外部设备和数据库等互相连接起来组成的计算机通信网。它可以通过数据通信网或专用数据电路,与远方的局域网、数据库或处理中心连接,构成一个较大范围的信息处理系统。局域网可以实现文件管理、应用软件共享、打印机共享、扫描仪共享、工作组内的日程安排、电子邮件和传真通信服务等功能。局域网严格意义上是封闭型的,它可以由办公室内几台甚至上千上万台计算机组成。决定局域网的主要技术要素为网络拓扑、传输介质与介质访问控制方法。

2. 城域网(metropolitan area network,MAN)　是在一个城市范围内所建立的计算机通信网,属宽带局域网。由于采用具有有源交换元件的局域网技术,网中传输时延较小,它的传输媒介主要采用光缆,传输速率在 100 兆比特/秒以上。城域网的一个重要用途是作为骨干网,通过它将位于同一城市内不同地点的主机、数据库,以及局域网等互相联接起来,这与广域网的作用有相似之处,但两者在实现方法与性能上有很大差别。城域网已经有了一个标准——分布式队列双总线(distributed queue dual bus,DQDB),即 IEEE802.6,是由双总线构成,所有的计算机都连接在上面。

3. 广域网(wide area network,WAN)　也称远程网(long haul network),通常跨接很大的物理范围,能连接多个城市或国家,或横跨几个洲并能提供远距离通信,形成国际性的远程网络。广域网的通信子网主要使用分组交换技术,可以利用公用分组交换网、卫星通信网和无线分组交换网,将分布在不同地区的局域网或计算机系统互连,达到资源共享的目的。因特网(internet)是世界范围内最大的广域网。

广域网是由许多交换机组成的,交换机之间采用点到点线路连接,几乎所有的点到点通信方式都可以用来建立广域网,包括租用线路、光纤、微波、卫星信道。广域网交换机实际上就是一台计算机,采用处理器和输入/输出设备进行数据包的收发处理(表2-1)。

表2-1　局域网、城域网与广域网的区别

项目	属性		
	局域网(LAN)	城域网(MAN)	广域网(WAN)
英文名称	local area network	metropolitan area network	wide are network
覆盖范围	10千米以内	10千米~100千米	几百千米到几千千米
协议标准	IEEE 802.3	IEEE 802.6	IMP
结构特征	物理层	数据链路层	网络层
典型设备	集线器	交换机	路由器
终端组成	计算机	计算机或局域网	计算机、局域网、城域网
特点	连接范围窄、用户数少、配置简单	实质上是一个大型的局域网,传输速率高,技术先进、安全	主要提供面向通信的服务,覆盖范围广,通信的距离远,技术复杂

4. 路由器(router)　亦称选径器,是在网络层实现互连的设备,它是一种连接多个网络或网段的网络设备,能将不同网络或网段之间的数据信息进行"翻译",以使它们能够相互"读"懂对方的数据,从而构成一个更大的网络。路由器有较强的异种网互连能力,连接对象包括局域网和广域网。过去路由器多用于广域网,近年来由于路由器性能有了很大提高,因此在局域网互连中也越来越多地使用。路由器有两大典型功能,即数据通道功能和控制功能。

(1) 数据通道功能:包括转发决定、背板转发以及输出链路调度等,一般由特定的硬件来完成。

(2) 控制功能:一般用软件实现,包括与相邻路由器之间的信息交换、系统配置、系统管理等。

5. 交换机(switch)　是一种基于网卡的硬件地址(MAC)识别,能完成封装转发数据包功能的网络设备。交换机可以"学习"MAC地址,并把其存放在内部地址表中,通过在数据帧的始发者和目标接收者之间建立临时的交换路径,使数据帧直接由源地址到达目的地址。交换机分为二层交换机、三层交换机或是更高层的交换机。三层交换机同样可以有路由器的功能,而且比低端路由器的转发速率更快。它的主要特点是:一次路由,多次转发。

路由器和交换机的主要区别体现在以下几个方面:

(1) 工作层次不同:最初的交换机是工作在OSI/RM开放体系结构的第二层(数据链路层),而路由器一开始就设计工作在OSI模型的第三层(网络层)。由于交换机工作在OSI的第二层(数据链路层),所以它的工作原理比较简单,而路由器工作在OSI的第三层(网络层),可以得到更多的协议信息,作出更加智能的转发决策。

(2) 数据转发所依据的对象不同:交换机是利用物理地址或者说MAC地址来确定转发数据的目的地址。路由器则是利用不同网络的ID号(即IP地址)来确定数据转发的地址。IP地址是在软件中实现的,描述的是设备所在的网络,有时这些第三层的地址也称为协议地址或者网络地址。MAC地址通常是硬件自带的,由网卡生产商划分并已经固化到了网卡中,一般来说是不可更改的。IP地址则常由网络管理员或系统自动分配。

(3) 传统的交换机只能分割冲突域,不能分割广播域;路由器可以分割广播。由交换机连接的网段仍属于同一个广播域,广播数据包会在交换机连接的所有网段上传播,在某些情况下会导致通信拥挤和安全漏洞。连接到路由器上的网段会被分配成不同的广播域,广播数据不会穿过路由器。虽然第三层以上交换机具有VLAN功能,也可以分割广播域,但是各子广播域之间是不能通信交流的,它们之间的交流仍然需要路由器。

(4) 路由器提供了防火墙的服务,仅转发特定地址的数据包,不传送不支持路由协议的数据包和未知目标网络的数据包,从而可以防止广播风暴。

交换机一般用于 LAN-LAN 的连接,交换机归于网桥,是数据链路层的设备,有些交换机也可实现第三层的交换。路由器用于 WAN-WAN 之间的连接,可以解决异性网络之间的转发分组,作用于网络层。它们只是从一条线路上接收输入分组,然后向另一条线路转发。这两条线路可能分属于不同的网络,并采用不同协议。相比较而言,路由器的功能较交换机要强大,但速度相对较慢、价格昂贵。第三层交换机既有交换机线速转发报文的能力,又有路由器良好的控制功能,因此得到广泛应用。

可以这么认为,交换机在具体的城域网中往往扮演着 VLAN 透传的角色,就是桥。路由器默认不支持二层交换机,路由器的每一个端口都是一个独立的广播域和冲突域,而交换机只有一个广播域和端口数量的冲突域。在二层交换机上存在 MAC 表,三层交换机上存在路由表、MAC. ARP 表;在路由器上存在路由表和 ARP 表。当一个路由器上的一个二层 VLAN100 和另外一个路由器上的三层 VLAN100 对接时,是不通的,这时需要借助 L2VPN 技术进行互通,比较流行的是 VPLS 技术。

（四）在医疗行业中的应用前景

计算机通信网相比电信网络、广播电视网络,在医疗行业中属于主流地位,医院在建设时都以计算机通信网为主。大型医院一般都建设两张物理隔离的计算机通信网,一张内网(内部局域网),一张外网(互联网)。

1. 内网　主要应用在医院内部业务系统,如医院信息管理系统、医学决策支持系统、检验系统、电子病历系统、医学图像系统、体检系统、办公系统、物资管理系统等。

2. 外网　主要应用在对外服务的系统,如远程医疗系统、"互联网+医疗"相关应用(预约挂号、缴费、查询检验检查报告、网络问诊)、门户网站等。

计算机通信网服务于医疗、教学、科研及管理,可以说目前医院的运作离不开计算机通信网的支撑,一旦网络出现故障,医院甚至会陷入业务停顿的境地。由于系统越来越多、数据量越来越大,对网络的带宽和稳定性要求也就越来越高,特别是影像传输系统和视频监控系统在医院的普及,网络光纤化的趋势越来越明显,万兆主干带宽、千兆桌面带宽已经成为三甲医院的标配。

二、电信网络

（一）概念

电信网络是电信系统的公共设施,是指在两个和多个规定的点间提供连接,以便在这些点间建立电信业务和信息的节点与链路的集合。它从概念上可分为装备(物理)网和业务网。

1. 装备网　是许多业务网的承载者,一般由终端设备、传输设备和交换设备等组成。

2. 业务网　是承担各种业务(语音、数据、图像、广播电视等)中的一种或几种的电信网,一般由终端、传输、交换和网路等技术组成,网内各个同类终端之间可根据需要接通,有时也可固定连接。

简单的电信系统可以没有交换系统。复杂的电信网除了终端、传输和交换设备外,还有维护监控网、信令网、网路管理网以及特种服务中心等。

（二）特点

除了提供语音服务外,宽带业务也是电信网络的主要服务。ADSL 技术提供上下行带宽不对称的宽带业务;光纤网可为用户提供上下行对称的 100Mbps 以上的接入速率;第四代移动通信网络(简称4G)能为用户提供高达 100Mbps 以上的下载速度。

（三）关键技术简介

电信网络由终端设备、传输设备和交换设备三要素构成,运行时还应辅以信令系统、通信协议以及相应的运行支撑系统。

1. 终端设备　一般装在用户处,提供由用户实现接入协议所必需功能的设备(电信端点)。它的作用是将语音、文字、数据和图像(静止的或活动的)信息转变为电信号或电磁信号发出去,并将接收到的电信号或电磁信号复原为原来的语音、文字、数据和图像信息。典型的终端设备有电话机、电报机、移动电话机、无线寻呼机、数据终端机、微计算机、传真机、电视机等。有的终端设备本身也可以是一个局部或小型的电信系统,它们对公用电信网来说,作为终端设备接入,如用户交换机、ISDN 终端、局域网、办公室自动化系统、计算机系统等。

2. 传输设备　是将电信号或电磁信号从一个地点传送到另一个地点的设备。它构成电信网络中的传输链路,包括无线电传输设备和有线电传输设备。

（1）无线电传输设备:有短波、超短波、微波收发信机和传输系统,以及卫星通信系统(包括卫星和地球站设备)等。

（2）有线电传输设备:有架空明线、地下电缆、同轴电缆、海底电缆、光缆等传输系统。装在上述系统中的各种调制解调设备、脉码调制设备以及终端和中继附属设备、监控设备等,也属于传输设备。

3. 交换设备　是实现一个呼叫终端(用户)和它所要求的另一个或多个终端(用户)之间的接续,或非连接传输选路的设备和系统,是构成电信网络中节(结)点的主要设备。交换设备包括各种电话交换机、电报交换机、数据交换机、移动电话交换机、分组交换机、宽带异步转移模式交换机等。

4. 网络技术　是电信网络宏观上的软件部分,包括网的拓扑结构、网内信令、协议和接口,以及网的技术体制、标准等,是业务网实现电信服务和运行支撑的重要组成部分。

5. 异步传输模式(asynchronous transfer mode,ATM)　是实现 B-ISDN 业务的核心技术之一,是一种为了多种业务设计的、通用的、面向连接的传输模式。ATM 是一项信元(可将信元想象成一种运输设备,能够把数据块从一个设备经过 ATM 交换设备传送到另一个设备)中继技术,是以信元为基础的一种分组交换和复用技术,其数据分组大小固定。

ATM 适用于局域网和广域网,具有高速数据传输率和支持多种类型(如声音、数据、传真、实时视频、CD 质量音频和图像)通信的特点。采用面向连接的传输方式,将数据分割成固定长度的信元,通过虚连接进行交换。ATM 集交换、复用、传输为一体,在复用上采用的是异步时分复用方式,通过信息的首部或标头来区分不同信道。ATM 在 LAN 或 WAN 上传送声音、视频图像和数据。

6. 综合业务数字网(integrated services digital network,ISDN)　是一个数字电话网络国际标准,是一种典型的电路交换网络系统。在 ITU 的建议中,ISDN 是一种在数字电话网(IDN)的基础上发展起来的通信网络,能够支持多种业务,包括电话业务和非电话业务。

ISDN 由 IDN 发展演变而成,提供端到端的数字连接,支持一系列业务(包括语音和非语音业务),为用户提供多用途的标准接口以接入网络。通信业务的综合化是利用一条用户线就可以提供电话、传真、可视图文及数据通信等多种业务。

ISDN 除了可以用来打电话外,还可以提供如可视电话、数据通信、会议电视等多种业务,从而将电话、传真、数据、图像等综合在一个统一的数字网络中进行传输和处理,这就是"综合业务数字网"名字的来历。

7. 非对称数字用户线路(asymmetric digital subscriber line,ADSL)　是一种异步传输模式,提供的上行和下行带宽不对称,因此亦称为非对称数字用户环路,属于 DSL 技术的一种。ADSL 是一种新的数据传输方式,采用频分复用技术,把普通的电话线分成了电话、上行和下行三个相对独立的信道,从而避免了相互之间的干扰。用户可以边打电话边上网,不用担心上网速率和通话质量下降的情况。理论上,ADSL 可在 5 千米的范围内,在一对铜缆双绞线上提供最高 1Mbps 的上行速率和最高 8Mbps 的下行速率(也就是通常说的带宽),并同时提供语音和数据业务。

一般来说,ADSL 速率完全取决于线路的距离,线路越长,速率越低。ADSL 技术能够充分利用现有公共交换电话网(public switched telephone network,PSTN),只须在线路两端加装 ADSL 设备,无须重新布线,即可为用户提供高宽带服务,极大地降低了服务成本。同时,ADSL 用户独享带宽,线路专用,不受用户增加的影响。最新的 ADSL2+技术可以提供最高 24Mbps 的下行速率,和第一代 ADSL 技术相比,ADSL2+打破了 ADSL 接入方式带宽限制的瓶颈,在速率、距离、稳定性、功率控制、维护管理等方面进行了改进,其应用范围更加广阔。

在电信服务提供商端,需要将每条开通 ADSL 业务的电话线路连接在数字用户线路访问多路复用器(DSLAM)上。在用户端,用户需要使用一个 ADSL 终端[因为和传统的调制解调器(modem)类似,所以也被称为"猫"]来连接电话线路。由于 ADSL 使用高频信号,所以在两端都要使用 ADSL 信号分离器将 ADSL 数据信号和普通音频电话信号分离出来,避免打电话的时候出现噪声干扰。

通常的 ADSL 终端有一个电话 Line-In、一个以太网口,有些终端集成了 ADSL 信号分离器,还提供一个连接的 Phone 接口。

某些 ADSL 调制解调器使用 USB 接口与电脑相连,需要在电脑上安装指定的软件以添加虚拟网卡进行通信。

8. GPON(gigabit-capable passive optical network） GPON 技术是基于 ITU-TG.984.x 标准的最新一代宽带无源光综合接入标准,具有高带宽、高效率、大覆盖范围、用户接口丰富等众多优点,被大多数运营商视为实现接入网业务宽带化、综合化改造的理想技术。GPON 技术起源于 1995 年开始逐渐形成的 ATMPON 技术标准,PON 是英文"无源光网络"的缩写。GPON 最早由 FSAN 组织于 2002 年 9 月提出,ITU-T 在此基础上于 2003 年 3 月完成了 ITU-T G.984.1 和 G.984.2 的制订,2004 年 2 月和 6 月完成了 G.984.3 的标准化,从而最终形成了 GPON 的标准族。基于 GPON 技术的设备基本结构与已有的 PON 类似,也是由局端的光线路终端(OLT)、用户端的光网络终端或称光网络单元(ONT/ONU)、连接前两种设备由单模光纤(SM fiber)和无源分光器(splitter)组成的光分配网络(ODN)以及网管系统组成。

GPON 的技术特点是在二层借鉴了 ITU-T 定义的通用成帧规程(generic framing procedure,GFP) 技术,扩展支持 GEM(general encapsulation methods)封装格式,将任何类型和任何速率的业务经过重组后由 PON 传输,而且 GFM 帧头包含帧长度指示字节,可用于可变长度数据包的传递,提高了传输效率,因此能更简单、通用、高效地支持全业务。

（四） 在医疗行业中的应用前景
电信网络在医疗行业主要提供宽带接入和云存储服务两大业务。

1. 宽带接入 是全网接入业务的单一汇聚点,又是用户业务流量的统一转发点。在这个特殊的网络点,如果它能与其他专用网络设备实现联合组网应用,就能够大大提高网络总体性能和用户的实际接入速度。应用场景包括:①专线跨院区直连;②互联网业务;③医保专线接入;④银联专线接入;⑤远程会诊。

2. 云存储服务 以影像图像文件备份服务、远程医疗为主,其他服务为辅。应用场景包括:①影像图像文件存储;②远程影像诊断平台。

三、广播电视网络

（一） 概念
广播电视网络是高效、廉价的综合网络,利用有线电视铺设的同轴电缆进行数据信号的传递,它具有频带宽、容量大、多功能、成本低、抗干扰能力强、支持多种业务、连接千家万户的优势,它的发展为信息高速公路的发展奠定了基础。同时,由于其免去了铺设线缆的麻烦,只需要在用户端增加设备即可访问网络,为网络的普及提供了极大便利。

（二） 特点
广播电视网络是以运营电视视频节目为主的网络,随后开展宽带接入服务,使用频分复用技术,使普通宽带数据与交互视频在不同载波下传输,交互视频和宽带数据可互不干扰。在 NGB 广播电视网络下,其核心交换设备逐步升级为专用的视频交互设备,因此在传输视频上具有高带宽、低延时、上下行带宽对称等特性,且覆盖面积广阔,是传输视频信号的理想网络。

（三） 广播电视网络关键技术
1. 混合光纤同轴电缆网(hybrid fiber-coaxial,HFC) 是一种经济实用的综合数字服务宽带网接入技术。HFC 通常由光纤干线、同轴电缆支线和用户配线网络三部分组成。有线电视台发送的电信号先变成光信号在光纤干线上传输;到用户区域后光信号转换成电信号,经分配器分配后通过同轴电缆支线送到用户区。它与早期 CATV 同轴电缆网络的不同之处主要在于,在干线上用光纤传输光信号,在前端需完成电-光转换,进入用户区后要完成光-电转换。

2. CMTS(cable modem terminal systems) 是管理控制 Cable Modem 的设备,其配置可通过 Console 接口或以太网接口完成。配置内容主要有下行频率、下行调制方式、下行电平等。下行频率在指定的频率范围内可以任意设定,但为了不干扰其他频道的信号,应参照有线电视的频道划分表在规定的频点上选定。

3. GPON+CCMTS　超光网是以 CCMTS 为核心支撑技术实现的"光纤接入,同轴转换"的有线网络传输方式,可以实现每户 100Mbps 双向宽带接入,同时无线覆盖信号辐射仅为手机的千分之一。除了 GPON+CCMTS 的有线网络改造方案之外,超光网还包括 WiFi 信号、3G 信号的室内无线覆盖方案以及数字频点倍增解决方案。

超光网包含几个部分:GPON+CCMTS,这是有线改造方案;WiFi 信号、3G 信号的室内无线覆盖方案;数字频点倍增解决方案,以及其他几个综合技术方案,这些方案综合在一起称为超光网。也就是说超光网是个大概念,它的组成部分很多,但是出发点都是解决实际的市场需求,着眼点都是未来的发展趋势。

就前三个解决方案而言,都是充分挖掘了同轴的资源,在楼道接入端会把 CCMTS 输出的信号、3G 信号、WiFi 信号、频点倍增的信号通过一个称为宽带接入器的设备汇聚在一起,以一根同轴的方式传到家庭里。在入户端,只需要把有线盒更换成一个无线盒进行简单的信号分离,就可以把 3G 信号、WiFi 信号和有线电视信号同时接入室内,完成室内的高速宽带覆盖。超光网充分利用现有网络资源,为用户提供宽带、语音、CATV 等多业务接入,具有高带宽、统一网管、网络改造成本低、保护原有投资、网络改造速度快等优点。

4. EOC(ethernet over cable)　是基于有线电视同轴电缆网,使用以太网协议的接入技术。基本原理是采用特定的介质转换技术(主要包括阻抗变换、平衡/不平衡变换等),将符合 802.3 系列标准的数据信号通过入户同轴电缆传输。该技术可以充分利用有线电视网络已有的入户同轴电缆资源,解决最后 100 米的接入问题。根据介质转换技术的不同,EOC 技术又分为有源 EOC 技术和无源 EOC 技术。

(四) 在医疗行业中的应用前景

广播电视网络在医疗行业的应用主要在远程视频会诊业务上,其中视联网是基于广播电视网络打造的针对视频会诊的网络。视联网属于广播电视网络升级改造后的一种网络,其最大特点是视频全交换,不仅提供 100M 以上的双向宽带接入服务,还可以提供视频全交互服务。视联网采用 V2V 的(video to video)实时高清视频交换技术,可以在一个网络平台上将任何所需的服务,如高清视频会议、视频问诊、视频监控、高清电视、视频教学、现场直播等视频、语音、图片、文字、通讯、数据等全部整合在一个系统平台,通过电视或电脑实现点对点或点对多点的高清品质视频播放(图 2-2)。

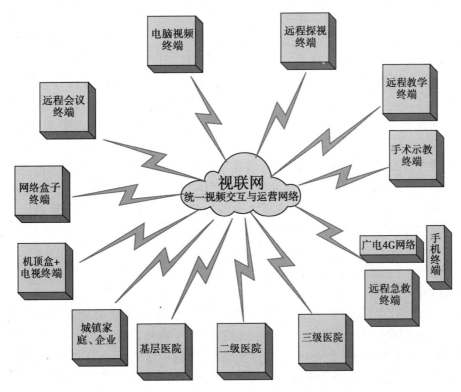

图 2-2　广播电视网络医疗行业应用示意图

四、三网数据传输对比

三网在传输视频上的对比如表 2-2 所示。

表 2-2　三网在传输视频上的对比

网络类型	擅长业务	主要组网情况	网络覆盖面	网络复杂度	传输延时（视频）	带宽区别	传输视频的区别
电信网络	语音+宽带数据	光纤+电话双绞线	广	大	高	普通数据与视频不特意区分，共享带宽，互相抢占资源	上网高峰期，带宽不足会造成视频卡顿、唇音不同步
计算机网络	宽带数据	光纤+五类线	一般	一般	较低	普通数据与视频不特意区分，共享带宽，互相抢占资源	上网高峰期，带宽不足会造成视频卡顿
广播电视网络	视频+宽带数据	光纤+同轴电缆	广	一般	低	普通数据与交互视频划分在不同载波下传输，互不干扰	上网高峰期，带宽不足不影响交互机顶盒内视频的传输质量

第二节　互联网技术

一、概述

（一）发展历程

20 世纪 50 年代到 90 年代，互联网的发展是一步步走向成熟的过程。Internet 最早起源于美国国防部高级研究计划署（defence advanced research projects agency，DARPA）的前身 ARPAnet，该网于 1969 年投入使用。由此，ARPAnet 成为现代计算机网络诞生的标志。

从 20 世纪 60 年代起，由 ARPA 提供经费，联合计算机公司和大学共同研制发展了 ARPAnet 网络。最初，ARPAnet 主要是用于军事研究目的，它主要是基于这样的指导思想：网络必须经受得住故障的考验而维持正常工作，一旦发生战争，当网络的某一部分因遭受攻击而失去工作能力时，网络的其他部分应能维持正常的通信工作。ARPAnet 在技术上的另一个重大贡献是 TCP/IP 协议簇的开发和利用。作为 Internet 的早期骨干网，ARPAnet 的试验奠定了 Internet 存在和发展的基础，较好地解决了异种机网络互联的一系列理论和技术问题。

1983 年，ARPAnet 分裂为两部分，ARPAnet 和纯军事用的 MILNET。同时，局域网和广域网的产生和蓬勃发展对 Internet 的进一步发展起了重要作用。其中最引人注目的是美国国家科学基金会（national science foundation，NSF）建立的 NSFnet。NSF 在全美国建立了按地区划分的计算机广域网并将这些地区网络和超级计算机中心互联起来。NFSnet 于 1990 年 6 月彻底取代了 ARPAnet 而成为 Internet 的主干网。

NSFnet 对 Internet 的最大贡献是使 Internet 向全社会开放，而不像以前那样仅供计算机研究人员和政府机构使用。1990 年 9 月，由 Merit、IBM 和 MCI 公司联合建立了一个非盈利的组织——先进网络科学公司（ANS）。ANS 的目的是建立一个全美范围的 T3 级主干网，它能以 45Mbps 的速率传送数据。到 1991 年年底，NSFnet 的全部主干网都与 ANS 提供的 T3 级主干网相联通。

Internet 的第二次飞跃归功于 Internet 的商业化，商业机构一踏入 Internet 这一陌生世界，很快就发现了它在通信、资料检索、客户服务等方面的巨大潜力。于是世界各地的无数企业纷纷涌入 Internet，带来了 Internet 发展史上的一个新的飞跃。

（二）国内发展情况

截至 2017 年 6 月,我国网民数量达到 7.51 亿,互联网普及率达 54.3%,相对于 2016 年年底提升 1.1 个百分点;手机网民规模达到 7.24 亿人,网民中手机上网普及率达到 96.3%,相对于 2015 年年底提升 6.2 个百分点。截至 2017 年 12 月,我国 IPv4 地址数量为 3.38 亿个,由于全球 IPv4 地址数已于 2011 年 2 月分配完毕,自 2011 年开始我国 IPv4 地址总数基本维持不变。截至 2016 年 12 月,我国 IPv6 地址数量为 21188 块/32,年增长 2.9%。随着 IPv4 向 IPv6 转换,原来 32 位地址将转换到 128 位地址,互联网 IP 地址不足的问题将得到解决。截至 2016 年 12 月,我国域名总数为 4228 万个,年增长 36.3%;网站总数为 482 万个,年增长 14.1%;网页数量 2360 亿个,年增长 11.2%;其中,静态网页数量为 1761 亿,占网页总数量的 74.6%,动态网页数量为 599 亿,占网页总量的 25.4%;国际出口带宽为 6 640 291Mbps,年增长 23.1%。

（三）未来发展趋势

1. 行业的技术水平及特点　我国互联网处于快速发展阶段,技术水平、服务质量不断提升,但相对于发达国家,尤其是美国而言,我国互联网的水平尚有较大的提升空间。发达国家互联网基础设施的建设更加完善,带宽、IP 地址等资源更为丰富、网络环境较为稳定,服务器、交换机等设备质量较好。近年来我国不断完善互联网基础设施建设,但随着网民和网站数量激增,网络带宽、IP 地址等资源相对匮乏,网络堵塞现象时有发生,IDC 服务设备质量参差不齐。同时,发达国家高度重视绿色数据中心建设,平均电能使用效率(PUE)优于国内。国内客户主要选用机柜租用、网络带宽资源租用等基础性服务;国外 IDC 基础设施的建设优于国内,增值服务在 IDC 服务中的比例较高。随着互联网数据中心服务商数量的增加,IDC 服务领域的竞争也将日趋激烈,服务质量和技术水平成为客户选择服务商的主要参考因素。作为互联网数据中心服务商,只有不断提升自身的技术水平及服务质量、提供配套的增值服务、满足客户日益增长的个性化需求,方可在激烈的市场竞争中占据一席之地。

2. 互联网将成为全球产业转型升级的重要助推器　互联网正在为全球产业发展构建起全新的发展和运行模式,推动产业组织模式、服务模式和商业模式全面创新,加速产业转型升级。众包、众创、众筹、网络制造等无边界、人人参与、平台化、社会化的产业组织新模式将让全球各类创新要素资源得到有效适配和聚合优化,移动服务、精准营销、就近提供、个性定制、线上线下融合、跨境电商、智慧物流等服务将让供求信息得到及时有效的对接,按需定制、人人参与、体验制造、产销一体、协作分享等新商业模式将全面改变产业运行模式,重塑产业发展方式。互联网构建的网络空间,将让产业发展更好地聚集创新要素,更好地应对资源和环境等外部挑战,将推动全球产业发展迈入创新、协调、绿色、共享、开放的数字经济新时代。

3. 互联网将成为世界创新发展的重要新引擎　互联网已经成为全球技术创新、服务创新、业态创新和商业模式创新最为活跃的领域,互联网企业正在成为未来全球创新驱动发展中最为广泛、最为耀眼、最为强劲的创新动能源泉,成为全球技术创新、产业创新、业态创新、产品创新、市场创新和管理创新的引领者。人口、资源、市场等驱动国家发展的传统红利要素,正在全面让位互联网创新发展的红利,互联网创新将成为推动世界持续发展的重要新动能,带着人类全面跨入创新发展的快车道,创新、智能、变革的社会正因为互联网创新加速到来。

4. 互联网将成为造福人类的重要新渠道　科技改变未来、让生活更美好,正在因为互联网发展得到广泛体验。互联网促进了开放共享发展,泛在化的网络信息接入设施、便捷化的"互联网+"出行信息服务、全天候的指尖网络零售模式、"一站式"旅游在途体验、数字化网络空间学习环境、普惠化在线医疗服务、智能化在线养老体验、无时空的网络社交娱乐环境将全面点亮智慧地球,开启人类智慧生活新时代,极大地促进国家、区域、城乡、人群等的协调、开放和共享发展,促进世界发展成果更好地惠及全人类。

5. 互联网将成为各国治国理政的新平台　"指尖治国"将成为新常态,"互联网+"政务服务、移动政务、大数据决策、微博、微信等的广泛应用将深刻改变政府传统运行模式,构建起网络化、在线化、数据化和智能化全天候政府。精准服务、在线监管、预测预判、事中事后处置、网络民意调查等能力全面提升,不仅创新了宏观调控、社会管理、公共服务和市场监管模式,更是促进了国家治理能力和治理体系现代化。

6. 互联网将成为国际交流合作的新舞台　互联网正在开启一个大连接时代,网络让世界变成了地球村。互联网服务已经成为国际交流合作的重要桥梁,不仅让不同国家、区域、种族的人进行文化交流和业务合作,更是开启了一个新世界外交时代,资源外交、市场外交、金融外交、军事外交等时代正在成为过去,以以人为本、服务发展为宗旨的互联网服务外交、互联网企业家外交的时代将全面开启,世界交流合作正在因为互联网而变得紧密而和谐。

二、互联网技术运行原理和应用模式

(一) 互联网技术运行原理

计算机网络是由许多计算机组成的,要实现网络中计算机之间的数据传输,必须具备数据传输目的地址和保证数据迅速可靠传输,这是因为数据在传输过程中很容易丢失或传错,Internet 使用一种专门的计算机语言,以保证数据安全、可靠地到达指定目的地,这种语言包括 TCP 传输控制协议和 IP 网间协议。

TCP/IP 协议采用的通信方式是分组交换方式。所谓分组交换,简单说就是数据在传输时分成若干段,每个数据段称为一个数据包,TCP/IP 协议的基本传输单位是数据包。TCP/IP 协议主要包括两个主要的协议,即 TCP 协议和 IP 协议,这两个协议可以联合使用,也可以与其他协议联合使用,它们在数据传输过程中主要完成以下功能:首先,由 TCP 协议把数据分成若干数据包,给每个数据包写上序号,以便接收端把数据还原成原来的格式。其次,IP 协议给每个数据包写上发送主机和接收主机的地址,一旦写上源地址和目的地址,数据包就可以在物理网上传送数据了。IP 协议还具有利用路由算法进行路由选择的功能。最后,这些数据包可以通过不同的传输途径(路由)进行传输,由于路径不同,加上其他原因,可能出现顺序颠倒、数据丢失、数据失真甚至重复的现象。这些问题都由 TCP 协议来处理,它具有检查和处理错误的功能,必要时还可以请求发送端重发。简言之,IP 协议负责数据的传输,而 TCP 协议负责数据的可靠传输。

网络与网络之间以一组通用的协议相连,形成逻辑上的单一巨大国际网络。这种将计算机网络互相连接在一起的方法称为"网络互联",在此基础上发展出覆盖全世界的全球性互联网络,称为互联网,又称国际网络,或因特网。互联网并不等同万维网,万维网只是一建基于超文本相互连接而成的全球性系统,是互联网所能提供的服务中的一种。

(二) 互联网应用模式

互联网应用的四大模式如下:

1. 门户类　所谓门户网站,是指通向某类综合性互联网信息资源并提供有关信息服务的应用系统。

2. B2C(business to customer)　即表示商业机构对消费者的电子商务。

3. B2B(business to business)　是企业与企业之间通过互联网进行产品、服务及信息的交换。

4. C2C(customer to customer)　是一种个人对个人的网上交易行为。目前 C2C 电子商务企业采用的运作模式是通过为买卖双方搭建拍卖平台,按比例收取交易费用,或者提供平台方便个人在上面开店铺,以会员制的方式收费。

三、"互联网+医疗"模式

(一) 发展历程

"互联网+"是互联网思维进一步实践的成果,它代表一种先进的生产力,推动经济形态不断发生演变,从而带动社会经济实体的生命力,为改革、创新、发展提供广阔的网络平台。通俗来说,"互联网+"就是"互联网+各个传统行业",但这并不是两者简单相加,而是利用信息通信技术以及互联网平台,让互联网与传统行业进行深度融合,创造新的发展生态。

2015 年 7 月 4 日,《国务院关于积极推进"互联网+"行动的指导意见》正式公开发布,提出了"互联网+"创业创新、"互联网+"协同制造、"互联网+"普惠金融等 11 项重点行动。3 月 5 日,李克强总理在政府工作报告中首次提出制定"互联网+"行动计划,并正式确立其为国家战略。互联网已经逐渐跳出一个行业的范畴,正成为国民经济的一大新引擎。

2018 年 4 月 28 日,为深入贯彻落实习近平新时代中国特色社会主义思想和党的十九大精神,推进实施健康中国战略,提升医疗卫生现代化管理水平,优化资源配置、创新服务模式、提高服务效率、降低服务成本,满足人民群众日益增长的医疗卫生健康需求,根据《"健康中国 2030"规划纲要》和《国务院关于积极推进"互联网+"行动的指导意见》(国发〔2015〕40 号),国务院办公厅发布了关于促进"互联网+医疗健康"发展的意见。

(二) 应用需求分析

传统的就医模式是以医生为中心,而移动互联网的引入,使就医模式向以患者为中心转变,根据患者的需求优化就医环节和流程,患者无须在医院大厅多次排队,在手机上即可完成挂号、交费、排队候诊与支付、取报告等就诊环节,大幅缩短就医排队时间。

1. 缓解信息不对等 过去由于医患信息不对等,患者为了治好病,往往要往返医院多个科室,甚至多所医院;医学专家接诊的多半不是其专业匹配的患者,超过 30% 患者的问题完全可以由基层医生解决。为了缓解这种信息不对等,中国医疗界和互联网医疗企业作出了很多种尝试,如优化就诊流程、医患匹配优化等。小病,团队里的基层医生就能够搞定,确实是疑难杂症的,可以通过团队中的绿色通道去找专家。这样的好处是,信息充分沟通后,医患得到更好的匹配,患者"几分钟的门诊时间"不会被占用,也不需要通过重复排队、挂号、门诊来解决问题。

2. 寻找合适的医生 很多专家门诊接待的患者病情并非都是疑难杂症,这些病症在普通门诊同样可以得到很好的诊疗,比如一些糖尿病患者需要定期到医院检查或者取药,而在社区医院或者普通门诊就可以享受优质的诊疗服务,但多数患者坚持挂内分泌科专家号,这就挤占了那些真正需要专家诊疗的患者的机会和就医时间。现在,患者生了病,是什么病、找哪个科室、这个科室哪些医生对这个病最有发言权……打开手机 APP,找到相应的专家团队,就能够得到答案。基层医生接诊患者时,在常见病上可以自行处理;病情复杂或疑难杂症,可以通过系统发起视频会议,让专家组的其他成员在线会诊;如有需要,可直接向上级医院转诊。如此一来,患者能找到合适的医生,医生也能找到对症的患者。

3. 减少就医过程中的无效时间 过去患者常常抱怨门诊服务的"三长",即挂号时间长、候诊时间长、收费队伍长,患者生病到医院后需要经历排队挂号、排队候诊、排队付费、排队取药等一系列步骤。通过预约挂号、窗口一体化的服务,改善就医流程以后,现在"三长"问题有了很大的改善。以前,因为门诊需求量大,而医务人员人手不足,医院取药窗口排队现象十分严重。现在,随着医院门诊药房自动化系统的上线,患者只需轻松刷卡,然后根据窗口提示取药即可,基本上无须排队。

4. 建立完整的健康档案 通过手机 APP 就医,用户手机上便保留了自己的就医记录,相当于随身携带着自己的健康档案。每个人的健康档案都可以得到终身免费的妥善保存。所有的健康档案,包括体检资料及临床治疗资料,体检专家与临床专家信息共享。体检专家根据临床治疗资料安排体检程序,体检资料更有利于临床专家的诊断,避免不必要的重复检查及医疗资源的浪费。

5. 防病于未然 "病后就医"的医疗模式使得很多人在尚未完全发病的情况下对自己的健康不予重视,而病魔来袭时可能为时已晚,往往错过了最佳治疗期,浪费了大量医疗资源。移动智能医疗平台的建立,利用体域网技术,可随时随地对用户的生理信号进行采集,对具有健康危险因素的人群进行健康宣教,指导个体建立健康的生活方式,消除健康危险因素,有助于疾病的早发现、早治疗。

(三) 应用场景剖析

1. "互联网+"医疗服务

(1) 鼓励医疗机构应用互联网等信息技术拓展医疗服务的空间和内容,构建覆盖诊前、诊中、诊后的线上线下一体化医疗服务模式。

允许依托医疗机构发展互联网医院。医疗机构可以使用互联网医院作为第二名称,在实体医院的基础上运用互联网技术提供安全适宜的医疗服务,允许在线开展部分常见病、慢性病的复诊。医师掌握患者病历资料后,允许在线开具部分常见病、慢性病处方。

支持医疗卫生机构、符合条件的第三方机构搭建互联网信息平台,开展远程医疗、健康咨询、健康管理服务,促进医院、医务人员、患者之间的有效沟通。

(2)医疗联合体要积极运用互联网技术,加快实现医疗资源上下贯通、信息互通共享、业务高效协同,便捷开展预约诊疗、双向转诊、远程医疗等服务,推进"基层检查、上级诊断",推动构建有序分级诊疗格局。

鼓励医疗联合体内上级医疗机构借助人工智能等技术手段,面向基层提供远程会诊、远程心电诊断、远程影像诊断等服务,促进医疗联合体内医疗机构间检查检验结果实时查阅、互认共享。推进远程医疗服务覆盖全国所有医疗联合体和县级医院,并逐步向社区卫生服务机构、乡镇卫生院和村卫生室延伸,提升基层医疗服务能力和效率。

2.“互联网+”公共卫生服务

(1)推动居民电子健康档案在线查询和规范使用。以高血压、糖尿病等为重点,加强老年慢性病在线服务管理;以纳入国家免疫规划的儿童为重点服务对象,整合现有预防接种信息平台,优化预防接种服务。鼓励利用可穿戴设备获取生命体征数据,为孕产妇提供健康监测与管理。加强对严重精神障碍患者的信息管理、随访评估和分类干预。

(2)鼓励医疗卫生机构与互联网企业合作,加强区域医疗卫生信息资源整合,探索运用人群流动、气候变化等大数据技术分析手段,预测疾病流行趋势,加强对传染病等疾病的智能监测,提高重大疾病防控和突发公共卫生事件应对能力。

3.“互联网+”家庭医生签约服务

(1)加快家庭医生签约服务智能化信息平台建设与应用,加强上级医院对基层的技术支持,探索线上考核评价和激励机制,提高家庭医生团队服务能力,提升签约服务质量和效率,增强群众对家庭医生的信任度。

(2)鼓励开展网上签约服务,为签约居民在线提供健康咨询、预约转诊、慢性病随访、健康管理、延伸处方等服务,推进家庭医生服务模式转变,改善群众签约服务感受。

4.“互联网+”药品供应保障服务

(1)对线上开具的常见病、慢性病处方,经药师审核后,医疗机构、药品经营企业可委托符合条件的第三方机构配送。探索医疗卫生机构处方信息与药品零售消费信息互联互通、实时共享,促进药品网络销售和医疗物流配送等规范发展。

(2)依托全民健康信息平台,加强基于互联网的短缺药品多源信息采集和供应业务协同应用,提升基本药物目录、鼓励仿制的药品目录的遴选等能力。

5.“互联网+”医疗保障结算服务

(1)加快医疗保障信息系统对接整合,实现医疗保障数据与相关部门数据联通共享,逐步拓展在线支付功能,推进"一站式"结算,为参保人员提供更加便利的服务。

(2)继续扩大联网定点医疗机构范围,逐步将更多基层医疗机构纳入异地就医直接结算。进一步做好外出务工人员和广大"双创"人员跨省异地住院费用直接结算。

(3)大力推行医保智能审核和实时监控,将临床路径、合理用药、支付政策等规则嵌入医院信息系统,严格医疗行为和费用监管。

6.“互联网+”医学教育和科普服务

(1)鼓励建立医疗健康教育培训云平台,提供多样化的医学在线课程和医学教育。构建网络化、数字化、个性化、终身化的医学教育培训体系,鼓励医疗工作者开展疑难杂症及重大疾病病例探讨交流,提升业务素质。

(2)实施"继续医学教育+适宜技术推广"行动,围绕健康扶贫需求,重点针对基层和贫困地区,通过远程教育手段,推广普及实用型适宜技术。

(3)建立网络科普平台,利用互联网提供健康科普知识精准教育,普及健康生活方式,提高居民自我健康管理能力和健康素养。

7."互联网+"人工智能应用服务

（1）研发基于人工智能的临床诊疗决策支持系统,开展智能医学影像识别、病理分型、多学科会诊以及多种医疗健康场景下的智能语音技术应用,提高医疗服务效率。支持中医辨证论治智能辅助系统应用,提升基层中医诊疗服务能力。开展基于人工智能技术、医疗健康智能设备的移动医疗示范,实现个人健康实时监测与评估、疾病预警、慢病筛查、主动干预。

（2）加强临床、科研数据整合共享和应用,支持研发医疗健康相关的人工智能技术、医用机器人、大型医疗设备、应急救援医疗设备、生物三维打印技术和可穿戴设备等。顺应工业互联网创新发展趋势,提升医疗健康设备的数字化、智能化制造水平,促进产业升级。

第三节 物联网技术

一、概念

进入 21 世纪,云计算、大数据、物联网、移动互联网、人工智能等新兴技术广泛应用于我国国民生产的各个领域,各领域正在被各种智慧应用所改变,而物联网技术应用正是其中的代表。物联网(internet of things,IOT)起源于 20 世纪 90 年代,它的出现和发展是全球计算机网络、互联网应用、计算和传感、硬件等技术发展的必然产物。

目前国际上还没有对物联网概念进行统一定义,各国或相关国际组织大多根据自身的理解对物联网进行定义与解释,例如:

1. 国际电信联盟(international telecommunication union,ITU)对物联网概念的定义是:任何时间、任何地点,我们都能与任何东西相连。

2. 美国对物联网概念的定义是:将各种传感设备与互联网结合起来而形成的一个巨大的网络,目的是让所有的物理都与网络连接在一起,方便识别和管理。

3. 欧盟对物联网概念的定义是:将现有互联的计算机网络扩展到互联的物品网络。

4. 我国对物联网概念的定义是:通过信息传感设备,按照约定的协议,把任何物品与互联网连接起来,进行信息交换和通信,以实现智能化识别、跟踪、定位、监控和管理。

从各国及行业组织对物联网的定义中不难发现,物联网可以从技术层面和应用层面进行定义(图2-3)。

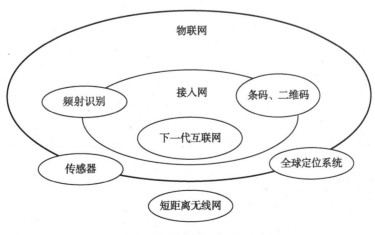

图 2-3 物联网概念模型

（一）技术层面

物联网是利用各类感应装置,如射频识别设备、红外传感器等将物体信息经传输网络后到达预定节点,最终实现物与物、人与物、人与人间的自动化信息交互、处理与存储的智能网络。

（二）应用层面

从物联网定义以及应用场景中,可以概括出关于物联网的几大特点。

1. 感知手段多　通过 RFID、一维码、二维码、传感器等获取物体信息。

2. 传输效率高　融合互联网技术及无线网络,将物体信息准确高效地传递给用户。

3. 处理能力强　利用云计算、数据挖掘以及模糊识别等人工智能,对海量的数据和信息进行分析和处理,对物体实施智能化控制。

为进一步发展物联网技术与推动物联网产业的发展,进入 21 世纪,全球各国、各地区均提出基于自身实际的物联网发展规划。例如,2004 年日本提出 U-Japan 计划、韩国提出 U-Korea 计划（U 指 ubiquitous,是普遍存在的意思）;2008 年美国提出"智慧地球",即将物联化、互联化、智能化技术充分运用到各行各业,最终通过互联网形成一张大的物联网;2009 年欧盟委员会提出针对物联网的行动方案;同年,我国提出"感知中国"计划。

二、物联网的基本框架

关于物联网的体系架构标准有:NGTP 标准协议及其软件体系架构、ONS/PML 标准体系等。常见的物联网三层和四层的体系框架如图 2-4、图 2-5 所示。

（一）感知层

感知层主要采集物理事件和数据,包括视频、音频、标识、各类物理量等数据。涉及的数据采集技术主要有 RFID 技术、传感器、定位技术、多媒体信息采集技术等。

（二）网络层

网络层是实现广泛互联的主体。网络层把感知到的数据正确、高效、安全地进行传输。目前,移动互联网技术、全球实时定位技术都已经成熟并投入商业应用。

（三）应用层

应用层包含支撑服务和应用服务。支撑服务用于支撑跨系统、跨应用间的互通、协同、共享功能。应用服务包括智能医疗、智能家居、智能交通等各行业应用。

物联网四层结构框架体系与三层技术框架体系在划分上不一样,主要内容相似。三层和四层架构

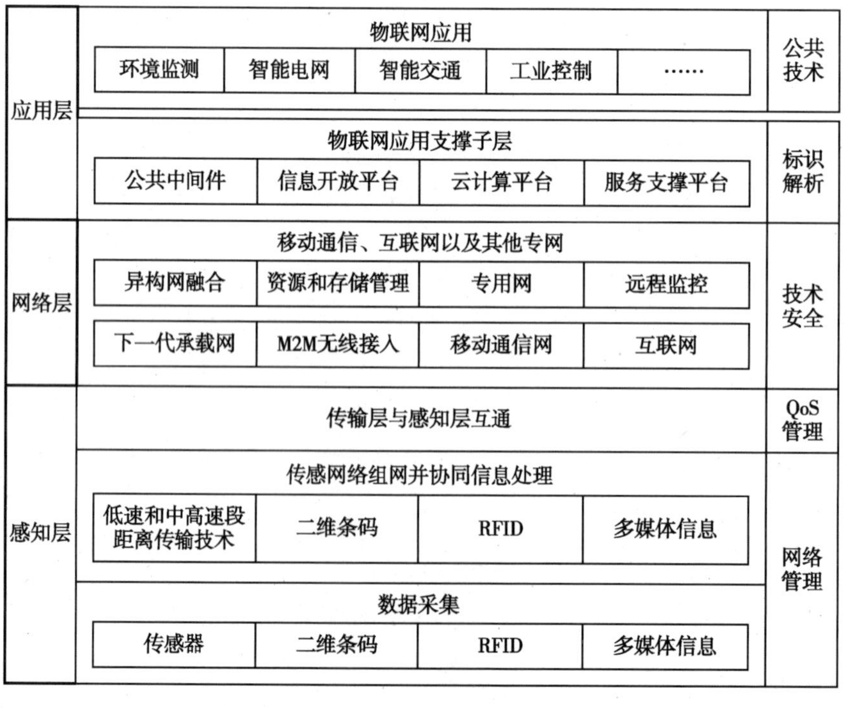

应用层	物联网应用					公共技术
	环境监测	智能电网	智能交通	工业控制	……	
	物联网应用支撑子层					标识解析
	公共中间件	信息开放平台	云计算平台	服务支撑平台		
网络层	移动通信、互联网以及其他专网					技术安全
	异构网融合	资源和存储管理	专用网	远程监控		
	下一代承载网	M2M无线接入	移动通信网	互联网		
感知层	传输层与感知层互通					QoS管理
	传感网络组网并协同信息处理					网络管理
	低速和中高速段距离传输技术	二维条码	RFID	多媒体信息		
	数据采集					
	传感器	二维条码	RFID	多媒体信息		

图 2-4　三层技术框架体系

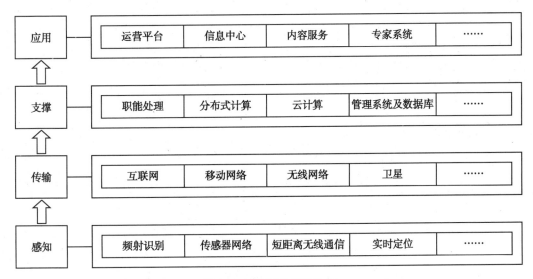

图 2-5 四层结构框架体系

的主要区别在于,四层结构框架体系中的支撑层将网络内的信息资源经过整合成为一个大型网络,为服务管理和行业应用建立一个可靠、高效的平台。核心技术主要有无线网络技术、传感器技术、RFID 技术等。

1. 无线网络技术 无线网络既包括近距离的 Zigbee 技术、红外技术及蓝牙技术,也包括允许建立远距离无线连接的数据和语音网络。

2. 传感器技术 传感器技术是一门多学科交叉的现代科学与工程技术,它涉及信息识别与处理的设计、开发、测试、制造、应用及评价等方面内容。

3. RFID 技术 物联网中 RFID 标签上存在规范而具有互通性的信息,通过无线数据通信网络,把信息采集到中央信息系统中以识别物体。

三、条形码识别技术起源与技术基础

(一) 条形码识别技术起源

条形码最早出现于 20 世纪 40 年代,美国工程师贝尼·西尔佛和乔·伍德兰德开始研究用代码表示食品项目以及识别设备。20 年后,IBM 公司的工程师乔·伍德兰德成为北美地区统一代码(UPC 条形码)的奠基人。1973 年,美国统一代码委员会建立了 UPC 条形码系统,并全面实现条形码编码及其所标识商品编码标准化工作。同年,美国食品杂货业把 UPC 码作为该行业的通用标准码制,这是条形码技术在商业领域的首次应用。1974 年,戴维·阿利尔推出 39 码。39 码是第一个字母、数字式的条形码,现广泛应用于工业领域。进入 20 世纪 80 年代,全球各国开发出了密度更高的一维条形码,如EAN128 码和 93 码。国际上大部分行业均选择使用条形码技术建立各自相关行业的条形码应用体系。

(二) 条形码识别技术基础

条形码的分类多种多样,一般分为一维码和二维码。常用的一维码有 39 码、128 码、93 码、EAN/JAN 码、UPC 码等,如表 2-3 所示。

1. 统一产品代码(UPC)

(1) 只能表示数字。

(2) 共有 4 个版本。

(3) 最后一位为校验位。

(4) 常用于美国和加拿大等地,主要用于工业、医药等行业。

2. Code 3 of 9

(1) 表示字母、数字和其他符号,共 43 个字符。

(2) 条形码的长度可变化。

表 2-3 一维码汇集表

种 类	名 称	应 用 领 域
一维条形码	Code39	标准 39 码	在管理领域应用最广
	Codabar	库德巴码	多用于医疗、图书领域
	Code25	标准 25 码	
	ITF25	交叉 25 码	物流管理中应用较多
	Matrix25	矩阵 25 码	
	UPC-A	UPC-A 码	商品条形码,标识全球唯一一种商品
	UPC-E	UPC-E 码	商品条形码,标识全球唯一一种商品
	EAN-13	EAN-13 国际商品条形码	商品条形码,标识全球唯一一种商品
	EAN-8	EAN-8 国际商品条形码	商品条形码,标识全球唯一一种商品
	中国邮政码	中国邮政码(矩阵 25 码的一种变体)	中国邮政码
	Code-B	Code-B 码	
	MSI	MSI 码	
	Code11	Code11 码	
	Code93	Code93 码	
	ISBN	ISBN 码	图书出版
	ISSN	ISSN 码	杂志出版
	Code128	Code128 码(包括 EAN128 码)	自动化管理上
	Code39EMS	EMS 专用的 39 码	

（3）通常用"＊"号作为起始、终止符,但没有校验码。

（4）主要用于工业、图书等领域。

3. Code128 码

（1）表示高密度数据、字符串。

（2）有 3 种不同版本。

（3）字符串可变长。

（4）符号内含校验码。

（5）主要用于工业、零售批发等领域。

4. Interleaved 2-of-5（I2 of 5）

（1）表示数字。

（2）条形码的长度可变化。

（3）在所有一维条形码中的密度最高。

（4）主要用于商品、机场、包装识别、工业等领域。

5. 二维码（PDF417）

（1）多行组成的条形码。

（2）当条形码受一定破坏时,其具有的错误纠正能力可以保证条形码被正确解码。

（3）主要用于医院、驾驶证、货物运输等领域。

条形码相较于其他应用,主要有以下特点:

（1）准确度高:键盘输入中,平均 300 个字符出现 1 个错误字符;条形码输入中,平均 15 000 个字符才出现 1 个错误字符。

（2）录入速度快:键盘输入中,打字员每分钟可录入 90 个字符,而使用条形码,其输入速度提高了

5 倍。

（3）经济实惠,组装灵活:使用条形码技术所需成本与费用较低。条形码符号可单独使用,也可以和设备组成识别系统,更可和其他控制设备组装成一整套自动化管理系统。

（4）制作简单:条形码标签容易制作,对印刷设备和材料一般无特殊要求。

（三）二维条形码标准及解码技术

1. 二维条形码标准　20 世纪 80 年代末,美国、日本等国家企业、研究机构开始进行二维码研究。全球研究二维码标准化的机构主要有国际自动识别制造商协会、美国标准化协会以及条形码自动识别技术委员会等。中国际自动识别制造商协会与美国标准化协会已完成 Code16K、Code49、PDF417、QR Code 等码制的符号标准;条形码自动识别技术委员会已完成 QR 码的国际标准 ISO/IEC 18004:2006 等码制的符号标准。我国对二维码的研究始于 20 世纪 90 年代,中国编码中心于 2005 年完成了汉信码研发工作。我国质量监督局制定了二维码国家标准,二维码网格矩阵码(SJ/T 11349-2006)和二维码紧密矩阵码(SJ/T 11350-2006)标准。

（1）PDF417 码:portable data file(PDF)意为"便携数据文件"。PDF417 条形码是堆叠式二维码,是一种高密度、高信息含量的便携式数据文件,是大容量、高可靠性信息自动存储、携带并可用机器自动识读的优先选择之一。

PDF417 条形码具有信息容量大、编码范围广、译码可靠性高、修正错误能力强、易制作且成本低等特点。一个 PDF417 条形码最多可容纳 1850 个字符或 1108 个字节的二进制数据,如果只表示数字,则可容纳 2710 个数字。PDF417 的纠错能力分为 9 级,级别越高,纠错能力越强。由于这种纠错功能,使得污损的 PDF417 条形码也可以被正确读出。目前我国已制定了 PDF417 条形码的国家标准。1997 年 12 月 PDF417 条形码国家标准已经正式颁布。

（2）QR 码:quick response(QR),即快速反应的意思。QR 码是属于开放式的标准,QR 码比普通条形码可存储更多数据,亦无须像普通条形码般在扫描时需直线对准扫描仪。

QR 码呈正方形,只有黑白两色。在 3 个角落,印有较小的像"回"字的正方图案,可帮助解码软件定位,用户不需要对准,无论以任何角度扫描,数据仍可被正确读取。符号规格为 21×21 模块(版本 1)~177×177 模块(版本 40)(每一规格,每边增加 4 个模块)。数据表示方法:深色模块表示二进制"1",浅色模块表示二进制"0"。除了标准的 QR 码之外,还存在一种称为"微型 QR 码"的格式,是 QR 码标准的缩小版本,主要是为了无法处理较大型扫描的应用而设计。微型 QR 码同样有多种标准,最高可存储 35 个字符。

QR 码有容错能力,QR 码图形如果有破损,仍然可以被机器读取内容,最高可以到 7%~30% 面积破损仍可被读取,所以 QR 码被广泛使用在运输箱外。相对的,容错能力越高,QR 码图形面积越大,所以一般折衷使用 15% 的容错能力。

2. 二维码的解码技术　二维码解码是二维码应用中非常关键的技术,目前二维码的解码技术主要分为三类:线性 CCD 和线性图像式解码技术、带光栅的激光阅读器解码技术和图像式解码技术。前面两类解码技术主要用于一维码以及堆叠式二维码的识别,优点在于简单、设备成本低,但是通常识别过程复杂。图像式解码技术结合了图像识别技术与二维码技术,具有更好的通用性,但是增加了识别算法的复杂度。图像式二维码解码技术主要分为两种,即基于图像处理的二维码解码技术和基于图像采集技术的二维码解码解码。

（1）基于图像处理的二维码解码技术:是目前最常用的一种解码算法,大体上可以分为五个步骤:①图像预处理;②定位与校正;③读取数据;④纠错;⑤译码。在目前流行的各种二维码中,该技术都得到了广泛应用,如最常用的 QR 码、Data Matrix 码的识别。

（2）基于图像采集技术的二维码解码技术:主要包括 CMOS 图像传感器、FPGA、DSP 等硬件在内的各个工作模块的功能实现,并在此平台上实现了二维码图片的识读,验证平台设计的正确性、可靠性。

（吴庆斌　曹晓均　刘子强）

参 考 文 献

［1］ 吴功宜.计算机网络高级教程［M］.北京:清华大学出版社 2007.

［2］ 刘吉明,孙咸江.计算机网络技术在医院信息化建设中的应用［J］.电子技术与软件工程,2018(08):11.

［3］ 周恩光,李舟军,郭华,等.一个改进的云存储数据完整性验证方案［J］.电子学报,2014(01):150-154.

［4］ 蔡彦兵.OSI/RM 参考模型的理解及应用研究［J］.成功(教育),2011(04):258-259.

［5］ 黄海清,薛鹏.国家航空电信网的建设研究［J］.计算机工程与设计,2008(06):1355-1357.

［6］ 汤艺超.IP 城域网+PON 网络热备机制的网络架构优化和 IP 地址调整［J］.通讯世界,2014(10):3.

［7］ 冯潇哲.省网核心路由设备割接方法的设计与实现［D］.郑州大学,2017.

［8］ 张洛豪.计算机网络技术应用研究［J］.数字通信世界,2017(12):198.

［9］ 张焕国,韩文报,来学嘉,等.网络空间安全综述［J］.中国科学:信息科学,2016(02):5-44.

［10］ 李志文.医院信息系统中条形码管理的研究［J］.现代医院,2010(06):145-156.

［11］ 周彬,蔡敏芳,童俊东,等.远程会诊系统建设与运营实践及难点分析［J］.中华医院管理杂志,2015 (10):778-781.

［12］ 朱劲松.互联网+医疗模式:内涵与系统架构［J］.中国医院管理,2016(01):38-40.

［13］ 二维码技术在医院药库管理中的实践与探讨［J］.谢旭东,翁春梅,万茜.当代医学.2014(27):15-17.

［14］《国务院办公厅关于促进"互联网医疗健康"发展的意见》.国务院办公厅.国办发〔2018〕26 号.

第三章　移动通信技术

随着医疗信息的不断进步,医疗机构通过互联网、移动网络对传统医疗模式进行了拓展,把通信的各种技术应用在移动医疗的各种细分领域。在 3G 时代,蜂窝通信技术开始了远程医疗的探索,但是受限于医疗领域对图像清晰程度的要求,推广未有实质性进展。在 4G 和 5G 时代,偏远地区的医院可以实现与三甲医院的医生进行实时视频、远程病理诊断、远程影像诊断、远程会诊等。WLAN 是最为常见的高速短距离无线通信技术,常用于可携带或移动的医疗设备,如掌上电脑、床头屏、移动推车等。细分到医疗监护的可穿戴设备,就需要解决体积、功耗、传输多个维度的问题,因此依托 ZigBee、蓝牙、Lora 等技术的医疗产品相继问世。采用标准除了要考量功耗、速度、成本、模块大小等因素外,协议标准的生态圈也是重要的影响因素。

第一节　短距离无线通信技术

一、WiFi

(一) 简介

WiFi 是一种短距离无线互连技术,属于无线局域网(wireless local area network,WLAN)的一个标准和分支,也是一个无线网络技术的一个品牌,由 WiFi 联盟所有。可以这样理解,WiFi 标准更着重于商业使用,因此技术的革新主要在于终端的办公、娱乐的使用,是 WLAN 一个最为通用的产品。

WLAN 是一种利用射频技术进行数据无线传输的技术,在公共区域为公众提供互联网服务,也广泛用于家庭终端接入互联网使用。

随着 WLAN 技术的推进和发展,其标准和产品已经日渐成熟。和有线接入技术相比,WLAN 的优势在于:①速率高,能满足高速无线上网需求;②设备价格低廉,建设成本低;③技术较成熟,已有丰富的应用。相比于有线网,WLAN 组网方便、扩展便利,避免了布线的施工成本,成为很多 IT 企业和互联网公司向员工提供上网服务的主要方式。

在互联网应用方面,虽然随着时代的发展,2.5G、3G、4G,甚至 5G 技术不断推陈出新,但在不同时期的蜂窝移动网络速率仍与同时代的 WLAN 速率有一个数量级的差距(表 3-1)。由于应用场景的不同,相比蜂窝网络,WLAN 更加注重短距离的网络场景。

表 3-1　WLAN 标准的产生年份、占用频率和速率

版　本	年份	频段	速率
802.11	1997	2.4GHz	2Mbps
802.11a	1999	5 GHz	54Mbps
802.11b	1999	2.4GHz	11Mbps
802.11g	2003	2.4GHz	54Mbps
802.11n	2009	2.4GHz 5 GHz	600Mbps
802.11 ac Wave1	2013	5 GHz	1.3Gbps
802.11 ac Wave2	2015	5 GHz	3.47Gbps

（二）组网相关技术

在一个区域一套 WLAN 网络可以发出多个网络信号,这个网络信号被称为 SSID(service setidentifier),用来区分不同的网络,最多可以有 32 个字符命名。通过设置无线网卡对应 SSID 的用户名、密码就可以进入对应网络。SSID 通常由 AP(wirelessaccesspoint)或无线路由器广播出来,通过移动终端自带的扫描功能可以查看当前区域内的 SSID;出于安全考虑,也可以不广播 SSID,此时用户就要手工输入 SSID 的用户名、密码才能进入相应的网络。一般无线网卡在开放环境中会接收大量路由器发来的信息,通过 SSID 号后,首先要确认该号是否是自己配置要连接的 SSID 号,如果是,则进行连接;如果不是,则丢弃该 SSID 广播数据包。

AP 组件是无线网络最常用的设备,是连接有线网络和无线网络的桥梁。市面上的 AP 主要分为"胖"AP 和"瘦"AP。"胖"AP 每个都是一个单独的节点,独立配置其信道和功率,由于独立工作,所以扩展难度较大。"瘦"AP 是通过无线集中控制器(AC)的控制来进行信道的分配及功率调整,通过 AC 的统一控制,可以减少 AP 间的互相干扰,提高网络动态覆盖特性。

如何扩大 WLAN 的网络覆盖范围,需要介绍下面两个概念。

1. BSS　一群计算机设定相同的 BSS 名称,即可自成一个 group,我们可以理解为一个 AP 所覆盖的网络和连接的终端。

2. ESS　是使用相同身份识别码(SSID)的多个访问点(MULTI AP)以及一个无线设备群组组成的一个扩展服务组。同一 ESS 内的不同访问点可以使用不同的信道。实际上,为了减少干扰,相近的访问点之间使用不同的信道。当无线设备在 ESS 所覆盖的区域内进行实体移动时,它们将自动切换到干扰最小、连接效果最好的访问点,这一功能称为漫游功能。简单来说,ESS 是采用相同 SSID 的多个 BSS 形成的更大规模的虚拟 BSS,通过同一个 ESS 中的多个 AP 的协作,从而扩大了整个无线网络。

二、ZigBee 网络技术

（一）简介

ZigBee 技术是一种短距离、低功耗的无线通信技术。与其他无线技术相比,ZigBee 技术更看重低功耗和自主网的特性,在较为复杂的环境中也具有一定的鲁棒性。ZigBee 标准由 ZigBee 联盟发布,物理层和 MAC 采用 IEEE 的 802.15.4 标准。与同样强调低功耗、短距离传输的蓝牙技术相比,ZigBee 协议的优势在于自组网能力,最多支持 65 535 个设备组网。不过 ZigBee 协议也存在一些不足,它虽然可以方便地组网,但不能接入互联网,在 ZigBee 网络中必须有一个类似路由器的角色。如果需要接入互联网,就需要接入一个 WiFi 路由器来打通互联网和物联网的边界。

（二）组网方式

ZigBee 常用星型组网和 MESH 组网的方式,这两种组网方式还可组合成混合组网方式(星型组网+MESH 组网),如图 3-1 所示。

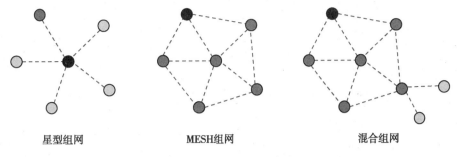

星型组网　　　　　　　MESH组网　　　　　　　混合组网

图 3-1　ZigBee 组网方式

在 ZigBee 的组网中有三种角色的节点:ZigBee 协调者(ZC)、ZigBee 路由器(ZR)和 ZigBee 终端节点(ZED)。

1. ZC　是网络的协调者,负责建立和管理整个网络,当网络建立后 ZC 也是一个 ZR。

2. ZR　提供路由信息,同时执行负责允许其他设备加入这个网络的功能。

3. ZED　是终端节点,对于维护这个网络没有责任。

ZigBee 组网中,节点之间通过无线方式通信。ZigBee 无线通信主要工作在三个频段上,分别是用于欧洲的 868MHz 频段,用于美国的 915MHz 频段,以及全球通用的 2.4GHz 频段。这三个频段的信道带宽并不相同,它们各自的信道带宽分别是 0.6MHz、2MHz 和 5MHz,分别有 1 个、10 个和 16 个信道。ZigBee 可以提供的数据速率比较低,速率对于 2.4GHz 频段只有 250kbps,而对于 868MHz 频段只有 20kbps,对于 915MHz 频段只有 40kbps。ZigBee 节点之间采用基于 CSMA/CA 的随机接入信道技术(协议定义了 CSMA/CA 和 GTS 两种方式,不过 ZigBee 实际上并没有对时分复用 GTS 技术进行相关的支持)通信。ZigBee 网络支持两种路由算法,树状路由和网状网路由。

1. 树状路由　只有两个方向,即向子节点发送或者向父节点发送,不需要路由表,节省存储资源;缺点是很不灵活,并且路由效率低。

2. 网状路由　实际上是 AODV 路由算法的一个简化版本,非常适合无线自组织网络的路由,需要节点维护一个路由表,耗费一定的存储资源,但往往能达到最优的路由效率,而且使用灵活。

三、LoRa 网络技术

低功耗广域网(LPWAN)技术是一种革命性的物联网无线接入新技术,与 WiFi、蓝牙、ZigBee 等现有成熟商用的无线技术相比,具有远距离、低功耗、低成本、覆盖容量大等优点,适合于在长距离发送小数据量且使用电池供电方式的物联网终端设备使用。LPWAN 作为一个新兴的技术,其市场被普遍看好,各厂商争先研究、参与标准制订、设置商用试点,市场呈现蓬勃发展的态势。

LoRa(long rang)作为非授权频谱的一种 LPWAN 无线技术,相比于其他无线技术(如 Sigfox、NWave 等),其产业链更为成熟、商业化应用较早。LoRa 技术经过全球推广后,目前已成为新物联网应用和智慧城市发展的重要基础支撑技术。

LoRa 凭借其成本低、分布广、耐用性强、技术成熟的特点,已经广泛应用于各个物联网行业,而其 QoS 不高、数据传输量小、存在延迟的特点使得其在某些行业中与 NB-IoT 形成互补。

作为 LPWAN 技术之一,LoRa 具备长距离、低功耗、低成本、易于部署、标准化等特点。LoRa 采用线性扩频调制技术,高达 157dB 的链路预算使其通信距离可达 15km 以上(与环境有关),在空旷的地方距离甚至更远。相比其他广域低功耗物联网技术,LoRa 终端节点在相同的发射功率下可比网关或集中器通信更长距离。LoRa 采用自适应数据速率策略,最大网络优化每一个终端节点的通信数据速率、输出功率、带宽、扩频因子等,使其接收电流低达 10mA,休眠电流低于 200nA,低功耗使电池寿命有效延长。LoRa 网络工作在非授权的频段,前期的基础建设和运营成本很低,终端模块成本约为 5 美元。LoRaWAN 是联盟针对 LoRa 终端低功耗和网络设备兼容性定义的标准化规范,主要包含网络的通讯协议和系统架构。LoRaWAN 的标准化保证了不同模块、终端、网关、服务器之间的互操作性,物联网方案提供商和电信运营商可以加速采用和部署。

LPWAN 还有一种近几年兴起的技术——NB-IoT。NB-IoT 和 LoRa 主要区别在于,NB-IoT 应用在运营商授权频谱,在我国可以利用电信、移动、联通三大运营商建设数据传输基站,不用产业链上下游厂商铺设基站,因此在我国可能有更为广阔的发展前景。

四、蓝牙

(一) 简介

蓝牙(bluetooth)无线技术是使用最广泛的全球短距离无线标准之一,主要应用于个人无线终端设备,它通过极小的微芯片和蓝牙无线收发器嵌入终端设备,取代所有数字设备上的有线接口,如键盘、鼠标、打印机、耳机等。蓝牙和 WiFi 技术是互补的,WiFi 是以接入点为中心,接入点与路由网络形成非对称的客户机-服务器连接。蓝牙通常是两个蓝牙设备间的对称连接,适用于两个设备通过最简单的配置进行连接的简单应用。最近开发的 WiFi Direct 技术为 WiFi 添加了类似蓝牙的点对点功能,这个技术应用较少,本文不再赘述。

(二) BLE

蓝牙技术联盟(SIG)于 2010 年 7 月发布了蓝牙 4.0,也称 BLE,以低功耗(BLE)作为新版本的主要技术点,其本身也兼容了经典蓝牙技术。蓝牙 4.0 提供了单模和双模两种模式,其中双模包含了 BLE 和经典蓝牙,单模只有 BLE。BLE 提供了一种星型拓扑结构,主设备管理着连接,并且可以连接多个从设备,从设备只能连接一个主设备。BLE 技术的诞生为穿戴式消费电子产品解决了传输速率和功耗的矛盾,如蓝牙耳机、智能手环、无线血压计等,均采用这种技术。

采用蓝牙 4.0 技术的主设备和从设备之间通过无线方式通信。在物联网 AP 中,主设备通过 AP 的上行网口与蓝牙服务器通信。BLE 的无线通信通常工作在 2.4G 频段,占用多达 40 个信道,每个信道带宽 2MHz,其中 3 个为固定的广播信道,37 个为用来跳频的数据信道。主设备与从设备之间通信连接过程如图 3-2 所示,总结起来可以分为以下几种状态:

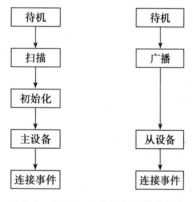

图 3-2 蓝牙 4.0 主从设备连接状态

1. 待机状态 设备没有传输和发送数据,并且没有连接到任何设备上。

2. 广播状态 广播设备以一定的广播时间间隔,在 3 个固定的广播信道(37、38、39)上发送广播消息;广播消息是单向的,不需要任何连接。

3. 扫描状态 扫描设备在 3 个固定的广播信道(37、38、39)上监听广播消息。

4. 初始化状态 在初始过程中,扫描设备和广播设备将完成建立连接。扫描设备发送一个连接请求信息,连接请求消息里包括了连接发送的信道、时间等信息。广播设备接收连接,两个设备进入连接状态。连接发起方(扫描设备)成为主设备,接收方(广播设备)成为从设备。

5. 连接事件 主设备和从设备立连接后,它们之间的通信称为连接事件。主设备和从设备的通信按照指定的间隔周期性地发生,通信的信道在 0~36 之间按照算法进行跳频。

主设备和从设备都可以从连接事件状态中主动断开连接。一边发起断开,另一边必须在断开连接之前回应这个断开请求。

(三) 蓝牙定位

基于蓝牙的定位是当今室内无线定位领域最活跃的技术方案之一。蓝牙 4.0 因为其功耗低、连接速度快等特点,被越来越广泛地用在消息推送、定位等场景。Hopkick 公司利用蓝牙 4.0 技术,在某知名商场部署了名为 ShopBeacon 的小设备,可以提供基于消费者店内位置的自动推荐和智能导购服务。ShopBeacon 支持低功耗蓝牙(BLE),这些小基站会和它信号覆盖区域内的终端设备通信,唤醒手机上的商家应用。用户在逛街时,就能接收到自己身边商品的折扣消息推送。如果在消息推送的基础上,进一步增加定位和导航功能,无疑能够为用户创建更好的体验:用户得到推送消息和促销信息后,APP 下载商场地图,用户选定需要的商品,ShopBeacon 为用户提供一套连续的、完整的消息推送和定位导航服务,使得用户体验更加完整。目前在部分医院采用的院内门诊导航均采用这种技术。基于蓝牙的定位无疑是实现这种体验的是一个关键,蓝牙定位方案可以有两种定位方式:一种是在定位服务器上进行位置计算,另一种是在终端上进行定位计算。不管采用哪种方式,定位系统一般都是由蓝牙 Beacon、内置蓝牙(AP)、蓝牙手机、APP 应用服务器和定位服务器组成。

下面以使用某公司 esight 方案为例,介绍在终端上进行位置计算的定位方案(图 3-3)。

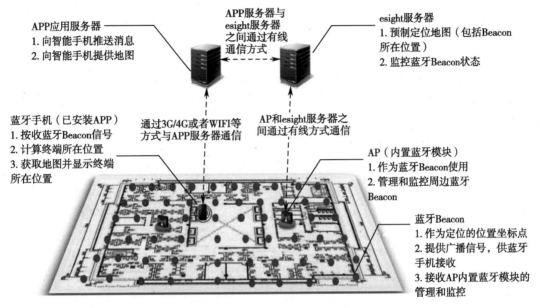

图 3-3　蓝牙位置计算定位方案示意图

1. esight 定位方案　在 esight 定位方案中,蓝牙手机接收周边环境中的蓝牙 Beacon 信号,采用三点定位+惯性导航算法在手机上计算终端当前所在位置。

(1) Beacon 发射信号:部署的蓝牙 Beacon 周期性地向周边广播 Beacon 消息。广播 Beacon 消息中携带每个 Beacon 的 UUID、Major、Minor 和 RSSI 校准值。UUID(universal unique identifier)是 Beacon 的通用唯一标识符,可以用来识别不同的蓝牙 Beacon。Major 和 Minor 可以由 Beacon 发布者自己定义,比如连锁店可以在 Major 中写入区域信息,在 Minor 中写入个别店铺的 ID。RSSI 校准值,表示距离 Beacon模块 1m 位置的信号 RSSI,用来根据信号强度计算距离。

(2) 蓝牙手机探测信号:蓝牙手机探测蓝牙 Beacon 发射的广播帧,获取收到的 Beacon 信息和对应的信号强度,这里的 Beacon 信息主要是指用来识别蓝牙 Beacon 的 UUID。这样蓝牙手机就可以知道在当前位置能够收到哪些蓝牙 Beacon 的信号,其对应的信号强度是多少。

(3) 蓝牙手机定位:蓝牙手机的定位在每个蓝牙手机上完成。在进行定位之前,手机需要获取地图的信息,包括每个 Beacon 的位置信息。APP 利用收到的 Beacon 信号强度信息、Beacon 位置信息,结合手机传感器的惯性导航信息,进行定位计算,得到手机当前所在的位置。在这个过程中,手机 APP 与APP 服务器通过 WiFi/3G/4G 通信。手机 APP 与 APP 服务器交互的内容包括消息推送、地图信息下载和定位信息上传等。地图信息是在 esight 服务器里进行预制的,包括地图模型、Beacon 位置信息。APP服务器通过有线的方式从 esight 服务器上获取。

(4) 物联网 AP 的作用:物联网 AP 在蓝牙定位场景中发挥着重要的作用,这种作用包括:①内置蓝牙本身可以作为蓝牙 Beacon 使用;②管理和维护蓝牙 Beacon。

作为蓝牙 Beacon 使用,物联网 AP 内置的蓝牙模块可以支持蓝牙基站模式(从设备)和蓝牙 Sinffer

模式(主设备),并且支持这两种模式共存。在一些精度要求不高、不布放独立蓝牙基站的场合,可以直接用 AP 内置蓝牙做基站,进行蓝牙定位。

2. 管理和定位蓝牙 Beacon

(1) 蓝牙 Beacon 的电量信息获取:AP 以天为周期在凌晨时段向周边蓝牙 Beacon 查询电量信息,并上报 AC。esight 通过查询方式向 AC 获取蓝牙 Beacon 的电量信息。AP 内置蓝牙的电量始终上报为 100%。图 3-4 给出了电量信息获取的流程,在这个过程中蓝牙 Beacon 需要与 AP 内置的蓝牙模块建立连接。

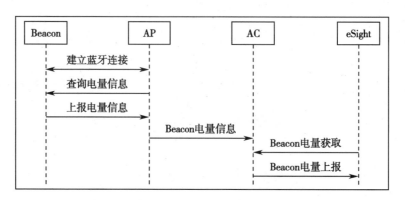

图 3-4　蓝牙 Beacon 电量信息获取的流程图

(2) 蓝牙 Beacon 的工作状态监控:AP 通过内置蓝牙模块监听周边蓝牙 Beacon 的广播报文,AP 将从广播报文中获的信息上报给 AC。AC 判断周边蓝牙 Beacon 状态是否正常:当判断蓝牙 Beacon 掉线时向 esight 上报告警;当蓝牙 Beacon 恢复正常后向 esight 上报告警清除(图 3-5)。

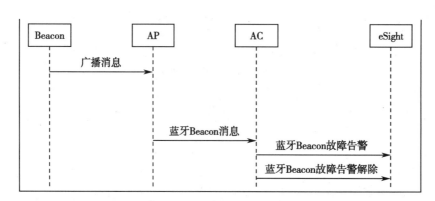

图 3-5　蓝牙 Beacon 工作状态监控流程图

AC 判断蓝牙 Beacon 状态是否正常的原则是:如果 30 分钟没有进行状态刷新,触发上报 Beacon 掉线告警;已上报掉线告警的 Beacon 状态得到刷新,则上报 Beacon 掉线告警清除。

告警的上报也适合于蓝牙模块电量低的场景。当电量查询结果显示蓝牙 Beacon 电量低时,AC 也会向 esight 上报告警信息。

(3) 蓝牙 Beacon 配置下发:WLAN 系统将 esight 下发的 Beacon 设备配置信息下发,AP 内置蓝牙模块在本地生效。对于蓝牙 Beacon 设备的配置,可以由 Beacon 提供商的终端 AP 在设备部署时进行配置,也可以在 esight 上配置后通过 WLAN 系统下发配置。

(4) 蓝牙与 WiFi 之间的干扰:当物联网 AP 工作在 2.4G 频段时,可能与同样工作在 2.4G 频段的蓝牙系统存在干扰。可以通过以下一些手段来减少或者规避两者之间的干扰:

1) BLE 设备大部分时间只有广播发送业务,而 BLE 协议设计的广播信道固定使用频点为 2402MHz、2426MHz 和 2048MHz 的 3 个 2M 带宽信道,特意与 WLAN 的常用信道 1、6、11 信道(中心频率为 2412MHz、2437MHz 和 2462Mhz)错开。所以现网部署 AP 并开启蓝牙系统时,2.4G 频段规划使用 1、6、11 信道。

2) 业务低峰时段获取蓝牙 Beacon 电量:当 AP 获取蓝牙 Beacon 电量时,需要与蓝牙 Beacon 建立蓝牙连接,空口使用 2.4G 频段内的跳频技术,存在与 WiFi 冲突的可能。所以,固定在 WLAN 业务最低峰的当地时间凌晨两点获取蓝牙 Beacon 电量,避开与 WiFi 系统间的干扰。

当 AP 内置蓝牙也开启 Beacon 广播业务时,由于 AP 内部蓝牙天线与物联网 AP 天线拉开距离有限,即便信道隔离也存在蓝牙信号与 WiFi 信号之间的相互干扰。由于 WiFi 有 CCA 退避机制而蓝牙没有,所以主要体现在对 WiFi 空口性能的影响上,WiFi 极限吞吐量有约 0.4% 的下降。

五、RFID

(一) 简述

RFID(radio frequency identification)技术,又称无线射频识别,是一种非接触式的自动识别技术。基本原理是通过射频信号自动识别目标对象并获取相关数据,识别工作无须人工干预。与传统条形码、磁卡及 IC 卡相比,RFID 技术具有防水、防磁、耐高温、使用寿命长、读取距离大、标签上数据可以加密、存储数据容量大、存储信息更改自如等优点。RFID 的应用将给零售、物流等产业带来革命性变化。

(二) 基本组成

RFID 技术包括:

1. 射频标签 又称电子标签,主要由存有识别代码的大规模集成线路芯片和收发天线构成。目前主要为无源式供电,使用时电能取自天线接收到的无线电波能量。

2. 射频读写设备。

3. 客户端识别到射频设备后,与相应的服务系统联网。

RFID 技术可通过无线电讯号识别特定目标并读写相关数据,而无须识别系统与特定目标之间建立机械或光学接触。射频一般是微波,频率为 1~100GHz,适用于短距离识别通信。

RFID 标签主要分为被动式和主动式两种:

1. 被动式标签(passive tag) Passive 感应器本身并无电源,其电源是来自 Reader,由 Reader 发射一频率使感应器产生能量而将数据回传给 Reader。被动式标签体积比较轻薄、短小,并且拥有相当长的使用年限,感应距离较短。

2. 主动式标签(active tag) 价格较高,因内建电池,所以体积比被动式标签大,生产成本较高,有一定的使用年限,感应距离较长。

利用射频识别技术可自动识别目标对象,并对其信息进行标志、登记、储存和管理。RFID 系统通常由电子标签、读写器和天线三部分组成:

1. 电子标签 由芯片和标签天线或线圈组成,通过电感耦合或电磁反射原理与读写器进行通信。

2. 读写器 是读取(在读写卡中还可以写入)标签信息的设备,有时候也称为读卡器。

3. 天线 电子标签和读写器都有天线。电子标签的天线一般内置在标签内。读写器的天线可以内置在读写器中,也可以通过射频线与读写器天线接口相连。

(三) 技术原理

电子标签、读写器和信息处理系统之间的信息交互流程如图 3-6 所示。

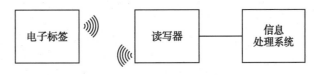

图 3-6 电子标签、读写器和信息处理系统示意图

1. 当标签进入天线的有效磁场范围后,接收解读器发出的射频信号,凭借感应电流所获得的能量发出存储在芯片中的产品信息(被动式,无源标签或被动标签),或者由标签主动发送某一频率的信号(主动式,有源标签或主动标签)。简单来说,读写器将要发送的信息,经编码后加载到高频载波信号上,再经天线向外发送。

2. 进入读写器工作区域的电子标签接收此信号,卡内芯片的有关电路对此信号进行倍压整流、解调、解码、解密,然后对命令请求、密码、权限等进行判断。

3. 若为读命令,控制逻辑电路则从存储器中读取有关信息,经加密、编码、调制后通过片上天线再发送给读写器,读写器对接收到的信号进行解调、解码、解密后送至信息系统进行处理。

4. 若为修改信息的写命令,有关控制逻辑引起电子标签内部电荷泵提升工作电压,提供电压擦写E2PROM。若经判断其对应密码和权限不符,则返回出错信息。

电子标签和读写器之间通过无线的方式通信,读写器和信息处理系统之间通过有线方式通信。在物联网 AP 中,读写器通过插卡的方式内置在 AP 上,利用物联网 AP 上的上行网口与信息处理系统通信。

(四) 使用频率

电子标签与读写器之间的无线工作频率一般有三种:低频、高频和超高频三类,如图 3-7 所示。

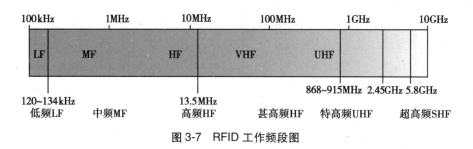

图 3-7 RFID 工作频段图

1. 低频率(low frequency,LF) 100～500kHz 低频率的感应距离较短、读取速度较慢,以 125kHz 为主,穿透能力好。市场上绝大部分 RFID 产品工作在这个频率。数据信息量小且传输慢,读写距离近(小于 10cm),主要应用于门禁、考勤刷卡等场景。

2. 高频率(high frequency,HF) 10～15MHz 高频率的感应距离略长,读取速度也较低频率快,以 13.56MHz 为主。技术成熟,在市场的占比仅次于低频率,数据传输较快、读写距离近(小于 1m),主要应用于智能货架、图书管理等场景。

3. 超高频率(ultra high frequency/microwave,UHF) 介于 850～950MHz 以及 2.45GHz 之间,感应距离最长,速度也最快,穿透性差,是 RFID 产品发展最快的频段。数据传输很快,读写距离远(3～50m),主要应用于供应链管理、后勤管理等场景。

六、NFC

近距离无线通讯技术(near field communication,NFC)是一种非接触式识别和互联技术,可以在移动设备、消费类电子产品、PC 和智能控件工具间进行近距离无线通信。NFC 提供了一种简单、触控式的解决方案,可以让消费者简单直观地交换信息、访问内容与服务。NFC 技术允许电子设备之间进行非接触式点对点数据传输,在 10cm 内交换数据,其传输速度有 106kbit/s、212kbit/s 或者 424kbit/s 三种。

NFC 工作模式有卡模式、点对点模式和读卡器模式。NFC 和蓝牙都是短程通信技术,而且都被集成到移动电话,但 NFC 不需要复杂的设置程序。NFC 也可以简化蓝牙连接,NFC 略胜蓝牙的地方在于设置程序较短,但无法达到蓝牙的低功率。NFC 的最大数据传输量是 424kbit/s,远小于蓝牙 V2.1(2.1Mbit/s)。虽然 NFC 在传输速度与距离方面比不上蓝牙,但是 NFC 技术不需要电源,对于移动电话或是行动消费性电子产品来说,NFC 的使用比较方便。NFC 是在 RFID 的基础上发展而来的,在本质上与 RFID 没有太大区别,都是基于地理位置相近的两个物体之间的信号传输。但 NFC 与 RFID 还是有区别的,NFC 技术增加了点对点通信功能,可以快速建立蓝牙设备之间的 P2P(点对点)无线通信,NFC 设备彼此寻找对方并建立通信连接。

作为一种面向消费者的交易机制,NFC 比红外更快、更可靠而且简单得多,不用向红外那样必须严格对齐才能传输数据。与蓝牙相比,NFC 面向近距离交易,适用于交换财务信息或敏感的个人信息等重要数据;蓝牙能够弥补 NFC 通信距离不足的缺点,适用于较长距离数据通信。因此,NFC 和蓝牙互为补充,共同存在。事实上,快捷轻型的 NFC 协议可以用于引导两台设备之间的蓝牙配对过程,促进蓝牙的使用。

RFID 的传输范围可以达到几米甚至几十米,NFC 由于采取了独特的信号衰减技术,相对于 RFID 来说 NFC 具有距离近、带宽高、能耗低等特点。NFC 与现有非接触智能卡技术兼容,目前已经成为得到越来越多主要厂商支持的正式标准。NFC 是一种近距离连接协议,提供各种设备间轻松、安全、迅速而自动的通信。与无线世界中的其他连接方式相比,NFC 是一种近距离的私密通信方式。RFID 更多被应用在生产、物流、跟踪、资产管理上,NFC 则在门禁、公交、手机支付等领域内发挥着巨大的作用。

七、UWB

UWB(ultra wideband)是一种无载波通信技术,利用纳秒至微微秒级的非正弦波窄脉冲传输数据。通过在较宽的频谱上传送极低功率的信号,UWB 能在 10m 左右的范围内实现数百 Mbit/s 至数 Gbit/s 的数据传输速率。UWB 具有抗干扰性能强、传输速率高、带宽极宽、消耗电能小、发送功率小等诸多优势,主要应用于室内通信、高速无线 LAN、家庭网络、无绳电话、安全检测、位置测定、雷达等领域。

与蓝牙和 WLAN 等带宽相对较窄的传统无线系统不同,UWB 能在宽频上发送一系列非常窄的低功率脉冲。较宽的频谱、较低的功率、脉冲化数据,意味着 UWB 引起的干扰小于传统的窄带无线解决方案,并能够在室内无线环境中提供与有线相媲美的性能。

UWB 具有以下特点:

1. 抗干扰性能强　UWB 采用跳时扩频信号,系统具有较大的处理增益,在发射时将微弱的无线电脉冲信号分散在宽阔的频带中,输出功率甚至低于普通设备产生的噪声。接收时将信号能量还原出来,在解扩过程中产生扩频增益。因此,与 IEEE802.11a、IEEE802.11b 和蓝牙相比,在同等码速条件下,UWB 具有更强的抗干扰性。

2. 传输速率高　UWB 的数据传输速率可以达到几十 Mbit/s 到几百 Mbit/s,有望高于蓝牙 100 倍,也可以高于 IEEE802.11a 和 IEEE802.11b。

3. 带宽极宽　UWB 使用的带宽在 1GHz 以上,高达几个 GHz。超宽带系统容量大,并且可以和目前的窄带通信系统同时工作而互不干扰。这在频率资源日益紧张的今天,开辟了一种新的时域无线电资源。

4. 消耗电能小　通常情况下,无线通信系统在通信时需要连续发射载波,因此要消耗一定电能。UWB 不使用载波,只是发出瞬间脉冲电波,也就是直接按 0 和 1 发送出去,并且在需要时才发送脉冲电波,所以消耗电能小。

5. 保密性好　UWB 保密性表现在两方面:一方面,采用跳时扩频,接收机只有已知发送端扩频码时才能解出发射数据;另一方面,系统的发射功率谱密度极低,用传统的接收机无法接收。

6. 发送功率非常小　UWB 系统发射功率非常小,通信设备可以用小于 1mW 的发射功率就能实现通信。低发射功率大大延长了系统电源工作时间。另外,发射功率小,其电磁波辐射对人体的影响也小,应用面就会更加广阔。

八、短距离无线通信技术对比

短距离无线通信技术对比如表 3-2 所示。

表 3-2　短距离无线通信技术对比表

参数	Wifi	ZigBee	LoRa	蓝牙	Rfid	NFC	UWB
部署方式	节点+路由器	节点+网关	节点+网关	节点	读写器与系统对接	读写器与系统对接	网关+节点
传输距离	短距离(50m)	短距离(0~10m)	远距离(1km 至十几千米)	10m	0 至几米	0~10cm	远距离(几十米至十几千米)

续表

参数	Wifi	ZigBee	LoRa	蓝牙	Rfid	NFC	UWB
网络容量	单路由器 50 个	理论达 6 万	理论 6 万	理论 6 万			随带宽增加而增加
频段	2.4G 和 5G	未授权 2.4G	未授权频段（433、868、915MHz 等）	2.4G	13.56MHz	13.56MHz	450、700、850、1700、1900MHz 等
传输速度	1~500M/s	一般小于 100kbps	0.3~50kbps	3MB/s			最高 288Mbps
应用区域	家庭、商业上网	室内、户外、可用于比较复杂环境	户外场景	个人终端，点对点	近距离接触式	近距离接触式	

第二节　2G/3G/4G/5G 通信技术

一、2G 通信技术

第二代移动通信系统(2G)起源于 20 世纪 90 年代初期。欧洲电信标准协会在 1996 年提出了 GSM Phase 2+，目的在于扩展和改进 GSM Phase 1 及 Phase 2 中原定的业务和性能。它主要包括 CAMEL(客户化应用移动网络增强逻辑)、SO(支持最佳路由)、立即计费、GSM 900/1800 双频段工作等内容，也包含了与全速率完全兼容的增强型语音编解码技术，使得语音质量得到了质的改进；半速率编解码器可使 GSM 系统的容量提高近一倍。在 GSM Phase2+阶段中，采用更密集的频率复用、多复用、多重复用结构技术，引入智能天线、双频段等技术，有效地克服了随着业务量剧增所引发的 GSM 系统容量不足的缺陷；自适应语音编码(AMR)技术的应用，极大地提高了系统通话质量；GPRS/EDGE 技术的引入，使 GSM 与计算机通信/Internet 有机相结合，数据传送速率可达 115/384kbit/s，从而使 GSM 功能得到不断增强，初步具备了支持多媒体业务的能力。尽管 2G 技术在发展中不断得到完善，但随着用户规模和网络规模的不断扩大，频率资源已接近枯竭，语音质量不能达到用户满意的标准，数据通信速率太低，无法在真正意义上满足移动多媒体业务的需求。

二、3G 通信技术

第三代移动通信最早由国际电信联盟于 1985 年提出，系统工作在 2000MHz 频段，最高业务速率可达 2000kbps，当时预期在 2000 年左右得到商用，目标是移动宽带多媒体通信。第三代移动通信标准以 CDMA 为核心技术。3G 无线传输技术的特点有：

1. 传输速率高、支持多媒体业务。

2. 对于不同的通信环境，室内环境至少 2Mbps，室内外步行环境至少 384kbps，室外车辆运动中至少 144kbps，卫星移动环境至少 9.6kbps。

3. 传输速率能够按需分配，上下行链路能适应不对称的需求。

第三代移动通信的核心技术是 CDMA，其主要分为 WCDMA、CDMA2000 和 TD-SCDMA，它们各自的特点是：

1. WCDMA　采用直接序列扩频码分多址和频分双工方式，以 R99/R4 为基础版本，在扩展版本 R5、R6 中，可以以 5MHz 的带宽提供高达 21Mbps 的用户数据传输速率。

2. CDMA2000　采用直接序列扩频码分多址和频分双工方式，在 EV-DORelA 版本中可以在 1.25MHz 的带宽内提供高达 3.1Mbps 的下行数据传输速率。

3. TD-SCDMA　采用时分双工 TDD 与 FDMA/TDMA/CDMA 相结合的技术，其基础版本为 R4，可以在 1.6MHz 的带宽内，提供高达 384kbps 的用户数据传输速率。

第三代移动通信最大特点是移动终端智能化，其有效性与可靠性相比第二代得到显著提升，在通信的加密保护和抗干扰能力方面表现优秀,有效性与可靠性高。

三、4G 通信技术

在 3G 技术之后,人们发明了名为长期演进(longtermevolution,LTE)的通信技术,但 LTE 并不是 4G,是 3G 技术和 4G 技术的过渡,可以称它为 3.9G。真正的 4G 始于 2012 年。2012 年 1 月 20 号,国际电信联盟通过了 4G 标准,共有 4 种,分别是 LTE、LTE-Advanced、WiMAX 以及 WirelessMAN-Advanced。我国自主研发的 TD-LTE 则是 LTE-Advanced 技术的标准分支之一,在 4G 领域的发展中占有重要地位。4G 移动通信的主要特点有:

1. 采用 OFDM 正交频分复用技术　通信速度是 3G 通信速度的数十倍乃至数百倍,通信方式非常灵活多变。

2. 采用软件无线电技术　可以使用软件编程取代相应的硬件功能,通过软件应用和更新,即可实现多种终端通信的无线通信。

3. 使用智能天线技术和 MIMO 技术,在发送端和接收端都可以同时利用多个天线传输和接收信息。

对于现行多种多样的 4G 技术标准,它们在演化和标准化的过程中也将不断产生对抗与融合,使 4G 通信成为更加稳定、效率更高的主流通信技术。目前移动通信已经进入了 4G 通信普及的时代,4G 通信的高传输率和高安全性以及较低的误码率让移动通信有了更大的发展空间,4G 移动通信支撑起了现在的高度发达的手机和软件产业,成为智能时代的重要基石。

目前 4G 移动通信技术国际标准主要有 FDD-LTE、FDD-LTE-Advance、TD-LTE 以及 TD-LTE-Advanced。

(一) 4G 标准

LTE 项目是 3G 的演进,它改进并增强了 3G 的空中接入技术,采用 OFDM 和 MIMO 作为其无线网络演进技术,LTE 移动通信网络系统在 20MHz 频谱带宽下能够提供下行 100Mbps(TD-LTE)或 150Mbps(FDD-LTE)、上行 50Mbps(TD-LTE)或 40Mbps(FDD-LTE)的峰值速率。国际上大多数国家采用 FDD-LTE 制式,FDD-LTE 是主流的 4G 标准,也是终端种类最丰富的一种 4G 标准。中国移动采用的是 TD-LTE 标准,也是在国内使用最为普遍的标准。

(二) 4G 关键技术

1. OFDM 技术　第三代移动通信是基于 CDMA 发展起来的,而第四代移动通信则是在 OFDM 这一关键技术上形成的。OFDM 属于多载波调制中的一部分,它对信道进行分类,分成多个正交子信道,实现数据信号传输从高速转向低速。在接收端,通过相应技术对各种正交信号进行有效分类,避免两个或多个子信道间产生干扰。对单个子信道而言,其信号带宽比信道带宽窄,这些子信道相对来说是平坦且趋于衰落的,多个符号间也不易出现干扰。另外,子信道的带宽在原信道带宽中只占少部分,信道很容易保持均衡。

2. 智能天线技术　应用空分复用接入(SDMA)技术,传输方向不同,信号也会有所不同,智能天线技术正是利用了这点,将频率或时隙、码道相同的信号分离,从而改变信号的变化区域,将主波束瞄准某个方向,旁边或有一定缺陷的波束向着信号容易产生干扰的方向,以便实时监控用户及环境的动态情况,使用户能把握正确的信号方向,不受其他因素的干扰。

3. MIMO 技术　MIMO 技术基于多天线技术,它主要通过设立分立式多天线,把通信路段分为多个平行的子信道,以便更好地增加其容量。在无线信道受限的情况下,运用 MIMO 技术可进行有效、高速的数据传输,且系统容量会有所增加,信号传输质量及空间分集效率都会得到很大提升。

4. 软件无线电技术　近几年,微电子技术得到了长足的发展,软件无线电应运而生,它以当代通信理论为指导,以处理数据和信号为主要目标,辅之以微电子技术而存在和发挥作用。软件无线电技术是 4G 的核心技术,是实现 4G 的助推力,它综合应用各项技术,能有效减少开发中的风险。未来 4G 技术如果要满足各类产品的实际需求,就必须充分发挥软件无线电技术的作用,既可以帮助降低风险,还能实现研发产品的多样化发展。

5. 多用户检测技术　不管是在 4G 系统的终端还是基站,多用户检测技术都得到了广泛应用,其目的是要提高系统容量。其基本理念为:将在同一时间点上占据同一信道的用户信号视为有用信号,并对其进行噪声处理,通过不同用户的码元、信号幅度及空间等情况,查看某一用户所处区域的信号。也就是通过各种信息、信号处理技术,有序处理接收到的信号,对多个用户进行联合检测。

6. IPv6 技术　4G 通信系统主要是通过以 IP 为中心的全分组方式来实现数据流的传输,鉴于此,IPv6 技术势必要成为第四代通信网络中的重点。IPv6 协议有以下特点:

(1) 地址空间大:在某一特定的时间内,它可以给所有网络设备一个绝无仅有的地址。

(2) 自动化控制:IPv6 可自动配置地址,一种是无状态,一种是有状态,该地址不受人工干预。

(3) 服务质量(QoS):从协议上分析,IPv6 与 IPv4 有一样的 QoS,但 IPv6 所给予的服务更全面。这主要是由于 IPv6 报头中出现了"流标志"这一字段,使其在传输信息流时,各节点能自主识别和处置各种 IP 地址流。

(4) 移动性:不同的移动设备有不同的本地地址,当设备不在其所在地使用时,运用转交地址就能将其所在位置的详细信息了解清楚。

四、5G 通信技术

(一) 5G 特点

2013 年年初,欧盟在第 7 框架计划启动了面向 5G 研发的项目,从此 5G 技术开始进入研究阶段。在数字化、全球化的背景下,对移动通信的需求也随之提高,4G 通信需要发展更高的通信速率和可靠的通信能力,5G 时代即将来临。随之而来的便是要对 5G 的实现作出可行的想象和具体的研究。在新的信息时代,5G 通信会具有以下的特点:

1. 5G 移动通信技术将拥有更高的用户体验、网络平均吞吐速率和传输效率。

2. 5G 移动通信技术使用更高频段的频谱。

3. 5G 移动通信的核心技术主要是高密度无线网络技术与大规模 MIMO 的无线传输技术等。

4. 移动速度的提升并非简单的速度提升,5G 时代会给人类的生活带来颠覆式的影响,或许 AR、VR 技术会伴随 5G 的到来融入人们的日常生活。

(二) 5G 关键技术

1. 高频段传输技术　目前,移动通信系统主要工作在低频段,而在高频 3GHz 以上利用较少,未来无线通信需要利用高频段传输技术来提高系统容量。

2. MIMO 技术　MIMO 信道容量具备随收发天线数中的最小值呈类似线性增加的特征。通过添加多个天线,可以为无线信道带来更大的自由度,以容纳更多的信息数据。MIMO 可以大幅增加系统的吞吐量及传送距离,运用大规模多天线技术,MIMO 已成为提高系统频谱利用率和传输可靠性的有效手段,为大幅度提高网络系统的容量提供了一个有效的途径。

3. 同时同频全双工　现有的无线通信系统中,由于技术条件的限制,不能实现同时、同频以及双向通信的全双工通信,双向链路都是通过时间或频率进行区分的,对应于 TDD 和 FDD 方式。由于现有网络不能进行同时、同频双向通信,浪费了一半的无线资源,全双工技术理论上可将频谱利用率提高一倍。

4. D2D 通信技术　D2D 能够实现短距离设备间直接通信,具有信道质量高、低时延、较高数据速率和较低功耗等优点;利用广泛分布的终端设备,能够改善覆盖和提高频谱资源利用;未来 5G 网络中,D2D 直接通信技术能够在没有基站的中转下,实现通信设备之间的直接通信,拓展了网络连接和接入方式。

5. 超密集网络部署　5G 应该是一个多元化、宽带化、智能化的网络,将部署更多的密集网络来满足室内和室外场景的数据需求。密集网络提升的信噪比增益比大规模天线带来的信噪比增益更大,提升了终端用户的体验,并且大幅度提高了系统容量,具有更灵活的网络部署和更高效的频谱效率的特征。

6. 新型网络架构技术　5G 网络架构将具有低时延、低成本、扁平化、易维护等优点。新型无线接入网架构具有基于协作式无线电技术、集中化处理技术、实时云计算构架技术的优点。其本质是通过充分利用低成本高速光传输网络,直接在远端天线和集中化的中心节点间传送无线信号,以构建覆盖上百个基站服务区域,甚至上百平方千米的无线接入系统。

7. 网络智能化技术　未来,网络智能化技术将是 5G 网络的一个重要技术,应具有智能配置、智能识别、自动模式切换等优点,实现网络智能自组织的功能。自组织网络主要是让网络中具有自组织能力,即自配置、自优化、自愈合等,实现网络智能地进行规划、部署、维护、优化和排障等优点。

8. 多载波技术　在 5G 系统中,为了达到高数据速率,将可能需要高达 1GHz 的带宽,但在低频段难以获得连续的宽带频谱资源。在这些频段中,有的无线传输系统,比如电视网络系统中存在白频谱资源,这些白频谱的位置可能是不连续的,希望在 5G 中能够采用新型的多载波技术实现对这些频谱的使用。

9. 软件定义无线网络　在传统的 Internet 网络架构中,控制和转发是集成在一起的,网络互联节点(如路由器、交换机)是封闭的,其转发控制必须在本地完成,使得它们的控制功能非常复杂,网络技术创新复杂度高。软件定义网络的基本思路将路由器中的路由决策等控制功能从设备中分离出来,统一由中心控制器通过软件进行控制,实现转发和控制的分离,从而使得控制更为灵活,设备更为简单。

第三节　移动通信的应用

一、移动互联网

移动互联网,就是将移动通信和互联网二者结合起来,成为一体,是指互联网的技术、平台、商业模式和应用与移动通信技术结合并实践的活动的总称。在我国互联网的发展过程中,PC 互联网已日趋饱和,移动互联网却呈现井喷式发展。数据显示,截至 2013 年年底,中国手机网民超过 5 亿,占比达 81%。伴随着移动终端价格的下降及 WiFi 的广泛铺设,移动网民呈现爆发趋势。移动通信发展到 4G 时代,人类正式进入移动互联网时代。

移动互联网是一种通过智能移动终端,采用移动无线通信方式获取业务和服务的新兴业务,包含终端、软件和应用三个层面。终端层包括智能手机、平板电脑、电子书、MID 等;软件包括操作系统、中间件、数据库和安全软件等;应用层包括休闲娱乐类、工具媒体类、商务财经类等不同应用与服务。随着技术和产业的发展,未来 LTE 和 NFC 等网络传输层关键技术也将被纳入移动互联网的范畴。

目前,移动互联网主要包括无线局域网、蜂窝系统、集群系统、卫星通信系统等。无线局域网络(wireless local area networks)是相当便利的数据传输系统,它利用射频技术,使用电磁波取代双绞铜线所构成的局域网络,在空中进行通信连接,使得无线局域网络能利用简单的存取架构让用户透过它,达到"信息随身化、便利走天下"的理想境界。

蜂窝系统是覆盖范围最广的陆地公用移动通信系统。在蜂窝系统中,覆盖区域一般被划分为类似蜂窝的多个小区。每个小区内设置固定的基站,为用户提供接入和信息转发服务。移动用户之间以及移动用户和非移动用户之间的通信均需通过基站进行。基站则一般通过有线线路连接到主要由交换机构成的骨干交换网络。蜂窝系统是一种有连接网络,即一旦一个信道被分配给某个用户,通常此信道可一直被此用户使用。蜂窝系统一般用于语音通信。

集群系统与蜂窝系统类似,也是一种有连接网络,一般属于专用网络,规模不大,主要为移动用户提供语音通信。

卫星通信系统的通信范围最广,可以为全球每个角落的用户提供通信服务。在此系统中,卫星起着与基站类似的功能。卫星通信系统按卫星所处位置可分为静止轨道、中轨道和低轨道三种。卫星通信系统存在成本高、传输延时大、传输带宽有限等不足。

二、移动定位与导航

定位是指通过特定的定位技术来获取移动手机或终端用户的位置信息,在电子地图上标出被定位对象的位置的技术或服务。定位技术有两种,一种是基于 GPS 的定位,一种是基于移动运营网的基站的定位。基于 GPS 的定位方式是利用手机上的 GPS 定位模块将自己的位置信号发送到定位后台来实现移动手机定位。基站定位则是利用基站对手机距离的测算来确定手机位置。前者定位精度较高;后者不需要手机具有 GPS 定位能力,但是精度很大程度上依赖于基站的分布及覆盖范围,有时误差会超过 1km。此外,还有利用 WiFi 在小范围内定位的方式。

移动定位技术的应用已经越来越广泛。专门的移动定位系统可以用来对人员、事件和物品进行定位,以满足移动执法、移动办公、运输业、物流业、旅游业、国土资源调查等行业的定位需求。此外,定位服务一直被认为是未来移动增值业务的一个亮点。截至 2011 年年底,北美、欧洲和亚太地区的主要移动通信运营商都已开通了移动定位业务。移动定位可帮助个人和集团客户随时随地获得基于位置查询的各种服务与信息。运营商可以利用自己的移动网络资源,结合短信息服务系统、GPS 和地理信息服务系统,与内容和业务提供商合作,可以为个人和集团客户提供丰富多彩的移动定位应用服务。移动定位业务的具体应用可大致分为:公共安全业务、跟踪业务、基于位置的个性化信息服务、导航服务以及基于位置的计费业务等。

在移动通信系统中要实现对移动终端的定位,必须选择合适的定位系统及合适的定位技术。一个最优的定位系统应以最低的代价得到最高的定位精度,并且有良好的可靠性和稳健性。在选择定位系统和定位技术时,通常要考虑以下几个因素。

1. 定位精度 定位精度直接影响到定位服务的质量,是定位技术性能最重要的体现,对精度的要求很大程度上决定了定位技术的选择。但实际上,不同的定位服务要求的定位精度差异很大。例如,基于位置的计费或信息服务等业务只需要达到小区级别的精度就可以了,但对于紧急业务和车辆导航等,则需要较高的精度。定位服务并不一定都要求技术最好和功能最强,而是要根据不同的定位服务选择合适的技术,以较小的成本代价获取最大的效益。

2. 覆盖能力 覆盖能力是定位技术性能的另一个重要体现。有些定位技术需要定位网络的连续覆盖,以完成定位的多点测量。在移动通信网络中,随着业务量的不同,城市、郊区和偏远地区基站的密集程度有着相当大的差异。在一些城市中心,基站之间的距离只有一二百米,而偏远地区则可能达到几十千米甚至上百千米。对于网络多点测量技术,就很难保证其定位网络的连续覆盖。

3. 投资成本 选择定位方案时,最好的技术并不一定是最好的选择。一般来说,精度高的定位技术需要更高的软硬件配置,从而增加了运营成本。提供的定位精度越高,相应的投资成本也越高。对于运营商来说,在满足定位精度要求的前提下,一般愿意选择投资小的技术方案。

4. 支持现有基站 基于基站和网络辅助的定位技术通常需要对现有基站进行更换或升级。这对于用户而言,可能会因此放弃或延迟选择定位服务业务。对于生产商来说,必须及时批量生产出与定位技术配套的基站,以满足市场的需要。

5. 现有网络是否支持 基于网络的定位,大多需要网络满足某种标准协议或版本,故选择定位技术时应首先考虑网络是否支持,是否需要大量的网络升级。

三、移动通信的医疗应用

移动通信的发展促进了医院的信息化发展建设,逐步进入了以 HIS、PACS、LIS 等基本业务系统为核心的医疗物联网应用阶段,以及与之相关的临床业务系统过程。物联网在医学领域的应用切入点是医疗对象的管理,包括对象属性的收集、对象状态的检测、对象状态的监控和对象活动的管理。医疗物品的管理可以看作是物联网在医疗行业中应用的先导,拓展物联网在医疗行业中的应用意义重大。

由于医疗资源分布极不平衡,一线及准一线城市在医疗机构和医疗设备、人才、技术等各个方面都有很大的优势;小而偏远的医院不能留住人才,难以购买先进的医疗设备,导致医疗资源严重失衡。因此,构建区域性医疗信息平台,整合医疗资源,实现"社区第一诊断,医院就医,康复回社区"和"双向转诊",是当前医疗信息化发展的目标之一。为了实现此目标,将先进的移动设备与医疗相结合,形成移动医疗的服务生态,可有效缓解地区差异带来的医疗资源的不平衡。移动医疗服务因其方便、灵活的特点,极大地改善了医疗服务的可及性。过去,人们只能前往医院就医,但在建立远程医疗服务平台,并配合移动设备的应用后,即将改变这些传统的就医方式。人们可以实时实地获得医生的建议,或是各种与自身健康相关的资讯,甚至可以直接获得远程医疗。推广远程医疗服务,可以节省大量用户前往医院就医的时间和成本(如排队等产生的时间,交通产生的成本),实时的医疗监控会更好地引导人们养成良好的生活习惯,变治病为防病,因此,基于远程医疗的移动医疗服务具有很大的潜在价值。

从国际上的医院信息化发展趋势来看,移动化和条形码已成为各国医院关注的焦点。移动化是指医务人员能在任何时间和任何地点获取和使用数据。在美国,医生和护士都是携带 EDA(enterprise digital assistant)和 MCA(mobile clinical assistant)巡视病房、检查病人。通过 EDA 或 MCA,医务人员可以随时读取患者的相关数据,了解患者病情并执行检查报告。条形码是指条形码技术对疾病、患者、药物和标本的识别。移动信息系统结合移动计算和条形识别技术是当前医院信息应用中先进的解决方案。目前,世界上许多国家和地区的医院已经建立了多种移动信息系统。所有药品均已通过条形码认证,通过移动终端快速完成患者识别、药品检查和诊疗的全过程控制。医院信息化建设引入移动化和条形码化,能够提高医护人员的工作效率,进一步提升医院的医疗水平、管理水平,为广大人民群众提供更优质的医疗服务。此外,利用移动信息技术,还可以帮助医院规范病区以及门诊输液室的医疗和护理流程、标本管理、用药安全,减少救治过程中可能出现差错的环节,从而为患者提供快捷、安全、高效的医疗救治环境。

概况来说,移动通信技术的发展对医疗的促进有以下三个方面:

1. 移动医疗　移动医疗作为新一代的 IT 技术和通信技术的融合,是基于移动计算、智能识别和无线网络的,可以实现移动查房、移动护理、药品和标本的智能识别、人员的实时定位以及患者呼叫的无线通信等功能。

2. 远程医疗　远程医疗是利用远程通信技术、图像处理技术、计算机多媒体技术等,充分利用大型医疗中心(如三级医院)人才、设备和技术的优势,对患者进行医疗救治。同时为卫生条件差的医疗机构(如社区医院)患者在特殊情况下提供远程医疗诊断、专家咨询、医学咨询等医疗服务。

3. 采用物联网技术的移动医疗服务　物联网包含综合感知、实时传输和智能处理这三个特点。这些特点能满足智能医疗系统采集、传输和应用医学数据的需要。

对于移动医疗,通过智能内衣、智能胶囊、测量设备、成像设备、RFID 设备、扫描设备、GPS 跟踪仪实时获取与医疗保健相关的数据以及参数,为医疗管理提供第一手资料。

移动医疗网络已不再局限于传统的网络方法和手段,而是被广泛应用于三网融合技术和移动互联网技术中。医疗信息也不再局限于单个网络流通,而是可以在多个网络之间流通。

通过构建医疗物联网基础设施平台,实现了基于物联网平台的综合应用,进而全面实现医疗过程的闭环管理,提高了医疗效率和医疗质量,有效地增强了医疗管理水平,达到了医院管理的规范化、精细化、精确化目标。

为实现物联网的实际应用,建立医院人事资产定位系统,实现医院人员(包括患者、医务人员、来访者)的位置跟踪、活动状态监测、人员出走报警、人员盘点和人员紧急呼叫提醒等功能,帮助医院更好地照顾、管理患者。

采用最先进的 RFID 技术,构建患者生命体征(如体温和脉搏等)动态监测系统,实时监测、记录每个患者的具体数据。

（易海伟　张啸　吴玉玲　段高峰）

参 考 文 献

[1] Chieochan S, Hossain E, Diamond J. Channel assignment schemes for infrastructure-based 802. 11 WLANs: A survey[J]. IEEE Communications Surveys & Tutorials, 2010, 12(1): 124-136.

[2] 耿勇杰. 基于矩形结构的 ZigBee 无线传感器网络的研究[D]. 长春理工大学, 2016.

[3] 卞合善. 基于蓝牙 4. 0 低功耗室内定位研究[D]. 北京邮电大学, 2015.

[4] 彭信尧, 李大永. 无线射频识别读取装置的识别定位方法及读取装置. CN 101661551 B[P]. 2011.

[5] 许江成. 具有 NFC 功能的移动通信终端电路设计[D]. 电子科技大学, 2013.

[6] 张新跃, 沈树群. UWB 超宽带无线通信技术及其发展前景[J]. 数据通信, 2004(2): 9-12.

[7] 赵静, 苏光添. LoRa 无线网络技术分析[J]. 移动通信, 2016, 40(21): 50-57.

[8] 尤肖虎, 曹淑敏, 李建东. 第三代移动通信系统发展现状与展望[J]. 电子学报, 1999, 27: 3-8.

[9] 郑西川, 孙宇, 于广军, 等. 基于物联网的智慧医疗信息化 10 大关键技术研究[J]. 医学信息学杂志, 2013, 34(1): 10-14.

[10] 张勉. 移动通信技术的发展历史及趋势[J]. 电脑与电信, 2007(9): 19-20.

[11] 徐永清. 移动终端的基站定位技术研究与实现[D]. 大连海事大学, 2016.

[12] 严春美, 吕晓荣, 许云红. 移动医疗服务技术研究进展与发展前景[J]. 传感器与微系统, 2013, 32(2): 1-3.

第四章 智能终端

移动智能终端是基于操作系统,通过无线移动通信技术接入互联网并能下载安装应用软件的移动终端产品。本章通过介绍移动智能终端的操作系统来认识移动智能终端,并讲述了各操作系统在医疗行业应用的对比。智能医疗护理的智能终端一般包括智能手机、平板电脑、掌上电脑、专用智能终端及健康手机。随着移动终端技术在医疗行业应用的不断成熟,移动终端的种类将逐渐增加,移动终端管理的概念应运而生,因此将讨论移动终端统一管理的必要性、基本要求及技术架构,通过统一管理平台实现对各种移动终端的集中管理、安全保护和统一配置。

第一节 概　述

一、概况

智能终端是指具备开放的操作系统平台(应用程序的灵活开发、安装与运行)、PC 级处理能力、高速接入能力和丰富的人机交互界面的移动终端,包括智能手机和平板电脑。移动终端作为简单通信设备,伴随着移动通信技术的发展已有几十年的历史,自 2007 年开始,智能化引发了移动终端的改变,改变了终端作为移动网络末梢的传统定位,移动智能终端转变为互联网业务的关键入口和主要创新平台,是新型媒体、电子商务和信息服务平台,互联网资源、移动网络资源与环境交互资源的最重要枢纽,其操作系统和处理器芯片甚至成为当今整个信息、通信和技术(information communication technology,ICT)产业的战略制高点。移动智能终端引发的颠覆性变革揭开了移动互联网产业发展的序幕,开启了一个新的技术产业周期。随着移动智能终端的持续发展,其影响力将比肩收音机、电视和互联网,成为人类历史上第四个渗透广泛、普及迅速、影响巨大、深入人类社会生活方方面面的终端产品。

在移动互联网产业链下,移动智能终端的重要性越发凸显。终端需要聚合和承载应用,而应用的开发又是以移动智能终端为平台。移动智能终端的这种链接性,促使移动互联网产业链各方都渐渐将其视为必争之地。对于移动互联网产业链各方来说,移动智能终端是产业链各方参与者开展跨界竞争和多产业链环节运营的一个最佳切入点,移动智能终端本身因为各方的进入,形成了一个以其为中心的移动互联网生态圈。

二、国内发展概况

随着智能终端操作系统的开源,我国的智能终端厂商积极参与到智能终端的发展中来,启动了我国巨大的内需市场。从 2008 年才开始发展的 TD 制式移动智能终端,到 2011 年规模已经达到 1413.3 万部。从总体上看,2011 年左右,我国移动智能终端市场的发展格局出现了螺旋式上升状态,本土厂商的发展有了质的突破。2014 年,我国移动智能终端的出货量达到 4.2 亿台,表明我国已经进入移动互联时代、智能手机时代。2015 年我国智能终端全年出货量 4.34 亿台,同比增长 2.5%,此后的两年我国智能终端出货量进入平缓期,2017 年智能手机市场共出货 4.4 亿台。

三、医疗行业应用概况

智能终端在医疗行业的应用主要体现在两个用户群,即患者和医护人员,也就是医疗服务的接受者和提供者。

1. 患者 2014 年,微信和支付宝两大平台的介入,使得各家医院纷纷推出患者服务应用,患者可通过智能手机使用医疗 APP 或微信、支付宝进行挂号、缴费、查询报告等操作,在一定程度上缓解了目前医疗行业"看病难"的问题。同时,各大厂商也开始涉足体域网领域,在人体上或体内放置数字传感器,通过与智能终端连接,将数据传输到健康云平台上,让患者体验更贴心、专业、准确的健康管理服务。

2. 医护人员 移动智能终端是 PC 端应用的延伸,由于有 PC 端应用的坚实基础,移动智能终端主要应用在医生查房、护士床边操作及健康教育等场景。医生查房通常采用平板电脑,在平板电脑上可模拟病历夹,达到无纸化效果,提升了医生的工作效率。护士由于需要在患者床边进行操作,一般配备单手可操作的终端,如掌上电脑、智能手机、专用手持智能终端等,这些终端应用可提高护理质量,让护士有更多的时间与患者进行沟通。

智能终端已成为移动医疗不可缺少的重要组成部分,它是连接人(用户)与移动医疗应用的重要载体,在医疗行业应用中,智能终端还是各种传感器的连接桥梁、患者沟通的辅助工具。本章主要从操作系统、移动医疗的智能终端、终端管理等方面介绍智能终端。

第二节 智能终端操作系统

一、Android

(一) Android 发展

Android 操作系统发展历程如下:

2003 年 10 月,Android 公司及 Android 团队正式创建,于两年后被 Google 公司低调收购。

2007 年 11 月 5 日,Google 公司以 Apache 免费开源许可证的授权方式,发布了 Android 的源代码,开放手持设备联盟来共同研发改良 Android 系统。

2008 年 9 月,Google 公司正式发布了 Android 1.0 系统,这也是 Android 系统最早的版本。一年后发布了 Android 1.6 的正式版,并且推出了搭载 Android 1.6 正式版的手机。

2010 年 10 月,Google 公司宣布 Android 系统达到了第一个里程碑,即电子市场上获得官方数字认证的 Android 应用数量已经达到了 10 万个,Android 系统的应用增长非常迅速。

2011 年 1 月,Google 公司称每日的 Android 设备新用户数量达到了 30 万部,到 2011 年 7 月,这个数字增长到 55 万部,而 Android 系统设备的用户总数达到了 1.35 亿,Android 系统已经成为智能手机领域占有量最高的系统。

2011 年 8 月 2 日,Android 手机已占据全球智能机市场 48% 的份额,并在亚太地区市场占据统治地位,终结了 Symbian 系统的霸主地位,跃居全球第一。

2011 年 9 月份,Android 系统的应用数目已经达到了 48 万,而在智能手机市场,Android 系统的占有率已经达到了 43%。

2013 年 11 月 1 日,Android4.4 正式发布,从具体功能上讲,Android4.4 提供了各种实用小功能,新的 Android 系统更智能,添加了更多的 Emoji 表情图案,UI 的改进也更现代,如全新的 HelloiOS7 半透明效果。

2014 年 10 月,Android5.0 正式发布,代号 Lollipop,是继 Android 4.0 以来的一次重大更新。

2015 年在 I/O 大会上发布了全新的移动端平台 Android6.0 Marshmallow。一年后 Google 公司正式推送 Android 7.0 Nougat 正式版,该版本建立了先进的图形处理 Vulkan 系统。在安全性上,Android N 加入了全新的安全性能,其中包括基于文件的数据加密。

2017 年 5 月 18 日,推出了新的 Android O(android 8.0)系统,并于一年后的 I/O 大会发布了发布新一代的 Android P(android 9.0)系统,其除了加入 AI 元素外,还会提供全新交互逻辑和针对生活场景的自我调整。

(二) Android 架构

1. Android 结构　Android 平台是一组面向移动设备的软件包,它由一个操作系统、中间件和一些关键应用程序组成,Google 公司提供了一套软件开发工具包给开发人员使用,为这个平台创造应用程序。开发语言采用的是 Java,应用程序运行在 Dalvik 虚拟机上。Dalvik 是由 Google 专为 Android 平台定制的 Java 虚拟机,运行在 Linux 内核的上层,由 Google 公司和开放手机联盟领导及开发。

Android 的系统架构和其操作系统一样,采用了分层的架构,从高层到低层分别是应用程序层、应用程序框架层、系统运行库层和 Linux 内核层(图 4-1),显示了 Android 系统的体系结构与主要组成部分。Android 系统主要由四层五部分组成,从上到下分别为:

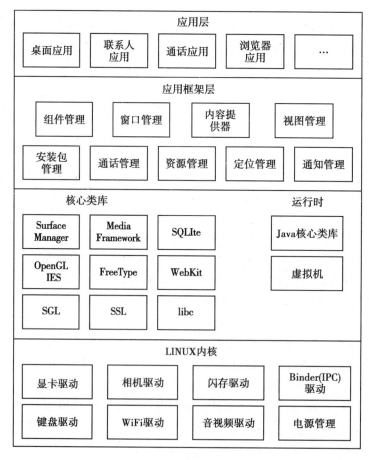

图 4-1　Android 系统体系结构

（1）应用程序层：Android 平台不仅是操作系统，也包含很多核心应用程序，如电子邮件客户端、SMS 短信客户端程序、日历、电话拨号程序、Web 浏览器等。这些应用程序都是用 Java 语言编写的。

（2）应用程序框架层：是 Android 开发的基础，很多核心应用程序也是通过这一层来实现其功能的。此层为组件重用提供了重要手段，开发人员可以直接使用其提供的组件进行快速的应用开发，也可以通过继承来实现个性化的拓展。

（3）函数库：是应用程序框架的支撑，它是连接应用程序框架层与 Linux 内核层的重要桥梁。Android 系统提供的核心库如：①多媒体库（Media Framework）：基于 Packet Video Open CORE，支持多种常见格式的音频、视频录制和回放，以及查看静态图片；②Bionic 系统 C 库：从 BSD 系统派生的标准 C 系统函数库，专门基于 embedded Linux 设备指定；③SGL：底层的二维图形引擎库；④SSL：在 Android 通信过程中实现握手；⑤OpenGL：三维效果的支持；⑥SQLite：功能强大的小型关系型数据库引擎；⑦Webkit：一套 Web 浏览器的软件引擎；⑧Free Type：提供位图和向量字体的描绘与显示。

（4）Android 运行时：程序在 Android 运行中执行，其运行时分为核心库和 Dalvik 虚拟机两部分。其中虚拟机负责运行 Android 应用程序，每一个 Android 程序都有一个 Dalvik 虚拟机的实例，并在该实例中执行。核心库提供了 Java 语言 API 中的绝大部分功能，同时也包含了 Android 的一些核心 API。

（5）Linux 内核层：Android 基于 Linux2.6 内核，安全性、内存管理、进程管理、网络协议栈和驱动模型等核心系统服务都依赖于这个内核。与智能设备相关的驱动有：①显示驱动：基于 Linux 的帧缓冲驱动；②键盘驱动：作为输入设备的键盘驱动；③Flash 内存驱动：基于 MTD 的 Flash 驱动程序；④照相机驱动：常用的基于 Linux 的 V42 驱动；⑤音频驱动：常用的基于 ALSA 的高级 Linux 声音体系驱动；⑥WiFi 驱动：基于 IEEE802.11 标准的驱动程序；⑦蓝牙驱动：基于 IEEE802.15.1 标准的驱动程序；⑧Binder IPC 驱动：提供进程间通信的功能；⑨Power Management：电源管理驱动。

2. Android 环境　由于 Android OS 基于 Linux 内核，因此具有传统的 Linux 安全机制，再加上 Dalvik 虚拟机的相关安全机制，Google 公司为其设计的特有安全机制（应用程序权限控制、组件包装、数字证书），使得 Android OS 的安全性能有了比较大的提高，安全机制如图 4-2 所示。

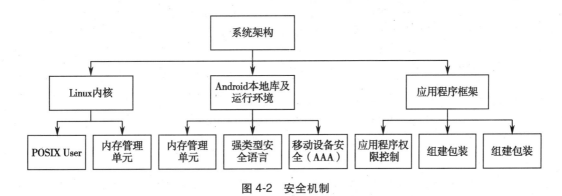

图 4-2　安全机制

（1）应用程序权限控制：权限控制的主要作用是对应用程序的访问等操作加以限制，是应用程序安全的核心。通过应用程序权限控制，可有效防止程序恶意操作、非法控制、窃取关键数等安全问题。应用程序必须在权限允许的范围内运行，不得未经授权访问其他资源。在写程序时可定制程序权限，通过 manifest 文件，程序在安装时将会申明所需要的权限，用户选择是否授予其所请求权限。其他应用程序如果要访问应用程序的受保护资源，需要通过它们自己的 manifest 文件请求适当的权限。

（2）组件包装：是指 Android 应用程序把其组件包装在程序内容内，通过定义组件的"exported"属性来限制或允许其他应用程序访问，保证应用程序的运行。如果"exported"属性被设置为否，则组件只能被程序本身和共用同一个用户 ID 的应用程序访问；如果"exported"属性被设置为是，该组件则可以被其他外部程序访问和调用。

（3）数字证书：数字证书用来标识应用程序的作者和应用程序之间建立信任关系，所有应用程序都被要求数字签名认证，Android OS 不会安装没有数字证书的应用程序。Android 程序包使用的数字证书可以是自签名的,不需要权威的数字证书机构签名认证,如要正式发布 Android 应用程序,必须使用合适的私钥生成的数字证书来给程序签名。

3. Android 活动　Activity、Service、Content Provider、Broadcast Receiver 是 Android 四大核心组件,负责控制整个应用程序的宏观框架,它们都必须在清单 AndroidManifest. xml 文件中进行配置后才能使用,这个清单文件是 Android 系统重要的权限申请和定义配置文件。

(1) Activity:是 Android 中最核心、最多见的应用组件。Activity 可以为用户提供一个可视界面,方便用户操作。应用程序可以由一个或多个 Activity 组成,平台通过栈的形式管理多个 Activity,当前激活的 Activity 位于栈顶。每一个 Activity 都会被分配到一个用于绘制的窗体,窗体上的内容是由一组视图控件组成的,这些视图控件都继承于 View 类。不同应用在运行的时候,每个 Activity 都可能在活动状态和非活动状态之间转换。Activity 的整个生命周期大致会经过四个状态:Actived 状态、Paused 状态、Stoped 状态和 Killed 状态。图4-3 显示了 Activity 的活动状态图。

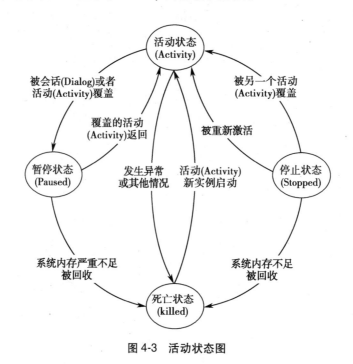

图4-3　活动状态图

(2) Service:Service 与 Activity 在 Android 中的地位是等同的,它代表了 Android 系统中的服务组件。Service 通常在后台运行,用于为其他组件提供后台服务或监控其他组件的运行状态,它不提供可交互的用户界面。Service 组件是可执行的程序,拥有自己独立的生命周期。Android 中的 Service 按运行地点可以分为两类:本地 Service 和远程 Service。本地 Service 是依附在主进程上运行的,不是独立的线程,当主进程被销毁后,此服务就会终止。远程 Service 是独立的进程,当 Activity 所在的进程被销毁的时候,此服务还在运行,并且不受其他进程影响,有利于为多个进程提供服务。不过既然远程 Service 是独立的线程,肯定会占用一定的资源。

(3) Broadcast Receiver:用于接收来自 Android 系统和应用中的广播。其本质是一个系统级别的监听器,用于监听系统全局的广播消息。广播是一种广泛运用在程序之间的传输信息机制,而 Broadcast Receiver 是对发送出来的广播进行过滤接收并响应的一类组件。Broadcast Receiver 不需要实现用户界面,当它接收到广播后,可以启动 Activity 来响应它们接收到的信息,或者通过 Notification Manager 来通知用户,或者启动 Service 等。Broadcast Receiver 是 Android 应用程序中用处很大的异步消息机制。

(4) Content Provider:Android 中的 Content Provider 机制可以支持在多个应用中存储和读取数据,是唯一能够跨应用的数据共享方式,是一套数据交换的标准 API。Content Provider 以某种 Uri 的形式对外提供数据,它提供接口允许其他应用程序对数据进行访问或者添删改查,其他应用程序则使用 Content Resolver 根据 Uri 去访问指定的数据。利用 Content Provider 的数据共享方式的益处是统一了数据的访问方法。

Android 系统的底层是建立在 Linux 系统之上，该平台结构分为四层:操作系统、中间件、应用软件及用户界面,它采用软件堆栈的方式进行构建,这种堆栈结构使得层与层之间相互分离,分工明确。这种分工模式可以确保层与层之间的低耦合,当下层发生变化时,上层应用无须改变。

Android 应用程序是由不同组件搭建组合起来的,采取了基于组件的开发模式,组件之间的实现是低耦合模式。Android 中的三个核心组件 Activity、Service、Broadcast Receiver 是通过 Intent 彼此联系、触发的。Intent 对象是同一个或不同应用中组件之间的消息传递的媒介。四大核心组件与 Intent 之间的关系如图 4-4 所示。

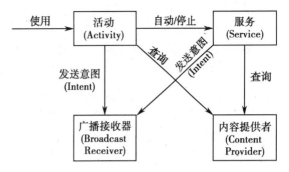

图 4-4 四大组件与 Intent 之间的关系

二、iOS

(一) iOS 发展

iOS 是由苹果公司开发的服务于旗下 iPhone、iTouch、iPad、iPod 等的产品,它基于 Mac OSX 操作系统衍生而来,历史发布版本如图 4-5 所示。iOS 系统的优点十分明显:流畅的操作体验、丰富的应用程序、精美的系统界面以及较高的安全性。iOS 产品创新地将应用程序整合在一起,保护了程序开发者的利益,也方便了系统使用者对应用程序的搜索。

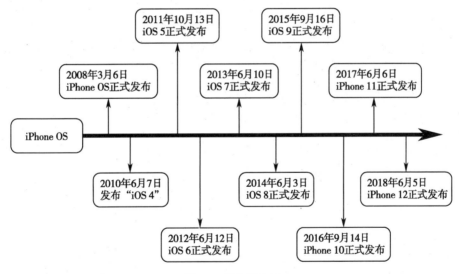

图 4-5 iOS 版本图

(二) iOS 架构

iOS 的系统架构分为四个层次:

1. 核心操作系统层(core OS layer) 本层是系统架构中的最底层,可以直接和硬件设备进行交互,但作为 App 开发者不需要与这一层是位于 iOS 系统架构最下面的一层是核心操作系统层,提供的这些功能都会通过 C 语言的 API 来实现,它包括内存管理、文件系统、硬件驱动、线程管理、网络管理等与操作系统打交道的服务。

2. 核心服务层(core services layer) 在核心操作系统层的基础上,应用程序可以通过本层访问 iOS 系统的服务。本层提供了访问 iOS 在核心服务层框架基本服务。通过核心服务层框架基本服务,开发人员可以访问文件、低级别数据类型等。

3. 媒体层(media layer) 媒体层提供的技术包括图像处理技术、音频处理技术、视频处理技术。通过本层中提供的技术,录制音频文件或者视频文件、绘制图形、制作动画效果等这些工作涉及的媒体工具可以方便地被开发人员应用于程序中。

4. 可触摸层(cocoa touch layer)　为应用程序开发提供了各种有用的框架,并且大部分与用户界面有关;与应用开发关系最密切,在 iOS 应用开发过程中使用到的各种框架由可轻触层提供。用户可以点击苹果移动设备终端的屏幕,通过触摸层技术进行人机交互。

iOS 系统推出之初也并不是很完善,但截至目前已发展到 iOS12 版本,功能越来越丰富,越来越智能化。iOS 系统的安全性很高,引进的重要安全机制包括:

1. 代码签名机制　该机制保证了所有在 iOS 上运行的二进制执行文件与运行库都必须经过苹果公司或者苹果公司授权的第三方可信机构的签名才能运行。实际上,内核将对将要送去执行的内存中的页面进行签名检查,如果发现错误的签名或者没有签名,内核将会拒绝执行。

2. 数据执行保护　利用数据执行保护的机制处理器能够识别内存中哪些区域是执行代码、哪些是普通数据。数据执行保护能保证处理器只去执行代码而不会去执行数据。

3. 地址空间布局随机化　对于很多开启了数据执行保护的操作系统来说,攻击者经常会巧妙地重用内存中现有的代码片段达到某种目的,但是这需要准确地推断出需要利用代码的准确内存地址。在引入了地址空间布局随机化机制后,内存中所有的动态库、动态链接器、堆栈等地址均做了随机化处理,这使得攻击者对于内存中对象地址的定位变得十分困难,从而更好地保护了系统免遭攻击。

4. 沙箱技术　沙箱技术把应用程序进程限制在一个独立的环境中运行,该进程没有访问沙箱以外资源的能力,同时也感知不到任何沙箱外的环境。沙箱技术主要有两个作用:①极大地限制了恶意程序对系统的破坏;②使得针对系统的黑客攻击变得更加困难。

5. 文件系统加密　iOS 对整个文件系统都进行了加密。整个文件系统,包括文件,都使用了一个特定的密匙进行加密,对于特殊需求的文件还可以特别指定其他的密匙对文件进行加密。经过加密的系统使文件系统更加安全,即使黑客通过某种手段把整个 iPhone 的文件系统拷贝出来,在没有密匙的情况下也无法解密。这样的全盘加密方式使 iOS 设备在一些紧急情况下,如丢失、被盗时可以自动触发或者远程控制迅速抹除全盘数据或者特定文件。

三、Windows CE

(一) Windows CE 发展

Windows CE 操作系统是微软公司为各种信息设备、消费类电子产品以及嵌入式应用全新设计的战略性操作系统。它小巧精致,占用空间最小为 300KB;系统核心由 C 语言开发。Windows CE 基于 Windows 桌面版本,采用全新内核设计;Windows CE 拥有精简的运行库,运行更高效、简洁。

Windows CE 操作系统是 Windows 家族中的成员,是为掌上电脑以及嵌入式设备专门设计的系统环境。Windows CE 操作系统将条形码扫描装置与数据终端一体化,带有电池可离线操作的终端电脑设备,具备实时采集、自动存储、即时显示、即时反馈、自动处理、自动传输等功能,为现场数据的真实性、有效性、实时性、可用性提供了保证。Windows CE 操作系统具有一体性、机动性、体积小、重量轻、高性能并适于手持等特点,它主要应用于工业数据采集中。

(二) Windows CE 架构

1. Windows CE 体系结构　Windows CE 是一个抢先式多任务并通信能力强大的嵌入式操作系统,全新的、可移植的、实时的、模块化的操作系统。如图 4-6 所示,它的体系结构具体:①线程优先权级:Windows CE 是有优先级的多任务操作系统,它允许多重功能、进程;②线程同步:实时系统必须保证进程和线程同步;③中断处理:实时应用被设立在指定的时间间隔内,对外部事件作出反应,实时应用使用中断作为一种确保外部事件由操作系统获知的方式;④中断响应:从处部中断到达处理器到中断开始处理间的时间。

2. Windows CE 环境　Windows CE 系统的开发大致可以分为三个阶段:

(1) 硬件开发阶段:此阶段包括 OAL 修改、内核的裁剪、系统组件的定制、驱动开发与修改、测试与

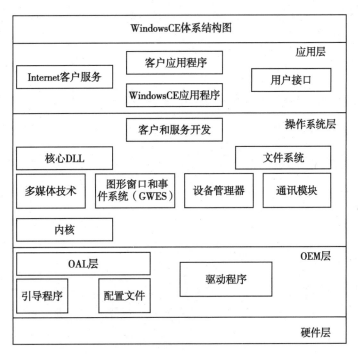

图 4-6 Windows CE 体系结构图

集成应用程序开发,主要进行用户界面、数据库以及其他应用程序的开发。

（2）基于 Windows CE 的产品开发流程:①硬件选型,选择参考开发板;②产品设计与布线,生成产品硬件板;③创建或者是定制 Bootloader 程序;④导入要开发的板子的 BSP;⑤创建一个基于此 BSP 的操作系统工程,并完成此工程的定制和裁剪;⑥编写驱动程序;⑦生成操作系统的映像文件,并下载到开发板,进行调试;⑧导出 SDK,方便与应用程序的开发人员。

（3）应用程序开发人员编写应用程序,并针对 SDK 生成可执行的文件;将应用程序与操作系统进行整合与集成,生成最终的系统映像文件;将最终的系统映像文件下载到硬件板子上,进行最终的整体调试。

四、Windows Phone

（一）Windows Phone 发展

Windows Phone 系统的前身是 Windows Mobile,Windows Mobile 是 Microsoft 用于 Pocket PC 和 Smartphone 的软件平台。

现在很多智能手机都以应用为主,界面上只是应用图标,必须点进去才可以看到里面的内容。Windows Phone 的开始界面名为动态磁贴,用户可以自由地将应用、联系人等信息固定到动态磁贴中显示,不用点进去就能随时看到更新,突出了以人为本的设计理念。Windows Phone 将大众熟悉的 Windows 桌面扩展到了智能手机中,因此 Windows Phone 是微软为手机终端推出的"移动版 Windows"。2010 年 2 月,微软公司正式向外界展示 Windows Phone 操作系统;2011 年 9 月 27 日,微软公司发布了 Windows Phone 系统的重大更新版本 Windows Phone 7.5;2012 年 6 月 21 日,正式发布全新操作系统 Windows Phone 8。2014 年,微软公司发布 Windows Phone 8.1,可以向下兼容,让使用 Windows Phone 8 操作系统的用户也可以升级到 Windows Phone 8.1。2015 年 1 月 22 日,微软公司召开发布会,正式发布 Windows 10,同时指出 Windows 10 将是一个跨平台的系统,无论手机、平板、笔记本、二合一设备、PC,均可以采用 Windows 10。

（二）Windows Phone 架构

1. Windows Phone 结构　为了鉴别访问手机数据的用户权限,实现手机上可以运行哪些应用程序,以及各种数据信息安全写入和读出手机方式的创建,Windows Phone 通过采用各种安全技术来实现,如各种虚拟专用网络、安全套接字层服务、设备级加密的安全服务、存储卡加密以及各种身份认证。Windows Phone 系统主要有以下 4 个特点：

（1）以信息数据为中心，与 iOS、Android 等系统以应用为中心不同，Windows Phone 系统更注重用户体验。

（2）Windows Phone 系统相对封闭，这种封闭机制能够保证整个操作系统安全、平稳运行，对直接用户是有利的。

（3）跨平台技术的使用。

（4）开发语言为 C#，入门简单，上手容易。借助于 Visual Studio 开发工具，开发者可以非常方便地开发出各种应用程序。

Windows Phone 操作系统架构如图 4-7 所示，无论是在内核、架构设计上，还是在编程模型上，都与之前的 Windows Mobile 系统大不相同，在软件开发和用户体验上完全不兼容。Silverlight、C#和 XNA 是其应用程序开发的基础，与 Win32 API 应用开发完全不同。

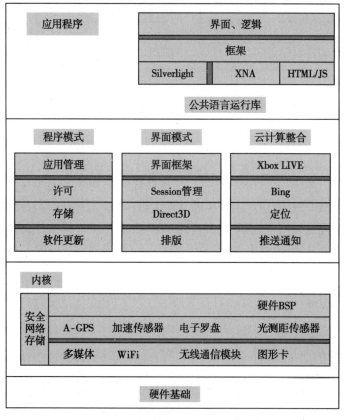

图 4-7　Windows Phone 操作系统架构

2. Windows Phone 环境

（1）搭建开发环境：目前提供的模拟器有 WindowsPhone7SDK 和 WindowsPhone8SDK。这两种模拟器对开发环境要求有所不同，开发者可以根据需要从微软官方网站获取并安装 SDK 来搭建开发环境。

（2）创建应用程序：创建应用程序后，页面布局或者动作可以用 C#、XAML 或 Expression Blend 来设计。编译应用程序页面时，应注意切换页面时的页面间传值、应用程序栏、系统托盘和屏幕旋转方向。

（3）测试应用程序：测试应用程序有两种方法，一种是使用微软公司提供的模拟器，另一种是直接用真机。在编译、部署和调试应用程序之前，需要在 Visual Studio Express 中选择目标是模拟器还是真机，然后对程序进行测试。

（4）发布到应用商城：发布到应用商城之前，需要先部署应用程序到真机上测试。Windows Phone 8 SDK 提供了"Windows Phone 应用程序分析"功能，可以在 Visual Studio Express 2012 for Windows Phone

测试应用程序,然后在应用商城申请开发者账号。最后把通过测试的 xap 文件按照应用商城的提示上传,测评结果将会在 5 个工作日内公布。若未通过测评,可以根据错误提示更改应用程序。

五、移动操作系统在医疗行业的应用对比

(一) 移动操作系统概述

当下智能手机操作系统处于群雄争霸的局面,目前市场上存在的主要操作系统包括 Android、iOS、Windows Phone、Blackberry OS 等。

Android 系统为硬件制作商和第三方软件开发人员提供了自由和便利,前者可以通过修改源代码来适应机型,后者可以将设计的数量成倍增长,又由于该平台提供免费服务,因此深受生产商和用户的青睐。

iOS 操作系统具有较强的视频能力和游戏能力,结合 Wifi 便可作为在线观看的服务终端。苹果公司适时与开发商合作,针对 iOS 专门推出高品质游戏。除此之外,iOS 还具有较强的封闭性,由于不支持 Flash,提供商特意制作出 HTML5 版本。

Windows Phone 操作系统试图打破人与物的隔阂,为用户提供了的各种方便。虽然 Windows Phone 依据之前的积累,在用户使用习惯等方面占据优势,但是其与手机制造商的联盟及对第三方软件的支持远远不够。Windows Phone 的合作伙伴很少,且对第三方程序的限制较多,相比 iOS、Android、Windows Phone 的应用数量为少。

BlackBerry OS 具备多任务处理功能,并支持如轨迹球、触摸板、滚轮等特定的输入装置。随着智能手机的快速发展,BlackBerry OS 已经远远不能满足用户对手机的要求,越来越多的人选择了放弃。

(二) 移动操作系统特性

OS 作为支撑 Android、iOS 和 Windows 等操作系统软件运行的重要基础,决定着未来移动医疗能否在院内获得长足发展,系统间进行取长补短,已经很难说谁比谁更为优秀。面对日益增长的移动互联网市场,Android、iOS、Windows Phone 分别寻找和利用其具有差异性的开发策略进行自身发展。

Android 系统的优点是源代码拥有良好的开放性,这一点能够吸引更多的开发者加入到其阵营中来。开发者对源代码进行修改,充分满足用户的个人需求,符合用户的使用习惯。缺点是存在手机病毒和恶意吸费软件损害用户利益的可能性。

iOS 系统依付于 iPad 和 iPhone 之上,因此苹果终端在医疗市场的占有率决定了 iOS 系统的市场拓展。iOS 系统的设计理念是简单、流畅、精美。苹果用户只能从苹果应用商城下载应用程序,不利于在企业内部网络使用,相比于 Android 市场上迅速增加的应用程序,苹果 APP 的更新速度相对缓慢,同时应用范畴也受到限制,再加上 iPad 和 iPhone 本身属于消费级产品,缺少医疗行业应用所需部分功能组件,比如二维码扫描窗等,导致 iOS 系统在医疗行业的渗透速度受限。

Android 系统具有较高的占有率得益于:

1. 自身的开源特性,很多移动医疗解决方案都是基于 Android 开发的,因此大多数移动终端设备首先要支持 Android 系统,同时 Android 的医疗 APP 非常丰富,如果选择 Android 操作系统,医疗机构在终端方面的选择性更多,可用的 APP 也更充裕。

2. Android 操作系统的内核同样是 Linux,这与医疗机构为确保信息安全选择 Linux 系统的初衷不谋而合。

3. 对于一些研发实力较强的医疗机构来说,选择 Android 操作系统,可以针对自身需求自行研发 APP,这一点是其他系统无法满足的。

一方面,Android 的开源性导致很多 APP 不够完善,使用中或许会影响医疗系统的稳定性;另一方面,尽管 Android 选择 Linux 内核,但 Android 不是 Linux,因此,Android 的应用不能直接放到 Linux 系统上用,从移动到桌面还是有距离。Andordid 系统的碎片化趋势越来越明显,各种版本的系统充斥在市场上,也成为 Android 系统手机发展的一大掣肘。

在当今的移动医疗市场上,Windows 仍扮演挑战者的角色。Windows 要想在移动医疗市场占据一

席之地,需克服三大挑战。首先,Windows 应用相对还是占少数,移动医疗 APP 主要集中在 Android 和 iOS 两大阵营;其次,Windows 系统安全性差在医疗行业是公认的,Windows 的移动端可能会带来更多信息安全威胁;最后,最新的 Windows10 放弃传统的界面风格,新界面风格并不能马上被大多数人接受。因此,Windows 想在今天的移动医疗市场上杀出重围,仍需继续努力。

目前,全球市场的移动操作系统主要有 Android、iOS、WindowsPhone 几种。近年来,随着早期的 Symbian 系统逐步退出,以及 RIM 系统风光不再,Google 公司的 Android、苹果公司的 iOS 系统正形成"二分江山"的竞争态势,而微软公司正在起步中的 Windows Phone 依靠微软自身雄厚的系统开发实力,正在与传统手机制造商不断合作,是移动互联网系统中不可小觑的新生力量。对移动操作系统的研究需要围绕理念、美学、体验和管理四个层面同时进行,才能够体现出开发策略的完整构成模式(表 4-1)。

表 4-1 操作系统对比说明

类 别	Android	iOS	Windows Phone
设备数量	上百款	十多款	几十款
支持第三方应用	是	否	否
云计算服务	仅限通过第三方应用	支持,通过 iCloud	支持,通过 SkyDrive
支持多任务	支持	支持	支持
导航服务	与 Google 地图结合的 GPS 导航十分完备	通过第三方应用提供	通过第三方应用提供
开发人员	Google 公司内部及合作企业的系统开发人员	苹果公司内部系统开发人员	微软公司内部系统开发人员
研发	在系统研发过程中让合作企业参与进来,利用合作企业的知识经验和外部好的创意,开发出最好的操作系统	利用公司自有的有限研究力量进行系统研究,将研发成果直接用于企业最新产品	微软公司内部
经营	建立了良好的经营模式,将系统分发给不同移动设备制造商,通过收取授权费获利	直接将系统用于自身最新产品,通过出售产品获利	建立 Windows 系统生态连
知识产权	授权各个移动设备制造商使用	仅限于苹果公司的产品使用	授权各个移动设备制造商使用
结论	Android OS 为开放式创新模式	iOS 为封闭式创新模式	传统模式的自主生态链

第三节　智能医疗护理智能终端

一、智能手机

智能手机是指像个人电脑一样,具有独立的操作系统、独立的运行空间,可以由用户自行安装软件、游戏、导航等第三方服务商提供的程序,并可以通过移动通讯网络来实现无线网络接入的一类手机的总称。智能手机是掌上电脑(pocket PC,PPC)演变而来的,最早的掌上电脑并不具备手机通话功能,但是随着用户对于掌上电脑的个人信息处理功能的依赖提升,又不习惯于随时都携带手机和 PPC 两个设备,所以厂商将掌上电脑的系统移植到了手机中,于是才出现了智能手机这个概念。智能手机比传统的手机具有更多的综合性处理能力,目前已经遍布全世界。因为智能手机具有优秀的操作系统、可自由安装各类软件、完全大屏的全触屏式操作感这三大特性,完全取代了键盘式手机。下面将具体描述智能手机的特点。

1. 具备无线接入互联网的能力　即需要支持 GSM 网络下的 GPRS 或者 CDMA 网络的 CDMA1X 或

3G(WCDMA、CDMA-2000、TD-CDMA)网络、4G(HSPA+、FDD-LTE、TDD-LTE)网络。

2. 具有掌上电脑的功能 主要包括个人信息管理(PIM)、日程记事、任务安排、多媒体应用、浏览网页。

3. 具有开放性的操作系统 拥有独立的核心处理器(CPU)和内存,可以安装更多的应用程序,使智能手机的功能可以得到无限扩展,且智能手机的操作系统群十分丰富,包括 Android、iOS、Windows Phone 等

4. 更具人性化 根据个人需要,实时扩展机器内置功能,以及软件升级,智能识别软件兼容性,实现了软件市场同步的人性化功能。

5. 用户基数大 市场研究机构 eMarketer 发布未来三年智能手机市场趋势报告,新兴市场仍是智能手机市场主要成长来源,2014 年中国智能手机用户首次超过 5 亿,2017 年年底已达 6.7 亿。

6. 运行速度快 随着半导体业的发展,核心处理器(CPU)发展迅速,使智能手机在运行方面越来越极速。

目前智能手机使用最多的领域还是在社交网络,在医疗领域使用的比较少,与移动医疗的结合点主要还在患者,患者通常会使用智能手机进行预约挂号、检验检查报告查询等服务,而医护人员在医疗结构内部时却很少使用。但同时,国内外许多的研究者在研究如何利用便携的智能手机辅助移动医疗监测,可能慢慢会取代使用传感器辅助移动医疗监测。

不同的医疗场景对智能终端的侧重会有所不同,比如医生查房时,需要快速查看某个患者的医嘱、病床记录、检查检验报告等信息,所以终端屏幕不能太小,通常医生查房场景会选择推车或者平板作为智能终端。移动医疗应用场景在对智能终端进行选型时,一般会从以下七个因素进行考虑:①便携性;②操作便利性;③可消毒性;④防盗性能;⑤易损坏性;⑥PC 端应用程序可移植性;⑦电池续航能力。

就上述因素来看,智能手机具有很强的便携性和电池续航能力,特别是现在移动电源的普及;但是其在其他方面的性能则表现较弱,比如说在消毒性能、抗损坏性及防盗性能相对较弱。但是从移动医疗的覆盖范围会由医疗机构内部应用向全社会逐步拓展,信息传输服务将逐渐由医疗机构局域网向公网范围内的普通用户提供的发展趋势来看,智能手机的实时可接入移动网络的特性在未来移动医疗的终端选择上具有非常大的竞争力,很大程度上可能成为未来移动医疗的智能终端的主导力量。

二、平板电脑

平板电脑也称为平板计算机(tablet personal computer,tablet PC、flat PC、tablet、slates),从微软提出的平板电脑概念产品上看,平板电脑就是一款无须翻盖、没有键盘、小到放入女士手袋,但功能却完整的个人电脑。用户可以通过内嵌的手写识别、屏幕上的软键盘、语音识别或者一个真正的键盘(如果该机型配备的话)实现输入。

平板电脑功能上与传统电脑差不多,不同点在于它以触摸屏作为基本的输入设备,体积小,携带方便,可以让人不受地点的束缚随时随地开展工作。它最突出的特点就是玩游戏有重力感应,可以即时导航又比手机大,可以看得更清楚,硬件更加丰富,更加突出生活上的便捷和强调娱乐的感觉。下面将具体描述平板电脑的特点。

1. 便携性优势 便携移动,它像笔记本电脑一样体积小而轻,可以随时转移它的使用场所,具有移动灵活性。

2. 操作便利性优势 平板电脑的最大特点是数字墨水和手写识别输入功能,以及强大的笔输入识别、语音识别、手势识别能力,而且屏幕较大,便于操作和查看相关信息。

3. 外观优势 平板电脑在外观上具有与众不同的特点。有的就像一个单独的液晶显示屏,只是比一般的显示屏要厚一些,在上面配置了硬盘等必要的硬件设备。

4. 支持多种操作系统 平板电脑严格意义上讲是移动互联网终端,按照标准,必须能够安装 x86 版本的 Windows 系统、Linux 系统或 Mac OS 系统才称得上平板电脑,但实际上 iOS、Android 也被安装到平板电脑中。

在移动医疗领域中,平板电脑轻便、灵巧的优势引起很大的关注,并且在临床诊疗中发挥了巨大优势。轻便、灵巧的同时能够加载更丰富的信息系统,且能够胜任复杂的界面操作是平板电脑的综合优势。医护人员手拿平板电脑轻快地行走在各个病房之间,是医院中越来越多医护人员工作的新工作模式。7寸、10寸、11寸等不同尺寸的平板电脑很好地满足了医护人员的不同需要。对于护士来讲,有些平板电脑正好可以放进口袋,而且更为轻薄,其可以加载的操作系统的丰富程度也符合了护士在患者床旁工作的所有需求。对于医生来讲,一个平板电脑带给他的是全新的工作体验,随时随地浏览和查询患者信息,无论是在患者床旁还是在院外的某个地方,都能在第一时间查看到所需信息,从而为患者带来最及时的诊疗服务。平板电脑所具有的"身材虽小但内涵丰富"的特点使它成为了移动医疗发展的重要趋势,甚至可以说,平板电脑使移动医疗的价值得以更大程度的发挥。

平板电脑具有很强的便携性和较强的操作便利性,非常适合快速的医生查房的场景。床旁医嘱的概念是业内最新的移动医疗创新理念,其核心思想就是医生拿着平板电脑能够在患者床边仅登录一个系统就能看到电子病历、医嘱、检验报告、影像数据等所有信息,以辅助其临床决策,为患者提供最准确、及时的诊疗服务。床旁医嘱是医护人员对信息系统延伸至临床诊疗一线场景的强烈需求,在数据录入方便快捷、操作方式更加人性化,以及数据交互和共享、反馈等方面都更加关注。

三、掌上电脑

掌上电脑,又称个人数字助理(personal digital assistant,PDA),能够在移动中进行工作、娱乐、学习,具有快速、准确、方便地获取信息,又便于携带的特点,主要由处理器、存储设备、显示设备和输入设备等组成。PDA侧重于处理个人事务、记录信息,利用无线传输使得移动作业过程中实现数据采集、数据传输和资源共享。按使用来分类,分为工业级PDA和消费品PDA。①工业级PDA:主要应用在工业领域,常见的有条形码扫描器、RFID读写器、POS机等,它们都可以称作PDA;②消费品PDA:包括智能手机、平板电脑、手持游戏机等。目前PDA在物流行业使用的非常多,在医疗行业,PDA作为护士的工作伙伴,是最常见的一种移动医疗终端,它在提高护士执行医嘱的准确率方面作出了巨大贡献。PDA自身也因其"身材小巧"和"坚固耐用"而获得了护士的青睐。移动推车和PDA的结合是很多医院钟情的"完美拍档",它们的各自优势非常明显,也恰好取长补短。下面简单描述PDA的特性。

1. 低能源消耗　PDA产品多以PDA专用的充电器来提供能源,彼此之间并不兼容,普通电池无法支持或消耗电能极快。若使PDA的使用更方便,PDA对电能的需求也将会变得多元化,需要其在能源消耗上进行进一步探索,如储存电能的设备都可以为PDA供电,如汽车电瓶、手表电池、太阳能电池等其他任何可能形式的电能。

2. 无线资料传输　传统的传输线有长度的限制,对设备的位置也有一定要求,传输线不易整理、携带不便,也不雅观。通过由蓝牙构造的无线网络,可使PDA与计算机的连接更方便,或进行Web浏览,或下载软件,让用户无论何时何地都能方便、及时地进行数据交换和信息交流。

3. 集多种功能为一体　PDA正朝着计算、通讯、网络、存储、娱乐、电子商务、专业应用等多功能的融合趋势发展。尤其是PDA与手机功能组合的PDA手机为越来越多的高端用户所青睐,正逐渐成为国际移动终端市场新的潮流趋势和主流力量,并逐步走向社会化和标准化。

PDA最大的优点依然还是其携带方便以及专业性,比如说具有读写、扫描、打印收据等专业性功能,在很多领域依然适用广泛。PDA在携带性、可消毒性、抗损坏性、电池续航能力方面都表现良好,但是其屏幕通常较小,可操作性性能较差,随着平板电脑和智能手机的兴起,PDA在移动医疗中的地位可能会慢慢变弱。

四、专用智能终端

医院具有特殊的环境,对智能终端也有着特殊的要求:可酒精擦拭、防水、防摔。

1. 可酒精擦拭　可酒精擦拭的要求是为了消毒,医护人员有很大机会戴着手套操作终端,手套上可能存在细菌,如果终端不能消毒,则有可能将细菌带到下一个操作者身上,造成交叉感染。

2. 防水　防水的要求主要是避免在终端使用过程中有药液、体液等液体溅到终端上导致损坏。

3. 防摔　防摔的要求则是避免终端遭受碰撞或高处落地造成损坏。

医生查房所使用的平板电脑以及护士床边操作的手持终端都需要满足上述要求。早期在医疗领域使用的智能终端是摩托罗拉的工业级 PDA，内置 Windows CE 操作系统，整合条形码扫描器，做到可消毒、防水、防摔，用于护士床边操作。但其缺点是重量大、屏幕小、价格昂贵。近年来，一些厂商推出了基于 Android 操作系统的全触摸屏式手持终端，已开始逐步替代基于 Windows CE 的 PDA，这种终端既拥有 PDA 的优点，又具有重量轻、屏幕大、价格相对便宜的优点。在医生使用的终端方面，如果考虑消毒、防水、防摔等要求，则只能购买工业级平板电脑，但这些终端价格昂贵，往往令医院无法大批量购买，只能在 ICU 病房等区域小范围使用。

五、健康手机

人们在消费中更加关注健康因素，信息技术的发展迎来了可穿戴式传感器，逐步得到科研人员与大众的认可。人们在手机、平板电脑上安装一个应用程序，里面会包括跟踪治疗、移动观察、在线医疗等技术应用，帮助使用者了解自己的健康状况，从而可以削减医院目前的医疗建设成本。

健康保健领域对行为识别系统的需求增加，尤其是在老年护理、长期健康监控，以及协助认知障碍患者方面，越来越多的注意力集中在识别携带传感器的人的行为上，逐步发展成为健康手机。健康手机逐渐将健康的理念和设计引入移动通讯中，通过软件记录用户的日常行为，进而进行健康管理。

基于传感器的行为识别方法，包括概率推理方法、逻辑推理方法、基于 WiFi 的行为识别方法、基于数据挖掘的方法。加速度传感器是一种能够测量加速度，并将其转换成可用输出信号的传感器。加速度传感器很容易收集到用户的坐、卧、站立、行走、跑步、跳跃、上下楼梯等信息，用户每天持续不断地日常动作原子集可以通过对环境的控制来执行，并且产生这样环境的活动范围随处可寻，佩带于皮带或者手腕上的配件，为用户记录活动的距离、步数、消耗的热量以及在一次活动中花费的时间等，用户可以通过健康手机随时了解温度、湿度以及紫外线强度等信息，同时健康手机会给用户提供添衣、补水、防晒的小建议。这不仅为研究人类日常活动带来了新的机遇，也使得智能手机发展为健康手机。

健康手机形成：①检测身体信息，评估身体状态，预防过度疲劳；②健康状态的实时监测评估；③实时反馈生活建议，纠正不良习惯；④健康档案累积统计；⑤健康状态排名比较；⑥收集健康档案。

健康手机正沿着医疗、保健、运动等方向进行多元化发展，并且日渐完善。同时，健康手机价值的延伸还有赖于产业链各环节间的通力合作。运营商、产业链的各个环节与手机厂商默契配合，围绕健康这一功能提供更多的增值服务和更完善的售后服务，才能让健康手机的价值得到充分的挖掘和提升。

第四节　移动终端管理

一、移动终端管理的必要性

随着移动终端技术、无线网络技术和标签识别技术在医疗行业的成熟，借助移动推车、PDA、平板电脑等移动终端以及移动医护信息系统实现了医护人员诊疗、护理到床旁的服务模式。目前，市场上可选择的移动终端种类很多，但多数为基于不同的操作系统平台，主流的有 iOS、Android 及 Windows Phone（Win10）等，移动终端承载着医院关键业务及核心应用，需要一款管理软件通过策略对其进行规范管理，移动设备管理概念应运而生。需引进可同时管理多种操作系统的移动终端管理系统，通过统一的管理平台，采用无线方式实现对各种类型、各种系统的移动终端、移动数据和应用程序的集中管理、安全保护和统一配置。

二、移动终端管理的基本要求

为了提高用户工作效率，同时更加安全有效地管理企业移动应用，需要建设功能更为强大的企业移动信息化平台。基于目前企业移动平台的需求,实现统一的移动技术规范、安全规范和 UI 交互和体验规范,满足开发能力、开发管理、应用管理、应用使用分析、应用安全和接入需求,以满足医院建设移动化信息平台更深层次的要求,打造指尖上的企业应用。

对于医院推出的移动应用,可收集应用使用的相关数据,并提供全面丰富的报表分析。系统要求部署在医院内部,用户数据由医院独立掌握,该系统要求具备以下能力:①按终端型号、操作系统版本、网络接入情况和使用地域进行汇总报表;②按使用时间进行汇总报表;③按业务的模块使用频率和情况进行汇总报表;④应用在不同渠道安装量统计;⑤不同渠道安装用户使用情况统计;⑥渠道推广投入产出数据支持;⑦大数据量和并发用户场景下支持的能力。

移动应用管理平台要求实现对移动应用、数据传输和系统访问的安全控制,主要包括:①需对下载到用户移动设备端的数据进行加密存储(除了支持沙盒加密外),对 Html5 的本地数据也需要支持独立加密;②在设备丢失的情况下,可以通过服务器指令,对特定设备的特定应用进行远程数据擦除;③能够基于移动设备的唯一标识进行用户授权,对要求授权的移动应用,在非授权状态下无法使用,已授权用户可随时取消授权;④支持应用黑白名单两种名单机制,实现个人-医院场景分离;⑤支持服务端进行远程失效控制,服务端通过对特定用户或设备的状态更改,达到远程失效的目的;⑥支持用户证书的加密传输,以保障数据的传输安全;⑦在无网络条件下,支持用户的离线身份认证和离线信息的加密与解密;⑧基于设备和用户身份的业务权限分配支持:不同用户在同一应用内根据用户角色的不同,动态分配不同功能模块的使用权限。

三、移动终端管理的技术架构

终端管理技术架构(图 4-8),从整体上分为:①后台应用层:后台应用层主要是企业现有系统等后台应用系统。②移动平台层:移动平台层主要包括平台数据层和平台应用层。平台数据层用于与后台系统的数据集成和整合;平台应用层主要包括移动业务对象、事务处理、通知与分发等功能。③移动终端层:移动终端层指在各种移动终端运行的移动应用,包括原生应用、混合容器应用和 HTML5 应用等,还包括 SMS/USSD/WAP 等多种通道接入方式。此外通过平台的可扩展性,在平台数据层通过相关接口技术实现与医院相关系统的集成。

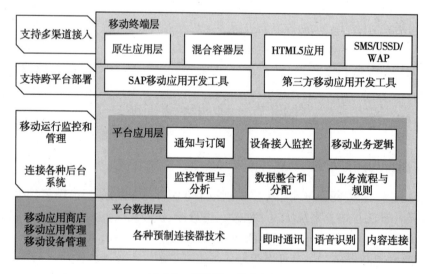

图 4-8　终端管理技术架构

(一) 基础管理

通过管理员手动逐个添加,或表格批量导入的方式,将用户信息加入到管理平台上,并根据不同的分组赋予不同的权限。设备注册时,要选定一个用户作为绑定,建立对应关系。一个用户可以拥有多台设备。系统还可以提供链接 LDAP 的功能以及 API 功能,可以从行内其他业务系统自动获取用户信息或用户组信息,方便未来的集成管理。对纳入 MDM 系统管理的移动智能终端设备进行登记管理;可以通过手动进行设备的注册或是通过导入一个标准的用户信息模版表格注册、登记、管理大量的用户设备。对注册到平台上的设备进行软、硬件的信息采集。硬件信息包括:设备类型、设备型号、制造商品牌、操作系统及版本、MAC 地址、内存使用情况、空间大小、运营商、电话号码、屏幕分辨率、电量、IMEI、IMSI、设备 ID、序列号等。可以通过表格的形式,导出自定义字段信息。同时,在管理界面一览或查询设备信息,可以根据多种因素进行过滤筛选,如按设备品牌、设备分组、设备 OS 版本,设备的合规状态等。软件信息包括:已安装软件列表、软件名称、功能描述、软件版本、适合的操作系统、所属分类软件名称、开发厂家、软件文件大小等。

(二) 安全管理

1. 监控"越狱"或 ROOT　能够发现被"越狱"或 ROOT 的设备,并会自动关联处理的动作,通常为断开企业邮件或 APP 连接,设备将不再能访问到企业的 IT 资源。同时远程移除设备上推送的企业APP、各种配置等,达到选择性擦除的状态。系统还会自动以邮件、短信方式发送警告或通知给管理员或用户本人,管理员得知后可酌情进行手动的全部擦除。当设备被检测到"越狱"或 ROOT 时,还会在一览界面显著标示(一个打开的锁),同时后台可以自动进行警告通知,发送给用户或管理员。设备被"越狱"或 ROOT 后,根权限就被破解,可以绕开常用的安全防护措施。比如"越狱"的 Android 设备,只需连接上 PC,通过某软件点击一个按钮,几秒钟的时间就能解除锁屏密码的保护,访问到手机内部的数据。这样的设备就会成为企业数据安全的一个致命弱点。特别在 iOS 设备上,已经发展出一种新的"越狱"伪装技术——xCon,其可以将已经"越狱"的设备伪装成没有"越狱"的状态,从而逃避安全系统的检测。

2. 控制设备锁屏口令　能够主动对设备进行锁屏密码管理,包括强制设置、重置锁屏密码;移动设备作为员工日常使用的办公工具,移动终端的锁屏密码是第一道屏障,也是最基本的安全要求。通过远程密码策略,可以向注册设备静默推送密码要求,用户不能选择拒绝。策略抵达设备后,iOS 设备会要求在 60 分钟之内必须设置一个合规的密码;Android 设备会每隔 3~5 分钟弹出提示。当密码设置不合规时,可以设定为隔离企业邮件、WiFi 接入等资源,直到密码设置合规达标,由此保证只有受到安全保护的设备才能接入到企业资源。安全策略的内容包括:密码长度、密码复杂度(不限,字母数字)、必须包含标点符号个数、密码寿命、密码重复限制次数、密码最多尝试失败次数、自动锁屏时间。

3. 禁用设备指定功能　能够调用苹果和安卓等设备已经开放的接口,禁用或开启相关设备功能,远程推送限定要求,静默生效,用户不能拒绝。在 iOS 设备上,可以禁用的主要功能包括:摄像头、截屏、安装 APP、隐藏所有非企业 App、iCloud、Safari、游戏、音乐、语音拨号等。在 Android 设备上,可以禁用摄像头,基于三星 SAFE 企业接口,还可以对部分三星设备限定蓝牙、SD 卡、截屏、复制粘贴、GPS、麦克风、系统升级、语音数据漫游、USB 等。此外,在 iOS 设备和三星部分设备上,还可以试用"限定 APP 模式",是设备只能打开并使用 1 个或几个 APP,不能推出,从而间接限制了多数设备功能,达到严格管控的目的。

4. 即时屏幕锁定　管理员可以发送锁定命令,即刻使已经解锁的设备退出到密码锁定界面,需要再次输入密码才能使用设备。特别当企业应用掌上电脑等设备用于展示时,通常自动锁屏时间都会设置的很长,如数小时。此时如果设备遭窃,是没有密码保护的,需要在发现后尽快手动触发锁定命令。同时通过用户自服务界面,用户也可以自己手动锁定自己的设备。解锁功能用于用户忘记密码的情况或者特殊情况下需要访问终端用户的设备,此时管理员可以给用户终端发送解锁命令,终端设备的密码就会被解除。

5. 设备数据擦除　可以远程对设备进行选择性擦除或全部擦除。选择性擦除只是将设备上的企业数据清除,个人数据可以保留,如企业的邮件、推送的 APP、推送的 WiFi 配置等会被清除,而个人的短信、通讯录以及自己安装的软件,如微信及其产生的数据如聊天记录等都会保留。此功能通常用在员工离职时。还可以与安全策略关联,当设备出现某些违规情况时,如"越狱",自动触发选择性擦除,确保企业数据的安全。全部擦除会将设备上的所有使用信息全部清除,使设备回到出厂状态,通常用在设备丢失时。

（三）系统管理

1. 自动生成业务数据统计报表　能够对系统后台收集的各类信息进行统计分析,自动、定期生成报表;对平台的各类信息数据进行数据的统计分析并生成统计分析报告,以便管理员能够实时掌握平台的运行数据。

2. 安全策略支持分组分发　对纳入管理的移动设备设置的安全策略可以进行分组设置和分发;管理员可在服务器端设定不同的安全配置策略,通过使用 Label 标签,关联到相应的用户设备分组,可以实现对不同组别用户推送不同的管理设定。常见需要分组的设定包括安全策略、功能限定、邮件配置、APP 分发等。

3. 管理员权限分级管理　支持后台管理员分级设置,不同级别的管理员仅能够对自己权限范围内的设备进行安全管理。

移动设备管理平台可以自动收集移动终端的软硬件信息,因此终端用户或者管理员可以确切地知道部署了什么设备,它们在什么位置,安装了什么软件。这使医院 IT 部门可以管理和控制远程设备的资产和软件分发。

（吴庆斌　刘子强）

参 考 文 献

［1］逄淑宁,文婷.移动智能终端发展建议[J].信息通信技术,2014(2):9-14.

［2］佚名.国家工业和信息化部电信研究院发布《移动终端白皮书》[J].物联网技术,2012,2(6):89-89.

［3］吴文思.基于安卓的系统架构及程序开发探索[J].电子技术与软件工程,2014(19):76-76.

［4］李刚.疯狂 Android 讲义.第 2 版[M].电子工业出版社,2013.

［5］李林涛,石庆民.Android 智能手机操作系统的研究[J].科技信息,2011(25):18+86.

［6］Ramnath R,Loffing C.Beginning iOS programming for dummies[J].2014.

［7］林涛.嵌入式操作系统 Windows CE 的研究[J].微计算机信息,2006,22(17):91-93.

［8］赵益泽.浅析安卓系统,iOS,Windows Phone 系统的差异性[J].数字通信世界,2017.

［9］陈军伟,吕佳蔚,王宁,等.移动医疗应用终端综合管理平台研究与应用[J].医学信息学杂志,2017,38(12):23-26.

第五章　生　物　传　感

本章分为四节,第一节介绍生物传感技术的概况;第二节介绍无标记生物医学传感器,包括力学生物医学传感器、电化学生物医学传感器及光学生物医学传感器;第三节介绍固态生物医学传感器,包括电化学式气体医学传感器、电容式气体医学传感器、电阻式气体医学传感器以及临床诊断气体医学传感器;第四节介绍人体检测生物医学传感器,包括设计因素、人体活动识别、生物力学与认知状态分析、人机交互生物医学传感器以及微机电系统在生物医学传感器中的应用。通过以上介绍,使读者了解和掌握目前常用的生物医学传感器的原理和应用功能。

第一节　生物传感技术概述

生物传感器已广泛应用于医疗领域。在医学基础研究中,生物传感器可监测生物大分子间的相互作用;在临床应用中,研制最早并使用最广泛的生物传感器是酶电极传感器;在临床诊断中,通过使用基因、免疫和酶等生物传感器来检测人体体液中的各种化学成分,为医生的临床诊断提供科学依据。

生物传感器不仅给临床医生的工作带来帮助,同时也给临床护理工作带来便利,如高精度血糖分析仪就是一种采用固定化酶的生物传感分析仪,可以更好地帮助护士测量患者的血糖。还有的生物传感器不仅能测量患者的血糖,而且能测量患者身体内的水分、脂肪、血色素浓度等,对于护士快速掌握患者的整体身体情况提供帮助。

一、概述

生物医学传感技术是有关生物医学信息获取与生物医学信息处理相结合的一门学科。生物医学传感器是一种能对特定生物物质敏感并能将其特征参数转换为电信号进行检测处理的仪器,如图 5-1所示。

在生物医学中,生物医学传感器主要用于研究生物分子间的相互作用,研发新药以及阐释生物通路。在医疗领域中,生物医学传感器主要用于生物测量、疾病预测、疾病诊断及利用基因筛选进行疾病

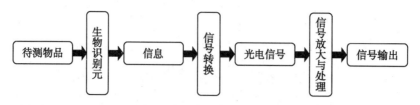

图 5-1 生物传感器工作原理图

易感分析方面的研究工作。生物医学传感器还广泛应用于环境检测,检测环境中所存在的特定过敏原或污染物,如蓖麻毒素、炭疽等。表 5-1 列出了常见医学传感器的种类和用途。

表 5-1 常见医学传感器的种类和用途

种 类	用 途
位移传感器	血管内外径,心房、心室尺寸,骨骼肌、平滑肌收缩等
速度传感器	血流速度、排尿速度、分泌速度、呼吸气流速度等
振动(加速度)传感器	各种生理病理声音,如心音、呼吸音、血管音、搏动、震颤等
力传感器	肌收缩力、咬合力、骨骼负荷力、黏滞力等
流量传感器	血流量、尿流量、心排血量、呼吸流量等
压强传感器	血压、眼压、心内压、颅内压、胃内压、膀胱内压、子宫内压等
温度传感器	口腔、直肠、皮肤、体(核)、心内、肿物、血液、中耳膜内温度
电学传感器	肌电、心电、各种平滑肌电、眼电、神经电、离子通道电等
辐射传感器	X 射线、各种核射线、RF 电磁波等
光学传感器	各种生物发光、吸光、散射光

(一) 物理传感器

此类传感器主要是利用材料的物理变化、物理性质和物理效应所制成的传感器。物理传感器主要作用是检测物理量,主要做法是把被测量的物理量转化为便于测量的能量形式的信号的装置,其输出的信号和输入的信号有确定的关系。此类传感器目前应用最广泛,如金属电阻应变式传感器、半导体压阻式传感器、压电式传感器、光电式传感器等。

(二) 化学传感器

此类传感器主要是利用化学反应原理把化学成分、浓度利用化学性质与化学效应转换成电信号。这种传感器一般是通过离子选择性敏感膜将某些化学成分、含量、浓度等非电量转换成与之有对应关系的电学量。化学传感器的结构形式有两种:①分离型传感器:如离子传感器,其中液膜或固体膜具有接收器功能,膜完成电信号的转换功能,接收和转换部位相互分离,有利于对每种功能分别进行优化;②组装一体化传感器:如半导体气体传感器,其中分子俘获功能与电流转换功能在同一部位进行,有利于化学传感器的微型化。

(三) 生物传感器

此类传感器主要是利用生物活性物质选择性识别来测定生化物质。这个传感器一般是利用酶催化某种生化反应或者通过某种特异性的结合,检测大分子有机物质的种类及含量,其由固定化的生物敏感材料制成的识别元件(包括酶、抗体、抗原、微生物、细胞、组织、核酸等生物活性物质)、适当的理化换能器(如氧电极、光敏管、场效应管、压电晶体等)及信号放大装置构成分析工具或系统,如酶传感器、微生物传感器、免疫传感器、组织传感器、DNA 传感器等。

二、生物医学传感器特点描述

在生物医学领域,生物医学传感器应该能够快速从小剂量未处理的样品中检测出需要的任何物质;

应该是可处理的器件或者可重复利用的低成本结构;应需要尽可能少的训练;应该能够把电源、换能器和检测器集成在一个便携设备中;应该能够在外围条件中长期存储;应该能够得到样品中目标分析物的一个清晰的定量结果。生物医学传感器是实现床旁检测的优先选项,通过床旁检测可以简化操作,提高检测效率,促进临床诊断技术的发展。

(一) 无标记性

在生物医学传感器和诊断分析中标记物通常为发色团、荧光或者酶,这些标记物有的是直接贴附在反应分子上,有的则是连接在后续报告分子上,用来放大结合信号。虽然这种使用标记物的检测方法仍然广泛应用于研究和医疗中,例如常见的酶联免疫吸附测定,但还是有很多去除这种标志的需求。标记过程不仅增加了检测的时间和成本,并在本质上影响了结合反应过程,而且使量化过程更加困难。当目标分析物未知时,标记检测不能进行,例如对分子库进行高通量筛选。无标记检测能够降低检测的时间和成本,对原始的结合反应过程提供实时、定量信息,而且具有便携式生物医学传感器对未处理样品进行检测的潜力。然而,由于没有标记物,这种检测方法对敏感性和芯片设计有着一定的要求,要保证分析的信号来自于分析物,而不是传感器的非特异性响应。

(二) 敏感性和选择性

生物医学传感器最重要的特性就是对需要检测的目标物质具有敏感性和选择性。为能使用未处理的样品,如唾液、血液、尿液或者其他体液,需要检测的分析物一般都具有比较低的浓度,因为典型的生物样品具有复杂的生物微环境,其中含有细胞、蛋白、脂类和盐。即使在样品处理设备齐全的实验室,这个过程都是非常费力且耗时的,因此,对于使用无须处理的样品或者最简化处理的需求仍然存在。在临床上,诊断是治疗的前提,其中快速检测与分析最为重要,能显著影响治疗结果,并极大地减少治疗时间与费用。

(三) 多路传输

在筛选与疾病诊断应用中,能对多个结合反应进行测试的能力是传感器的优势。疾病状态大多数都是通过多个生物标志物表现的,因此对疾病进行确诊需要对多个生物分子的浓度进行系统测量。除了单一疾病诊断外,多路传输生物医学传感器还可以一次性对多种疾病或病原体进行筛选,这种方法特别适合床旁检测。因为床旁检测的资源有限,对患者的检查次数会相应减少。在病原体检测中,需要多路传输检测对病原体生物进行有效识别。目前诊断主要是利用多种培养与生物化学测试方法,这些方法一般需要好几天才能有明确的结果。现在最准确的检测方法是聚合酶链反应,但是这种方法相对昂贵,限制了它的推广普及。除了基于核酸的病原体检测之外,许多病原体可以通过受体-配体结合以及抗原特异性进行表征。一个含有已知病原体结合配体和抗体的定量生物医学传感器可以从患者的样本中检测出病原体的存在。

在生物医学传感器的设计中,多路传输检测的特性需要具有不同功能以及不同匹配的多路传感器或多个敏感区域。使用 DNA、蛋白和糖类的微阵列为高通量筛选提供了很好的应用选择,这种微阵列通常都是依赖于荧光读数。非荧光的微阵列方法则越来越多地使用等离子共振成像。除了具有高通量和无标记的特性之外,等离子共振成像还能够实现合反应的实时分析。

第二节 无标记生物医学传感器

无目标分子标记的生物医学传感器能够极大地提高应用潜力,并获得大量的信息。这种传感器可以实现原始分子实时结合过程的定量分析,以获得结合动力学参数,并能够使用无须处理的样品,实现床旁检测,达到分布式设备的高信息量的要求。由于不使用标记物,这种传感器主要是依赖于目标分子的固有特性,如通过阻抗、质量或折射率来检测结合过程。

一、力学生物医学传感器

力学生物医学传感器直接检测传感器表面结合的生物分子、病毒或细胞的质量变化。力学传感器代表了传感技术中最敏感的仪器,考虑到这个优势,力学生物医学传感器的研究大部分在于降低检测限,如用于检测非常稀有的分析物或称量单个病毒或细胞的质量。

声表面波传感器,包括石英晶体微天平,设计原理是压电晶体谐振对周围环境干扰的敏感性。在石英晶体微天平中,石英表面通常覆盖一层固定层用来固定生物受体。对贴附在石英表面的电极施加一个交流电压会激发机械共振振荡。通过记录传感器表面结合反应引起的振荡频率变化,能够得到信号,报道的检测限低至 $10pg/mm^2$。石英晶体微天平已经被用于检测蛋白、寡核苷酸、糖类、脂类、病毒和细胞的结合作用。

相对于电子和光学生物医学传感器,声表面波传感器的一个突出优势在于可以沉积在石英表面的材料很多。因为声表面波传感器的感受机制不依赖于光学信号传递或者光传播,所以可以使用多种材料来研究传感器界面的反应过程。但是声表面波传感器也不是没有限制性,虽然它可以在液体环境中进行反应实验,但是敏感性会降低,而且很难区分信号中质量、密度和黏度的影响。同时,虽然高密度的声表面波传感器阵列已有报道,但是它的制备还是非常困难的。

微纳米机电系统

国际上已经有研究团队尝试在微纳米传感器中使用力学传导机制以提高器件的敏感性,实现多路传输检测。这些设备使用标准光刻技术,由硅或氮化硅制备,可以实现器件大量制备以及与电子设备和流体腔池的集成。这些器件大部分是基于分析物与功能化悬臂梁的结合,这个过程要么改变悬臂梁的偏向,要么改变振荡的共振频率。静态器件具有能够在气体和液体中操作的优势,但是由于它需要一个分析物单层来实现悬臂梁的偏间,敏感度有所降低。然而,静态悬臂梁器件已被证明可以检测出 12 个碱基的 DNA 单链中单碱基对的错配、皮摩尔级检测限的寡聚核苷 101 以及纳摩尔浓度的蛋白质。静态器件可以从含有 $1mg/ml$ 的 BSM 和 HAS 中检测出浓度低至 $0.2ng/ml$ 的 PSA,这个结果与酶联免疫吸法(ELISA)对 PSA 的检测结果一致,与生理浓度相符。动态器件具有极高的敏感性潜力,可以检测单个病毒、单个细胞、含有 1587 个碱基的 DNA 单链以及浓度低至 $10pm/ml$ 的 PSA。

二、电化学生物医学传感器

电化学生物医学传感器是通过检测电敏感元件的阻抗或电容变化来检测复合物结合或环境干扰的。最常见的实例就是那些被用来监测葡萄糖的电化学生物医学传感器。但是所有这种仪器(包括大多数用于其他方面的电化学生物医学传感器)均灵敏度不足,且需要电活性指示剂来激发可检测的电信号。电化学生物医学传感器能够实现低成本批量生产,对于功率的要求低,而且在尺寸上可以实现微型化和多通道,所有依然具有非常大的潜力。考虑到这些优势,还需要继续通过构建具有良好敏感性的纳米线、纳米管和纳米纤维的纳米器件来提高无标记电化学传感器的性能。

(一) 微电极电阻抗谱

在生物医学传感器中,电阻抗谱可以测量到分析物与功能化电极结合所引起的电路阻抗变化。相对于伏安分析或电流分析,阻抗谱检测受到越来越多研究人员的青睐,主要是因为阻抗检测技术对生物功能捕获层的损伤比传统方法更小。阻抗谱检测中的电极已经可以实现微型化和多路传输。微电极的一个很大的优势在于当在电极两端施加电压或者电流时,会产生局部反应环境,这为实现多路传输复用方式的片上合成与功能化提供了可能。但由于无标记阻抗谱检测的低敏感性,在电极微型化方面存在一定的局限,能够实现生物分析的功能化表面积太小,以致不能在目标结合反应时激发出可测信号。

(二) 纳米场效应晶体管

纳米电化学传感器主要是使用场效应晶体管,这种技术相对于前述讨论的阻抗谱检测中使用的电极,没有尺寸限制。在一个标准的晶体管元件中,一个半导体材料上附有一个源极和漏极,第三个被称为栅极的电极通过一个介质层与半导体分隔,并通过施加正负电压来控制半导体的电导。在这种方式下,栅极主要充当了从源极流向漏极的电流开关。在基于场效应晶体管的生物医学传感器中,生物分子被置于栅极之上,因此生物分子的结合反应会引起半导体的电导变化,也就是说源极与漏极之间电流的变化与结合反应相关。场效应晶体管传感器还对离子敏感,因此溶液中的离子会产生像栅极一样的作用而使敏感性大大降低。加上场效应晶体管本身构的弱性,限制了其可以使用的潜在样本与实验仪器。最后,生物分子对于电性影响的机制还不清楚,而且不同生物分子与传感器作用引起的响应与预期的生物分子的大小或浓度相关性并不理想。

三、光学生物医学传感器

光学生物医学传感器广泛应用于研究生物分子相互作用的无标记生物传感平台,因为这类传感器易于操作、敏感性高,而且产生的数据包含的信息量大。光学生物医学传感器的敏感性不会因为分析缓冲液的生理盐分与黏性而大大降低,因此适用样品的范围更大。使用光学生物医学传感器的无标记检测方法包括折射率检测、光吸收检测和拉曼光谱检测,其中最常用的是折射率检测。折射率检测是基于光对折射率改变的敏感性;生物分子的折射率比缓冲液大,如蛋白的折射率是 1.45,而水的折射率是 1.33,所以可通过相互作用后的光特性进行检测。已有多种基于折射率检测的光学生物医学传感器,包括表面等离子体共振、光纤、平面波导、干涉仪、光子晶体和共振腔。

(一) 基于光细栅的传感器

光纤或者波导代替了棱镜的功能,将光与金属层耦合形成等离子共振波以及相对应的消逝场,用来感受介质中折射率的变化。在非表面等离子共振的结构中,光纤和平面波导则是依靠光与光栅结构的耦合。一个光栅由传感器表面的一个周期性物理干扰组成;光以特定角度、波长与光栅合,这些参数由光纤或波导的有效折射率(n_{eff})以及光栅的周期决定。生物分子的结合会改变有效折射率,从而实现实时检测。在光纤器件中,光栅蚀刻在光纤芯或者直接包裹在光纤芯的包覆层里,这种由生物功能化的光栅作为传感区域。

光栅耦合平面波导的制备比较便宜,因为它是由一个沉积在玻璃基底上的薄膜波导组成,可以通过光刻或印刷技术将光栅刻蚀在玻璃基底上。光波导模式谱是这种传感形式下很有名的实现方式之一。这些传感器检测由光栅上折射率变化引起的耦合角变化。它们已被用于生物传感,包括对浓度低至 100ng/ml 的除草剂氟乐灵的抗体捕获,对浓度低至 0.5ng/ml 的真菌毒素的检测。光波导模式谱也广泛用于研究不同材料表面的构造和生物分子吸附动力学。光波导模式谱不具有多路传输检测的性能,但是另外一个类似的使用平面波导光栅的技术——波长通信光学传感器,一个含有 24 个不同敏感点的器件已经被用于在牛奶中同时检测 4 类不同的家畜抗体,根据抗体的类型,检测限范围为 0.5~34ng/ml。

(二) 干涉型传感器

1. Mach Zehnder 干涉仪　图 5-2 是 Mach Zehnder 干涉仪原理图。在 Mach Zehnder 干涉仪中,单频相关偏振光源被分为两路。样品放置在其中一个光路上,光与样品的反应会造成光的相位偏移,另一路光则作为参考。然后光会再合并,传感臂上样品引起的相位偏移会导致干涉,使光在强度上发生可以检测的变化。虽然传统的方法是在自由空间,Mach Zehnder 干涉仪也可以构建在平面结构上,使用波导来分路与重组光线,称为集成 Mach Zehnder 干涉仪。在这样的仪器里,传感臂被功能化,样品的结合反应改变了波导的消逝场中的折射率,这样就对传播光的相位进行了调制,导致在与参考臂光线结合时产生干涉。集成 Mach Zehnder 干涉仪的第一个生物传感应用是使用固定的捕获抗体对人类绒膜促性腺激

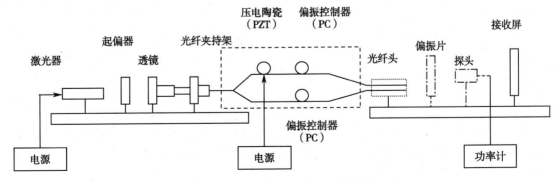

图 5-2　Mach Zehnder 干涉仪原理图

素进行检测,检测浓度低至 50pmol/L。该器件的折射率检测限为 $5×10^{-6}$RIU,但是通过对 Mach Zehnder 干涉仪制备与分析过程的改进,检测限已降至 10^{-7}RIU,这与大多数表面等离子体共振器件具有同等水平。Mach Zehnder 干涉仪还具有其他生物传感应用,包括对疫球蛋白的检测,检测限低至 1ng/ml,及从浓度低至 10pmol/L 的突变基因序列中区分野生型 DNA(58-mer)。Mach Zehnder 干涉仪在多路传输化上存在困难,而且这类仪器需要比较长的敏感区域才能够激发出可检测信号。长的敏感区域不仅需要设备中大一点的封装,还会由于消耗增加而降低敏感性。

2. 杨氏干涉仪　杨氏干涉仪可以像 Mach Zehnder 干涉仪那样被集成到芯片表面用于生物传感应用,图 5-3 是杨氏干涉仪原理图。与 Mach Zehnder 干涉仪相似,杨氏干涉仪将光用一个波导分为多个光路,其中一个是参考臂,但并不将光线重新合并成一个波导,而是使用一个 CCD 相机记录来自光输出的干涉条纹,这样就可以在单个参考的情况下实现多路传输传感。第一个用于传感的集成杨氏干涉仪出现在 1994 年,该技术有确定的折射率,检测限为 10^{-7}RIU。杨氏干涉仪随后被用在了多个概念性应用的实例中。例如一个含有 3 个样品臂和 1 个参考臂的多路传输设备实现了 I 型单纯疱疹病毒的生物传感。

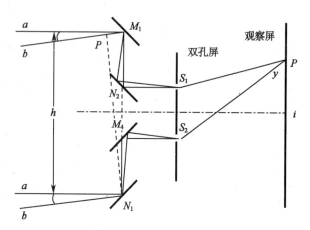

图 5-3　杨氏干涉仪原理图

值得一提的是,虽然有很多报道说明 Mach Zehnder 干涉仪和杨氏干涉仪的多路传输检测,但是干涉型生物传感并没有被证实能够稳定实现高通量多路传输检测,因为设备需要较大的感受区域,而且每增加一个敏感臂,分析的复性就会大大增加。

（三）谐振腔传感器

谐振腔代表了发展最快、最具潜力的一种无标记光学生物传感技术,其优点在于具有很好的敏感性,而且能被集成在多路传输芯片器件上。谐振腔传感器中包含微球体、微型环芯、微环和微毛细管,其中光线与一个限制特定波长的光学耦合;这种限制在透射谱上形成了一个狭窄凹陷。在谐振腔外环绕且能够同相返回的光线波长被称为谐振波长,这个波长可表示为:

$$\lambda = 2\pi r n_{eff}/m$$

其中 λ 为光的波长;r 为谐振腔的半径;n_{eff} 为波导模的有效折射率;m 为整数。谐振腔的一个光纤或者总线波导向腔体提供光线进行耦合,并使光线离开腔体以进行透射谱记录。谐振波波长就如透射谱上的凹陷,因为谐振条件是在从光纤/波导到达检测器的光线中提取功率的。谐振波长对有效折射率的依赖性是随消逝场距谐振腔表面的距离而呈指数延伸和消减,正如其他光学传感器一样,正是这一关系形成了传感机制。通过改变有效折射率,生物分子在谐振腔的结合会改变该结构所形成的谐振波长。与前面提到的其他消逝场传感技术(如光栅耦合传感器和干涉器)相比,在其他技术中,每个光子与生物分子只作用一次,而在与谐振腔耦合的光子中,每次环绕谐振腔都可以与生物分子相互作用,在有些谐振腔中可达数千次。这个特性使得即使很小的器件也可具有很高的敏感性,而这在干涉仪等其他光学生物医学传感器中是不可能实现的。一个光子在消散前能够环绕谐振腔的次数与谐振器的品质因数(Q)相关,而且决定了设备的敏感性。根据方程

$$Q = \lambda_r/\delta\lambda_r$$

其中 Q 是由谐振波长对应的共振凹陷的半高全宽($\delta\lambda_r$)决定的。因此,越高的品质因数(Q)对应越窄的透射谱凹槽,据此可以提高谐振波长的检测敏感性。生物医学传感器中使用的光学腔类型有微球体、微毛细管以及如微型环芯和微环等微加工芯片结构。

1. 微球体和微型环芯　微球体的品质因数可达 10^6,而且它的检测限可低至 10^{-7}RIU。共振腔微球

体一般是通过熔融光纤或玻璃棒尖端构建,它必须被放置在锥形光线旁并与之对齐。共振微球体生物医学传感器研究实例已有很多,可用来检测蛋白酶活性,如对胰蛋白酶的检测限可达 10^{-4} 单位/ml;可对甲型流感病毒颗粒检测并定量;对 DNA 中单个核苷酸不匹配的检测,检测限达 6pg/mm^2。用于 DNA检测的器件使用了放置在单个锥形光线旁边的两个不同尺寸的微球体,因为尺寸不同,每个微球体都有一个特异性共振波长,而且能够同时进行通信。不考虑概念验证性研究的话,基于微球体的共振腔生物医学传感器与大规模多路传输是相排斥的,因为在微球体与锥形光纤之间需要敏感性校准,另外这些设备与平面制备技术不相容。

2. 微型环　微型环的尺寸有一定的不同,但是几乎所有的直径都在数十微米级别,相较于需要1cm敏感长度的干涉仪设备而言就更受欢迎。微型环共振器并不会因为体积小而降低敏感性,因为共振腔可以使光反应次数增加。相较于微型球体与微型环芯,微型环的品质因子较低,记录的折射率检测限较高,但是它们制备简单且可批量制备,具有多路传输的功能以及与其他元件集成的潜力。微型环共振器可以使用标准硅微加工过程进行制备,可以通过片上总线波导实现多个微型环的被动校准,相较于微型球体与微型环芯而言这是一个很大的优势。由于这些器件普遍建立在硅基底之上,波导与微型环可以由聚合物、氧化硅、氮化硅制成。使用微型环共振器进行敏感性多路传输检测与结合分折是这种传感平台的优势体现。使用微型环共振器的器件在实验应用走向临床应用方面已有了很大进步。灵敏性高、制备简单、多路传输以及具有集成潜力的特性结合,已经使基于微型环共振器的器件成为了生物传感领域中最具潜力的光学传感技术之一。

（四）　表面等离子体共振与表面等离子体共振成像

基于表面等离子体共振的生物医学传感器是目前使用最广泛的光学生物医学传感器。表面等离子体共振检测是依赖于消逝场对电介质的局部折射率变化的敏感性,在大多数表面等离子体共振仪器中,消逝场是由光与金属膜调合产生的,表面与等离子模式相关,是通过棱镜形成的全内反射。形成全内反射的条件与金属薄膜耦合的光的波长、入射角随着金属表面介质的折射率改变而改变。一个流动池将生物分子传送到金属薄膜表面,在这里分析物与固定的受体结合,使局部折射率发生改变。仪器实时记录这个折射率的变化,并将该变化称为共振波长或者折射光强度的变化。传统的角度型表面等离子体共振比表面等离子体共振成像具有更好的检测限,表面等离子体共振的折射率检测限一般在 10^{-8} ~ 10^{-6}RIU,而 SPHi 的折射率检测限一般在 10^{-6} ~ 10^{-5}RIU,但是表面等离子体共振的每个光源每次只能检测单一区域的结合反应。表面等离子体共振成像使用 CCD 阵列检测整个芯片表面的反射光强度,能够实现阵列化,并能同时对多个结合反应进行传感,可以同时检测的反应数量仅由仪器的空间分辨率以及功能化的阵列密度决定。

基于这种高通量潜力,将表面等离子体共振成像作为多路传输床旁检测器件具有很好的前景。许多表面等离子体共振成像的研究已经利用它进行了多路传输的筛选与鉴定,而不仅是检测。角度型表面等离子体共振更倾向于进行高敏感性测量。表面等离子体共振成像的优势在于可以让用户根据功能化的位置定义不同的敏感区域,而且表面等离子体共振成像传感器芯片的金属表面比较坚固,这极大地减小了在对多路传输电化学或力学传感器进行设备功能化时所遇到的仪器校准的困难。作为一种生物敏感平台,表面等离子体共振金表面的生物功能化有大量的文献可供参考,它是在功能化和生物表面分析标准化方面最常见且理解最深入的表面之一。金最重要的特性就是具有生物相容性,并对硫醇基具有很强的结合力,这使得生物分子和无垢自组装单分子层易于结合。尽管有这么多优势,表面等离子体共振成像还是没有在临床或床旁检测中获得大范围应用。

第三节　固态生物医学传感器

由于传统的气体分析系统过于昂贵,如气相色谱或光学技术,固态气体医学传感器在其应用领域中则展现出很好的潜力。其工作原理本身就很简单,将传感器放置在待测气体环境后,传感器的敏感材料会与待测物发生反应,从而引起敏感材料物理性质的变化。在气相中的待测物质与传感器敏感材料之间的反应常会转换为一种可测量的电信号,如电导、电容变化或者敏感元件的质量变化。因此,目前的设备主要使用的是基于电化学、电容以及电阻原理的固态气体医学传感器。

为了能在医疗领域正确使用固态气体医学传感器,首先必须熟悉相关传感器的原理,然后再应用这些原理来解决实际中的问题。本节中所介绍的气体医学传感器使用的转换机制主要是基于电气特性的变化,即电化学、电容及电阻式气体医学传感器。

一、电化学式气体医学传感器

电化学式气体医学传感器能在广阔的应用场合检测绝大多数常见的气态物质和蒸气,包括 CO、H_2S、乙醇、丙酮、氨气和 SO_2 等。这些传感器结构紧凑、低功耗、线性度优越、可重复使用,并且拥有较长的使用寿命,通常可长达 1~3 年。响应时间,记做 τ_{90},其含义是达到最终稳定值的 90% 所使用的时间,通常为 30~60。根据目标气体的不同,最小的检测下限范围是 0.02~50ppb。商用电化学式气体医学传感器具有如下共同特点:①它们是由浸泡在同一电解质溶液中的 3 个活跃气体扩散电极组成的,使得离子在工作电极和对电极之间能够有效传输;②气体通过外部的扩散通孔进入腔体,通孔只允许气体通过而阻挡液体通过。

根据腔体的不同,目标气体在工作电极表面发生氧化或还原反应。例如,O_2 电化学传感器,用于测量 O_2 的分压,是由一个金工作电极和一个对电极组成,并根据下面的反应式进行:

工作电极:

$$O_2 + 2H_2O + 4e^- \longrightarrow 4OH^-$$

对电极:

$$2Pb \longrightarrow 2Pb^2 + 4e^-$$

这会改变工作电极和参考电极之间的相对电位,而连接到传感器上的驱动电路使得工作电极和对电极间产生电流以减少这个电势差,测量到的电流与 O_2 分压成正比。对于目标气体的选择性也十分重要,目标气体的特异性可以通过优化电化学的方式得到,即选择合适的催化剂和电解质或者在腔体内结合过滤器,这些过滤器能对干扰气体分子进行物理吸附或者与某些干扰气体分子发生化学反应,从而提高对目标气体的特异性。为了进一步减少其他待测物对传感器信号的交叉干扰,可以使用具有高选择性的生物膜固定在传感器表面,以实现对乙醇、甲醛,甚至是三甲胺、甲硫醇、乙醛等物质的检测。

在电化学传感器内多数使用的是酸性电解质,导致传感器对外界环境因素中的温度和湿度非常敏感。为了避免这一现象,最新的电化学技术应用了固态电解质,它很容易使用,且不需要考虑贮藏存放的问题。这也说明基于此电解质传感器制成的仪器在成本上有很大优势。输出结果对温度和湿度也有很快的校准能力,而产品也因此能确保工作的准确性和稳定性,使用时间能超过 5 年。这些传感器通常被用于高温环境,这是由于绝大多数固态电解质在室温下电导率很低,不易于使用,而在高温下电子转换反应更快,从而这些传感器在高温下更有优势。

根据使用模式的不同,电化学传感器可分为电位计和电流计。在测电位的模式下,测量信号为电动势,而在测电流的模式下,测量的则是电流值。在测电流的气体医学传感器中,在电极处发生气体反应产生电流,往往是在恒定电压情况下测量该电流值,可观察到电流大小与气体浓度呈线性关系。

二、电容式气体医学传感器

电容式传感器拥有众多优点,例如能耗低、高灵敏度、高选择性、与气体反应迅速、因为结构简单而易于制造、小型化、在恶劣环境下也有长时间的稳定性以及高集成度。电容输出信号的放大处理可以通过谐振电路来实现,而简单的信号处理电路可降低成本。电容传感器像平板电容一样,电极被沉积在载体基底上,薄的聚合物层则作为电介质,在聚合物上则是第二个电极,且气体分子能透过该层到达聚合物上。气体分子将会进入或离开聚合物层以与周围空气中的浓度达到平衡。聚合物的介电强度是与气体含量呈正比的,而介电强度会影响测量电容的大小。

湿度传感器是最常见的电容式气体医学传感器,现已应用于众多领域。除了自动控制车内空气质量,其他典型的应用是建筑仪器、气象仪器以及卫生间的空气调节。电容式湿度传感器有线性度优越、迟滞性低、响应速度快以及较强耐腐蚀性等特点。该类传感器能测量 0~100% 的相对湿度,并且能在 -80~+200℃ 的温度范围内工作。利用聚合物或者 $BaTiO_3$ 与金属氧化物形成的陶瓷混合物或者由不同金属氧化物合成的陶瓷混合物被用于制作 CO_2 电容传感器。这些复杂氧化物材料的电容特性会根据其表面由气体吸附引起的氧化/还原反应而产生改变。

三、电阻式气体医学传感器

电阻式气体医学传感器由于其价格低廉、低功耗、便于使用、持久耐用和小型化和便于集成在电子设备里的特点而广受关注,制备的简便性是其广泛使用的主要因素。它们一般是由多孔金属氧化物或者导电聚合物薄膜沉积在有叉指电极的陶瓷或聚合物基底上形成的。许多参数会影响传感器敏感层的特性(如厚度、孔径的疏密、表面积等),因此沉积过程和后续处理必须保证敏感层可靠的沉积在基底上。此外,考虑到传感器的长期稳定性,敏感层在工作时一定不能发生任何重大的结构或形态上的变化。

为了在实际使用中更加有效,电阻式气体医学传感器应该满足以下要求:

1. 在周围环境中能检测到低浓度的目标气体(灵敏度)。
2. 在其他气体干扰中能区分出目标气体(选择性)。
3. 在短期、中期和长期时间内的响应重复性(稳定性)。

20 世纪 70 年代初,Taguchi 首次将基于半导体金属氧化物(MOS)的电阻式传感器投入实际应用。此设备的主要应用在于通过监测室内易燃易爆气体的含量,从而对室内安全进行预警。由于 MOS 电阻式传感器检测范围很广,经过 40 多年的发展,MOS 电阻式传感器被应用在许多领域。例如,在环境检测领域,MOS 传感器的技术特别适合于新的强制性环保条例,同时它还提供了一种有效的方法来代替虽然精确但是更昂贵、更耗时的传统分析技术。未来基于纳米级传感元件的 MOS 传感器尺寸会更小,并且将会广泛地应用于更多领域,这不仅是因为这项技术在经济方面的优势,还因为这项技术的其他技术特点。由于 MOS 传感器能检测到很低浓度的气体,这使得它们在生物医学的应用中成为潜在的检测器。在该领域里被检测的气体物质是由人体中生物化学过程产生的,其浓度非常低。

最常见的作为 MOS 设备敏感层材料的金属氧化物是二元氧化物,如 SnO_2、ZnO、TiO_2 等,但也有三元或者更复杂的氧化物被采用为 MOS 传感器的敏感层材料。金属氧化物敏感层的电子结构、组成成分、价态、酸碱以及氧化还原性质是决定敏感层电气特征的主要特性。在金属氧化层中掺杂金属颗粒是最常见的提高传感器性能的方式。MOS 传感器的传感机制依赖于发生在敏感层表面的氧化物与被检测气体之间的反应。N 型半导体金属氧化物表面附着的氧起着关键的作用,由于其电子亲和力而捕获自由电子,从而在晶粒边界形成了势垒。这些势垒限制了电子的移动,导致了电阻的增加。当传感器置于有还原性气体的环境中,例如 CO,气体分子附着于表面并与活性氧反应,例如 O^-,表面将会释放自由电子:

$$CO + O^- \longrightarrow CO_2 + e^-$$

这一过程降低了势垒,导致电子更容易通过,因此降低了电阻。当氧化性气体与敏感层接触反应,例如 NO_2 和臭氧,附着过程会增加表面的电阻。对于 P 型氧化物,结果完全相反,由于气体的结合导致的电子转移会使得空穴减少(检测还原性气体)或者增加(检测氧化性气体)。自 20 世纪 80 年代以来,导电聚合物,例如聚吡咯、聚苯胺以及其衍生物被用作气体医学传感器的敏感层。与基于金属氧化物并在高温下工作的传感器相比,由半导体聚合物制成的传感器的许多特性都得到了提升。此类传感器能在低温情况下工作,且拥有高灵敏度和较快的响应时间。导电聚合物通过化学或者电化学方法能很容易地合成,并且拥有良好的机械特性,这使得气体医学传感器敏感层的制作变得简便。但是,天然的导电聚合物的电导率相当低($< 10^{-5}$,Scm^{-1})。为了获得高电导率的聚合物,掺杂是必需的。导电聚合物的

掺杂含量可以通过在室温下与许多气体的化学反应来改变,这也提供了一种简单的检测目标待测物的技术。气体分子,例如 NH_3、NO_2、H_2S 以及其他氧化还原活性气体和导电聚合物层之间的反应能产生电子的迁移,从而改变聚合敏感材料的电阻。

根据上文所述的传感器机制,这类传感器能检测大量有着相同化学结构或特性的不同种类的气体,但 MOS 和聚合物电阻式传感器不具备选择性,这仍然是一个有待解决的问题。

四、临床诊断气体医学传感器

由于考虑到应用场合的特殊性,为了满足医学用途,用于呼吸监测的气体医学传感器有许多特别的要求,比如:

1. 高灵敏度 能检测浓度非常低的气体。

2. 高信噪比 能在噪声干扰下得到有用的信息。

3. 精确度高、可靠性好。

4. 响应时间段。

5. 长时间测量时稳定性好、输出稳定。

传感器对低浓度的一氧化碳有很好的灵敏度,能检测次 ppm 水平下一氧化碳的浓度,而响应和恢复时间都在几秒内且基线稳定。但目前较低的时间分辨率仍是需要克服的主要障碍,它阻碍了众多呼吸分析传感器更广泛的使用。在采样过程中,通过在仪器中加入热循环装置进行缓冲可能是一个解决方案。代替单次呼吸测量待测物质浓度,平均多次呼吸的方案也可被采用。通过这种方式,单次呼吸之间被测物质浓度变化所造成的误差会减少,同时吸气中干扰物质的浓度对检测结果的影响也会减少。

呼吸气体医学传感器能根据工作原理、检测类型以及敏感材料划分为多种大类。这里,采用的是基于标志物的分类方式,这种方式能为每一种标志物比较不同的传感检测技术的特征和性能。

(一) 氧气、二氧化碳、湿度传感器

在呼出气体中,氮气、氧气、水蒸气和二氧化碳是主要成分。对于这些成分的监测能补充提供除了特征标志物外的一些重要信息。因此,针对这些气体的检测,研制开发出许多固态生物医学传感器。湿度传感器在排除湿度作为干扰成分和直接用于湿度大小的检测中都起到了重要作用,例如对睡眠呼吸暂停综合征的评估系统。呼吸中氧气的检测在临床应用上对于研究代谢水平有着重要的作用,二氧化碳传感器有众多生物医学上的应用,在辅助呼吸以及气管插管时监测二氧化碳可以用于估计呼末二氧化碳含量,可以用于患者呼吸监护、肺功能评价、呼吸治疗控制、诊断并监测呼吸道状况及肺功能。测量二氧化碳浓度变化的仪器,有时简称为二氧化碳浓度监测仪,过去的技术主要依赖于笨重且昂贵的非分散红外吸收传感器来检测二氧化碳浓度,这种技术因为价格昂贵、结构复杂、体积庞大和其他不利因素限制了二氧化碳浓度监测仪用于特殊环境,如外科病房。因此,价格低廉、简化和集成的二氧化碳监测设备会大幅改善患者的护理水平。

(二) 丙酮传感器

糖尿病患者呼出气体中丙酮的浓度高于健康人群,丙酮与静脉血中的血浆酮和 β-羟丁酸有关。血液中酮含量的增加有可能导致的酮症酸中毒,这是一种严重的糖尿病临床状况。因此,对于有酮症酸中毒风险的糖尿病患者,其呼出气体中的丙酮是合适的监测和无创诊断的标志物。基于氧化铟的 MOS 传感器在控制酮类摄入的治疗过程上有不错的应用前景。目前还有一种酶电化学设备、手持设备能够测量适度饮食和运动的健康人群呼吸中的丙酮浓度。图 5-4 为丙酮气体检测仪。

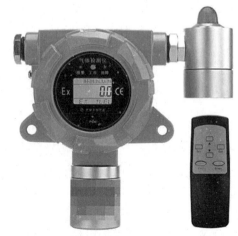

图 5-4 丙酮气体检测仪

(三) 一氧化碳传感器

低浓度的一氧化碳暴露会对精神造成影响,包括头

痛、头晕、恶心和疲劳。如果摄入浓度较高,人的视力将受损,身体的协调能力也将受到影响。当一氧化碳浓度再增加时,则有可能致命。这些急性效应是由于碳氧血红蛋白的形成抑制了红细胞与氧气的结合。用便携式电化学和半导体传感器可轻易地检测呼出气体中浓度范围可达到 ppm 的一氧化碳。一氧化碳传感器主要用于检测环境中一氧化碳的含量。当急诊患者出现语无伦次、意识丧失时,一台一氧化碳检测仪器可迅速无创地测量一氧化碳含量,并给出与碳氧血红蛋白测试一致的结果。图 5-5 为一氧化碳传感器。

(四) 乙醇传感器

乙醇传感器被广泛用于检测驾驶员是否酒驾,这些设备被设计用于检测驾驶员呼出气体中的乙醇含量,从而减少因酒驾引起的交通事故。红外技术、电化学、燃料电池以及半导体设备等均可用于乙醇的测量,在这些技术中,半导体氧化物传感器除了需要经常校正外,相比其他传感器拥有众多优势,包括低成本、低能耗以及小尺寸。这些检测设备一般都是较准确和可靠的,对是否摄入酒精可提供合理的依据。不过,目前无法排除内在因素的干扰,测量的乙醇含量还不能作为可靠的证据来证明酒驾。图 5-6 为乙醇传感器。

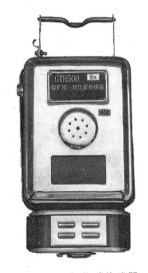

图 5-5 一氧化碳传感器

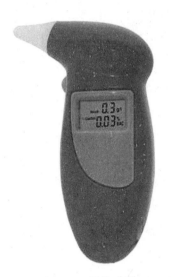

图 5-6 乙醇传感器

(五) 氨气传感器

氨是一种代谢产物,存在于呼出气体中。当其浓度变高时,往往与一些肾脏疾病导致的氨基酸降解有关,或者是由胃部幽门螺杆菌的感染导致。因此,开发用于临床呼吸诊断氨含量的呼吸分析仪的前景非常广阔。目前,可用于氨检测的固态检测器还没有商品化。现在亟需研究的是如何对氨气传感器进行微型化,同时达到临床应用的要求。图 5-7 为氨气传感器。

(六) 一氧化氮传感器

在过去的几年里,许多研究表明一氧化氮的增加与哮喘有关联。目前已知的是糖皮质激素能够降低哮喘患者呼出气体中一氧化氮的浓度。因此在评估呼吸道感染以及监测吸入性类固醇药物对哮喘患者的有效性上,测量呼出气体中的一氧化氮浓度是很有用的。目前商业上有几种基于化学发光的分析仪能在线或者离线测量呼出气体中的一氧化氮浓度,但这些设备都比较昂贵,而且只适用于实验室环境使用。

由于传感器的设计复杂,这使得不再需要将呼出气体样本控制在某一特定温度和压力下,从而使仪器的总体成本下降,促使设备的使用领域逐步扩大。仪器本身需要 10 秒即可得到呼出气体中一氧化氮浓度值,其分辨率高达 10ppb,至少是市场上传感器灵敏度的 20 倍,同时在短暂的湿度变化的情况下仍然拥有很好的稳定性。将来需要研究的是进一步减少仪器的复杂度。图 5-8 为一氧化氮传感器。

(七) COS 传感器

呼出气体中羰基硫化物含量的显著上升表明受试者在肺移植手术后产生急性排斥现象。呼出气体

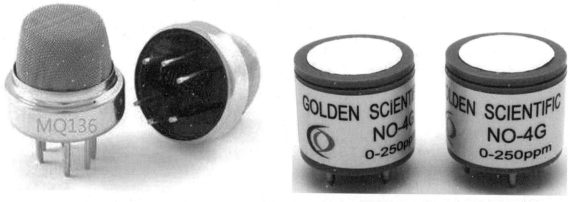

图 5-7 氢气传感器   图 5-8 一氧化氮传感器

中 COS 的测量本身是无创的,并且在一定程度上可以避免微创手术过程,如肺组织活检。由于该类标识物在呼出气体中的浓度很低,对 COS 传感器的设计制作是极大的挑战。

（八） 氢传感器

无论简单还是复杂的碳水化合物的摄入,如土豆淀粉,都会导致人体呼出气体中氢气含量升高,所以氢传感器可用于对厌食症患者进行医学诊断。测试过程简单且无创,并且禁食的时间也很短（通常为 8~12 小时）。

第四节　人体检测生物医学传感器

医学领域是第一个且最大的生物医学传感器应用领域。拯救生命的需求促进传感器的不断进步,生物医学传感器将生命特征传输至高性能传感器,实现了手术中对人体任何部位的精确成像。人体传感器的设计前提是使传感器适应不能改变的器官,这是设计人体传感器时面临的最大挑战,但是大量事实证明,这个挑战并没有影响人体传感器领域的发展。这些传感器的应用不局限于医学领域,生物医学传感器可应用在许多实验室中,用以检测除了生命特征外的更多信息。

一、设计因素

（一） 侵入式传感器

仪器或手术进入人体是"有创"的侵入式方法。与汽车用传感器相比,用于人体的传感器的设计必须考虑一系列限制条件。最大的不同点是:设计适合放入人体内的传感器时会遇到许多困难。如果对象是一辆车,这个想法很容易实现,只要在汽车里开辟一个空隙和底座,然后布线,汽车已经拥有蓄电池和车载电脑,所以不需要附加电源和信号分析仪器。然而,目前还不存在有效放入人体内的电源或电脑,所以必须采用附加电源或信号传输的方法。除此之外,进入人体的外来物质通常会受到免疫系统的排斥和攻击,这会对仪器和人体造成危险,导致并发症。侵入式传感器设计伴随的并发症,使设计过程变得非常困难。

（二） 无创传感器

生物医学传感器通常不是永久地用于单一被试者,而是多次用于许多被试者。传感器需要重复使用和拆卸,因而无创传感器变得更加理想。无创传感器必须从可检测的生物信号的外部或者身体的外部有效地收集数据。当设计无创传感器时,必须指出它们需面临的挑战,这些挑战并不比入侵式传感器的挑战小。无创传感器通常从具有一定距离的固定在人体的某部位收集信号,这种非直接的传感器在收集数据时可能引入了许多噪声信号,噪声是由虚假信号造成的。为了从原始信号中获取准确的数据,必须对误差信号进行滤波处理,为此需要知道误差信号的来源及其变化规律。此外,生物医学传感器要固定在被试者身上采集数据,故传感器的轻便、不易觉察以及舒适度等要求成为穿戴式生物医学传感器设计上需要考虑的因素。

（三）穿戴式传感器要求

在医学领域中，传感器在被试者固定不动或无意识时收集数据。所以，设计生物医学传感器不需要考虑人体的移动或意识状态。在实验室或日常生活中，被试者的活动会对穿戴的传感器造成影响，如果被试者在检测过程中保持静止状态，那么传感器将最大程度地有效收集相关数据。同时，固定在人体上的传感器应避免对被试者产生干扰。有效达到这一要求的传感器被称为非觉察式传感器。在收集被试者的意识状态的相关数据时，如果被试者觉察到传感器的存在，可能会产生误差信号。同样地，在被试者完成某项任务的过程中，传感器在检测生物信号时不能妨碍被试者行动。这要求固定在被试者身上的传感器必须体积小、重量轻。另外，传感器固定位置也非常重要，在不阻碍被试者活动的同时，传感器必须能收集相关的数据，最适合放置传感器的身体部位是非关节区，简单地说，关节之间的部位可作为放置传感器的非觉察区域。

（四）信号噪声

信号噪声在非觉察式传感器中是不可避免的，如果对其没有充分考虑，将会干扰检测结果。实际上许多传感器都能检测某特定人体信号，但要对这些传感器进行比较，在噪声和非觉察性之间进行权衡。对比两种不同的呼吸传感器是个很好的例子。二氧化碳分析仪能用于检测体内呼出的二氧化碳浓度，这种类型的传感器十分精确。二氧化碳的浓度值能用于定量分析人的呼吸状况。二氧化碳浓度检测的噪声直接来源于环境中其他二氧化碳，如可能来自旁边的人。为了避免此噪声，传感器通常收集直接来自被试者的嘴或鼻子的样品。在本章参考文献中，鼻孔中的气体通过导气管以恒定气流传送到传感器，二氧化碳数据被传输到二氧化碳分析仪中。然而这种类型传感器的准确度也存在不足，插入鼻孔的导气管会影响人体大范围的活动，罩在人体面部的导气管也会分散被测气流。这种方法限定了被试者的呼吸方式。检测从鼻孔到传感器导气管的气流通常要求被试者用嘴吸气，用鼻子呼气，这样才能检测二氧化碳浓度值。这样做不需要很费劲，但是被试者可能会因考虑如何做而分散注意力。另一种呼吸检测方法需要在被试者的身体上固定一个柔性电感传感器，将被试者胸部和腹部的扩张和收缩作为呼吸的检测结果，使用这种穿戴式传感器更不易被觉察。将单根捆扎带穿在衣服里面，被试者和其他人很难注意到。相比之下，使用导线代替导管，提供了无线信号传输的可能性。在实际应用中，无线信号传输消除了传感器的移动的限制。但是，这种方法也有不利的因素，因为任何身体移动都可能产生信号噪声，如聊天或大笑时伴随的身体上下弯曲或左右摇晃会影响吸气或呼气的频率，而身体移动通常不会改变呼吸频率。二氧化碳检测传感器不能发现这些"假呼吸"产生的噪声，对被试者的身体进行视觉或动力学分析能提供去除噪声的足够信息。每种传感器类型都有它们各自的优缺点。传感器的有效性主要依赖于收集数据时被试者的活动。如果被试者坐在原地，集中注意力，二氧化碳传感器的准确性将更高；如果被试者移动或需要和其他人交流，柔性电感传感器的抗干扰性更强。

（五）伪差

加速度计、惯性传感器和其他运动捕捉传感器能用于收集被试者的动力学数据。然而这些传感器并没有专门测量生物信号的功能，只有当其测量的动力学数据用于生物力学分析时，才被认为是生物医学传感器。由于传感器的质量不能忽略，由动量造成的传感器的额外运动（与被试者运动不相关）被记录为动力数据，这就是伪差。

二、人体活动识别

（一）传感器的固定

穿戴式传感器不仅能够检测人体位置，还能检测人体的动作及行为，将传感器组合到人们经常穿戴的物体中，例如将压力传感器植入鞋子中，将加速度计和陀螺仪植入手表，是一种隐蔽式测量方法。在纽扣衬衣的上口袋插一只隐藏了检测空间高度传感器的或者在眼镜框架上固定一个话筒，虽然容易被发现，但不会影响使用者的行动。

（二）传感器数据通信

通过蓝牙无线方式将固定的传感器数据传输至指定的网络中，使用蓝牙系统的优点是其信号强度和传感器离蓝牙站的距离相关,这个数据信息和网络位置可以用于估计被试者的位置。这种方法的缺点是传感器系统只能在设立蓝牙站的区域内工作。

（三）信号的识别

从信号中正确地识别出人的活动,需要了解该活动的相关知识,例如通过监测来自鞋子的压力信号可简单地识别出人是否在走路,但是要识别准确,其编程就会比较复杂。检测房屋天花板高度的传感笔采集数据,需要预先设置被测试者进入房间的高度等参数。

三、生物力学与认知状态分析

生物力学是采用与计算流体系统压力相同的动力学分析方法计算人体内的压力。为完成这项分析,必须记录被试者的动力学数据。国外研究学者 Winter 提出了一种常见的记录方法,包含用于步态分析的复合高速相机。该相机记录了被试者身上的反射标识位置,用来收集位置信息,对位置信息进行处理,能得到人体标记区的速度和加速度值。位置信息结合其他肢体质量的特性等信息,就能得到人体受力分析。虽然可利用照相机获取精确的位置信息,但使用时所设区域不能存在干扰,且处理时间很长。越来越多的研究人员将穿戴式传感器应用于生物力学数据收集方面。利用穿戴式加速度计和惯性传感器收集的动力学数据,可能存在伪差问题,其主要的解决方法是确保传感器牢固地贴紧衣服,预防传感器自身的移动。为了避免这种干扰,传感器需要足够小,并确保紧固地绑到被试者身上。

自主神经系统的解剖和生理学研究发现,情感状态直接影响自主神经系统的功能。自主神经系统支配整个体内的器官。副交感神经系统触发器官的反应基本是将能量转移给消化系统,而交感神经系统将能量转移到骨骼肌,产生"应激或自我保护"反应。这是人体维持稳态的一种机制。两个神经束支通常以一定频率传送信号,也就是说,它们不停地发送信号,其激活和抑制不能用线性方法来描述。"激活"用于描述信号频率增加;"抑制"用于描述信号频率减少。虽然一个神经束支激活而另一个神经束支抑制是很常见的,但这是交互作用。一个神经束支的激活不需要另一神经束支的抑制。也有一些共同激活或共抑制的例子。两个神经束支相互独立意味着自主活动不能由单一的神经元描述。每一个束支需要一个神经元,完全的独立性意味着这些神经元之间相互正交。这些神经元建立的二维空间是对自主活动的一种恰当的描述方式。

自主神经系统是为了使人体维持稳态,那么它是怎么知道何时触发"休息和消化"状态以及"应激或自我保护"状态呢?这是由情绪和自主神经系统共同作用的。众所周知,恐惧会让人们心跳加速、脸色苍白,这是人体对恐惧的反应,随时准备"应激或自我保护"。心跳加速使血液更快地将氧气运输至器官;脸色苍白是因为身体大部分血管收缩;骨骼肌血管舒张,能增加肌肉的性能,为体力活动做准备。这证明情绪能控制或至少能影响交感神经和副交感神经调控之间的平衡。由此很容易联想,通过监测受自主神经系统调控的器官的生理状态,将能检测人的意识状态。不同的情绪状态能对自主神经产生不同的影响,转而影响受神经调控的器官。如果通过研究能刻画出完整的人类情绪反应图谱,那么自主神经系统将成为人类意识状态的可靠且有意识的被动表达方式。几乎所有研究实验都采用无创模式,也就是只能收集到身体表面的信号。这些信号包括心血管、呼吸活动、皮肤阻抗、体温和其他信号。将收集的数据和被试者的主观反应相比较,从而刻画出情绪及其相关反应的图谱。来自这些传感器的信号噪声可能产生虚假误差信号,将不同种类的传感器进行对比实验,可以识别信号来源,有助于去除虚假信号。

四、人机交互生物医学传感器

人机交互是现代社会日常生活中的一部分,例如开车上班时人们常利用蜂窝设备进行通信和娱乐,人们做每件事几乎都要用计算机。接口技术发展到今天,大多数研究致力于将信息如何从机器有效地传输到用户。机器能够立即为用户提供足够的数据,为用户完成预期任务(如写文字、在公路上变更车道),同时用户同步地监测机器状态信息,这让用户在使用中能保持机器的正确运行。现在没有人机通信的等效模型,用户和机器沟通的唯一方式是通过已设计的接口(键盘、方向盘、鼠标和触摸屏)。人机交互不仅被证实有益于生物医学传感器的应用,而且为实现隐蔽式传感器提供了理想的平台。一种记录生理信号的理想隐蔽式方法是将生理传感器放在机器表面,能经常与人体接触。

五、微机电系统在生物医学传感器中的应用

在设计家庭传感器和人体交互检测生理信号的仪器中,研究人员遇到了一些挑战。为了准确检测,需要将传感器放置在能和人体接触的地方,接触的地方通常限定在手的表面(有时候可能是手指),因而限制了有效使用的传感器数量和种类。微机电系统器件的制作采用常用于集成电路制作的微加工方法,这个技术能实现微米级尺寸的转换器、电机和传感器制作。

随着技术发展,原本只能在实验室条件下应用的传感器也能在日常生活中检测人体的各种参数。这项技术结合心理、生理反应的研究,最终会让世界上每台机器都能理解人类。生物医学传感器领域的进步最终将会使人机交互模式转变为人机合作模式。

(曹晓均　李丽娟)

参 考 文 献

[1] 姜远海,霍纪文,译. 生物传感器[M]. 北京:科学出版社,1988.

[2] 许锡铭,译. 生物医学换能器—原理与应用[M]. 上海:上海科学技术出版社,1984.

[3] 曾辉,温志立. 生物传感器在医学中新的应用[J]. 现代临床医学生物工程杂志,2004,24(7):65-69.

[4] 林薇薇. 生物传感器在临床检验仪器中的应用和发展[J]. 医疗设备信息,2002,8(10):33-35.

[5] 任力锋,贺达仁,李螺丝,等. 生物传感器研究孕育着革命[J]. 医学与哲学,2002,23(4):26-28.

[6] 刘向阳. 生物传感器在医疗领域的应用[J]. 医疗保健器具,2008,2(7):29-30.

[7] 张芬芬. 新型纳米生物传感器及其应用研究[D]. 华东师范大学,2005:1-130.

[8] 杨明星,缪煜清,齐名. 生物传感器在医学检验中的应用[J]. 临床检验杂志,2002,(3):182-184.

[9] 于新芬,潘劲草,孟冬梅. 生物传感器在医学检测中的应用[J]. 检验医学与临床,2004,(3):120-122,126.

[10] 缪璐,刘仲明,张水华. 电化学免疫传感器的研究进展[J]. 中国医学物理学杂志,2006,(2):132-134.

[11] 李杜娟,王剑平,盖玲,等. 快速检测大肠杆菌 O157:H7 的电化学阻抗免疫生物传感器[J]. 传感技术学报,2008,(5):709-714.

[12] 张灯,陈松月,秦利锋,等. 检测大肠杆菌 O157:H7 的电化学阻抗谱生物传感器的研究[J]. 传感技术学报,2005,(1):5-9.

[13] 张晓君. 用于急性毒性检测的生物传感器的研究进展[J]. 科技资讯,2011,(22):49-49.

[14] 顿文涛,李勉,毕庆生,等. 用于抗生素检测的生物传感器研究进展[J]. 生物技术通报,2013,(6):70-74.

[15] 罗宏,刘劲,邓刚. 生物传感器在医学中的应用现状和发展前景[J]. 医疗设备信息,2006,11(21):40-42.

第六章　智能识别

随着人工智能技术、计算机技术、设备制造技术的发展,智能识别已经和我们的日常生活紧密地结合在一起,从超市购物、交通出行、求医问诊,到安全防卫等多个领域都离不开智能识别。本章从智能识别的概念、起源和前景说起,详细介绍了智能识别领域中的人脸识别、指纹识别、语音识别、光学字符识别等常见识别技术。同时也对虹膜识别、基因识别、射频识别、静脉识别、磁卡识别和 IC 卡识别等识别技术作了相关介绍。

第一节　智能识别概述

一、智能识别的概念

智能识别就是应用一定的识别装置,通过被识别物体和识别装置之间的接近活动,运用人工智能技术获取被识别物体的相关信息。

智能识别技术将生物识别、图像识别、条形码识别、人工智能、计算机等技术融为一体,与互联网、移动通信等技术相结合,实现被识别物体的跟踪与信息共享,实现人与被识别物体或物体与被识别物体之间的沟通和对话。智能识别技术的优势在于可以快速、精确地将庞大的数据存储在计算机的数据库系统，并从中筛选出我们关心和需要的数据进行识别和对比。

举一个日常生活常见的智能识别的例子，商场购物结算的条形码扫描系统就是一种典型的智能识别技术。收银员通过扫描仪扫描商品上的条形码，然后对接后台的计算机系统进行运算处理，获取商品的名称、价格等信息，再输入数量，后台的 POS 系统即可计算出该批商品的价格，从而完成顾客的结算。当然，顾客还可以采用银行卡支付或扫码支付等形式进行支付，银行卡支付和扫码支付过程本身也是智能识别技术的一种应用形式。

随着人类社会进入信息时代，人们所获取和处理的信息量不断加大。传统的信息采集技术主要是通过人工手段录入的，不仅劳动强度大，而且出错率高。那么怎么解决这一问题呢？答案是以计算机、通信技术、图像分析处理技术和人工智能领域的新技术为基础的智能识别技术。

在日常生活和工作中，各种各样的活动或者事件都会产生这样或者那样的数据，这些数据包括人的、物的、财的，也包括采购的、生产的和销售的，这些数据的采集与分析对于我们的工作或者生活是十分重要的。如果没有这些实际情况的数据支援，生产和决策就将成为一句空话，将缺乏现实基础。在计算机信息处理系统中，数据的收集是信息系统的基础，这些数据通过信息处理系统的分析和过滤，最终成为影响我们决策的信息。

二、智能识别的现状

近几十年时间，智能识别技术在全世界范围内得到迅猛发展。伴随着条形码、二维码技术的成熟、RFID 技术正在以其信息技术载体的优势，不断飞速发展。人脸识别、语音识别、指纹识别、虹膜识别等生物识别技术，以及文字识别、图像识别等智能识别技术也以其鲜明的技术特点和技术优势，在身份认证、信息安全、资料录入等不同的领域呈现出不可替代的作用。在美国、欧洲和日本等发达国家的智能识别技术已经形成规模化应用。这些智能识别技术在金融保险、工业制造、交通运输、商业流通、仓储物资管理、宾馆旅游以及国家安全、身份识别、信息安全等领域都得到了广泛的应用。

我国的智能识别技术从 20 世纪 80 年代开始，经过 30 多年的发展，部分领域已经形成了标准化的信息编码、信息载体、信息采集、信息传输、信息管理以及信息共享技术，在未来电子商务平台建设和信息化建设发挥重要的作用。

在我国加入 WTO 的背景下，很多企业对智能识别技术的应用要求更加迫切，物流信息化、商品零售、企业供应链和信息化管理等领域，都必须应用智能识别技术。

三、智能识别技术的发展趋势

人类科学技术的突飞猛进，使其应用渗透到我们社会生产的各行各业，各门科学学科的发展，极大地提高了社会生产力水平，同时也让许多相关技术，如感测技术、识别技术、通信技术、控制技术和人工智能技术得到飞速发展。

（一）智能识别技术的设备向多功能化和易用化方向发展

现阶段，智能识别技术发展很快，随之出现很多新型技术设备，相关技术的产品向着多功能化、易用化、便携化方向发展。集成网络技术和多种现代通信技术的一体化设备，向信息传递快速、高效、安全、可靠、实用等领域发展。

（二）智能识别系统向技术集成化应用方向发展

事物的发展往往是多样性的，而一种技术的优势无法满足各个方面的需求。因此，人们会逐步研究出集成多种技术的应用，以满足各种各样的要求。在应用解决方案方面，条形码与 RFID 集成、传感器与无线通信的集成、传感器与 RFID 集成应用，都会获得进一步的发展。

（三）智能识别越来越多的应用于自动控制领域

控制的基础在数据，没有数据就没有从数据加工出来的控制策略，控制就会是盲目的，就不能够达到控制的目的。目前，智能识别的输出结果主要用来取代人工输入数据和支持人工决策，用于进行自动控制的应用还不广泛。当然,这与识别的速度有关。更重要的是,长期以来,管理方面对智能识别的要求更为迫切。随着对自动控制系统智能水平的要求越来越高,仅仅依靠测试技术已经不能全面地满足需要,所以智能识别技术与控制技术紧密结合的端倪开始显现出来。

(四) 智能识别技术的应用将继续拓宽并向纵深方向发展

智能识别技术需要人工智能技术和自动识别技术紧密结合。目前,智能识别技术已初步具有处理语法信息的能力,但要真正实现具有较高思维能力的设备,就必须使设备不仅具备处理语法信息的能力,还必须具备处理语义信息和语用信息的能力,否则就谈不上对信息的理解。所以,提高对信息的理解能力,从而提高智能识别系统处理语义信息和语用信息的能力,是智能识别技术向纵深发展的一个重要趋势。

智能识别技术不是稍纵即逝的时髦技术,它已经成为人们日常生活的一部分,它所带来的高效率和方便性影响深远。

第二节　智能识别技术分类

智能识别技术按识别物的不同主要分为两类:①针对有生命物体的识别;②针对无生命物体的识别。

一、有生命物体的识别

针对有生命物体的识别,主要是对生物的特征进行识别,通常也称为生物识别,主要技术包括人脸识别技术、指纹识别技术、语音识别技术、虹膜识别技术等。

(一) 人脸识别技术

人脸识别产品已广泛应用于金融、司法、军队、公安、边检、政府、航天、电力、工厂、教育、医疗等领域。

1. 数码相机的人脸自动对焦技术　数码相机的人脸自动对焦是将人的脸、头、眼睛、鼻子、嘴等按照形状、色调、排列方式事先写入相机固件或软件内,拍照时相机进行模糊分析,当分析出目前镜头采集到的信息基本与人脸一致,相机就会发出指令就将焦点落在这个部位。

2. 目标人物人脸识别　通过查询目标人物的影像数据来寻找数据库中是否存在目标人物的基本信息。例如在机场或公共场所应用该系统,查询目标人物信息(图6-1)。

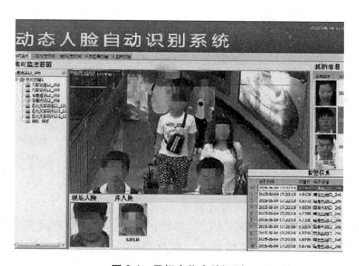

图6-1　目标人物人脸识别

3. 人脸识别门禁系统　人脸识别门禁系统是基于先进的人脸识别技术,是结合成熟的ID卡和指纹识别技术,创新推出的一款安全实用的生物识别门禁控制系统(图6-2)。

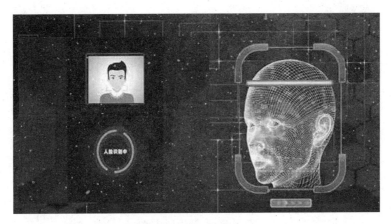

图6-2 人脸识别门禁系统

（二）指纹识别技术

两枚指纹（fingerprint）经常会具有相同的总体特征，但它们的细节特征却不可能完全相同。指纹纹路并不是连续的、平滑笔直的，而是经常出现中断、分叉或转折，这些断点、分叉点和转折点就称为"特征点"。特征点提供了指纹唯一性的确认信息。

指纹识别是指根据人的指纹纹路和细节特征进行身份识别的一种生物识别技术。指纹识别技术是目前最成熟、应用最广泛且价格便宜的生物特征识别技术，不仅在门禁、考勤系统中可以看到指纹识别技术的身影，笔记本电脑、手机、汽车、银行支付都可应用指纹识别技术（图6-3）。

（三）语音识别技术

与机器进行语言交流，让机器明白我们说什么，这是人类长期以来梦寐以求的事情。

语音识别技术，就是让机器通过识别和理解过程，把语音信号转变为相应的文本或命令的高级技术，也就是让机器"听懂"人类的语音，其目的是将人类语音中的词汇内容转换为计算机可读的输入。

目前，语音识别可应用于多个领域，包括医疗智能问诊（图6-4）、智能车载、智能家居、教育等。

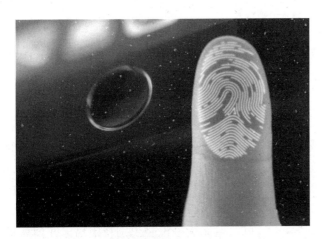

图6-3 指纹识别技术

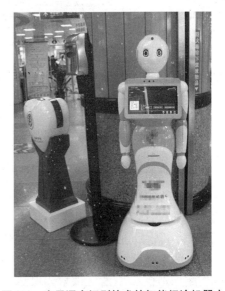

图6-4 应用语音识别技术的智能问诊机器人

（四）虹膜识别技术

虹膜识别技术是基于眼睛中的虹膜进行身份识别，应用于安防设备（如门禁等），以及有高度保密需求的场所。在民航、机场、海关、公安、监狱等多个领域都有用到虹膜识别技术（图6-5）。

（五）静脉识别技术

静脉识别技术是通过静脉识别仪取得个人静脉分布图，或者通过红外线 CCD 摄像头获取手指、手

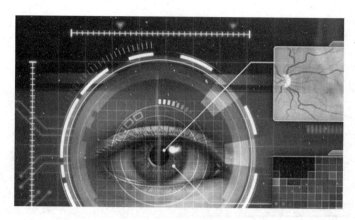

图 6-5 虹膜识别技术

掌、手背静脉的图像,存储在计算机系统中。静脉比对时,实时采取静脉图,运用先进的滤波、图像二值化、细化手段提取数字图像特征,采用复杂的匹配算法同存储在主机中的静脉特征值比对匹配,从而对个人进行身份鉴定,确认身份(图 6-6)。

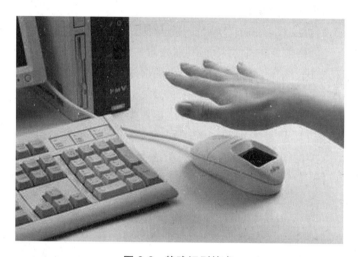

图 6-6 静脉识别技术

二、无生命物体的识别

对无生命物体的识别,我们通常称为对物的识别,主要技术包括光学字符识别、条形码和二维码、射频识别技术、智能卡技术等。

(一) 光学字符识别

光学字符识别是指用电子设备(如扫描仪或数码相机)检查纸上打印的字符,通过检测暗、亮的模式确定其形状,然后用字符识别方法将形状翻译成计算机文字的过程。

光学字符识别可应用于文字内容审核与监管、纸质文档票据电子化、车牌号码识别等领域(图 6-7)。

(二) 射频识别技术

射频识别技术,又称无线射频识别,是一种通信技术,可通过无线电讯号识别特定目标并读写相关数据,而无须识别系统与特定目标之间建立机械或光学接触。

射频识别技术在多个领域都有广泛应用,例如仓储物流、医疗物资管理、医院的手术室手术衣的智能化管理等(图 6-8)。

(三) 智能卡技术

智能卡(smart card)是内嵌有微芯片的塑料卡的通称。智能卡需要通过读写器进行数据交互,如日常使用的银行卡(图 6-9)。

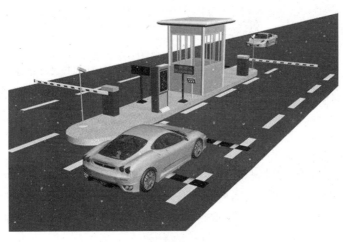

图 6-7 停车场车牌号码识别

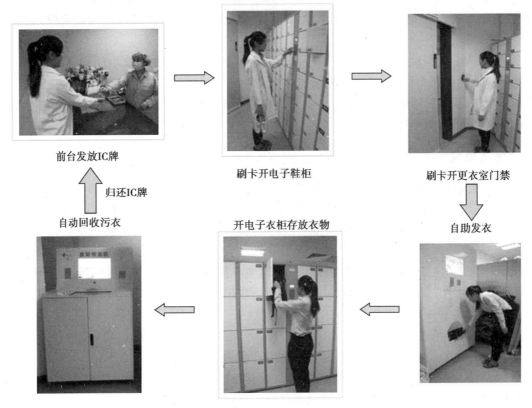

前台发放IC牌

刷卡开电子鞋柜

刷卡开更衣室门禁

归还IC牌

自动回收污衣

开电子衣柜存放衣物

自助发衣

图 6-8 利用 IC 卡和射频识别技术的手术室智能化管理

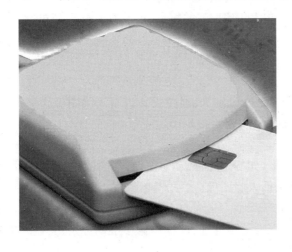

图 6-9 智能卡识别

第三节 人 脸 识 别

人脸识别,是基于人脸的视觉特征进行身份鉴别的一种生物识别技术,是用具有摄像功能的设备采集含有人脸的图像或视频流,并自动在图像或视频流中检测和跟踪人脸,进而对检测到的人脸进行脸部识别的一系列相关技术。

一、发展历史

人脸识别的研究工作始于 20 世纪 60 年代,20 世纪 80 年代后随着计算机技术和光学成像技术的发展得到提高。经过了将近 50 年的发展,人脸识别技术已成为图像分析领域最热门的研究之一。我国关于人脸识别的研究起步于 20 世纪 80 年代,取得了较多的研究成果。人脸识别的发展大致可分为三个阶段:

第一阶段:一般性的脸部特征研究阶段。这一阶段基于人脸的几何结构特征的方法作为主要技术方案,用一个简单的语句将人脸特征与数据库中的特征数据联系。这一阶段是初级阶段,人工依赖较强,基本没有实际应用。

第二阶段:人脸识别成果井喷阶段。这一阶段诞生了很多具有划时代意义的识别算法,军方的人脸识别系统和商业化的同类型产品相继出现。

第三阶段:真正的机器智能识别阶段。这一阶段主要是克服了姿态、光照、表情等变化对识别准确性的影响,让识别的准确率进一步提高。

二、技术特点

传统的人脸识别技术主要是基于图像的人脸识别,已有 30 多年的研发历史。但这种方式有着难以克服的缺陷,尤其在光照发生变化时,识别效果会急剧下降,无法满足实际系统的需要。解决光照问题的方案有三维图像人脸识别和热成像人脸识别。但这两种技术还不成熟,识别效果不尽人意。

一种新的解决方案是基于主动近红外图像的多光源人脸识别技术,它可以克服光线变化的影响,已经取得了卓越的识别性能,在精度、速度和稳定性方面的整体系统性能超过三维图像人脸识别。这项技术发展迅速,使人脸识别技术逐渐走向实用化。

人脸与人体的其他生物特征一样,是与生俱来的,它的唯一性和不易被复制的特性为身份鉴别提供了必要的前提。与其他类型的生物识别相比,人脸识别具有如下特点:

1. 非强制性 可以在无意识的状态下获取人脸图像,这样的取样方式没有"强制性"。

2. 非接触性 不需要和设备直接接触就能获取人脸图像。

3. 并发性 在实际的应用场景下可以进行多人脸的分拣、判断及识别。

除此之外,还符合视觉识别特性,即"以貌识人"的特性,以及具有操作简单、结果直观、隐蔽性好等特点。

三、技术流程

人脸识别系统主要包括五个组成部分,分别为:通过设备进行人脸图像采集、人脸检测、图像预处理、人脸图像特征提取以及人脸图像匹配与识别(图 6-10)。

(一)人脸图像采集
不同的人脸图像都能通过设备采集,如静态图像、动态图像、不同位置、不同表情等。当人在采集设备的拍摄范围内时,采集设备会自动拍摄人脸图像。

(二)人脸检测
人脸检测在实际中主要用于人脸识别的预处理,即在图像中准确标定出人脸的位置和大小。人脸

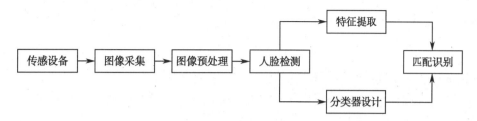

图 6-10　人脸识别系统基本框架

图像中包含的模式特征十分丰富,如直方图特征、模板特征、颜色特征、结构特征等。人脸检测就是把这其中有用的信息挑出来,并利用这些特征实现人脸检测。

（三）图像预处理

对于人脸的图像预处理是基于人脸检测结果,对图像进行处理并最终服务于特征提取的过程。系统获取的图像由于受到各种条件的限制和随机干扰,往往不能直接使用,必须在图像处理的早期阶段进行灰度校正、噪声过滤等图像预处理。对于人脸图像来说,其预处理过程主要包括人脸图像的灰度变换、光线补偿、归一化、直方图均衡化、几何校正、滤波以及锐化等。

（四）人脸图像特征提取

人脸识别系统可使用的特征分为视觉特征、人脸图像变换系数特征、像素统计特征、人脸图像代数特征等。人脸特征提取是针对人脸的某些特征进行的。人脸特征提取是对人脸进行特征建模的过程。人脸特征提取的方法归纳起来分为两类:①基于知识的表征方法;②基于代数特征或统计学习的表征方法。

基于知识的表征方法主要是根据人脸器官的形状描述以及它们之间的距离特性来获得有助于人脸分类的特征数据。人脸由眼睛、鼻子、嘴、下巴等局部构成,对这些局部和它们之间结构关系的几何描述,可作为识别人脸的重要特征,这些特征被称为几何特征。基于知识的表征方法主要包括基于几何特征的方法和模板匹配法(图 6-11)。

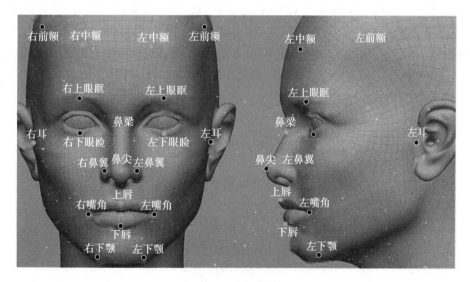

图 6-11　特征点提取

（五）人脸图像匹配与识别

提取人脸图像的特征数据与数据库中存储的特征模板进行匹配,通过设定一个阈值,当相似度超过这一阈值,则把匹配得到的结果输出。人脸识别就是将待识别的人脸特征与已得到的人脸特征模板进行对比,根据相似程度对人脸的身份信息进行判断。这一过程又分为两类:①确认:是一对一进行图像比较的过程;②辨认:是一对多进行图像匹配对比的过程。

四、优势与困难

（一）优势

人脸识别的优势在于其自然性和不被察觉的特点。

1. 自然性　所谓自然性，是指该识别方式同人类进行个体识别时所利用的生物特征相同。例如人脸识别，人类也是通过观察比较人脸区分和确认身份的。另外具有自然性的识别还有语音识别、体形识别等，而指纹识别、虹膜识别等都不具有自然性，因为人类或者其他生物并不通过此类生物特征区别个体。

2. 不被察觉　不被察觉的特点对于一种识别方法很重要，这使该识别方法不令人反感，并且因为不容易引起人的注意而不容易被欺骗。人脸识别具有这方面的特点，它完全利用可见光获取人脸图像信息，而不同于指纹识别或者虹膜识别，需要利用电子压力传感器采集指纹，或者利用红外线采集虹膜图像，这些特殊的采集方式很容易被人察觉。

（二）困难

人脸识别被认为是生物特征识别领域，甚至人工智能领域最困难的研究课题之一。人脸识别的困难主要是人脸作为生物特征的特点所带来的。

（三）相似性

不同个体之间的区别不大，所有的人脸的结构都相似，甚至人脸器官的结构外形都很相似。这样的特点对于利用人脸进行定位是有利的，但是对于利用人脸区分人类个体是不利的。

（四）易变性

人脸的外形很不稳定，人可以通过脸部的变化产生很多表情，而在不同观察角度，人脸的视觉图像也相差很大。另外，人脸识别还受光照条件、人脸的很多遮盖物、年龄等各方面因素的影响。

五、应用前景

生物识别技术已广泛用于政府、社会福利保障、军队、银行、电子商务、安全防务等领域。例如一位储户走进银行，他既不需要银行卡，也没有回忆密码就径直提款，当他在提款机上提款时，一台摄像机对该用户的人脸扫描，然后迅速而准确地完成了用户身份鉴定，办理完业务。这是我们现实生活中的一个真实的场境。该银行所使用的正是现代生物识别技术中的"人脸识别系统"。此外，机场等重点场所，人脸识别技术也在发挥重要作用。

当前社会上的入室偷盗、抢劫、伤人等案件的不断发生，鉴于此种原因，防盗门开始走进千家万户，给家庭带来安宁；然而，随着社会的发展，技术的进步，生活节奏的加速，消费水平的提高，人们对于家居的期望越来越高，对便捷的要求也越来越迫切，基于传统的纯粹机械设计的防盗门，除了坚固耐用外，很难快速满足这些新兴的需求。人脸识别技术已经得到广泛的认同，但其应用的技术门槛、经济门槛仍然很高（开发周期长、价格高）。

随着人脸识别技术的进一步成熟和社会认同度的提高，此技术将应用在更多的领域。

1. 企业、住宅安全和管理　如人脸识别门禁考勤系统、人脸识别防盗门等。

2. 电子护照及身份证　正在加紧规划和实施的中国电子护照计划。

3. 公安、司法和刑侦　如利用人脸识别系统和网络，在全国范围内搜捕逃犯。

4. 自助服务。

5. 信息安全　如计算机登录、电子政务和电子商务。在电子商务中交易全部在网上完成，电子政务中的很多审批流程也都转移到了网上。当前，交易或者审批的授权都是靠密码来实现的，如果密码被盗，就无法保证安全。但是使用生物特征就可以做到当事人在网上的数字身份和真实身份统一，从而大大增加电子商务和电子政务系统的安全性、可靠性。

第四节 指 纹 识 别

指纹识别,主要是根据人的指纹纹路和细节特征进行身份识别的一种生物识别技术。

一、起源与发展

中国是世界上公认的指纹术的发源地。中华民族的指纹历史可以追溯到 6000 年以前。在半坡遗址上出土的陶器上面,就印有清晰的指纹图案。

指纹最早应用在中国,但是指纹技术的形成却是西方文明对世界的贡献。

1684 年,英国植物形态学家 Grew 发表了第一篇研究指纹的科学论文。

1891 年,Galton 提出著名的高尔顿分类系统。之后,英国、美国、德国等的警察部门先后采用指纹鉴别法作为身份鉴定的主要方法。随着计算机和信息技术的发展,美国联邦调查局和法国巴黎警察局于 20 世纪 60 年代开始研究开发指纹自动识别系统(AFIS)用于刑事案件侦破。

20 世纪 90 年代,随着计算机、光学扫描这两项技术的革新,使得指纹取像成为现实,用于个人身份鉴定的自动指纹识别系统得到开发和应用。

二、技术原理

指纹识别技术涉及图像处理、计算机视觉、数学形态学、模式识别、小波分析等众多学科。由于每个人的指纹不同,就是同一人的十指之间指纹也有明显区别,因此指纹可用于身份鉴定。由于每次捺印的方位不完全一样,着力点不同,会带来不同程度的变形,又存在大量模糊指纹,如何正确提取特征和实现正确匹配是指纹识别技术的关键。

一般的指纹识别技术公司并不直接存储指纹图像,而是使用不同的数字化算法,在指纹图像上找出并对比指纹的特征。每个指纹都有几个独一无二的可测量的特征点,每个特征点有 5~7 个特征,这些可测量的特征点就是鉴别指纹的可靠方式。

三、指纹特征

(一) 特征点

两枚指纹经常会具有相同的总体特征,但它们的细节特征不可能完全相同。指纹纹路经常出现中断、分叉或转折。这些断点、分叉点和转折点就称为特征点。

特征点提供了指纹唯一性的确认信息,其中最典型的是终结点和分叉点,其他还包括分歧点、环点、孤立点、短纹等。特征点的参数包括方向、曲率、位置。

(二) 总体特征

总体特征是指那些用人眼直接就可以观察到的特征,包括纹形、三角点、模式区、核心点和纹数等。

1. 纹形 指纹专家在长期实践的基础上,根据脊线的走向与分布情况一般将指纹分为三大类——环型(loop)、弓形(arch)、螺旋形(whorl)。

2. 三角点 位于从核心点开始的第一个分叉点或者断点,或者两条纹路会聚处、孤立点、折转处,或者指向这些奇异点。三角点提供了指纹纹路的计数跟踪的开始之处。

3. 模式区 即指纹上包括了总体特征的区域,从此区域就能够分辨出指纹是属于哪一种类型的。有的指纹识别算法只使用模式区的数据,有的则使用所取得的完整指纹。

4. 核心点 位于指纹纹路的渐进中心,它在读取指纹和比对指纹时作为参考点。许多算法是基于核心点的,即只能处理和识别具有核心点的指纹。

5. 纹数 即模式区内指纹纹路的数量。在计算指纹的纹路时,一般先连接核心点和三角点,这条连线与指纹纹路相交的数量即可认为是指纹的纹数。

（三）局部特征

特征点提供了指纹唯一性的确认信息,主要参数包括:

1. 方向　相对于核心点,特征点所处的方向。

2. 曲率　纹路方向改变的速度。

3. 位置　节点的位置坐标,通过 x/y 坐标来描述。它可以是绝对坐标,也可以是与三角点(或特征点)的相对坐标。

四、技术特点

1. 指纹识别技术的主要特点

（1）指纹是人体独一无二的特征,它们的复杂度足以提供用于鉴别的足够特征。

（2）如果要增加可靠性,只需登记更多的指纹、鉴别更多的手指,最多可以多达十个,而每一个指纹都是独一无二的。

（3）扫描指纹的速度很快,使用非常方便。

（4）读取指纹时,用户必须将手指与指纹采集头直接接触。

（5）接触是读取人体生物特征最可靠的方法。

（6）指纹采集头可以更加小型化,并且价格会更加低廉。

2. 指纹识别技术的主要缺点

（1）某些人或某些群体的指纹特征少、难以成像。

（2）过去因为在犯罪记录中使用指纹,使得某些人害怕"将指纹记录在案"。

（3）实际上指纹鉴别技术可以不存储任何含有指纹图像的数据,而只是存储从指纹中得到的加密的指纹特征数据。

（4）每一次使用指纹时都会在指纹采集头上留下用户的指纹印痕,而这些指纹痕迹存在被用来复制指纹的可能性。

（5）指纹是用户的重要个人信息,某些应用场合用户担心信息泄露。

五、指纹识别系统

（一）运算系统

指纹识别技术是目前最成熟且价格便宜的生物特征识别技术。目前来说,指纹识别技术应用最为广泛,我们不仅在门禁、考勤系统中可以看到指纹识别技术的身影,市场上还有了更多指纹识别的应用,如笔记本电脑、手机、汽车、银行支付,都可应用指纹识别技术。

计算机应用中,包括许多非常机密的文件保护,大都使用"用户 ID+密码"的方法进行用户身份认证和访问控制。但是,一旦遗忘密码,或密码被别人窃取,计算机系统以及文件的安全就受到了威胁。

随着科技的进步,指纹识别技术已经开始慢慢进入计算机世界中。许多公司和研究机构都在指纹识别技术领域取得了突破性进展,推出许多指纹识别与传统 IT 技术完美结合的应用产品,这些产品已经被越来越多的用户所认可。指纹识别技术多用于对安全性要求比较高的商务领域,而在商务移动办公领域颇具建树的国际知名品牌都拥有技术与应用较为成熟的指纹识别系统。

（二）采集设备

市场上常用的指纹采集设备有三种:光学式、电容式、超声波式,表 6-1 列出这三种形式的采集技术性能对比。

（三）门禁系统

指纹应用系统可以分为两类:①验证:就是把一个现场采集到的指纹与一个已经登记的指纹进行一对一比对以确认身份的过程;②辨识:是把现场采集到的指纹同指纹数据库中的指纹逐一对比,从中找出与现场指纹相匹配的指纹的过程。

验证和辨识在比对算法和系统设计上各有特点,例如验证系统一般只考虑对完整的指纹进行比对,而辨识系统要考虑残纹的比对;验证系统对比对算法的速度要求不如辨识系统高,但更强调易用性;在辨识系统中,一般要使用分类技术来加快查询速度。

表6-1　光学式、电容式与超声波式采集技术的性能比较

比较项目	光学传感技术	电容传感技术	超声波技术
体积	中	小	大
成像能力	干手指成像能力差,但汗多的和稍脏的手指成像模糊,玻璃膜易损坏	干手指成像能力好,但汗多的和稍脏的手指不能成像,表皮层取像,易被静电击穿	很好
耐用性	非常耐用	容易损坏	一般
分辨率	>500dpi	>500dpi	>700dpi
耗电量	较少	一般	较多
成本	低	低	很高

指纹门禁系统是指纹应用系统中验证的一种,以手指取代传统的钥匙,使用时只需将手指平放在指纹采集仪的采集窗口上,即可完成开锁任务,操作十分简便,避免了其他门禁系统(传统机械锁、密码锁、识别卡等)有可能被伪造、盗用、遗忘、破译等弊端。

1. 硬件　指纹门禁系统的硬件主要由微处理器、指纹识别模块、液晶显示模块、键盘、实时时钟/日历芯片、电控锁和电源等组成。微处理器作为系统的上位机,控制整个系统。指纹识别模块主要完成指纹特征的采集、比对、存储、删除等功能。液晶显示模块用于显示开门记录、实时时钟和操作提示等信息,和键盘一起组成人机界面。

2. 软件

(1) 按系统功能分类:指纹门禁系统的软件主要由以下四部分组成:①指纹处理模块:主要负责微处理器与指纹识别模块之间命令和返回代码的信息处理;②液晶显示模块:根据液晶显示模块的时序,编写驱动程序,以实现显示汉字、字符的目的;③实时时钟模块:根据时钟芯片的时序,编写通讯程序,实现对时钟芯片的读写操作;④键盘扫描模块:根据键盘的设计原理编写键盘程序,识别有无按键动作和按下键的键号。

(2) 按操作流程分类:指纹门禁系统的软件主要由指纹开门程序、指纹管理程序、密码管理程序和系统设置程序四部分组成。其中指纹管理程序、密码管理程序和系统设置程序三部分只有管理员才有此权限。①指纹管理程序:由登记指纹模板程序、删除指纹模板程序、清空指纹模板程序和浏览开门记录程序四部分组成;②密码管理程序:由密码修改程序和密码开门程序两部分组成;③系统设置程序:由时间设置程序和日期设置程序两部分组成。

第五节　语 音 识 别

语音识别,也被称为自动语音识别(automatic speech recognition,ASR),其目标是将人类的语音中的词汇内容转换为计算机可读的输入,例如按键、二进制编码或者字符序列。语音识别与对说话人识别及确认不同,后者尝试识别或确认发出语音的说话人是谁而非其中所包含的词汇内容。

一、简介

中国物联网校企联盟形象地把语音识别比喻为"机器的听觉系统"。语音识别技术就是让机器通过识别和理解过程,把语音信号转变为相应的文本或命令的高技术。语音识别技术主要包括特征提取技术、模式匹配准则及模型训练技术三个方面。语音识别技术车联网也得到了充分的引用,例如在车联网中,只需按一键通,用户口述即可设置目的地直接导航,安全、便捷。

二、发展史

语音识别的研究工作可以追溯到 20 世纪 50 年代 AT&T 贝尔实验室的 Audrey 系统,它是第一个可以识别十个英文数字的语音识别系统。

随着应用领域的扩大,小词汇表、特定人、孤立词等这些对语音识别的约束条件放宽,与此同时也带来了许多新的问题:①词汇表的扩大使得模板的选取和建立发生困难;②连续语音中,各个音素、音节以及词之间没有明显的边界,各个发音单位存在受上下文强烈影响的协同发音(Co-articulation)现象;③非特定人识别时,不同的人说相同的话相应的声学特征有很大的差异,即使相同的人在不同的时间及生理、心理状态下,说同样内容的话也会有很大差异;④识别的语音中有背景噪声或其他干扰。基于上述问题,原有的模板匹配方法已不再适用。

实验室语音识别研究的巨大突破产生于 20 世纪 80 年代末,人们终于在实验室突破了大词汇量、连续语音和非特定人这三大障碍,第一次把这三个特性都集成在一个系统中,比较典型的是卡耐基梅隆大学的 Sphinx 系统,它是第一个高性能的非特定人、大词汇量连续语音识别系统。

20 世纪 90 年代前期,许多著名公司都对语音识别系统的实用化研究投以巨资。语音识别技术有一个很好的评估机制,那就是识别的准确率,而这项指标在 20 世纪 90 年代中后期实验室研究中得到了不断提高。

三、技术原理

一般来说,语音识别的方法有三种:基于声道模型和语音知识的方法、模板匹配的方法以及利用人工神经网络的方法。

(一) 声道模型和语音知识的方法

该方法起步较早,在语音识别技术提出的开始就有了这方面的研究,但由于其模型及语音知识过于复杂,目前没有达到实用的阶段。

通常认为常用语言中包括有限个不同的语音基元,而且可以通过其语音信号的频域或时域特性来区分。该方法分为两步实现:

第一步:分段和标号

把语音信号按时间分成离散的段,每段对应一个或几个语音基元的声学特性,然后根据相应声学特性对每个分段给出相近的语音标号。

第二步:得到词序列

根据第一步所得语音标号序列得到一个语音基元网格,从词典得到有效的词序列,也可结合句子的文法和语义同时进行。

(二) 模板匹配的方法

模板匹配的方法发展比较成熟,目前已达到了实用阶段。在模板匹配方法中,要经过四个步骤:特征提取、模板训练、模板分类、判决。常用的技术有三种:动态时间规整(DTW)、隐马尔可夫(HMM)理论、矢量量化(VQ)技术。

1. 动态时间规整(DTW) 语音信号的端点检测是进行语音识别中的一个基本步骤,它是特征训练和识别的基础。所谓端点检测,就是测定语音信号中的各种段落(如音素、音节、词素)的始点和终点的位置,从语音信号中排除无声段。在早期,进行端点检测的主要依据是能量、振幅和过零率。但效果往往不明显。20 世纪 60 年代日本学者 Itakura 提出了动态时间规整算法(dynamic time warping,DTW)。算法的思想就是把未知量均匀地升长或缩短,直到与参考模式的长度一致。在这一过程中,未知单词的时间轴要不均匀地扭曲或弯折,以使其特征与模型特征对正。

2. 隐马尔可夫(HMM)理论 隐马尔可夫法是 20 世纪 70 年代引入语音识别理论的,它的出现使得自然语音识别系统取得了实质性的突破。HMM 方法现已成为语音识别的主流技术,目前大多数大词汇量、连续语音的非特定人语音识别系统都是基于 HMM 模型的。HMM 是对语音信号的时间序列结构建立统计模型,将之看作一个数学上的双重随机过程:一个是用具有有限状态数的 Markov 链来模拟语音信号统计特性变化的隐含的随机过程,另一个是与 Markov 链的每一个状态相关联的观测序列的随机过程。前者通过后者表现出来,但前者的具体参数是不可测的。人的言语过程实际上就是一个双重随机过程,语音信号本身是一个可观测的时变序列,是由大脑根据语法知识和言语需要(不可观测的状态)发出的音素的参数流。可见 HMM 合理地模仿了这一过程,很好地描述了语音信号的整体非平稳性和局部平稳性,是较为理想的一种语音模型。

3. 矢量量化(VQ)技术　矢量量化是一种重要的信号压缩方法。与 HMM 相比,矢量量化主要适用于小词汇量、孤立词的语音识别中。其过程是将语音信号波形的 k 个样点的每一帧,或有 k 个参数的每一参数帧,构成 k 维空间中的一个矢量,然后对矢量进行量化。量化时,将 k 维无限空间划分为 M 个区域边界,然后将输入矢量与这些边界进行比较,并被量化为“距离”最小的区域边界的中心矢量值。矢量量化器的设计就是从大量信号样本中训练出好的码书,从实际效果出发寻找到好的失真测度定义公式,设计出最佳的矢量量化系统,用最少的搜索和计算失真的运算量,实现最大可能的平均信噪比。

核心思想可以这样理解:如果一个码书是为某一特定的信息源而优化设计的,那么由这一信息源产生的信号与该码书的平均量化失真就应小于其他信息源的信号与该码书的平均量化失真,也就是说编码器本身存在区分能力。

在实际的应用过程中,人们还研究了多种降低复杂度的方法,这些方法大致可以分为两类:无记忆的矢量量化和有记忆的矢量量化。无记忆的矢量量化包括树形搜索的矢量量化和多级矢量量化。

（三）利用人工神经网络的方法

利用人工神经网络的方法是 20 世纪 80 年代末期提出的一种新的语音识别方法。人工神经网络(ANN)本质上是一个自适应非线性动力学系统,模拟了人类神经活动的原理,具有自适应性、并行性、鲁棒性、容错性和学习特性,其强的分类能力和输入-输出映射能力在语音识别中都很有吸引力。但由于存在训练、识别时间太长的缺点,目前仍处于实验探索阶段。

由于 ANN 不能很好地描述语音信号的时间动态特性,所以常把 ANN 与传统识别方法结合,分别利用各自优点来进行语音识别。

四、声学模型

语音识别系统的模型通常由声学模型和语言模型两部分组成,分别对应于语音到音节概率的计算和音节到字概率的计算。

1. HMM 声学建模　马尔可夫模型的概念是一个离散时域有限状态自动机,隐马尔可夫模型 HMM 是指这一马尔可夫模型的内部状态外界不可见,外界只能看到各个时刻的输出值。对语音识别系统,输出值通常就是从各个帧计算而得的声学特征。用 HMM 刻画语音信号需作出两个假设,一是内部状态的转移只与上一状态有关,另一是输出值只与当前状态(或当前的状态转移)有关,这两个假设大大降低了模型的复杂度。HMM 的打分、解码和训练相应的算法是前向算法、Viterbi 算法和前向后向算法。

语音识别中使用 HMM 通常是用从左向右单向、带自环、带跨越的拓扑结构来对识别基元建模,一个音素就是一个 3~5 状态的 HMM,一个词就是构成词的多个音素的 HMM 串行起来构成的 HMM,而连续语音识别的整个模型就是词和静音组合起来的 HMM。

2. 上下文相关建模　协同发音指的是一个音受前后相邻音的影响而发生变化,从发声机制上看就是人的发声器官在一个音转向另一个音时其特性只能渐变,从而使得后一个音的频谱与其他条件下的频谱产生差异。上下文相关建模方法在建模时考虑了这一影响,从而使模型能更准确地描述语音,只考虑前一音的影响的称为 Bi-Phone,考虑前一音和后一音的影响的称为 Tri-Phone。

英语的上下文相关建模通常以音素为基元,由于有些音素对其后音素的影响是相似的,因而可以通过音素解码状态的聚类进行模型参数的共享。

五、语言模型

语言模型主要分为规则模型和统计模型两种。统计语言模型是用概率统计的方法来揭示语言单位内在的统计规律，其中 N-Gram 简单有效，被广泛使用。

N-Gram　该模型基于这样一种假设：第 n 个词的出现只与前面 N-1 个词相关，而与其他任何词都不相关，整句的概率就是各个词出现概率的乘积。这些概率可以通过直接从语料中统计 N 个词同时出现的次数得到。常用的是二元的 Bi-Gram 和三元的 Tri-Gram。

语言模型的性能通常用交叉熵和复杂度来衡量。交叉熵的意义是用该模型对文本识别的难度，或者从压缩的角度来看，每个词平均要用几个位来编码。复杂度的意义是用该模型表示这一文本平均的分支数，其倒数可视为每个词的平均概率。平滑是指对没观察到的 N 元组合赋予一个概率值，以保证词序列总能通过语言模型得到一个概率值。通常使用的平滑技术有图灵估计、删除插值平滑、Katz 平滑等。

六、分类应用

根据识别的对象不同，语音识别任务大体可分为 3 类，即孤立词识别（isolated word recognition）、连续语音识别和关键词识别（或称关键词检出，keyword spotting）。①孤立词识别：任务是识别事先已知的孤立的词，如"开机""关机"等；②连续语音识别：任务是识别任意的连续语音，如一个句子或一段话；③连续语音流中的关键词识别：针对的是连续语音，但它并不识别全部文字，而只是检测已知的若干关键词在何处出现，如在一段话中检测"计算机""世界"这两个词。

根据针对的发音人，可以把语音识别技术分为特定人语音识别和非特定人语音识别，前者只能识别一个或几个人的语音，而后者则可以被任何人使用。显然，非特定人语音识别系统更符合实际需要，但它要比针对特定人的识别困难得多。

另外，根据语音设备和通道，可以分为桌面（PC）语音识别、电话语音识别和嵌入式设备（手机、PDA等）语音识别。不同的采集通道会使人的发音的声学特性发生变形，因此需要构造各自的识别系统。

语音识别的应用领域非常广泛，常见的应用系统有：①语音输入系统：相对于键盘输入方法，它更符合人的日常习惯，也更自然、更高效；②语音控制系统：即用语音来控制设备的运行，相对于手动控制来说更加快捷、方便，可以用在诸如工业控制、语音拨号系统、智能家电、声控智能玩具等许多领域；③智能对话查询系统：根据客户的语音进行操作，为用户提供自然、友好的数据库检索服务，例如家庭服务、宾馆服务、旅行社服务系统、订票系统、医疗服务、银行服务、股票查询服务等。

第六节　虹膜识别

虹膜识别技术是基于眼睛中的虹膜进行身份识别，应用于安防设备（如门禁等），以及有高度保密需求的场所。

人的眼睛结构由巩膜、虹膜、瞳孔晶状体、视网膜等部分组成。虹膜是位于黑色瞳孔和白色巩膜之间的圆环状部分，其包含有很多相互交错的斑点、细丝、冠状、条纹、隐窝等的细节特征，而且虹膜在胎儿发育阶段形成后，在整个生命历程中将是保持不变的。这些特征决定了虹膜特征的唯一性，同时也决定了身份识别的唯一性。因此，可以将眼睛的虹膜特征作为每个人的身份识别对象。虹膜识别的准确性是各种生物识别中最高的。

一、发展历史

1987 年，眼科专家 Aran Safir 和 Leonardflom 首次提出利用虹膜图像进行自动虹膜识别的概念，到1991 年，美国洛斯阿拉莫斯国家实验室的 Johnson 实现了一个自动虹膜识别系统。

1993 年，Johndaugman 实现了一个高性能的自动虹膜识别原型系统。今天，大部分的自动虹膜识别系统使用 DAUGMAN 核心算法。

国内在 2000 年以前在虹膜识别方面一直没有自己的核心知识产权,经过 10 年的不断努力,截止 2013 年,国内形成北京为主虹膜研发生产聚集地,在多年研究的基础上开发出了各自虹膜识别的核心算法,成为了世界上少数的掌握了虹膜识别核心算法的国家之一。通过在矿山苛刻的环境下使用,证明了中国的虹膜产品不管是在识别速度、设备稳定上,还是在解决矿工黑脸问题上,都远胜国外虹膜产品。

作为中国首个开始虹膜识别研究的基地,中科院自动化所模式识别国家重点实验室研究的具有自主知识产权的虹膜识别活体检测技术不仅填补了中国活体虹膜识别技术在国际领域的空白,而且可以和世界主流的算法相媲美。2006 年 9 月,模式识别国家重点实验室作为中国虹膜识别技术的权威,参加了由国际生物识别组织举办的生物识别技术测评,其虹膜识别算法的速度和精度得到了国际同行的认可。此外,模式识别国家重点实验室的虹膜图像数据库已成为国际上最大规模的虹膜共享库。已有 70 个国家和地区中的 2000 多个研究机构申请使用,其中国外单位 1500 多个。

二、技术结构

(一) 采集

从直径 11mm 的虹膜上,用 3.4 个字节的数据来代表每平方毫米的虹膜信息,这样,一个虹膜约有 266 个量化特征点,而一般的生物识别技术只有 13~60 个特征点。266 个量化特征点的虹膜识别算法在众多虹膜识别技术资料中都有讲述。在生物识别技术中,这个特征点的数量是相当大的。

(二) 算法

通过一个距离眼睛 3 英寸的精密相机来确定虹膜的位置。当相机对准眼睛后,算法逐渐将焦距对准虹膜左右两侧,确定虹膜的外沿,这种水平方法受到了眼睑的阻碍。算法同时将焦距对准虹膜的内沿(即瞳孔)并排除眼液和细微组织的影响。

(三) 精确度

虹膜识别技术是精确度最高的生物识别技术,具体描述如下:两个不同的虹膜信息有 75% 匹配信息的可能性是 1∶106。两个不同的虹膜产生相同虹膜代码的可能性是 1∶1052。

(四) 录入和识别

虹膜的定位可在 1 秒之内完成,产生虹膜代码的时间也仅需 1 秒,数据库的检索时间也相当快。处理器速度是大规模检索的一个瓶颈,另外网络和硬件设备的性能也制约着检索的速度。由于虹膜识别技术采用的是单色成像技术,因此一些图像很难把它从瞳孔的图像中分离出来。但是虹膜识别技术所采用的算法允许图像质量在某种程度上有所变化。相同的虹膜所产生的虹膜代码也有 25% 的变化,这听起来好像是这一技术的致命弱点,但在识别过程中,这种虹膜代码的变化只占整个虹膜代码的 10%,它所占代码的比例是相当小的。

三、工作流程

虹膜识别就是通过对比虹膜图像特征之间的相似性来确定人们的身份。虹膜识别技术的过程一般来说包含如下四个步骤:

(一) 虹膜图像获取

使用特定的摄像器材对人的整个眼部进行拍摄,并将拍摄到的图像传输给虹膜识别系统的图像预处理软件。

(二) 图像预处理

对获取到的虹膜图像进行如下处理,使其满足提取虹膜特征的需求。

1. 虹膜定位 确定内圆、外圆和二次曲线在图像中的位置。其中,内圆为虹膜与瞳孔的边界,外圆为虹膜与巩膜的边界,二次曲线为虹膜与上下眼皮的边界。

2. 虹膜图像归一化 将图像中的虹膜大小调整到识别系统设置的固定尺寸。

3. 图像增强　针对归一化后的图像进行亮度、对比度和平滑度等处理,提高图像中虹膜信息的识别率。

（三）特征提取

采用特定的算法从虹膜图像中提取出虹膜识别所需的特征点,并对其进行编码(图6-12)。

（四）特征匹配

将特征提取得到的特征编码与数据库中的虹膜图像特征编码逐一匹配,判断是否为相同虹膜,从而达到身份识别的目的。

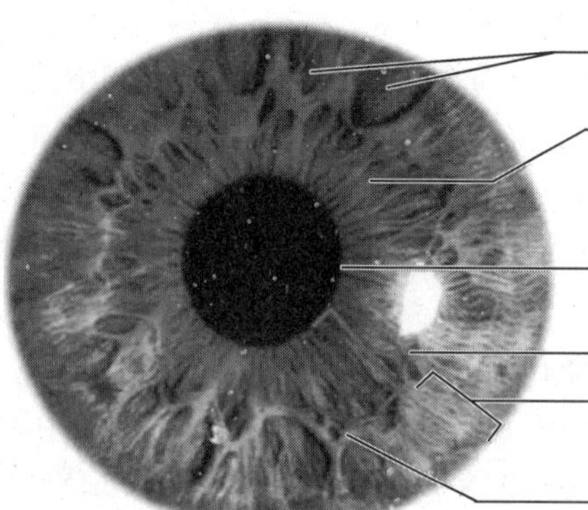

凹点
放射纹
色素点
瞳孔区
睫状区
斑点

图 6-12　虹膜识别的特征提取

四、优缺点

（一）优点

1. 便于用户使用。

2. 可能会是最可靠的生物识别技术。

3. 不需物理的接触。

4. 可靠性高。

5. 快捷方便　拥有本系统,不需要携带任何证件,就能实现门控,可单向亦可双向;既可以被授权控制一扇门,也可以控制开启多扇门。

6. 授权灵活　本系统根据管理的需要,可任意调整用户权限,随时了解用户动态,包括客户身份、操作地点、功能及时间次序等,实现实时智能管理。

7. 无法复制　本系统以虹膜信息为密码,不可复制;且每一次活动,都可自动记录,便于追溯、查询,非法情况则自动报警。

8. 配置灵活多样　使用人和管理者可根据自身喜好、需要或场合的不同,设定不同的安装及运行方式。比如在大堂等公共场所,可以只采用输入密码的方式,但在重要场合,则禁止使用密码,只采用虹膜识别方式,当然也可以两种方式同时使用。

9. 投入少、免维护　装配本系统可以保留原来的锁,但其机械运动件减少,且运动幅度小,门栓的寿命更长;系统免维护,并可随时扩充、升级,无须重新购置设备。长远来看,效益显著,并可使管理档次大大的提高。

10. 应用行业广泛　广泛应用于煤矿、银行、监狱、门禁、社保、医疗等多种行业。

（二）缺点

1. 很难将图像获取设备的尺寸小型化。

2. 设备造价高,无法大范围推广。

3. 镜头可能产生图像畸变而使可靠性降低。

4. 一个自动虹膜识别系统包含硬件和软件两大模块:虹膜图像获取装置和虹膜识别算法,分别对应于图像获取和模式匹配这两个基本问题。

第七节　静脉识别

静脉识别是生物识别的一种。静脉识别系统的其中一种方式是通过静脉识别仪取得个人静脉分布图,依据专用比对算法从静脉分布图提取特征值;另一种方式是通过红外线 CCD 摄像头获取手指、手掌、手背静脉的图像,将静脉的数字图像存贮在计算机系统中,实现特征值存储。静脉比对时,实时采取静脉图,运用先进的滤波、图像二值化、细化手段对数字图像提取特征,采用复杂的匹配算法同存储在主机中静脉特征值进行比对匹配,从而对个人进行身份鉴定,确认身份(图6-13)。

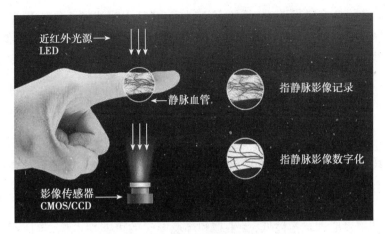

图 6-13 静脉识别基本原理

一、简介

静脉识别主要是利用静脉血管的结构来进行身份识别。由于静脉纹络包含大量的特征信息,可以作为验证的对象。手指静脉识别的原理也是利用静脉血管与肌肉、骨骼之间对特定波长红外光不同的吸收特性来进行静脉血管造影。与手指静脉识别的原理相同,由于手掌较厚,红外光通常无法透射,因而只能采用反射造影法。红外光照射在手背上,有静脉的部位吸收红外光反射暗淡,肌肉与骨路部位反射强烈,从而实现对静脉的造影。

比较常见的静脉识别是通过指静脉识别仪取得个人手指静脉分布图,将特征值存储。比对时,实时采取静脉图,提取特征值进行匹配,从而对个人进行身份鉴定。该技术克服了传统指纹识别速度慢、手指有污渍或手指皮肤脱落时无法识别等缺点,提高了识别效率。

静脉识别分为指静脉识别和掌静脉识别,指静脉识别容量大、识别速度快;掌静脉由于保存及对比的静脉图像较多,识别速度方面较慢。总之,指静脉识别反应速度快,掌静脉安全系数更高,但是两者都具备精确度高、活体识别等优势。

二、技术特征

(一) 活体识别

用手背静脉进行身份认证时,获取的是手背静脉的图像特征,是手背活体时才存在的特征。在该系统中,非活体的手背是得不到静脉图像特征的,因而无法识别,从而也就无法造假。

(二) 内部特征

用手背静脉进行身份认证时,获取的是手背内部的静脉图像特征,而不是手背表面的图像特征。因此,不存在任何由于手背表面的损伤、磨损、干燥或潮湿等带来的识别障碍。

(三) 非接触式

用手背静脉进行身份认证,获取手背静脉图像时,手背无须与设备接触,轻轻一放,即可完成识别。这种方式没有手接触设备时的不卫生问题以及手指表面特征可能被复制所带来的安全问题,并避免了被当作审查对象的心理不适,同时也不会因脏物污染后无法识别。手掌静脉方式由于静脉位于手掌内部,气温等外部因素的影响程度可以忽略不计,几乎适用于所有用户。除了无须与扫描器表面发生直接接触以外,这种非侵入性的扫描过程既简单又自然,减轻了用户由于担心卫生程度或使用麻烦而可能存在的抗拒心理,用户接受度好。

(四) 安全等级高

因为有了前面的活体识别、内部特征和非接触式三个方面的特征,确保了使用者的手背静脉特征很难被伪造。所以手背静脉识别系统安全等级高,特别适合于安全要求高的场所使用。韩国首尔大学电子工程系有一篇关于手背静脉识别算法的文献曾介绍了传统的静脉识别算法以及如何用昂贵的 DSP

处理器处理浮点运算和提高实时性要求,缩短识别时间,文献中描述的静脉识别算法主要包括三大部分:静脉图像获取、静脉图像预处理和静脉识别。静脉图像预处理部分主要由高斯低通滤波、高斯高通滤波、阈值处理、双线性滤波以及改进的中值滤波等组成。通过对 5000 个样本进行实验,识别率达到 94.88%。

三、技术优势

(一) 手指静脉技术优势

手指静脉技术具有多项重要特点,使它在安全性和使用便捷性上远胜于其他生物识别技术。主要体现在以下几个方面:

1. 高度防伪　静脉隐藏在身体内部,被复制或盗用的概率很小。

2. 简易便用　使用者心理抗拒性低,受生理和环境影响的可能性也低,包括:干燥皮肤、油污及灰尘等污染、皮肤表面异常等。

3. 高度准确　认假率为 0.0001%,拒真率为 0.01%,注册失败率为 0。

4. 快速识别　原始手指静脉影像被捕获并数字化处理,图像比对由专有的手指静脉提取算法完成,整个过程不到 1 秒。

(二) 掌静脉技术优势

掌静脉利用人体血红蛋白通过静脉时能吸收近红外光的特性,采集手掌皮肤底下的静脉影像,并提取以作为生物特征。与其他如指纹、眼虹膜或手形等生物识别技术相比,手掌静脉极难复制伪造,最大原因是这种生物特征是在手掌皮肤底下,单凭肉眼看不见的。此外,由于手掌静脉使用方式是非接触式,它更加卫生,适合在公共场合使用。同时,适用手掌也较为自然,让用户更容易接受。手掌静脉的认假率和拒真率也比其他生物识别技术来得低。

四、应用

随着科技的发展,静脉识别在 2006 年被纳入生物识别一环,静脉识别技术逐渐被人们应用到技防系统中,如掌静脉识别仪。掌静脉识别系统不仅成为日本各家银行 ATM 系统的基本配备,在中国台湾的应用也逐渐多元化,从基本的门禁系统,到与 RFID(无线射频识别)结合的智能型监控,甚至也已经可以与客户关系管理系统做整合了。

除了金融和信息网络安全领域,手指静脉识别技术也被广泛应用于许多注重个人信息管理的领域。采用手指静脉识别技术,数字化校园的建设将会更加彻底。采用这项技术来管理学生宿舍和教学楼的出入,甚至更加细化的个人信息管理,无须用卡,教育系统设施的管理和使用都变得十分井井有条。

采用手指静脉识别技术,考试将不再出现替考、代考现象;社保也不再出现冒领及死亡后仍旧领取的问题。指静脉识别技术提供了真正的安全、公正、公平的保障。

可以说,手指静脉识别技术几乎可以应用于所有需要个人信息识别的领域,让其身份识别、信息保密和管理工作提升到一个新的境界。

第八节　光学字符识别

光学字符识别(optical character recognition,OCR)是指电子设备(如扫描仪或数码相机)检查纸上打印的字符,通过检测暗、亮的模式确定其形状,然后用字符识别方法将形状翻译成计算机文字的过程;即针对印刷体字符,采用光学的方式将纸质文档中的文字转换成为黑白点阵的图像文件,并通过识别软件将图像中的文字转换成文本格式,供文字处理软件进一步编辑加工的技术。如何除错或利用辅助信息提高识别正确率,是 OCR 最重要的课题。衡量一个 OCR 系统性能好坏的主要指标有:拒识率、误识率、识别速度、用户界面的友好性以及产品的稳定性、易用性和可行性等。

一、发展历史

OCR 的概念是在 1929 年由德国科学家 Tausheck 最先提出来的。最早对印刷体汉字识别进行研究的是 IBM 公司的 Casey 和 Nagy，1966 年他们发表了第一篇关于汉字识别的文章，采用了模板匹配法识别了 1000 个印刷体汉字。

20 世纪 70 年代初，日本的学者开始研究汉字识别，并做了大量的工作。中国在 OCR 技术方面的研究工作起步较晚，在 20 世纪 70 年代才开始对数字、英文字母及符号的识别进行研究，70 年代末开始进行汉字识别的研究，到 1986 年，我国提出"863"高新科技研究计划，汉字识别的研究进入实质性阶段。清华大学的丁晓青教授和中科院分别开发研究，相继推出了中文 OCR 产品，成为中国最领先汉字 OCR 技术。早期的 OCR 软件由于识别率及产品化等多方面的因素，未能达到实际要求。同时，由于硬件设备成本高、运行速度慢，也没有达到实用的程度。只有个别部门，如信息部门、新闻出版单位等使用 OCR 软件。进入 20 世纪 90 年代以后，随着平台式扫描仪的广泛应用，以及我国信息自动化和办公自动化的普及，大大推动了 OCR 技术进一步发展，使 OCR 的识别正确率、识别速度满足了广大用户的要求。

二、技术结构

由于扫描仪的普及与广泛应用，OCR 软件只需提供与扫描仪的接口，利用扫描仪驱动软件即可。因此，OCR 软件的技术结构主要是由下面几部分组成：

1. 图像输入 对于不同的图像格式有着不同的存储格式、不同的压缩方式。

2. 预处理 主要包括二值化、噪声去除、倾斜较正等。

3. 二值化 摄像头拍摄的大多数是彩色图像，彩色图像所含信息量巨大。对于图片的内容，可以简单分为前景与背景，为了让计算机更快、更好地识别文字，需要先对彩色图进行处理，使图片只前景信息与背景信息，可以简单定义前景信息为黑色，背景信息为白色，这就是二值化图了。

4. 噪声去除 对于不同的文档，对噪声的定义可以不同，根据噪声的特征进行去噪，就被称为噪声去除。

5. 倾斜较正 由于一般用户在对文档进行拍照时都比较随意，因此拍出来的图片不可避免地产生倾斜，这就需要文字识别软件进行较正。

6. 版面分析 将文档图片分段落，分行的过程就被称为版面分析，由于实际文档的多样性、复杂性，因此目前还没有一个固定的、最优的切割模型。

7. 字符切割 由于拍照条件的限制，经常造成字符粘连、断笔，因此极大限制了识别系统的性能，这就需要文字识别软件有字符切割功能。

8. 字符识别 这一研究已经是很早的事情了，比较早有模板匹配，后来以特征提取为主，由于文字的位移、笔画的粗细、断笔、粘连、旋转等因素的影响，对特征提取产生了极大影响。

9. 版面恢复 人们希望识别后的文字仍然像原文档图片那样排列着，段落不变、位置不变、顺序不变地输出到 word 文档、PDF 文档等，这一过程就被称为版面恢复。

10. 后处理 根据特定的语言上下文的关系，对识别结果进行较正，就被称为后处理。

三、工作流程

一个 OCR 识别系统，其目的很简单，只是要把影像作一个转换，使影像内的图形继续保存、有表格则表格内资料及影像内的文字，一律变成计算机文字，达到影像资料储存量减少、识别出的文字可用于编辑及分析的目的，当然也可节省键盘输入的人力与时间。

从影像到结果输出，须经过影像输入、影像前处理、文字特征抽取、比对识别，最后经人工校正将认错的文字更正，将结果输出。

（一）影像输入

欲经过 OCR 处理的标的物须透过光学仪器，如影像扫描仪、传真机或任何摄影器材，将影像转入计算机。伴随科技的进步,扫描仪等的输入装置已制作的越来越精致,轻薄体小、品质也高,对 OCR 有相当大的帮助,扫描仪的分辨率使影像更清晰、扫除速度更快、使 OCR 处理效率更高。

（二）对比识别

这是可充分发挥数学运算理论的一个模块,根据不同的特征特性,选用不同的数学距离函数,较有名的比对方法有欧式空间的比对方法、松弛比对法(relaxation)、动态程序比对法(dynamic programming,DP),以及类神经网络的数据库建立及比对、HMM(Hidden markov model)等著名方法,为了使识别的结果更稳定,也提出了所谓的专家系统(experts system),利用各种特征比对方法的相异互补性,使识别出的结果信心度特别高。

（三）人工校正

人工校正是 OCR 最后的关卡,在此之前,使用者可能只是拿鼠标跟着软件设计的节奏操作或仅是观看,有可能须特别花使用者的精神及时间去更正甚至找寻可能是 OCR 出错的地方。一个好的 OCR 软件,除了有一个稳定的影像处理及识别核心以降低错误率外,人工校正的操作流程及其功能亦影响 OCR 的处理效率。因此,文字影像与识别文字的对照,及其屏幕信息摆放的位置,还有每一识别文字的候选字功能、拒认字的功能及字词后处理后特意标示出可能有问题的字词,都是为使用者设计以使其尽量少使用键盘。当然,不是说系统没显示出的文字就一定正确,就像完全由工作人员通过键盘输入的也会出错一样,这时是需要重新校正一次或能允许些许错误,主要由使用单位的需求决定。

（四）结果输出

有人只需要对文本文件作部分文字的再使用,所以只要一般的文字文件;有人要和输入文件一模一样,所以要有原文重现功能;有人注重表格内的文字,所以要和 Excel 等软件结合。无论怎么变化,都只是输出档案格式的变化而已。如果需要还原成原文一样的格式,则在识别后需要人工排版。

（段光荣 邓永泰）

参 考 文 献

[1] 中国自动识别技术协会. 2013-2016 年中国自动识别产业发展纲要,2013.

[2] 中国物品编码中心,中国自动识别技术协会. 自动识别技术导论. 武汉:武汉大学出版社,2007.

[3] 刘云浩. 物联网导论[M]. 北京:科学出版社,2010.

[4] 刘平. 自动识别技术概论[M]. 北京:清华大学出版社,2013.

[5] 张重生. 刷脸背后[M]. 北京:电子工业出版社,2017.

[6] 田捷. 生物特征识别理论与应用[M]. 北京:清华大学出版社,2009.

[7] 刘持平. 指纹无谎言[M]. 南京:江苏人民出版社,2010.

[8] 赵军辉. 射频识别技术与应用[M]. 北京:机械工业出版社,2008.

第七章 云计算技术

随着技术和服务的发展,云计算受到了广泛的关注和应用,以互联网或专有网络为依托,云计算可以为用户提供包括数据存储、应用程序、高速计算、IT管理甚至安全管理等全方位的服务,它的服务对象则涵盖了个人、商业机构、高等院校、政府企业等。作为新兴信息技术,云计算正在改变着每个行业并将产生更深远的影响。在本章中,我们将介绍云计算技术的基本概念、关键技术和实际应用等,并分析云计算的优势和问题。

第一节 云计算技术概述

一、概念

云计算(cloud computing)的有关定义繁多,各类百科对其定义也在不断更新,随着云计算技术的不断发展,其核心技术和服务方式也随之变化,前后版本的差异非常大。

维基百科给出的定义是:"云计算是一种基于互联网的计算新方式,通过互联网上异构、自治的服务为个人和企业用户提供按需即取的计算。"

Gartner公司认为"云计算是……一种计算方式,能通过Internet技术将可扩展的且弹性的IT能力集合起来作为服务交付给多个用户。"

IBM则定义"云计算是一种新兴的IT服务交付方式,应用、数据和计算资源能够通过网络作为标准服务在灵活的价格下快速地提供给最终用户。"

2009年,中国云计算专家委员会对云计算的定义是:"云计算是一种基于互联网的计算方式,通过这种方式,共享的软硬件资源和信息可以按需提供给计算机和其他设备。"

美国国家标准与技术研究院(NIST)2011年9月对云计算的修订版定义是:"云计算是一种模型,可以实现随时随地、便捷地、按需地从可配置计算资源共享池中获取所需的资源(如网络、服务器、存储、应用程序及服务),资源可以快速供给和释放,使管理的工作量和服务提供者的介入降低至最少。这种云模型由五个基本特征、三种服务模型和四种部署模型构成。"

云计算包括狭义的云计算和广义的云计算。

1. 狭义的云计算 指 IT 基础设施的交付和使用模式,通过网络以按需、易扩展的方式获得所需资源。

2. 广义的云计算 指服务的交付和使用模式,通过网络以按需、易扩展的方式获得所有服务,通常通过互联网来提供动态的、易扩展的且经常是虚拟化的资源。广义的云服务可以提供 IT 基础设施、软件或互联网相关的各种服务,如 IaaS、PaaS、SaaS 都属于广义云计算的范畴。

尽管存在各种差异,但对云计算的定义都明确提到了网络、资源和服务这几个显著特征,因此云计算技术可以简单概括为:以网络为载体、以虚拟化技术为基础、以为用户提供基础架构平台等服务为形式,大规模整合了可扩展的服务器、存储、网络和通信设备、数据、应用等分布式计算资源,并使这些资源进行协同工作,可为多用户提供服务的计算技术。

二、起源和发展趋势

20 世纪 90 年代,云计算已经作为一种全新的技术模型被提出,当时开始使用的基于 Internet 的计算机应用,形成了现代云计算的基础核心概念;1999 年,VMware 推出的针对 x86 系统的虚拟化技术,将 x86 系统转变成为通用的共享基础硬件架构,解决了在提升资源利用率方面存在的诸多问题,为云计算技术的发展和推广奠定了基础。2006 年,时任 Google 首席执行官的 Eric Schmidt 首次提出了"云计算"的概念;2007 年,Google 与 IBM 开始合作在美国大学校园内推广云计算的计划,以期降低分布式计算技术在学术研究方面的成本;同年,Google 和亚马逊等公司开始将云计算付诸商业实践;2008 年,Google 在中国台湾地区启动"云计算学术计划";2008 年,IBM 公司在中国无锡太湖新城科教产业园建立了全球第一个云计算中心(cloud computing center);同年 7 月,雅虎、惠普和英特尔宣布联合研究计划,以推进云计算研究测试,云计算技术获得业界的广泛关注。至今,云计算已经逐渐成为信息交互与存储的重要方式,并逐渐成为大数据处理和深度挖掘的主要平台。

医疗行业的云计算技术发展也经历了三个重要阶段:

第一阶段:资源集中管理

随着医疗信息化业务扩大,为方便 IT 资产管理,各医疗机构开始将分散的数据资源、硬件资源和基础设施进行物理集中,形成了具有一定规模的、相对集中的数据中心。在资源集中的同时,也同时进行了数据和业务的整合,逐步开始实现医疗机构自身的标准化,解决了数据和业务分散带来的无序状态,并开始注意到信息孤岛的问题,相应的容灾建设也受到相当的重视。这一阶段的资产集成在一定程度上解决了信息资产分散管理和容灾的问题,使得现有业务扩展和新业务部署变得可预期和可控制。

第二阶段:虚拟化技术实施

随着医疗机构业务的不断扩张,软硬件采购成本和建设周期也不断增长,不同的业务系统独占相应的硬件资源。随着硬件资源的持续叠加,资源中心的空间和能耗剧增,集中的基础设施建设出现了利用率低下的问题,因此,以提升资源利用率和配置灵活性的虚拟化技术开始在资源中心进行部署。虚拟化屏蔽了不同物理设备的异构性,将基于标准化接口的物理资源转化为逻辑上实现标准化和一致化的计算资源和存储空间,使得资源分配的灵活性得到大幅提升,同时空间与能耗问题得到有效控制,资源利用率有效提高的同时也提升了 IT 架构的灵活性。

第三阶段:云计算服务

就医疗信息化的建设规律而言,硬件资源一般在 3~5 年即面临逐步老化甚至报废更换的问题,与此同时,软件系统的不断升级改造和数据(就医疗机构而言,特别是影像数据)的大幅增长也对硬件资源造成相当的压力。信息化的投入难以匹配信息系统建设的需求,即使是进行了虚拟化,也难以解决迅速增长的业务对资源配置的需求变化,在一定时期内资源的可扩展性始终有限。因此,医疗机构对 IT 资源产生了可弹性扩展的需求,期望提升业务敏捷性的同时也能使资源投入成本可控。一些医疗机构开始尝试将数据甚至业务放置到第三方提供的云设施上,计算和存储资源不再需要自行建设、可按需获取,信息部门更专注于业务应用系统服务本身,硬件资源环境的搭建和维护交由第三方实施。

这三个阶段的变化过程,显示出云计算技术的服务内涵,它改变了传统的 IT 运营模式,将基础硬件设施建设从 IT 服务中剥离;对于用户而言,云计算技术具备了以下特点:

1. 用户可按需获取配置和使用,并以此产生可度量的服务。

2. 用户可随时随地访问云服务,即广泛的网络接入。

3. 一个云服务资源实例可为多用户提供服务,且用户之间是相互隔离的。

4. 云服务可根据用户需求自动透明地扩展相应资源。

5. 云服务可在多个物理位置放置冗余资源以增强用户所使用应用的可靠性和可用性,在故障发生时可自我修复或重新配置。

三、云计算服务模式

基于云计算技术向用户提供的各种信息技术服务,按照其所交付的服务内容来进行划分,通常分为三类:

1. 基础设施即服务(infrastructure-as-a-service,IaaS) 即提供包括服务器、存储和网络设备等的传统意义上的硬件基础资源外包服务。IaaS 主要的特点在于,用户可以以较低的综合成本获得所需的基础计算资源,且这些资源可以动态调整,可根据用户实际需求弹性地放大或缩小。国内外很多企业都提供这种云服务,如 Amazon、阿里、腾讯、中国电信、中国联通等。

2. 平台即服务(platform-as-a-service,PaaS) 提供各种开发和应用的运行环境解决方案,包括应用虚拟主机、存储、安全及应用开发协作工具等。用户可以使用平台提供的工具和设施,但不能直接调整底层基础资源配置。上面提到的阿里、腾讯都提供开发平台服务。

3. 软件即服务(software-as-a-service,SaaS) 将特定的应用软件功能封装成服务提供给用户,用户甚至可以不必在本地进行安装就可使用,但并不拥有软件所有权,如 Web 邮件、Cisco 的 WebEx、各种在线游戏以及日常使用的淘宝、京东等。

实际上,在选择云计算服务替代传统信息技术架构时,为了能够保证业务的正常运行,用户往往需要使用到上述三种云计算服务中一种或多种,与此同时,还必须解决使用这些云服务时的一些相关问题,如安全、保密、用户权限和业务连续性保障等。因此,在帮助用户从传统业务架构过渡到云计算模式的过程中,也形成了一系列基于云计算技术的支持服务,用来补充和辅助 IaaS、PaaS 和 SaaS,这些云支持服务包括数据存储即服务(data-storage-as-a-service,DSaaS)、分析即服务(analytics-as-a-service,AaaS)、桌面即服务(desktop-as-a-service,DaaS)、安全即服务(security-as-a-service,SecaaS)、身份和访问管理即服务(identity-and-access-management-as-a-service,IAMaas)以及监控即服务(monitoring-as-a-service,MaaS)等。

四、云计算部署模式

基于云的所有权归属,即谁、在哪里部署和谁负责管理,云可以分为公有云、私有云、社区云和混合云。

1. 公有云(public cloud) 最为常见,一般由第三方云服务提供商搭建和运营管理并为其所有,向公众(所有用户)提供可访问的服务,这种服务可以是免费提供,但一般采用付费使用的模式。公有云的技术优势在于其极高的资源调配弹性和灵活度、超高的资源利用率,公有云可提供的服务非常丰富,用户使用公有云服务时,可以不再考虑硬件资源建设、维护以及设备折旧、运营等持续性的成本支出。但目前在国内可使用的公有云服务,其价格与用户自建资源配置架构并不具有明显的优势。

适用于公有云的典型应用包括:①需要长期保存的具有较低访问量的存储数据;②经常发生负载大幅度变化的 Web 应用服务;③应用系统的压力测试环境。

使用公有云服务,会更多关注放置在云服务上的应用和数据安全策略,如何保障应用的连续性和数据的一致性及不丢失、如何有效安全地控制用户对公有云资源和服务的访问权限、如何实现公有云上各种资源使用和数据流向的实时监控等,这些都是用户在选择公有云服务时必须首要解决的问题。

2. 私有云(private cloud) 指企业或组织自主搭建、管理和控制的,供企业或组织内部使用的云服务,提供者即为用户自身,对云和云上的系统应用和数据可实现完全控制,拥有完整的所有权。

与传统的硬件资源环境相比,私有云的优势非常明显,包括:①建设和使用成本可控;②资源维护的便捷性;③数据集中存储,管理和应用更为容易;④内部用户使用更为高效便捷,较少受到外部环境限制。

私有云更多适用于以下应用:①对数据访问有较高性能要求的应用;②部分特定的基础架构,如Oracle RAC;③使用成本可控的应用系统。

构建私有云的关键在于如何规划包括服务器、存储、网络等硬件资源在内的整体融合资源架构,同时考虑系统容灾、数据备份和自动化部署等的标准和规则,以实现整体资源架构的使用性能和效率的提升,同时降低人力执行成本。

3. 社区云(community cloud) 也称为行业云,它由特定的一组用户或特定的同行业多部门联合部署和负责管理,建设成本由这一组用户共同承担。社区云的作用在于解决这一组用户的共同问题,云上的系统应用和数据由他们共同使用和所有。

4. 混合云(hybrid clouds) 是两种或两种以上云部署模式的组合,在混合云模式下,用户通常根据业务系统或数据的重要性和保密性选择部署方式,各种云相互独立,但在内部又相互结合,可以发挥出所混合的多种云各自的优势,同时将安全、效益、成本等多种问题共同考虑权衡,以使用户获得最优解决方案。

混合云的使用将公有云和私有云通过标准和技术进行组合,使得数据和应用在两者间可移植,而两者保持相对独立,这种方式使用户可以同时获得高效、敏捷、弹性的资源架构和较强的数据控制、安全以及性能。对于架构复杂的组织和机构,用户可以根据自身情况灵活选择和分配数据、应用和其他资源,混合云既保证了核心资源的安全性,又使用户获得了经济、安全等各方面的平衡,成为用户首选策略。

五、云计算与医疗

云计算技术在逐步改变医疗信息服务模式。随着人们对医疗健康越发关注和"互联网+健康医疗"的提出,医疗行业的技术性突破将和计算机新兴技术领域产生不可忽视的关联。

医疗信息行业本身在数据(特别是影像数据)快速增长和新业务开发需求不断增长、新技术进入医疗辅助领域的现实情况下,传统信息技术架构已难以满足快速发展变化的业务需求,医疗信息行业越来越多地主动了解和尝试云服务,更多的医疗机构将数据或者系统应用迁移到云上。据统计,2017年,医疗云计算服务的投资增长速度远高于医疗信息化整体增长水平,随着云计算技术、行业服务模式和生态系统的日益成熟,医疗云服务正式进入了快速发展阶段。云服务提供商瞄准了医疗数据云共享和传输、医学影像数据服务、临床数据管理与分析、医疗虚拟助手、患者体验服务和在线健康护理等方面,推出了更多针对医疗行业特殊业务属性的云服务。

第二节 关 键 技 术

一、虚拟化

虚拟化就是将物理资源抽象化转换成虚拟(逻辑)资源的过程,虚拟化技术具备硬件无关性,用户不会感知到虚拟化的过程,无须对运行环境进行配置和修改,只需通过虚拟化创建的外部接口与资源进行交互。另一个与虚拟化相关的概念是封装,通过封装,虚拟机的状态可以直接保存并在需要时重新加载。目前的虚拟化技术方案已经趋于成熟,常用的VMware的vSphere、微软的Hyper-V等都已可以虚拟化基于x86的硬件资源、覆盖常用的大多数x86操作系统。

云计算中虚拟化技术的应用主要体现在对数据中心的虚拟化,这里数据中心主要指集中存放了包括服务器、数据库、存储、网络和通信设备以及应用系统在内的大量 IT 资源的特殊基础设施。

服务器虚拟化是指通过虚拟化技术将一台服务器虚拟成多台逻辑设备,并在其上同时运行多个不同的操作系统,每台逻辑计算机可以在相互独立的空间运行且互不影响;或者将多台分散的物理服务器虚拟为一台逻辑服务器以供用户使用。虚拟化技术可实现资源的动态分配、灵活调度,提高资源整合利用率,简化系统配置过程。

存储虚拟化,简单来说就是把分散而且异构的所有存储资源(磁盘、存储器和控制器等)整合成一个统一的逻辑存储"仓库"———一般称为"存储池",以单一的方式呈现给用户,用户不需要知道具体存储的物理地址,也无须知道数据是如何存储到某一个具体的设备。存储虚拟化为用户提供的是一个经过整合管理的统一空间,根据用户的具体需求来分配所需资源,为应用系统提供相应的访问接口。存储虚拟化的优点显而易见,它可以将来自不同供应商的存储设备整合管理,提高物理资源的性能和效率。

网络虚拟化可细分为网络设备虚拟化、链路虚拟化和虚拟网络三个方面:①网络设备虚拟化:可简化设备管理维护,提高冗余能力和灵活可扩展性;②链路虚拟化:可实现接入层的分级设计;③虚拟网络:在服务器内部虚拟出相应的交换机和网卡功能,可方便实现多网卡互连。网络虚拟化具有和物理网络相同的特性,同时又具备虚拟化的优势和硬件的独立性。

桌面虚拟化是伴随服务器虚拟化技术发展而衍生出的新概念,维基百科上对桌面虚拟化的定义是:一种基于服务器的计算模型,同时借用了传统的瘦客户机的模型,结合两者的优点,将所有桌面虚拟机在数据中心进行托管并统一管理,用户能够获得完整的 PC 使用体验。

超融合基础架构(hyper-converged infrastructure,HCI)是随着虚拟化技术发展出现的一种创新架构,指在同一套单元设备中不仅具备了计算、网络、存储和服务器虚拟化等资源和技术,还增加了缓存加速、重复数据删除、在线数据压缩、备份软件、快照技术等,而多套单元设备通过网络整合,实现模块化的无缝横向扩展(scale-out),形成统一资源池。与传统虚拟化架构相比,超融合架构的优势在于降低了设备实施和运维成本、节省空间,采用分布式架构,可线性扩展;同时由于内部整合了多中心管理和容灾机制,可靠性和持续的可用性更高。目前超融合技术已逐渐成熟,被市场和用户广泛接受,未来 5 年有望成为数据中心基础架构的主流和核心。

二、数据存储

云计算系统由大量服务器组成,同时为多个外部用户提供服务,云计算系统采用分布式存储的方式存储数据,用冗余存储的方式(集群计算、数据冗余和分布式存储)保证数据的可靠性。分布式文件系统是数据管理的基本支持,常见的分布式文件系统包括 Google 文件系统 GFS、Hadoop 的 HDFS、Lustre以及 IBM 通用并行文件系统(GPFS)等。

GFS 是建立在错误率较高的商用硬件和 Linux 操作系统上的高可用分布式文件系统,不同于传统的文件系统,GFS 是针对大规模数据处理和 Google 应用特性而设计的,它旨在建立一个高可用的、轻量级的和高容错率的基础资源架构。

HDFS 同样有着高容错的特点,并且设计用来部署在较为廉价的硬件上,但提供高吞吐量来访问应用程序的数据,典型的 HDFS 文件大小是 GB 到 TB 的级别,适合那些有着超大数据集的应用。

Lustre 文件系统可提供 PB 级的访问,可以每秒数百 GB 的速率同时服务数以千计的用户,同时实现了强大的故障转移策略和恢复机制,用于部分超级计算系统。

GPFS 是一个多平台分布式文件系统,支持 PB 级传送率的同时可保障数据一致性不会丢失,与其他分布式文件系统相对,它的独特之处在于所提供的文件系统操作服务可以支持并行应用和串行应用,它允许任何节点上的并行应用同时访问同一个文件或者不同的文件。

三、数据管理

云计算系统需要对分散和海量的数据进行处理、分析,因此,数据管理技术必需能够满足高效、大量的数据管理需求。由于云数据存储管理形式不同于传统的 RDBMS 数据管理方式,如何在规模巨大的分布式数据中找到特定的数据,也是云计算数据管理技术所必须解决的问题。下面以 Google 的 Bigtable 和 Hadoop 的 HBase 为例进行说明。

Bigtable 是分布式数据存储系统,用于在数千台服务器上快速可靠地处理高达 PB 量级的数据,它设计的目标是达到适用性广泛、可扩展、高性能和高可用性。Bigtable 的基础架构由主服务器和分服务器组成,使用集群管理系统来调度任务、管理资源、监测服务器状态并处理服务器故障。它的特点在于:①适合大规模海量数据(PB 级数据);②分布式、并发数据处理,效率极高;③高可扩展性,支持动态伸缩;④适用于廉价设备。

HBase 是支持 Hadoop 分布式存储需求的分布式数据存储系统,它设计的主要目标是通过较为廉价的商业硬件集群来提供大规模海量数据表格的实时读写。HBase 的内部架构和逻辑模型与 Bigtable 极为相似。

无论哪一种云数据管理技术,都需要解决几个关键问题:①服务器集群的合理分配、高可靠性和用户访问性能保证;②大规模并行文件系统架构的组织、管理和备份恢复机制;③海量数据的可靠保存和快速检索功能,以及结构化和非结构化数据的集成;④数据安全、资源集成和统一描述。

四、编程方法

云计算提供了分布式的计算模式,客观上要求必须有分布式的编程模式,当前被使用的几种云编程模型包括:消息传递接口 MPI、有向无环图 DAG、整体同步并行计算 BSP 和 MapReduce。本部分所介绍的是更适合大数据分析的 MapReduce 编程模型。

数据密集型计算用于处理量级达到数百 MB 到 PB 甚至更大规模数据的产生、处理和分析。随着支持数据密集型计算的云计算技术的发展,"大数据"成为一个被频繁提及的热点,云计算技术则同时提供了大量的实时计算实例、优化的存储架构和应用程序编程接口,用于处理和管理海量数据。传统的基于关系模型的数据库管理系统可用来描述数据模型实体之间的结构和联系,但这种方法在大数据的情况下是不适用的,对于大数据而言,需要被处理的信息大部分是结构化的或半结构化的,并且数据大部分以大型文件或大量中等大小文件的形式存储。数据密集型计算的编程平台提供更高级别的数据抽取,可有效处理数据管理和经常出现的数据转换和传输问题,使得数据随时具有可用性。

MapReduce 就是遵循这一方法的编程模型和任务调度模型,主要用于数据集的并行运算和并行任务的调度处理。在该模式下,用户只需通过两个简单函数来表达应用的计算逻辑 Map 和 Reduce。其中,Map 函数中定义各节点上的分块数据的处理方法,而 Reduce 函数中定义中间结果的保存方法以及最终结果的归纳方法。数据转换和管理完全通过分布式存储基础设施处理(如 Google 文件系统),并由文件系统提供数据访问、文件复制以及将最终文件移动到需要的地方。

MapReduce 是一个简化的处理海量数据的编程模型,并且需要添加组织分布式算法运行,虽然这一模型可以适用于一些不同的问题场景,但仍然存在相当的局限性,对于复杂问题,只用 map 和 reduce 函数来表达处理会使开发者变得相当吃力。因此,技术研究提出了一系列 MapReduce 编程模型的变形和扩展方法以及一些替代模型,为开发者提供更简单的接口和进行分布式算法设计,例如 Hadoop、Pig、Hive、Map-Reduce-Merge 和 Twister 等。

五、安全管理

云计算能够满足用户对 IT 资源的弹性需求,但云计算技术本身有其局限性。首先,用户需要持续可用、高速且可靠的网络来接入云,而网络本身的不确定性(如突然暴增的流量等)或云计算资源的高负载将可能导致响应速度变慢;其次,随之而来的是因为数据和应用不在用户可视范围内的安全考量,对于安全,最理想的莫过于用户自身可以自由访问数据且随时可确定数据是完整、一致和可用的,但未经授权的其他人则完全无法获取。

云计算的安全问题对于用户和云服务提供商而言不尽相同。用户通常认为,数据不确切的被存储在某个地方,只能通过网络访问,这种情况就带来了很大的不确定性,因此用户需要对于重要数据提供更为周密的安全性、完整的数据备份和灾难恢复等服务。

云安全联盟(cloud security alliance,CSA)提出了云安全的七大威胁:①滥用或恶意使用云计算;②不安全的 API;③恶意的内部访问;④共享技术漏洞;⑤数据丢失或泄露;⑥账户、服务和通信劫持;⑦未知的风险。

虽然针对不同的云服务,安全的实施细节和控制以及具体架构不尽相同,但一般来说,被广泛使用的云安全机制应包括:

1. 数据加密　把明文数据通过标准化算法编码成为受保护的和不可直接读取的格式,以此确保数据的保密性和完整性。

2. 用户身份、授权与访问管理　通过身份验证和不可否认性来保证访问的真实和完整,以及追踪用户身份、IT 资源、环境和系统访问特权等的组件和策略。

3. 业务连续性保证　在用户访问时保护云服务的架构和各接口的稳定性,以确保云服务的高可用和高可靠。

4. 事件响应和修复　建立适当和充分的事件检测和响应流程,以及可信的事件处理和恢复机制。

用户在选择云计算技术解决方案时必须了解云服务提供商是如何定义信息安全的边界,对云服务部署的规范性、合理性及其安全策略进行风险评估是非常重要的。另外,与云计算相关的法律方面的问题,如数据隐私保护等,也应当被充分考虑。

第三节　实际应用

一、个人云应用

个人云应用是日常生活中接触最为广泛的云计算应用,它的优势是不受设备类型限制的、随时随地的访问和共享,甚至可以在个人拥有的多台设备间实现数据同步和自动备份,唯一要求的只是用户可访问 Internet。无论是与工作相关还是日常娱乐和社交,个人云应用已经在我们的生活中无处不在,从日常生活到工作甚至社交,无意中我们已经享受到了云计算技术带来的便利。

常见的个人云应用,如 Apple 的 iCloud、outlook.com 的邮件服务、Evernote、微软的 Office 365、各种网盘、实时路况导航以及各种在线音乐、视频、购物、社交服务等,正如雨后春笋,以越来越快的速度开发出来并呈现在用户面前。对用户而言,在使用个人云应用时,除了便利性,还有保密性的要求,虽然大部分是个人云应用足够安全,可以让用户放心的存储个人和工作相关信息,但仍有隐私泄露的风险,这是需要云服务标准和相关法律法规来解决的问题。

二、教育云应用

教育管理组织和培训机构通过云计算技术可以建设大规模的共享教育资源库,打破原来的教育边界,使得学校和学生不再受传统教学方式的限制,提供和获得较为公平的教育资源,这类教育云平台通过授权,让教育管理部门、学校、教师、学生和家长获得相应的信息资源,完成各自的工作和任务。例如广州市中小学生安全教育平台,就是集教育、管理、学校、师生互动等功能与一体,平台各个用户可以通过不同的终端、在不同的物理位置登录云平台,发布和获取相关信息和教学任务,而不再是在有限的课室里让有限的学生接受相关的教育。各级政府公共服务部门或学校搭建的数字图书馆也是云计算在教育领域的应用体现。

近几年,也有医疗机构将执业医师的教育平台迁移到云上,使得一定区域内或医疗联盟内的各级医院医生可以获得相同的培训资源,并通过平等的考核体系去获得相应的资质。

三、工程云应用

云计算技术在工程项目中的应用也体现了它的便利和价值。大型工程建设项目通常涉及多方协同,云计算提供了通过多种设备终端随时随地实时跟踪、监控项目进度和共享讨论设计变更的交互方式,项目相关方可以通过云平台共同进行工程文档管理、任务流程讨论、图纸和数据同步、项目进度协调、BIM 协作应用和团队沟通等,所有成员对项目相关数据的修改均有痕迹可追溯。工程协同云平台充分体现了云计算的互操作性,即系统和各应用进行通信、查询和交换信息以及协同工作的能力。

四、高性能计算云应用

高性能计算云通常集合了大量的高性能计算资源,用于处理大规模运算任务,如:①科学研究中的大规模数学计算,这种计算在数学、物理、天文、气象、环境监测和保护等专业领域应用非常广泛;②各种建模和仿真以及工程模拟;③大量的图形和视频处理等。

五、医疗云应用

医疗信息化行业近几年飞速发展,新技术不断的引入,使得信息系统应用更为多样化和复杂化,又因为健康医疗大数据的特殊性,各级医疗行政主管部门或医疗机构在选择云服务时根据使用对象、目的、系统功能的不尽相同,会出现更多不同的选择和应用方案。

1. 影像云平台　许多较为成熟的云服务提供商提供了完整的针对影像数据的云应用解决方案,包括:为医疗机构提供最基本的影像数据云存储,授权用户调阅影像数据和书写影像报告,为患者提供个人影像数据建档、调阅和授权他人使用等服务。随着 AI 技术的发展,影像智能辅助诊断也以云服务的形式提供给医疗机构使用。

2. 区域医疗机构信息云平台　区域医联体或医疗集团的成立和发展,对区域内医疗机构间的信息共享和互联互通提出了更高的要求,医疗机构通过云平台获取患者诊疗信息,构建集团内患者健康档案,共同制订患者诊疗方案、实现临床业务的交互与协同;基于云平台的大数据综合管理,可以实现集团内医疗机构的综合绩效和医疗质量管理,也可以多机构合作完成科研项目和课题;患者可以在云平台上选择集团内任何一家医疗机构就诊而无须携带既往诊疗相关资料,就医更为便利。

3. 远程医疗云平台　远程医疗云平台主要解决的是不同等级医疗机构间的资源纵向整合,以国家分级诊疗相关政策为根本,形成医疗卫生服务各环节有序连接,接入远程平台内的各医疗机构分工协作、无缝连接、高效运行,突出医疗服务的跨地域和跨机构的连续性、可及性和高效性,通过远程会诊、远程诊断、远程教育培训和远程操作与手术指导等促进优质医疗资源共享和医疗服务均等化。

4. 患者服务云平台　云计算技术的发展和应用也使得患者体会到了更多的便利性。以云服务为基础的患者服务体系可以让患者随时随地进行诊疗预约、在线问诊、个人健康数据管理、在线支付和诊疗报告查询等;结合智能可穿戴设备,患者还可以获得远程健康护理等服务。

以上举例列出的云平台各有侧重,在实际应用中功能更加细分又互有交叉融合,从单纯的数据云存储到系统应用的全面云化,对于医疗行业而言,可以根据自身机构特点和需求,选择多种不同类型的云服务来实现自身业务和患者服务。云计算技术已经在逐步改变传统的就医和诊疗模式。

除医疗机构外,医疗卫生行政管理部门也开始使用基于云计算技术的综合信息管理平台来收集下属医疗机构的相关数据,并进行医疗机构绩效考核和医疗质量管理分析。公共卫生服务管理部门则利用云平台来实现公共卫生突发事件的联动处理、疾病预测分析和预防控制管理。

第四节　云计算应用的几点思考

云计算至今都还没有公认的统一定义,技术实现也是千差万别、各有所长。但无论对于云服务提供商还是用户,云计算都带来了新的可能性,成为变革的有力推动。

我们已经知道,云计算特性在于其规模可以动态扩展且数据处理能力超强,可构建海量存储,通过资源配置可实现高可靠和高可用,通用性强且成本较为可控。近几年来,许多传统 IT 企业纷纷转型,云计算服务正以前所未见的速度迅速扩张。但是云计算技术仍然存在亟待完善的地方:

一、信息安全问题

将数据资产托管到云计算中心，失去了对数据的绝对所有权和控制权，存在被窃取、盗用甚至丢失的风险。厂商数据丢失的案例已屡有发生，建立相对完善的安全机制是所有云服务提供商需要首先提供的服务保障。

二、标准化方面

目前云计算没有统一的标准，不同厂商的解决方案之间存在技术壁垒、互不兼容；对用户来说，跨平台、跨系统、跨地域的异构资源动态集成和共享的需求客观存在，如何完成不同云计算平台之间的互操作、从而实现云计算设施的跨平台一体化，仍待技术实现。

三、数据处理方面

云计算目前的资源池构建模式主要针对的是松耦合型数据处理应用，对于难以分解的紧耦合型计算任务来说，采用云计算模式处理数据会因为节点之间存在频繁的通信导致效率低下；而且，目前云计算主要用于管理和分析商业数据对于海量的科学数据，医疗信息行业将数据乃至系统应用完全云化的尝试相对有限，用户仍在观望和谨慎尝试。

四、建设成本方面

一方面，现有厂商所提供的云计算服务使用成本，与用户自建中高端的系统资源架构相比，并没有明显的价格优势，虽然运维的成本和有限的安全风险转移到服务提供方，但用户仍然面临数据丢失带来的风险和损失。另一方面，使用云计算服务，将各种数据、系统、应用迁移到云平台，彻底改变了现有信息系统的运行模式，迁移的难度和成本对用户而言都是巨大的挑战，数据的实时传输对网络带宽的资源消耗也是随之而来的成本支出。

2014 年至今，国内云计算进入快速成长期，以百度、阿里巴巴、腾讯为代表的大型企业纷纷推出电子商务和企业管理等服务，现在更是瞄准了医疗信息这个巨大的市场，不断提高云计算服务能力。随着移动设备和应用的普及，用户对云的态度也在发生转变，云技术的不断成熟加速了云服务的推广和使用。云不仅对 IT 行业产生了巨大的影响，也改变了所有行业的工作模式。相信在不远的将来，云计算技术会拥有更美好的前景。

（余俊荣）

参 考 文 献

［1］陆平，等. 云计算基础架构及关键应用. 北京：机械工业出版社，2016.

［2］Thomas Erl，Zaigham Mahmood，Ricardo Puttini. 云计算——概念、技术与架构. 龚奕利，贺莲，胡创，译. 北京：机械工业出版社，2014.

［3］Rajkumar Buyya，Christian Vecchiola，S. Thamarai Selvi. 深入理解云计算——基本原理和应用程序编程技术. 刘丽，米振强，熊曾刚，译. 北京：机械工业出版社，2015.

［4］刘鹏主编. 云计算. 第 3 版. 北京：电子工业出版社，2015.

［5］San Murugesan，Irena Bojianova. 云计算百科全书. 陈志德，译. 北京：电子工业出版社，2018.

［6］CSA. 云计算关键领域安全指南 v4. 0. 2017 年.

［7］王良明. 云计算通俗讲义. 北京：电子工业出版社，2017.

第八章 医疗大数据及护理应用

医疗工作过程中不停产生大量数据,对这些数据充分运用将会给护理带来变革。面对源源不断的需求,护理工作越来越呼唤智能化。智能护理重要的是通过健康医疗大数据的积累和分析,制定更为全面准确的治疗和护理方案,降低传统护理的失误率。掌握分析健康医疗大数据,有助于更好服务于护理体系建设,推动临床智能护理的发展。本章将从健康医疗大数据的概念、内涵和技术应用等方面展开介绍。

第一节 医疗大数据基本概念

一、医疗大数据概念

大数据(big data)是指数据繁多、数据结构复杂且依靠传统的方法和工具难于处理的数据集,是需要在合理时间内达到撷取、管理、处理、并整理成为帮助企业经营决策更积极目的的资源。通俗地说,健康医疗大数据即是在医疗卫生工作中产生的大数据,不同学者对健康医疗大数据的定义不同。生命科学领域所涉及的大数据与经济、社交媒体、环境科学等领域的大数据存在明显不同。通过对目前已发表的关于医学大数据的定义(包括 biomedical big data,big healthcare data 等词条),Baro E. 等对医学大数据提出了如下的定义如表8-1所示,并将数据量作为最核心的定义指标。

表 8-1 医疗大数据的定义

定义	数据量:$\log(n * p) \geqslant 7$
特征	极大的数据多样性,极高的数据传输速度,数据可靠性不稳定,对医疗工作流的各个环节构成挑战,对计算技术构成挑战,难以提取,数据共享困难
相关重要概念	数据复用困难,会产生错误知识问题和隐私问题等

对于健康医疗大数据特征的认识与通用的大数据的概念有相同之处,国家卫生计生委统计信息中心原主任孟群在2017年中国卫生信息技术交流大会的演讲中表明,健康医疗大数据是指与健康医疗相

关,满足大多数基本特征的数据集合。理论上,医疗健康大数据可以涉及一个国家或地区的全部医院、卫生机构和所有人群,通过医院、卫生机构日常的医疗管理、临床诊断、病程记录、用药记录、检查检验结果等记录可以采集到众多具有极高价值的医疗数据。因此国内对于健康医疗大数据的定义可归纳为医疗健康大数据是医疗人员对患者诊疗过程中产生的数据,包括其基本情况、行为数据、诊疗数据、管理数据、检查数据、电子病历等。

二、医疗大数据分类

医疗数据作为大数据最独特的一部分,其产生于医疗生产活动的开始,具有不同的分类特点。理论上,医疗健康大数据可从患者活动出发,通过医院、社区卫生机构等进行日常医疗保健管理、临床诊断、用药手术记录、检测检验等产生众多医疗信息,我们将从宏观和微观角度对其进行分类。

(一) 从宏观角度

按照数据产生的来源,将健康医疗大数据主要分为临床大数据、个人健康大数据、生物组学大数据、药学大数据、中医大数据、公共卫生大数据和网络运营大数据。

1. 临床大数据　临床数据是在临床诊疗过程中产生的数据,包括电子病历、医学影像数据、患者终生就医、住院、用药记录、标准化临床路径等。其主要来自于医院、基层医疗单位、第三方医疗诊断中心、药企、药店等。

2. 个人健康大数据　记录整个个人生命周期的医疗数据,包括电子健康档案、监测个人体征数据、个人偏好数据、康复医疗数据、健康知识数据等,其主要来自于基层医疗单位、体检机构、可穿戴设备等。

3. 生物组学大数据　不同组学的数据,包括但不限于基因组学、转录组学、蛋白质组学、代谢组学等,其主要来自于医院、第三方检测机构。

4. 药学大数据　药学大数据在临床的应用与研究,主要是辅助药物疗效的实施。改变经验性用药、忽略患者个体差异的治疗方法。考虑患者基因差异与药物临床疗效的相关性,有利于制订个体化精准给药方案。

5. 中医大数据　包括医疗数据涉及中医诊疗、中药使用的记录信息,主要来自于中医院、养生馆等。

6. 公共卫生大数据　包括对全国范围传染病个案数据进行实时动态的基于时间、空间和人间的"三间分布;数据包含时间、空间、人群、疾病四个象限维度;实施难度体现在加工后的实时统计,以便给与合适的应对方案。

7. 网络运营大数据　成本核算数据,医药耗材器械采购与管理数据,不同病种治疗成本与报销、药物研发数据、消费者购买行为数据、产品流通数据、第三方支付数据等,主要来自于医院、基层医疗机构、社保中心、商业保险机构、药企药店物流配送中心等。

(二) 从个体水平微观角度

健康医疗大数据是涵盖人的全生命周期,从个人角度出发既包括个人健康,又涉及医药服务、疾病防控、健康保障和食品安全、养生保健等多方面数据的汇聚和聚合。从形式上来看,包括代表内容的数字符号、影像、文字等,体现在与健康状况有关的病历、居民健康档案和人口基础信息。具体而言,健康医疗大数据是指人从出生、婴幼儿保健、疫苗注射、入学体检、工作体检、就诊、住院、饮食、运动、睡眠死亡等一系列生命过程所产生的数据,主要分为因就医所产生的临床数据和因生活过程所产生的非临床数据(图 8-1)。从内容来看,健康医疗大数据包括出生数据(体重、血型、基因等)、临床数据(电子病历、电子处方、药物服用)、运动数据、体检数据、饮食数据(含饮酒数据)、睡眠数据、死因数据等,围绕个体的健康医疗大数据衍生出公共卫生方面的数据,包括血液传播、食品安全和疾病预防等。图 8-1 展示了健康医疗大数据的三维空间分类模型。

可以从不同角度对健康医疗大数据进行分类,如按照字段类型可分为:文本类(string、char、text等)、数值类(int、float、number 等)、时间类(data、timestamp 等);从数据结构上可分为:结构化数据、半结构化数据、非结构化数据;从数据处理的角度可分为:原始数据、衍生数据;从更新方式上可分为:批量数

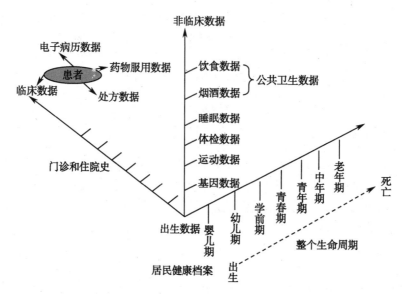

图 8-1 健康医疗大数据三维空间模型

据、实时数据;从数据粒度上可分为:明细数据、汇总数据。总的来说,健康医疗大数据是国家重要的基础性战略资源,是智能护理改革建设的重要支撑。发展和应用好健康医疗大数据,是以创新推进智能护理建设的重大举措。

三、医疗大数据特征

根据大数据定义,指出了大数据的 4 个核心特征:数据量庞大、数据流高速,数据价值密度低及数据类型极其丰富,如图 8-2 所示。从数据格式、内容、来源来看,健康医疗大数据除具有大数据的 4V 特性之外,还具有健康医疗大数据独特的属性特征,其典型特征如下:

1. 海量性　理论上,健康医疗大数据可涉及一个国家或地区全部医院或所有人群,具有 TB 甚至 PB 级的数据量。现实状况是,一个中型医院一年医疗数据(包括影像数据)就可达到几十 TB,删除主要的影像数据后仍有大概数百 G 以上数据量,且医院很多年份或临床科室数据已互联互通,不是单个部门的数据。

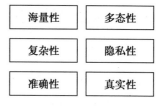

图 8-2　健康医疗大数据特征

2. 多态性　健康医疗大数据的表达格式包括文本型(如人口特征、医嘱、药物使用、临床症状描述等数据)、数字型(检验科的生理数据、生化数据、生命体征数据等)和图像型(医院中的各种影像学检查,如 B 超、CT、MRI、X 线等图像资料)。多态性是医学数据区别于其他领域数据的最根本和最显著特性。

3. 复杂性　复杂性体现在数据的管理和操作上。IT 时代,随着数据来源及数据量的爆发,各种不同渠道数据的大量涌现,数据的管理和操作已经变得越来越复杂。临床智能护理建设中如何抽取、转换、加载、连接、关联以把握数据内蕴的有用信息已经变得越来越有挑战性。

4. 隐私性　健康医疗大数据分析中隐私保护需要注意两方面:①用户身份、姓名、地址和疾病等敏感信息的保密;②经分析后所得的私人信息的保密。数据泄露事件已是屡见不鲜,健康医疗大数据中包含了大量需要保密的临床实验与试验数据以及患者的个人隐私内容,因此健康医疗大数据分析时确保数据的隐私与安全至关重要。

5. 准确性　又称数据保证(data assurance)。不同方式、渠道收集到的数据在质量上会有很大差异。数据分析和输出结果的错误程度和可信度在很大程度上取决于收集到的数据质量的高低。所谓"垃圾进,垃圾出",没有数据保证,大数据分析就毫无意义。

6. 真实性　健康医疗大数据在现实生活中具有真实性高而密度较低的特点。如新药研发或医学试验会产生海量的试验数据,而成功的试验往往是经过无数次的尝试,如此海量的数据中真正有价值的信息仅仅是部分而已。

总的来说，大量化（volume）、多样化（variety）、快速化（velocity）、价值密度低（value）是大数据的基础特征，而多态性、复杂性、隐私性和真实性等具有这些特点的数据，才是真正的医疗大数据。业界还有人把医疗大数据的基本特征扩展到了11V，甚至更多，包括价值密度低（value）、可视化（visualization）、有效性（validity）等。如何通过强大的机器算法更迅速地完成数据的价值"提纯"，是大数据时代亟待解决的难题。

第二节　医疗大数据资源

随着物联网/云计算等新兴 IT 技术兴起，人们所积累的数据量已经十分庞大，开启了全新的大数据时代。传统的医院临床护理涉及人工查房、人工生命体征测量、人工数据的录入、人工绘制曲线等繁杂的人工数据采集。包括以下多种数据资源：

一、临床医疗数据资源

（一）电子病历

电子病历（electroicmedicalrecord，EMR）也叫计算机化的病案系统或基于计算机的患者记录，它是用电子设备保存、处理、传输和重现的患者医疗记录，取代手写纸张病历。

电子病历的内容是患者自入院到出院这期间的医疗与护理过程和所做的一切记录，有利于提高医疗质量和文书质量、促进医务人员掌握相应的知识，信息的记录、传输、保存均以数字化的形式。自然语言处理技术可对电子病历中的相关关键词进行提取和文字解读，以减轻人工分析电子病历负担。

（二）医学影像

数字化的医学影像数据是使用医疗数字影像传输协议（digital imaging and communication in medicine，DICOM），透过医学影像存储和传输系统（picture archievingand communication system，PACS）来取得人体内部组织影像的技术与处理过程，同时解决传输和管理，胶片存储和人力资源问题，提供影像调阅的实时性和方便性。医学影像数据属于生物影像数据，影像成像原理不同、技术方法不同最终的影像数据也有所不同，一般情况下，医学影像数据指放射影像数据、超声影像数据、内镜影像数据、医学显微镜影像数据等。表 8-2 列出常用医学影像的分类。

表 8-2　医学影像数据分类

序号	成像原理	成像设备	影像数据分类	存储格式
1	X 线	CR、DR、钼靶等	常规放射影像数据	标准 DICOM
2	计算机断层扫描成像	CT	CT 影像数据	标准 DICOM
3	核磁共振成像	MRI	MR 影像数据	标准 DICOM
4	超声波成像	黑白超、彩超等	超声影像数据	一般是 JPEG、部分设备支持 DICOM 输出
5	内镜探视技术	胃镜、肠镜等	内镜影像数据	JPEG
6	显微镜光学成像技术	显微镜（病理科）	病理影像数据	JPEG

医学影像数据的信息容量占据所有医疗信息总量的 90% 以上，是名副其实的海量数据，临床诊断的70% 依靠医学影像，因此，医学影像数据在医疗诊断方面是不可或缺的。

（三）临床检验

临床检验是将患者的血液、体液、分泌物、排泄物和脱落物等标本，通过目视观察、物理、化学、仪器或分子生物学方法检测，并强调对检验全过程（分析前、分析中、分析后）采取严密质量管理措施以确保检验质量；从而为临床、为患者提供有价值的实验资料。检验医学数据体量巨大，在患者住院过程中会产生大量的检验信息和其他与患者相关的数据，整个医院的检验数据更是一个海量概念，一个拥有2000 张病床的医院，每年至少产生 3000 万条检验项目。

在检验医学中,常规检验指标的数据一般为文本,较容易处理。但形态学检验,如微生物形态及骨髓细胞学的图片数据、自身抗体等免疫荧光的图像数据、寄生虫检验中的视频数据、血糖血脂等指标的动态监测数据等,出现越来越多的半结构化和非结构化数据信息以及复合数据。实现临床护理的自动临床检验在辅助诊断方面具有重大作用。

(四) 生物组学

生物组学数据包括基因组、表观基因组、转录组、代谢组、蛋白质组和元基因组数据,组学旨在从生物整体出发研究组织细胞结构、基因、蛋白及其分子间相互作用对组织器官的功能和代谢的状态的影响,实现更进一步地解析各类生物学机制。因此,以上组学紧密地相互联系。基因组学从基因的角度来说明各类生物学机制,转录组是基因组的直接产物。而蛋白组学从蛋白质的角度更深入地说明了生命活动的机制,而代谢组从表型即确实发生的现象来深一层探究生物学问题。随着基因组学、转录组学和蛋白组学的不断发展,结合代谢组学探究和解决生物学问题已经成为流行的趋势,目前针对于生物组学的高通量测序技术也从传统的昂贵价格到现在的大众普及,多层组学的整合利用更丰富的数据得到了更可靠的结果。

(五) 重症监护数据

重症监护(intensive care)是指对收治的各类危重病患者,运用各种先进的医疗技术,现代化的监护和抢救设备,对其实施集中的加强治疗,以最大程度确保患者的生存及随后的护理。重症患者的数据信息量巨大:患者床边的各种监护设备、呼吸机、输液泵站、连续肾脏替代治疗(CRRT)和体外膜肺氧合(ECMO)等各种医疗仪器需要实时管理;患者临床信息的监测项目和采样频率远远高于普通患者;另据统计,ICU 的医疗监测记录可能涉及多达 236 项不同的数据变量,这大大超过了人力所能控制的范围。如果大量获取的数据信息不能有效整合,一方面导致数据信息不能被有效利用,另一方面大量有效信息被忽略或丢失。有相关研究证明,采用 CIS(critical information system)进行实时的数据采集、管理、整合、分析和筛选,指导临床治疗,可以大大增加工作效能;采用 CIS 管理后,ICU 患者病死率降低 26.7%、住院日缩短 16%、平均住院费用降低 25%;CIS 结合集成化临床信息系统(ICIS)、医生工作站系统、护理信息系统、检验信息系统和医学图像管理系统等目前常用的管理模式。

二、医疗行业数据资源

医疗大数据产业的发展由价值医疗驱动(即医疗服务质量与医疗成本的双赢),其潜在价值空间巨大,包括应用于护理工作中。医疗大数据的服务对象可为居民、医疗服务机构、科研机构、医疗保险管理机构和商保公司、公共健康管理部门等。

(一) 医保政务

目前,中国已经基本建立了全民覆盖的三大基本医疗保险制度,为确保医疗服务的公平性和可及性,使人人享有基本医疗服务,"三保合一"已经势在必行。尤其是近年来互联网的发展,互联网+医保已成为趋势,也由此产生了大量医保结算的相关数据资源,这也是智能护理的重要方向,实现护理从医院到家庭的重大转变。

(二) 医学文献

与医学有关的有参考价值的资料。广义上包括一切有关信息的记录,狭义上指用于流通的资料。现代科学技术进展迅速,互相渗透,在医学领域形成了很多分支学科,医学文献的数量逐年以指数级增长,据估计目前全世界每年出版生物医学杂志两万余种。医学文献记载着前人和当代人有关医学的大量实践经验和理论,因此是医务人员及其有关工作人员时刻离不开的知识宝库。且现在大部分的医学文献都可以从网上找到下载,涵盖海量电子资料。

(三) 医药行业

制药行业主要针对于药物研发产业,对药物的理解有助于帮助日常护理。广义的医药行业分为医药工业、医药商业和医疗服务业三大组成部分,其中医药工业包括化学制药工业(包括化学原料药业和化学制剂业)、中成药工业、中药饮片工业、生物制药工业、医用材料及医疗用品制造工业、医疗器械工业、制药机械工业等八个子行业。在其产品链中会产生大量数据。

三、学科数据资源

公共卫生大数据是大数据的一个专业分支,特指与维持机体健康或引起机体发生疾病/亚健康状态有关联的生活行为方式、遗传、社会环境因素及医疗过程中可以测量记录的数据信息的集合。基于公共卫生大数据的分析有助于实现智能护理,促进人群健康。而其也包括以下生命科学,人口学,环境科学数据。

(一)生命科学

涉及人群的生命科学数据是居民在健康管理(包括健康保护、健康促进和疾病防治)过程中产生的规范的、科学的生命记录。一般以个人健康为核心,贯穿从出生直至死亡的整个生命周期,涵盖各种健康相关因素;具有信息收集渠道复杂,信息类型多样等特点。其数据经过相关大数据技术的挖掘与应用,可发布包括主要传染病(流感、登革热、感染性腹泻、手足口病)发病指数、高温热浪健康风险指数、主要暴发疫情地图,并指导主要健康问题防控工作,促进市民加强健康管理。是居民对自身健康进行护理、政府部门进行公共卫生决策的重要的信息资源。

(二)人口学

人口学是包括研究人口与社会、经济、生态环境诸现象间的相互关系的规律性和数量关系等分支学科。其特征包括空间、年龄、性别、文化、职业、收入、生育率等指标。人口学者主要依赖权威部门(统计局、卫计委)发布的汇总数据或者大规模的抽样数据(包括统计局的普查、小普查的样本数据、人口变动抽样调查数据、卫计委组织的流动人口动态监测调查数据和计生服务与生育状况调查数据等少数微观样本数据,以及各种教育、卫生、户籍、人口汇总数据,或各单位自己组织的小规模样本调查数据)来做研究。

(三)环境科学

用于支撑职业、学校、环境、医用辐射及地方病等相关的对人群健康影响的危害因素监测及全程管理。内容主要包括:职业性有害因素、医用辐射防护、学校卫生环境与教学卫生条件、碘盐及碘营养、地方性氟(砷)、饮用水、空气质量、居住环境及媒介生物等监测信息。

四、互联网数据资源

(一)互联网

互联网每时每刻都在产生巨大信息,大多数医院,卫生机构都日常的事务处理也都是在网上进行,每时每刻都在产生大量数据,这包括医院信息系统数据,患者登录数据等。

(二)物联网

"智护"的概念采用了智能医疗器械、物联网技术和大数据分析(生命体征分析的自动化)来对患者身体数据进行实时的监测采集,这是对临床护理的一次全面升级。物联网(internet of tings)是基于互联网的新一代信息技术,通过感知识别技术,将物理对象信息集成到信息网络中,使用智能计算技术进行分析处理,实现对物理对象的信息化、智能化决策和远程控制。通过物联网,社区医院和大医院共享高端设备检查结果,社区医生与专科医生协同管理患者,提供社区医生与专科医生交流学习途径,为解决区域医疗保健水平参差不齐、卫生资源配置不均的问题提供新思路。物联网医学通过将多种感知设备、传感器置入到医疗设备中,实现人和物的信息交互连接、传输和共享,实现医院、患者、医疗设备的整合,形成三级联动的新医疗模式。在医学物联网中,医生、患者、护士、健康人、医疗设备和各种传感器有机连接,形成一张"网",进行无缝连接和数据交换,实现实时动态监测、跟踪管理和远程医疗,补充和完善现有的医疗服务模式,提供更优质的医疗保健服务(图8-3)。

(三)社交媒体

社交媒体主要是一种新型的在线媒体,即一种重要通讯工具。具有传播速度快、覆盖范围广、影响深远、经济实用且动员能力强等优势,打破了传统的沟通方式。目前,社交媒体在医疗护理等卫生保健

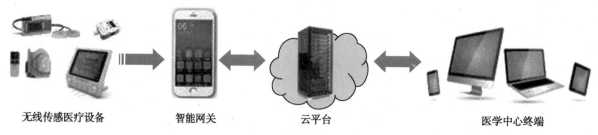

| 无线传感医疗设备 | 智能网关 | 云平台 | 医学中心终端 |

图 8-3 物联网医学示意图

领域得到了广泛的应用。例如,在发生规模较大的自然灾害或者危机事件时,社交媒体可凭借其高效的传播方式向传播中心、集散平台传播具体的灾情信息,这样有利于展开医疗护理工作。

第三节 医疗大数据技术

一、医疗大数据管理与存储技术

医疗大数据的存储主要目的就是参与人员互相协作并共享资源,在智能护理系统中需要整合来自多个科室部门的数据。网络设计的一个重要问题就是如何配置不同的设备来共享资源,实际的实现方式在很大程度上要依赖于网络的功能和设计,总体上可以分为两大类:集中式存储系统和分布式存储系统。

(一) 集中式存储系统

集中式存储即把所有的数据都存储在一个大型的中央处理系统,中央处理系统是一台高性能、可扩充的计算机,所有的数据、运算、处理任务全部在中央计算机系统上完成。中央计算机连接多个终端,终端用来输入和输出,不具有数据处理能力。远程终端通过网络连接到中央计算机,它们得到的信息是一致的。集中式系统的优点是数据容易备份,只需要把中央计算机上的数据备份即可;不易感染病毒,只要对中央计算机做好保护,终端一般不需要外接设备,感染病毒的概率很低;总费用较低,中央计算机的功能非常强大,终端只需要简单、便宜的设备。但中央计算机需要执行所有的运算,当终端很多时,会导致响应速度变慢;另外,如果终端用户有不同的需要,要对每个用户的程序和资源做单独的配置,在集中式系统上做起来比较困难,而且效率不高。我们在日常生活中常用的银行自动提款机(ATM)、超时收款机(POS)等都是用的是集中式系统。而传统的医院数据管理也是集中式处理。

(二) 分布式存储系统

医疗数据众多且不同医疗业务复杂,集中式存储不能满足大规模存储应用的需要。分布式网络存储系统采用可扩展的系统结构,利用多台存储服务器分担存储负荷,利用位置服务器定位存储信息,它不但提高了系统的可靠性、可用性和存取效率,还易于扩展。其中最为广泛使用的即是 HDFS,是针对 Google 文件系统 GFS 的一个开源实现,它是一个可以跨多节点进行安装的分布式文件系统,HDFS 的设计较其他文件系统特殊,它把硬件故障作为一种常态来进行处理,它甚至还可以稳定运行在从企业核心业务中淘汰出来的服务器组成的集群之上,可见 HDFS 对节点硬件故障的容忍度是很高的。

分布式文件系统在物理结构上由集群中的多台服务器或虚拟机节点组成。HDFS 遵循"管理节点-工作节点"的工作模式,服务节点分为管理节点 NameNode 和工作节点 DataNode 两种(图 8-4)。NameNode 是一个中心服务器,负责管理文件系统,存储文件的元数据,以及接收客户端对文件系统中文件的访问请求;DataNode 位于各工作节点上,负责真正存储数据块,DataNode 节点需要周期性向 NameNode 发送心跳信号以及汇报块存储信息,否则会被 NameNode 定义为故障节点。

(三) 不同数据存储方案的选择

面向构建的大数据存储架构以分布式文件系统 HDFS 与面向列的实时分布式数据库 Apache HBase,构建管理服务器与多个数据服务器之间的协同网络,共同执行医疗数据存储任务。

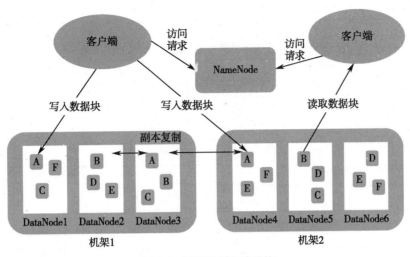

图 8-4　HDFS 的整体结构

二、医疗大数据处理技术

（一）并行计算分布式数据处理技术

大数据离线批处理主要用于对静态数据或离线数据的计算和处理,该模式主要是为了解决规模较大的非实时性数据的分析。因此,它更加关注计算框架的数据吞吐量。在目前的批处理计算框架中,最具代表性的当属 Google 设计的 Map Reduce 架构。Map Reduce 在海量数据环境、需要保证可伸缩性的前提下,通过使用合适的查询优化和索引技术提供较好的数据处理性能。很多情况下 MapReduce 都很适用:必须处理大量数据;需要利用并行分布式计算、数据存储与数据本地化;可以独立地完成很多任务而无须同步;可以利用排序和洗牌;需要容错性,不能接收任务失败。MapReduce 是实现分布式计算的一项开创性技术,主要设计用于批处理,所以不要期望能够在非常短时间内迅速得到结果,当然适当地使用集群,确实可以得到近实时的响应。

（二）分布式流处理技术

流式大数据实时处理是大数据时代信息化的重要抓手。采用"事中"甚至"事前"模式感知、分析、判断、决策等功能的智能系统需要流式大数据实时处理平台的支撑。此外,流式大数据实时处理可以为大数据驱动的深度学习提供计算框架支撑。作为一种针对流数据的实时计算模型,流式计算可以有效缩短整个链路的数据流延迟,简化实时计算逻辑,减少计算成本,最终有效满足大数据业务的实时处理需求,因而不断提升重要性,开启了未来计算的新时代。其包括 storm 和 spark streaming 两大主流分布式流处理技术。

三、医疗大数据整合技术

（一）数据清洗技术

数据质量问题关系到数据的后续处理及分析。在护理过程中往往由于时间精力等原因,医疗数据质量问题参差不齐。在已有的数据清洗方法和工具中,一部分数据清洗工具只提供了有限的清洗功能(如一些数据 ETL 工具),另一部分则专门针对数据清洗。我们分析了不同数据质量问题的清洗方法,并归纳了数据清洗有关的框架和工具。对图 8-5 中的一般性系统框架的 5 个部分进一步说明如下。

1. 准备　包括需求分析、信息环境分析、任务定义、方法定义、基本配置,以及基于以上工作获得数据清洗方案等,形成完整的数据清洗方案,并整理归档。

2. 检测　包括检测必需的数据预处理,并进行相似重复记录、不完整记录、逻辑错误、异常数据等数据质量问题的检测,对检测结果进行统计,以获得全面的数据质量信息,并将相关信息整理归档。

3. 定位　包括数据质量问题定位、数据追踪分析,并根据检测结果对数据质量进行评估,分析问题数据及修正的业务影响,分析产生数据质量问题的根本原因;进而确定数据质量问题性质及位置,给出

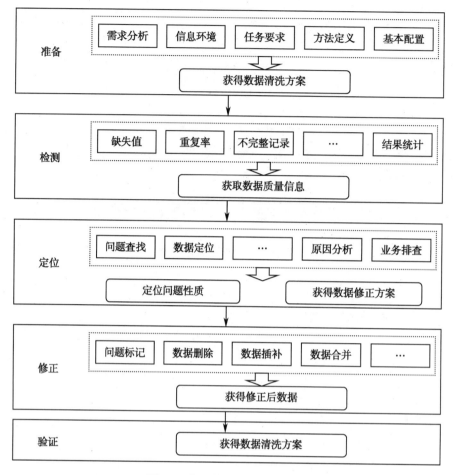

图 8-5　数据清洗的一般性系统

数据修正方案,

4. 修正　在定位分析的基础上,对检测出的实例层数据质量问题进行修正,具体包括问题数据标记、不可用数据删除、重复记录合并、缺失数据估计与填充等,并对数据修正过程进行数据世系管理。

5. 验证　验证修正后的数据与任务定义的符合性(用到部分检测操作),如果结果与任务目标不符合,则做进一步定位分析与修正,甚至返回"准备"中调整相应准备工作。

(二)　数据质量评估

健康医疗大数据应用难以落地的原因很多,其中一个重要的原因是数据质量不高,难以有效支撑卫生管理、护理业务和各种应用服务。在这种情况下,有效的评估数据质量与治理数据就成为数据应用之前必须要解决的问题。

对于数据的质量维度,给出了相应的度量如图 8-6 所示,框架中的前三层是质量模型,而第四层是质量度量。

依据度量的定义,给出度量的计算公式,可以评估得到每个度量的评估结果(图 8-7)。首先通过评估需求模板收集评估需求,然后汇聚需求得到评估字段;其次利用数据集成和数据筛选过程确定评估需求;再次建立评估映射关系并定义评估度量,定义评估度量后可返回更新评估映射;最后利用错误自动检测技术定量地评估数据质量,并根据评估结果分析数据的可用性。

整个过程可分为以下 6 个步骤:①收集评估需求;②确定评估数据;③建立评估映射;④定义评估度量;⑤评估数据质量;⑥分析评估结果。

整个过程主要由 3 类角色参与,第一类角色是领域专家(例如临床医生)负责步骤①,参与步骤③和步骤⑤。第二类角色是数据管理者以及负责系统构建与数据集成的信息技术(information technology,IT)工程师,负责步骤②和步骤③,同时参与步骤⑤。第三类角色是构造与执行质量度量的数据质量工

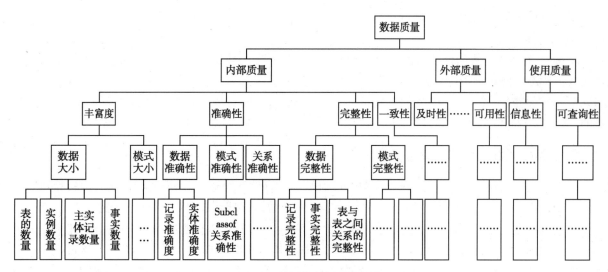

图 8-6　质量维度与质量度量

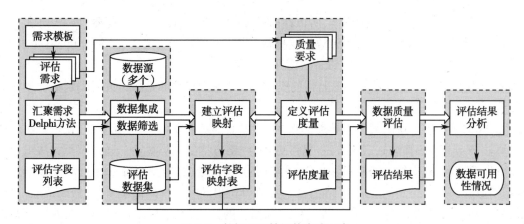

图 8-7　数据可用性评估方法示意

程师,负责步骤④和步骤⑤。对于步骤⑥,需要 3 类角色共同参与,解释数据结果。

（三）数据治理

导致数据出现质量问题的原因是多样的,因此必须在数据的全生命周期中,有专门的人力、合理的流程以及合适的方法来保证数据质量,根据维基的定义,数据治理(data governance)是指组织遵循的一个既定义的流程,以确保整体生命周期中的数据质量。从全球范围来看,加强数据治理提升数据质量已成为企业提升管理能力的重要任务,当然这也是医疗大数据管理的重要方向。

跨组织内部的数据治理流程其包括组织与人员结构,流程与活动,标准与规范和平台与工具,其特点在于:

1. 行业标准的制定　由于可能牵涉到跨地区多家医院数据的整合,需要建立通用的行业数据标准以及元数据标准,以方便整合。

2. 政府推动的行业数据治理　由于医疗数据牵涉到个人隐私,且大部分医院都属于公立医院,因此,数据合理的采集、共享与使用,以及各种行业标准的制定,会依赖于以卫健委为核心的政府机构。

3. 基于区块链的确权机制与数据的分布式存储　对于逻辑上相关的数据,如一个患者的所有看病记录,由于牵涉到不同医疗机构,可能存储在不同的地方。在数据共享和使用的过程中,需要利益各方对原始数据的来源达到共识,这个过程可以使用区块链机制。但是,为了识别不同的数据块,建立全局索引是一个必然,此时又牵涉到了患者隐私问题。因此,相比较而言,政府机构比起第三方的企业或数据流程机构,更适合于医疗数据的管理和治理。

4. 数据来源、数据管理方和使用方的增加　除了医院外,其他政府机构,如医保,疾控都可以是数据的来源方。而数据管理方也可能处于一种分布式管理状态,每个组织管理自己的数据,而由政府机构或是第三方可信的机构进行协同管理。另外,大规模的行业医疗数据平台为药厂和保险机构进行数据分析,提供了良好的支撑条件。

5. 基于本体的元数据标准　由于涉及行业内大规模异构的数据与数据值域,通过简单的字典表构建元数据标准已经远远不够。因此,应通过本体技术,实现对于领域的定义,并确定该领域内共同认可的词汇、词汇的同一关系、上下位关系、词汇的业务含义等,达成对领域知识的共同理解。其中,医疗行业的 SNOMED 标准,LOINC 标准都是可选的本体标准。

四、医疗大数据分析与挖掘技术

数据的最终目的是为了应用,医疗大数据经过数据的存储和处理,迫切需要将这些数据转换成有用的信息和知识,并在临床实验、药物分析、医疗保险、医疗绩效、风险预测等各个方面广泛应用。而数据分析和数据挖掘技术则为医疗大数据的使用提供了基础。一般而言,数据挖掘技术包括描述和预测两大类。典型的描述包括聚类分析和关联分析。预测属于有监督学习模型,例如分类模型,通过选定的打好标签的训练集开始,学习这些观测数据的属性建立模型,用于将来未为分类的数据创建标签。

(一) 分类挖掘算法

医疗大数据是非常复杂、丰富的数据,所以在对数据的存储、分析、处理上也要有一些更加有效的方法,才能够挖掘出其潜在的价值。医疗大数据挖掘常用方法包括分类、聚类、回归分析、关联规则、决策树、人工神经网络算法等,以及近些年大火的深度神经网络算法。

1. 聚类　聚类(clustering)是一种无监督的类别划分算法,即是将无标签数据类别集合划分为若干个簇(类别),使得同一个簇之间的数据样本之间有最高的相似度量,而不同簇之间的数据样本相似度尽可能的低,或称相异度尽量的大。相异度的值可以用“距离”来度量,其中最常用的基于划分的方法(k-means 算法、k-medoids 算法)、层次方法、密度方法、网络方法等聚类算法。通过聚类方法可以对医疗大数据进行分类处理,找出相似的病症和与其他病症的不同通过聚类方法可以对医疗大数据进行分类处理,找出相似的病症和与其他病症的不同,从而能够分析出同一病种的微小差异,做到精准治疗。

2. 关联分析　关联规则是一种描述性的而非预测性的方法,经常用于发现隐藏在大规模数据背后的有趣的关系。关联规则揭示的这些关系可以被表示为规则或频繁项集。算法的核心是两阶段频繁项集的递推算法。Apriori 算法利用频繁项集性质的先验知识(prior knowledge),通过逐层搜索的迭代方法,即将 k-项集用于探察(k+1)-项集,来穷尽数据集中的所有频繁项集。先找到频繁 1-项集的集合 L_1,然后用 L_1 找到频繁 2-项集的集合 L_2,接着用 L_2 找到项集的集合 L_3,直到找不到频繁 k-项集的集合,找每个 L_k 需要一次数据库扫描。通过运用关联规则技术和处理大量的医疗信息经大数据技术寻找实现不同因素相关性疾病的生命周期,用于进行临床决策和特殊疾病的诊断。

3. 回归分析　回归分析是确定两种或两种以上变量间相互依赖的定量关系的一种统计分析方法,包括线性回归和逻辑回归两大类回归分析模型。

如建立一个多元线性回归模型,将某人的体重变化看作是三个输入变量的函数,来估计其体重值。在这个例子中,因变量是体重值(weight),自变量是身高(height)、运动(sport)和饮食情况(diet),一般来说,人越高,体重越大;运动愈多,体重控制越好;饮食控制越好,体重控制就越好。可用一个线性方程表示如下:

$$Weight = \beta_0 + \beta_1 Height + \beta_2 Sport + \beta_3 Diet + \varepsilon$$

4. 决策树　决策树算法在医药大数据处理中的应用很常见,包括 ID3 算法、C4.5 算法。此方法不仅能建立分类器,也可以用于一些需要长期观察的慢性病研究,分析病种的变化趋势,对疾病作出预测。决策树算法使用树形结构来指定决策与结果的序列。对于给定的输入 $X = \{X_1, X_2, \cdots, X_n\}$,目的是预测一个输出变量 Y。$X_1, X_2, \cdots, X_n$ 都称为输入变量。决策树预测模型可以通过测试点和分支构造的决策树来实现。从海量数据中选出已经分好类的训练集,在该训练集上运用数据挖掘分类的技术,建立分类模型,为新的观测数据分配类别标签。

5. 人工神经网络　人工神经网络算法是一种模仿生物神经网络的算法,它能够对大量的、不确定的、非线性的医疗大数据进行智能处理,具有非程序化和适应性的特点,其结构如图8-8所示。每个节点代表一种特定的输出函数,称为激励函数(activation function)。每两个节点间的连接都代表一个对于通过该连接信号的加权值,称之为权重。网络的输出则依网络的连接方式,权重值和激励函数的不同而不同。流行的神经网络算法是反向传播神经网络(back propagation artificial neural network,BP 神经网络)。

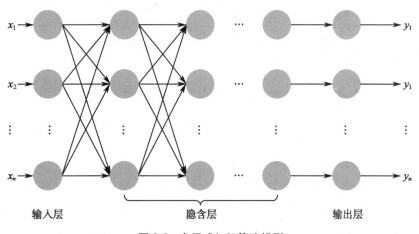

图 8-8　多层感知机算法模型

6. 深度学习　随着深度学习的出现和不断发展,深度神经网络也逐渐加入到医疗大数据分析挖掘的主力大军中。其中发展较为成熟的是在医学影像领域领先的典型的卷积神经网络,通过多个卷积层、采样层和全连接层,如图8-9所示。卷积神经网络的主要特点是局部连接、全局共享和下采样,相比于全连接神经网络,CNN 不仅有效降低了训练复杂度,还可以避免过拟合,提升模型的泛化能力。研究者使用深度神经网络方法自动提取医学图像的特征,完成端到端的模型拟合进行医学图像的辅助诊断。

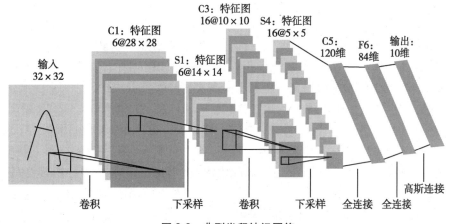

图 8-9　典型卷积神经网络

(二) 文本挖掘算法

上述的数据挖掘方法常用于结构化的医疗大数据,而事实上医疗体系中还存在部分非结构化数据至关重要。将数据挖掘的成果用于分析以自然语言描述的文本,这种方法被称为文本挖掘(text mining)或文本知识发现(knowledge discovery in text)。

一般而言,文本挖掘包括如下三大步骤:

1. 信息检索——构建临床报告语料库　带标注的语料库使监督机器学习系统的训练能够自动执行相同类型的标注。为了训练病历报告中的实体和关系的自动标注模型,需要构建临床文本标注语料库。制定标注过程(图 8-10)。

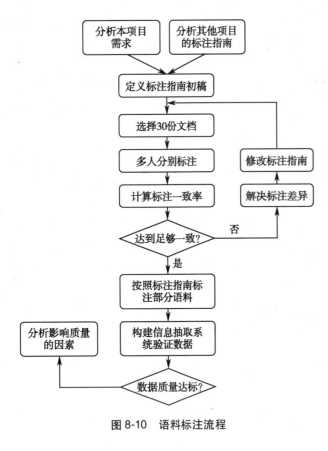

图 8-10　语料标注流程

2. 信息抽取　基于流程化的信息抽取模块,以临床报告作为输入,经过句子识别模块,将报告内容分为句子。命名实体识别模块从句子中识别实体,经过关系抽取模块,抽取任意两个实体之间的关系。

目前,生物医学命名实体识别的方法分为以下三类:基于启发式规则的方法,基于字典的方法和基于机器学习的方法。机器学习方法是从样例数据集合中统计出相关特征和参数,以此建立识别模型。目前已经有很多机器学习方法应用到生物医学命名实体识别当中,如贝叶斯模型、隐马尔可夫模型(HMM)、支持向量机(SVM)、条件随机场(CRFs)、最大熵(ME)等。

3. 数据挖掘(data mining,DM)　数据挖掘从结构化信息中识别出相互间的关联。如文本分类和文本聚类,给定分类体系,将文本分到某个或者某几个类别中,分类体系一般由人工构造,也可以采用自动文本分类方法(如 kNN 方法、决策树方法 decision tree、Decision Rule Classifier、The Widrow-Hoff Classifier 等)。

第四节　医疗大数据的护理应用

一、临床护理

临床医学是所有基础医学的基础,研究疾病的起因、诊断、治疗和预防。医院则是临床医学的主要应用主体,临床科室作为医院的主体科室,则负担着临床科学的绝大部分应用。临床科室人员在诊断和治疗患者过程中获得、产生的所有数据集合有利于提高疾病诊疗质量。

医疗大数据应用的数据来源主要有行政数据(如 ICD10 编码)、生物标志物、计量生物学、临床注册中心、电子健康档案、网络数据、医疗影像(如 CT、MRI、PET 等)和患者自述情况等。医疗大数据在临床医学方面的应用主要包括以下几个方面:可为医务人员服务,帮助临床护理人员确定治疗方法与疗效比较、最小有效治疗研究、精准诊疗与个性化治疗、不良反应与差错分析提醒等;同时临床中重症患者对于临床护理要求极高,健康医疗大数据分析可应用于不同体质的个性化治疗干预,如对带有易于诱发癌症基因的一类群体或对某类药物产生过敏的群体实施个性化治疗干预。健康医疗大数据分析能够对具有某种特异体质群体进行早期干预护理,避免或减少疾病发生的可能。在个性化治疗方案设计上,临床护理也发挥着重要作用。如抗肿瘤药物的治疗窗一般都比较窄,药物相关的毒性和抗肿瘤治疗效果在不同患者中差异明显。因此,选择和优化个体化治疗护理方案成为临床治疗的新趋势。

此外,优质医疗资源永远是稀缺,国家配备多少急救资源才能在"白金十分钟"和"黄金一小时"内开展时限救治。急诊时限救治的解决之道,是将大数据和人工智能预警技术部署到社区乃至患者的床头。一旦患者在夜间睡眠过程中身体有任何不适,监测系统可实时把患者的生命体征数据传回到医院,并提醒患者去看急诊,以便及早干预和阻断疾病发展进程。基于急救大数据和人工智能技术转化的可穿戴式生命体征感知产品,不久即可面世,例如如果系统判断引发老人胸闷的是冠心病、心梗早期等问题,那么它会提前好几天甚至好几周就发出预警信号,提醒老人赶紧去看医生。中西医联合阻断心衰发展进程,对危险提前干预阻断就没事了。未来急救大数据的发展,是整合更多医疗机构的急诊数据资源,并整合院前、院中、院后数据,形成多中心全息急救大数据。发展医学人工智能的三大要素为"算力、算法和大数据",将有越来越多的人工智能技术应用于疾病的早期预警、预测和预防。

二、慢病护理

面向公众提供公共卫生个性化信息服务是公共卫生大数据的护理应用主要体现。在服务内容方面,对慢性病及重点传染病患者提供全程追踪管理与服务,要能对本地区疾病流行与健康风险进行预测和预警,要能提供旅行卫生提示等公众服务信息。在服务形式方面,推进健康城市建设,以区域疾控数据中心为依托建立接入公用互联网的信息服务门户,如通过界面友好的手机 APP 实现卫生信息的互动查询。在政府主导下,开放相关公共卫生数据资源,引入社会力量搭建信息服务平台,促进政企合作,实现面向公众提供公共卫生信息资源及信息技术服务用商业智能和可视化技术的发展;高效、高质和可负担的智慧公共卫生系统,在有效提高公共卫生服务质量的同时,更可有效降低疾病的发病率。通过建立以电子健康档案,完善区域卫生信息平台和利用先进的物联网技术,实现公共卫生服务对象与卫生人员、公共卫生服务机构、数字化设备之间的互动。

从慢病疾病预防和检测方面,健康大数据可以更好地帮助人们实现对疾病的预防和预测。据估计,目前医学界能确定的健康影响因素只有 10% ~ 15%,剩下 85% ~ 90%(包括健康行为、遗传、自然和社会经济环境因素等)尚未知晓。一直以来预测未来疾病的发生极为困难,但利用大数据技术,如基于处方药和非处方药的销售量、卫生服务咨询中心接到患者电话的数量和内容、关键词的点击量或搜索次数、社交网络浏览偏好等,可以使人群疾病预测成为可能。Gittelman 等利用 Facebook 上的"喜好"数据,探讨了潜在健康结局的影响因素及其行为原因。通过主成分分析法和回归分析,控制年龄、种族、社会经济地位等变量后预测行为与健康状况的关系,显示"喜好"数据能提供更可靠、更及时和更具有成本-效益比的疾病预测结果,可作为传统公共卫生监测系统的补充。将不同的数据、方法和系统有机结合起来,可从个人、健康服务商和地区卫生服务机构(如癌症登记处、医疗保健、医疗救助、人口普查、疾控中心社区卫生指标和私人健康保险计划中心)等不同途径,有效、及时、完整、准确地收集、整合和更新疾病资料。该应用不仅促进了人群疾病登记的发展,也为不同领域研究人员开展基于人群的疾病研究提供了可能和便利。

三、药物护理

在大数据时代,新药研发需要完成从数据到信息,然后从信息到知识的有效转换。药物在治疗和预防各类疾病的同时,也会带来各种危害,药物安全性是一个全球关注的重要公共卫生问题。药物警戒/不良反应监测(pharmacovigilance)是确保药物安全和保障公众健康的主要手段之一。健康医疗大数据分析通过对临床试验数据和患者记录进行大数据分析,归纳出患者服用药品后的不适症状及服用药物后可能产生的副作用,分析收集不良反应报告,可以及时有效地帮助护理人员对药物不良反应进行监测和预防。Berg Health 公司就是利用结合了生物模型元素、大数据分析、人工智能、基因组学、蛋白质组学和代谢组学的药物研发平台,从大量样本数据中创建患者"图谱",进而挖掘出实际可用的数据,通过明确发病时细胞活动途径的改变来反向推导出合适的药物治疗方案,同时反馈到关于患者药物使用的护理过程中。

四、居家护理

对同一患者来说,医疗服务提供方不同,医疗护理方法和效果不同,成本上也存在着很大的差异。通过基于疗效的比较效果研究(comparative effectiveness research,CER),全面分析患者特征数据和疗效数据,然后比较多种干预措施的有效性,可以找到针对特定患者的最佳治疗途径,并减少医疗费用。医疗护理系统实现 CER，将有可能减少过度治疗；并且，所采集分析的数据样本越大，那么比较效果可能会越好。

低医疗成本健康医疗大数据分析可以对某种疾病的易感人群作出判断，比如对健康医疗大数据分析可以判别哪些患者有患糖尿病的高风险，这样就可以尽早地让他们做好预防保健措施，降低疾病发生的风险和延缓疾病的发生。此外健康医疗大数据的应用发展，创新了慢病管理模式。推动了健康数据监测由被动监测向主动监测与被动监测相结合的方式转化，利用移动互联网及云平台，可以突破地域限制，使得需要长期监测的慢性病患者在家中便可享受快捷、高质量的医疗服务，提高其慢病管理依从性。最后，大数据技术不断完善慢病知识库和智能专家系统，使患者拥有慢病助手，推荐个性化诊疗方案，促进慢病诊治更科学化、精准化。

在患者离院后，在居家护理过程中，患者可以及时更新个人健康数据，并授权相关保健专业人员进行远程访问、监测患者，从而能够以更快捷的方式、更低的成本为患者提供更有效的护理。例如，使用远程健康管理工具监测，并报告患者体重、血压和血糖水平，使医生或护士可以在患者发病前获悉患者病情，并以较低的成本提前采取预防或纠正措施。不论是健康状态追踪，还是健康状态评估，医生都可以通过健康管理平台进行调阅。当患者到医院就诊，医生和患者可以根据当前的健康状态做有效的交流和沟通。患者以往的健康数据也可以帮助医生更全面、准确地了解患者当前健康状态，并作出准确的诊断。

（周　毅）

参 考 文 献

[1] Soglasnova L. Knowledge Maps and the Work of Academic Librarians in an Interdisciplinary Environment[J]. Reference Librarian,2013,54(2):143-156.

[2] 曹建军,刁兴春,陈爽,等.数据清洗及其一般性系统框架[J].计算机科学,2012,39(S3):207-211.

[3] 许培海,黄匡时.我国健康医疗大数据的现状、问题及对策[J].中国数字医学,2017,12(05):24-26.

[4] 韦艳,武继磊.空间人口学的沿革与发展:人口学研究空间视角分析[J].人口与发展,2016,22(06):2-11.

[5] 王灵芝,郝明.医疗大数据的特征及应用中的伦理思考[J].医学与哲学(A),2017,38(04):32-35.

[6] 罗旭,刘友江.医疗大数据研究现状及其临床应用[J].医学信息学杂志,2015,36(05):10-14.

[7] 罗乐,刘轶,钱德沛.内存计算技术研究综述[J].软件学报,2016,27(08):2147-2167.

[8] 王浩畅,赵铁军.生物医学文本挖掘技术的研究与进展[J].中文信息学报,2008(03):89-98.

[9] 张景春,吴燕.社交媒体在医疗护理领域中应用的研究进展[J].中华护理杂志,2016,51(02):206-210.

[10] 徐满荽.生物医学大数据的现状与发展趋势研究[J].科技与创新,2018(02):88-89.

[11] 王清.社交媒体在医疗护理领域中的研究进展[J].临床医药文献电子杂志,2016,3(59):11886.

[12] 王浩畅,赵铁军.生物医学文本挖掘技术的研究与进展[J].中文信息学报,2008(03):89-98.

[13] 陈娟.ICU护理风险管理对重症监护病房患者感染率和预后的影响[J/OL].河南医学研究,2018(16):1.

[14] 许会玲,王延涛.护理敏感指标及智能护理质量管理体系在手术室的应用研究[J].护士进修杂志,2018,33(17):1578-1580.

[15] 张菁,徐家华,施莉,等.人工智能技术在护理领域的应用现状与发展趋势[J].第二军医大学学报,2018,39(08):939-941.

[16] None. Correction to:2018 Guidelines for the Early Management of Patients With Acute Ischemic Stroke:A Guideline for Healthcare Professionals From the American Heart Association/American Stroke Association[J]. Stroke, 2018, 49(3):e138.

[17] Wang Y, Kung L A, Byrd T A. Big data analytics:Understanding its capabilities and potential benefits for healthcare organizations[J].Technological Forecasting & Social Change, 2018, 126:3-13.

[18] 马斌荣.电子计算机在临床工作中的应用(四)[J].护理人工智能.护士进修杂志,1987(06):2-3.

[19] 高健.整体护理管理对人工智能辅助治疗围手术期患者的效果[J].中国卫生产业,2018,15(10):167-168.

[20] 冯心瑶.陕西省公立医院智慧医养结合服务模式构建研究[D].西安:西安建筑科技大学,2018.

[21] 甄文奇.基于多传感器的智能护理系统研究[D].南京:南京理工大学,2017.

［22］李祯.基于 Wi-Fi 的智能护理物联网关键技术研究［D］.中国人民解放军医学院,2014.

［23］Watkins J O T A, Goudge J, Francesc Xavier Gómez-Olivé, et al. Mobile phone use among patients and health workers to enhance primary healthcare：A qualitative study in rural South Africa［J］. Social Science & Medicine, 2018, 198：139-147.

［24］Malik M M, Abdallah S, Ala'raj M. Data mining and predictive analytics applications for the delivery of healthcare services：a systematic literature review［J］. Annals of Operations Research, 2016.

［25］伊拉特.阿盟中心医院智能护理展示系统设计与实现［D］.成都:电子科技大学,2017.

第九章 人 工 智 能

人工智能概念诞生于 1956 年,经过六十多年的发展和积淀,伴随着互联网、大数据、云计算和新型传感等技术的兴起,人工智能正在引发可产生链式反应的科学突破,催生一批颠覆性技术、培育经济发展新动能、塑造新型产业体系,加速新一轮科技革命和产业变革。本章介绍了人工智能的概念、研究方法、智能机器人技术,通过分析人工智能技术在智能护理方面的应用,阐述了人工智能技术对现代智能护理行业的推动和快速引领。

第一节　人工智能技术概述

人工智能是计算机科学的一个重要分支,它企图了解智能的实质,并生产出一种新的能与人类智能相似的方式作出反应的智能机器。

一、人工智能的概念

人工智能(artificial intelligence,AI),是研究、开发用于模拟、延伸和扩展人的智能的理论、方法、技术及应用系统的一门新的技术科学。

人工智能作为一门前沿交叉学科,其定义一直存有不同的观点:《人工智能——一种现代方法》中将已有的一些人工智能定义分为四类:像人一样思考的系统、像人一样行动的系统、理性地思考的系统、理性地行动的系统。维基百科上定义"人工智能就是机器展现出的智能",即只要是某种机器,具有某种或某些"智能"的特征或表现,都应该算作"人工智能"。大英百科全书则限定人工智能是数字计算机或者数字计算机控制的机器人在执行智能生物体才有的一些任务上的能力。百度百科定义人工智能是"研究、开发用于模拟、延伸和扩展人的智能的理论、方法、技术及应用系统的一门新的技术科学",将其视为计算机科学的一个分支,指出其研究包括机器人、语言识别、图像识别、自然语言处理和专家系统等。也有专家对人工智能定义为是利用数字计算机或者数字计算机控制的机器模拟、延伸和扩展人的智能,感知环境、获取知识并使用知识获得最佳结果的理论、方法、技术及应用系统。

人工智能的概念是由 McCarthy 于 1956 年在 Dartmouth 学会上正式提出。美国斯坦福大学著名的人工智能研究中心尼尔逊(Nilson)教授定义"人工智能是关于知识的学科——怎样表示知识以及怎样获得知识并使用知识的学科",另一名著名的美国大学 MIT 的 Winston 教授认为"人工智能就是研究如何使计算机去做过去只有人才能做的智能的工作"。除此之外,还有很多关于人工智能的定义,至今尚未统一,但这些说法均反映了人工智能学科的基本思想和基本内容,由此可以将人工智能概括为研究人类智能活动的规律,构造具有一定智能行为的人工系统:研究如何让计算机去完成以往需要人的智力才能胜任的工作,也就是研究如何应用计算机的软硬件来模拟人类某些智能行为的基本理论、方法和技术。

20 世纪 70 年代以来,人工智能与空间技术、能源技术一起被称为世界三大尖端技术,也被认为是21 世纪三大尖端技术(基因工程、纳米科学、人工智能)之一。这是因为近三十年来它获得了迅速的发展,在很多学科领域都获得了广泛应用,并取得了丰硕的成果,人工智能已逐步成为一个独立的分支,无论在理论和实践上都已自成一个系统。

人工智能是研究使计算机来模拟人的某些思维过程和智能行为(如学习、推理、思考、规划等)的学科,主要包括计算机实现智能的原理、制造类似于人脑智能的计算机,使计算机能实现更高层次的应用。人工智能还涉及计算机科学、心理学、哲学和语言学等学科,可以说几乎是自然科学和社会科学的所有学科,其范围已远远超出了计算机科学的范畴。人工智能与思维科学的关系是实践和理论的关系,人工智能是处于思维科学的技术应用层次,是它的一个应用分支。从思维观点看,人工智能不仅限于逻辑思维,要考虑形象思维、灵感思维才能促进人工智能的突破性的发展,数学常被认为是多种学科的基础科学,数学也进入语言、思维领域,人工智能学科也必须借用数学工具,数学不仅在标准逻辑、模糊数学等范围发挥作用,数学进入人工智能学科,它们将互相促进而更快地发展。

二、人工智能的发展和现状

(一) 人工智能的发展历程

人工智能技术的发展从最初的神经网络、模糊逻辑,到现在的深度学习、图像搜索,经历了一系列的起伏,从启蒙、低潮、复兴、冷遇、快速发展,直至 2014 年 Gartner 发布的技术成熟曲线表明人工智能技术已经进入发展高峰期,各项技术应用将在今后起到巨大的颠覆性影响,如图 9-1 所示。

1. 启蒙阶段 20 世纪 50 年代,1955 年美国 McCarthy 等人在研究计划中提出了人工智能,随后1956 年夏季,以麦卡赛、明斯基、罗切斯特和申农等为首的一批年轻科学家在达特茅斯学院暑期论坛上首次提出人工智能的概念,标志着"人工智能"这门新兴学科的正式诞生。人工智能概念首次提出后,基于抽象数学推理的可编程数字计算机已经出现,符号主义(symbolism)快速发展,相继出现了一批显著的成果,如机器定理证明、跳棋程序、LISP 表处理语言等。1957 年罗森布拉特发明第一款神经网络感

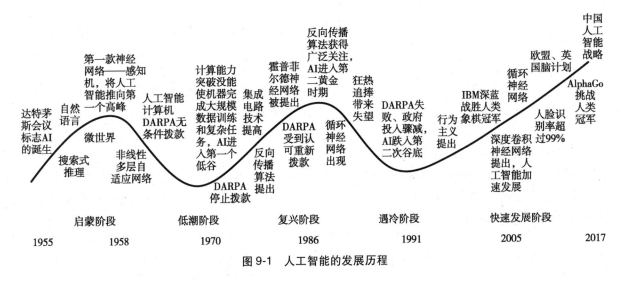

图 9-1 人工智能的发展历程

知机 Perceptron，将人工智能推向第一个高峰。DENDRAL 化学质谱分析系统、MYCIN 疾病诊断和治疗系统、PROSPECTIOR 探矿系统、Hearsay-Ⅱ语音理解系统等专家系统的研究和开发，将人工智能引向了实用化。1969 年国际人工智能联合会议更是标志着人工智能已得到了国际的认可。

2. 低潮时期 1972 年人工智能遭遇第一次低谷，研究者们遭遇许多问题——计算机计算能力不足，难以解决任何实际的 AI 问题；数据库难以满足 AI 应用需求；现有 AI 逻辑框架无法解决常见问题等。这一系列问题导致政府及资助机构对人工智能失去信心，停止相关领域研究补助。

3. 复兴阶段 20 世纪 80 年代，随着第五代计算机的研制，人工智能得到了很大发展。1983 年，人工智能技术成为美国国防高级研究计划局（DARPA）战略计算项目的关键组成部分。日本 1982 年开始了"第五代计算机研制计划"，即"知识信息处理计算机系统 KIPS"，其目的是使逻辑推理达到数值运算那么快。虽然此计划最终失败，但它的开展形成了一股研究人工智能的热潮。1986 年 BP 神经网络反向传播算法由 Rumelhart 和 McCelland 为首的科学家小组提出，该算法使得大规模神经网络的训练成为可能，将人工智能推向第二个黄金期。1987 年，美国召开第一次神经网络国际会议，科学家们开始广泛地进行基于人工神经网络的人工智能算法研究，各种学习算法开始展露头角。与此同时，人工神经网络隐藏层计算以及反馈算法方面均取得一定的进展。

4. 冷遇时期 20 世纪 80 年代末，各国争相进行的智能计算机研究计划先后遇到严峻的挑战和困难，AI 又一次遭遇财政问题，这促使人工智能研究者对已有的人工智能思想和方法进行反思，这样的反思有助于人工智能迎来第三次高潮。

5. 快速发展阶段 20 世纪 90 年代以来，一方面由于人工智能算法的改进，另一方面由于计算条件和计算能力的提升，人工智能技术进入了飞速发展期。人工智能在各子领域悄然发展，1997 年 5 月，IBM 公司研制的深蓝（deep blue）计算机战胜了国际象棋大师 Garry Kaparov，这是一次具有里程碑意义的成功，它代表了基于规则的人工智能的胜利。基于神经网络的深度学习算法、基于生物进化的遗传算法以及辅助学习的模糊逻辑和群体算法等开始进行大规模的实践。尤其随着互联网的发展，人工智能开始由单个智能主体研究转向基于网络环境下的分布式人工智能研究，不仅研究基于同一目标的分布式问题求解，而且研究多个智能主体的多目标问题求解，将人工智能更面向实用。2006 年 Hinton 首次提出"深度学习"神经网络，使得人工智能性能获得突破性进展。人工智能技术已广泛运用到了智能搜索、语音识别、图像识别、生活预测、人机交互等，影响到生活的多个方面。2010 年开始，人工智能进入爆发式的发展阶段，其最主要的动力是大数据的到来，运算能力及机器算法得到提高。人工智能快速发展，产业界也开始不断涌现出新的研发成果：2011 年，IBM Waston 在综艺节目《危险边缘》中战胜了最高奖金得主和连胜纪录保持者；2012 年，Google 大脑通过模仿人类大脑在没有人类指导的情况下，利用非监督深度学习方法从大量视频中成功学习到识别出一只猫的能力；2014 年，微软公司推出实时口译系统，可以模仿说话者的声音并保留其口音；2016 年，GoogleAlphaGo 机器人在围棋比赛中击败了世界冠军李世石；2017 年苹果公司在原来个人助理 Siri 基础上推出了私人助理 Siri 和智能音箱 HomePod。

世界各国都开始重视人工智能的发展，主要发达国家把发展人工智能作为提升国家竞争力、维护国家安全的重大战略，加紧出台规划和政策，围绕核心技术、顶尖人才、标准规范等强化部署，力图在新一轮国际科技竞争中掌握主导权。2017 年 6 月 29 日，首届世界智能大会在天津召开。中国工程院院士潘云鹤在大会主论坛作了题为"中国新一代人工智能"的主题演讲，报告中概括了世界各国在人工智能研究方面的战略：2016 年 5 月，美国白宫发表了《为人工智能的未来做好准备》；英国 2016 年 12 月发布《人工智能：未来决策制定的机遇和影响》；法国在 2017 年 4 月制定了《国家人工智能战略》；德国在 2017 年 5 月颁布全国第一部自动驾驶的法律。

我国人工智能产业发展基础良好，拥有丰富的数据资源和开放的市场环境，应用领域广阔。2017 年，我国人工智能市场规模达到 237.4 亿元，相较于 2016 年增长 67%。其中以生物识别、图像识别、视频识别等技术为核心的计算机视觉市场规模最大，占比 34.9%。截至 2018 年 6 月，中国人工智能企业总数超过一千家，位列全球第二。从数量、投资等角度来看，自然语言处理、机器人、计算机视觉成为了人工智能最为热门的三个产业方向。随着人工智能技术的不断成熟以及各类应用场景的落地，2018 年人工智能市场增速大于 75%,整体规模 415.5 亿元。

(二) 我国在人工智能方面的鼓励政策

自 2015 年以来,我国相关政府部门陆续颁布了近 20 项相关政策,从人才培养、技术创新、标准制定、行业融合、产品落地等方面对人工智能技术的发展作出了相关指导。

2015 年 5 月,国务院印发《中国制造 2025》,提出了"以推进智能制造为主攻方向"。

2015 年 7 月 5 日,国务院印发《"互联网+"行动指导意见》,其中第十一个重点发展领域明确为人工智能领域。

2016 年 3 月,国民经济和社会发展第十三个五年规划纲要,提出重点突破信息领域人工智能技术。

2016 年 4 月,工信部、国家发展改革委员会、财政部联合发布《机器人产业发展规划(2016—2020)》,为十三五期间我国机器人产业发展描绘了清晰的蓝图。

2016 年 5 月 18 日,国家发展改革委员会、科技部、工信部和网信办发布了《"互联网+"人工智能三年行动实施方案》,对人工智能发展的总体目标和重点方向作出了指引。

2016 年 7 月,国务院发布的"十三五"国家科技创新计划中指出"重点发展大数据取得的人工智能技术方法"。

2016 年 9 月,工信部和发改委发布"智能硬件产业创新发展专项行动(2016—2018 年)",提出提升高端智能产品有效供给,推动重点领域智能化提升。

2016 年 12 月,国务院颁布的"十三五"国家战略性新兴产业发展规划指出,培育人工智能产业生态,促进人工智能在经济社会重点领域推广应用,打造国际领先的技术。

2017 年 1 月,国务院办公厅发布的《关于促进移动互联网健康有序发展的意见》指出,实现核心技术系统性突破,加紧人工智能、虚拟现实、增强现实等新兴移动互联网关键技术布局,尽快实现部分前沿技术、颠覆性技术在全球率先取得突破。

2017 年 3 月,政府工作报告指出全面实施包括人工智能在内的战略性新兴产业发展规划。

2017 年 7 月 8 日国务院发布了《新一代人工智能发展规划》(国发〔2017〕35 号),是我国在人工智能领域进行的第一个系统部署的文件,也是面向未来打造我国先发优势的一个指导性文件,分段设立了到 2030 年的人工智能"三步走"目标,描绘了我国新一代人工智能发展蓝图。

2017 年 10 月,十九大报告中也明确提出推动互联网、大数据、人工智能和实体经济深度融合,人工智能已上升为国家战略。

2017 年 12 月 14 日工业和信息化部印发了《促进新一代人工智能产业发展三年行动计划(2018—2020 年)》,以信息技术与制造技术深度融合为主线,以新一代人工智能技术的产业化和集成应用为重点,推进人工智能和实体经济业深度融合,提出 4 方面重点任务,17 个产品或领域,包括智能服务机器人、智能无人机等。

2018 年 3 月,政府工作报告指出,要实施大数据发展行动,加强新一代人工智能研发应用,在医疗、养老、教育、文化等多领域推进"互联网+",发展智能产业,拓展智能生活。

2018 年 4 月,国家教育部发布高等学校人工智能创新行动计划,引导高等学校瞄准世界科技前沿,不断提高人工智能领域科技创新、人才培养和国际合作交流等能力,为我国新一代人工智能发展提供战略支撑。

2018 年 4 月,国务院发布关于促进"互联网+医疗健康"发展的意见中指出,研发基于人工智能的临床诊疗决策支持系统,开展智能医学影像识别、病理分型和多学科会诊及多种医疗健康场景下的智能语音技术应用,开展基于人工智能技术、医疗健康智能设备的移动医疗示范,实现个人健康实时监测与评估、疾病预警、慢病筛查、主动干预,加强临床、科研数据整合共享和应用。

关于人工智能的政策已经形成了一系列规模,政府计划到 2020 年人工智能总体技术和应用与世界先进水平同步,到 2025 年人工智能基础理论实现重大突破,到 2030 年人工智能理论、技术与应用总体达到世界领先水平。

三、人工智能的研究范畴

人工智能是一门边缘学科,属于自然科学和社会科学的交叉涉及哲学和认知科学、数学、神经生理学、心理学、计算机科学、信息论、控制论、不定性论等方面。用来研究人工智能的主要物质基础以及能够实现人工智能技术平台的机器就是计算机,人工智能的发展历史是和计算机科学技术的发展史联系在一起的。

除了计算机科学以外,人工智能还涉及信息论、控制论、自动化、仿生学、生物学、心理学、数理逻辑、语言学、医学和哲学等多门学科。

人工智能学科研究的主要内容包括:知识表示、自动推理和搜索方法、机器学习和知识获取、知识处理系统、自然语言理解、计算机视觉、智能机器人、自动程序设计等方面。人工智能研究范畴包括:自然语言处理、知识表现、智能搜索、推理、规划、机器学习、知识获取、组合调度问题、感知问题、模式识别、逻辑程序设计、不精确和不确定的管理、人工生命、神经网络、复杂系统、遗传算法等。

人工智能的实际应用包括:机器视觉、指纹识别、人脸识别、视网膜识别、虹膜识别、掌纹识别、专家系统、自动规划、智能搜索、定理证明、博弈、自动程序设计、智能控制、机器人学、语言和图像理解、遗传编程等。

第二节 人工智能的研究方法与研究领域

一、人工智能的研究方法

人工智能的研究方法主要可以分为三类:

1. 结构模拟——神经计算 就是根据人脑的生理结构和工作机制,实现计算机的智能,即人工智能。结构模拟法也就是基于人脑的生理模型,采用数值计算的方法,从微观上来模拟人脑,实现机器智能。采用结构模拟,运用神经网络和神经计算的方法研究人工智能者,被称为生理学派、连接主义。

2. 功能模拟——符号推演 就是在当前数字计算机上,对人脑从功能上进行模拟,实现人工智能。功能模拟法就是以人脑的心理模型,将问题或知识表示成某种逻辑网络,采用符号推演的方法,实现搜索、推理、学习等功能,从宏观上来模拟人脑的思维,实现机器智能。以功能模拟和符号推演研究人工智能者,被称为心理学派、逻辑学派、符号主义。

3. 行为模拟——控制进化 就是模拟人在控制过程中的智能活动和行为特性。以行为模拟方法研究人工智能者,被称为行为主义、进化主义、控制论学派。

人工智能的研究方法,已从"一枝独秀"的符号主义发展到多学派的"百花争艳",除了上面提到的三种方法,又提出了"群体模拟,仿生计算""博采广鉴,自然计算""原理分析,数学建模"等方法。人工智能的目标是理解包括人在内的自然智能系统及行为,而这样的系统在现实世界中是以分层进化的方式形成了一个谱系,而智能作为系统的整体属性,其表现形式又具有多样性,人工智能的谱系及其多样性的行为注定了研究的具体目标和对象的多样性。人工智能与前沿技术的结合,使人工智能的研究日趋多样化。

二、人工智能的研究领域

人工智能技术的应用领域比较广泛,如机器翻译、智能控制、专家系统、机器人学、语言和图像理解、遗传编程机器人工厂、自动程序设计、航天应用、庞大的信息处理、储存与管理、执行化合生命体无法执行的或复杂或规模庞大的任务等。以下对人工智能的几个主要研究领域进行概要介绍。

(一)专家系统

专家系统(expert system,ES)是人工智能研究领域中另一重要分支,它将探讨一般的思维方法转入到运用专门知识求解专门问题,实现了人工智能从理论研究向实际应用的重大突破;专家系统可看作一类具有专门知识的计算机智能程序系统,它能运用特定领域中专家提供的专门知识和经验,并采用人工智能中的推理技术来求解和模拟通常由专家才能解决的各种复杂问题。总的来说,专家系统是一种具有智能的软件,它求解方法是一种启发式方法,专家系统所要解决的问题一般无算法解并且与传统的计算机程序上不同之处在于,它要经常在不完全、不精确或不确定的信息基础上作出结论。

在近年来的专家系统或"知识工程"的研究中,已经出现了成功和有效应用人工智能技术的趋势,具有代表性的是用户与专家系统进行"咨询对话",如同其与专家面对面的进行对话是一样的:解释问题并建议进行某些试验,向专家系统询问以期得到有关解答等。当前的实验系统,在比如化学和地质数据分析、计算机系统结构、建筑工程以及医疗诊断等咨询任务方面,已达到很高的水平。另外,还有很多研究主要是集中在让专家系统能够说明推理的能力,从而使咨询更好地被用户接受,同时还能帮助人类发现系统推理过程中所出现的差错。

发展专家系统的关键在于表达和运用专家知识,即来自人类专家的且已被证明能够解决某领域内的典型问题的有用的事实和过程。不同领域与不同类型的专家系统,它们的体系结构和功能是有一定的差异的,但它们的组成基本一致。

一个基本的专家系统主要由知识库、数据库、推理机、解释器、知识获取和人机交互界面六部分组成,如图9-2所示。

一般地说,专家系统是一个智能计算机程序系统,其内部具有大量专家水平的某个领域知识与经验,能够利用人类专家的知识和解决问题的方法来解决该领域的问题。也就是说,专家系统是一个具有大量专门知识与经验的程序系统,它应用人工智能技术,根据某个领域一个或多个人类专家提供的知识和经验进行推理和判断,模拟人类专家的决策过程,以解决那些需要专家决定的复杂问题。这些系统是在某个领域的专家与系统设计者之间经过艰苦的反复交换意见之后建立起来的。在已经建立的专家咨询系统中,有能够诊断疾病的(包括中医诊断智能机),估计潜在石油等矿藏的,研究复杂有机化合物结构的以及

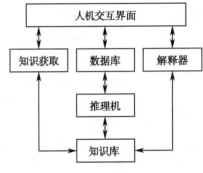

图9-2 专家系统的基本结构

提供使用其他计算机系统的参考意见等。专家系统和传统的计算机程序最本质的不同之处在于专家系统所要解决的问题一般没有算法解,并且经常要在不完全、不精确或不确定的信息基础上作出结论。

专家系统可以解决的问题一般包括解释、预测、诊断、设计、规划、监视、修理、指导和控制等。高性能的专家系统也已经从学术研究开始进入实际应用研究。随着人工智能整体水平的提高,专家系统也获得发展。正在开发的新一代专家系统有分布式专家系统和协同式专家系统等。在新一代专家系统中,不但采用基于规则的方法,而且采用基于模型的原理。

(二) 模式识别

模式识别(pattern recognition),是通过计算机用数学技术方法来研究模式的自动处理和判读。通常把环境与客体统称为"模式"。随着计算机技术的发展,人类有可能研究复杂的信息处理过程。信息处理过程的一个重要形式是生命体对环境及客体的识别。对人类来说,特别重要的是对光学信息(通过视觉器官来获得)和声学信息(通过听觉器官来获得)的识别。这是模式识别的两个重要方面。市场上可见到的代表性产品有光学字符识别、语音识别系统。

模式识别研究主要集中在两方面:①研究生物体(包括人)是如何感知对象的,属于认识科学的范畴;②在给定的任务下,如何用计算机实现模式识别的理论和方法。前者是生理学家、心理学家、生物学家和神经生理学家的研究内容,后者通过数学家、信息学专家和计算机科学工作者近几十年来的努力,已经取得了系统的研究成果。

应用计算机对一组事件或过程进行辨识和分类,所识别的事件或过程可以是文字、声音、图像等具体对象,也可以是状态、程度等抽象对象。这些对象与数字形式的信息相区别,称为模式信息。

模式识别所分类的类别数目由特定的识别问题决定。有时,开始时无法得知实际的类别数,需要识别系统反复观测被识别对象以后确定。

模式识别与统计学、心理学、语言学、计算机科学、生物学、控制论等都有关系。它与人工智能、图像处理的研究有交叉关系。例如自适应或自组织的模式识别系统包含了人工智能的学习机制;人工智能研究的景物理解、自然语言理解也包含模式识别问题。又如模式识别中的预处理和特征抽取环节应用图像处理的技术;图像处理中的图像分析也应用模式识别的技术。

(三) 自然语言处理

自然语言处理的主要目标是让人类语言能够更容易被计算机识别、操作,其主要应用包括信息抽取、机器翻译、摘要、搜索及人机交互等。在一个自然语言处理系统中,识别率并不是唯一的指标,识别率的好坏不能完全决定自然语言处理平台的性能。对于整个系统来说,文字和语言的识别应具有学习能力,基于自主学习的自然语言处理系统才能具有良好的自适应性、跨平台性以及跨语种性。所以,从2006年开始,研究者们开始利用深层神经网络在大规模无标注语言源上进行无监督学习,在形式上把每个词表示成一个固定维数的向量,当作词的本身特征,在此特征基础上,进行架构设计、分词标注、分块、命名实体识别、训练网络及语义角色标注等操作。以这样的方法进行自然语言处理可以实现高计算速度的大数据处理,而如果使用多任务模式进行计算还能进一步提升系统的计算和处理速度。

在自然语言处理方面,机器学习(特别是深度学习)技术促进了自然语言处理的研究,深度学习使得自然语言研究从离散表示发展到连续表示,提高了一系列自然语言处理任务的准确率。计算语言学基础理论在词法、句法、语义、篇章等层面取得了较大进展,构建了相应的语言资源和知识库。这些均为自然语言处理研究奠定了坚实的理论基础,凝练、定义了自然语言处理研究的科学问题,构建了自然语言处理建模基础。自然语言处理模型和算法也取得很大进展,特别是深度学习模型和自然语言任务结合产生的编码、解码模型和算法,大数据(特别是来自产业的真实自然语言大数据)成为模型训练和解码的知识源。产业需求和落地使自然语言处理处于历史上最好的发展时期,极大地促进了自然语言处理的研究。

(四) 机器学习

机器学习(machine learning)是研究如何使用计算机模拟或实现人类的学习活动。

学习是人类智能的重要特征,是获得知识的基本手段,而机器学习也是使计算机具有智能的根本途径,如香克所说:"一台计算机若不会学习,就不能称为具有智能的。"除此之外,机器学习还有助于发现人类学习的机制和揭示人脑的奥秘。卡内基梅隆大学(Carnegie Mellon University)的Tom Michael Mitchell教授在1997年出版的书籍Machine Learning中对机器学习进行过非常专业的定义,这个定义在学术界内被多次引用。在这本书中对机器学习的定义为"如果一个程序可以在任务T上,随着经验E的增加,效果P也可以随之增加,则称这个程序可以从经验中学习"。通过垃圾邮件分类的问题来解释机器学习的定义。在垃圾邮件分类问题中,"一个程序"指的是需要用到的机器学习算法,比如逻辑回归算法;"任务T"是指区分垃圾邮件的任务;"经验E"为已经区分过是否为垃圾邮件的历史邮件,在监督式机器学习问题中,这也被称之为训练数据;"效果P"为机器学习算法在区分是否为垃圾邮件任务上的正确率。

学习是一个有特定目的的知识获取过程,它的内部主要表现为新知识结构的不断建立和修改,外部表现为性能的改善。一个学习过程本质上讲,就是学习系统把导师(或专家)提供的信息转换成能被系统理解并应用的形式的过程。按照系统对导师的依赖程度可将学习方法分类为:机械式学习(rote learning)、讲授式学习(learning from instruction)、类比学习(learning by analogy)、归纳学习(learning from induction)、观察发现式学习(learning by observation and discovery)等。

机器学习是人工智能的一个分支。人工智能的研究是从以"推理"为重点到以"知识"为重点,再到以"学习"为重点,一条自然、清晰的脉络。显然,机器学习是实现人工智能的一个途径,即以机器学习为手段解决人工智能中的问题。机器学习在近30多年已发展为一门多领域交叉学科,涉及概率论、统计学、逼近论、凸分析、计算复杂性理论等多门学科。机器学习理论主要是设计和分析一些让计算机可以自动"学习"的算法。机器学习算法是一类从数据中自动分析获得规律,并利用规律对未知数据进行预测的算法。因为学习算法中涉及了大量的统计学理论,机器学习与推断统计学联系尤为密切,也被称为统计学习理论。算法设计方面,机器学习理论关注可以实现的,行之有效的学习算法。很多推论问题属于无程序可循难度,所以部分的机器学习研究是开发容易处理的近似算法。

机器学习近年来又发展了基于解释、事例、概念、神经网络的学习和遗传学习等学习方法。机器学习已广泛应用于数据挖掘、计算机视觉、自然语言处理、生物特征识别、搜索引擎、医学诊断、检测信用卡欺诈、证券市场分析、DNA序列测序、语音和手写识别、战略游戏和机器人等领域。

（五） 神经网络

人工神经网络(artificial neural network),是由大量处理单元即神经元互连而成的网络,也常简称为神经网络或类神经网络。

神经网络是一种由大量的节点(神经元)和之间相互联接构成的运算模型,是对人脑或自然神经网络一些基本特性的抽象和模拟,其目的在于模拟大脑的某些机制与机制,从而实现某些方面的功能。通俗地讲,人工神经网络是仿真研究生物神经网络的结果。详细地说,人工神经网络是为获得某个特定问题的解,根据所掌握的生物神经网络机制,按照控制工程的思路及数学描述方法,建立相应的数学模型并采用适当的算法,而有针对性地确定数学模型参数的技术。

神经网络的信息处理是由神经元之间的相互作用实现的:知识与信息的存贮主要表现为网络元件互连间分布式的物理联系。人工神经网络具有很强的自学习能力,它可以不依赖于"专家"的头脑,而自动从已有的实验数据中总结规律。由此,人工神经网络擅长于处理复杂多维的非线性问题,不但可以解决定性问题,也可解决定量的问题,同时还具有大规模并行处理和分布的信息存储能力,具有良好的自适应、自组织性以及很强的学习、联想、容错和较好的可靠性。

（六） 深度学习

深度学习的概念源于人工神经网络的研究,含多隐层的多层感知器就是一种深度学习结构。深度学习通过组合低层特征形成更加抽象的高层表示属性类别或特征,以发现数据的分布式特征表示。

深度学习的概念由Hinton等人于2006年提出。基于深度置信网络提出非监督贪心逐层训练算法,为解决深层结构相关的优化难题带来希望,随后提出多层自动编码器深层结构。此外Lecun等人提出的卷积神经网络是第一个真正多层结构学习算法,它利用空间相对关系减少参数数目以提高训练性能。

深度学习是机器学习中一种基于对数据进行表征学习的方法。观测值(如一幅图像)可以使用多种方式来表示,如每个像素强度值的向量,或者更抽象地表示成一系列边、特定形状的区域等。而使用某些特定的表示方法更容易从实例中学习任务(如人脸识别或面部表情识别)。深度学习的好处是用非监督式或半监督式的特征学习和分层特征提取高效算法来替代手工获取特征。

深度学习是机器学习研究中的一个新的领域,其动机在于建立、模拟人脑进行分析学习的神经网络,它模仿人脑的机制来解释数据,例如图像,声音和文本。

同机器学习方法一样,深度机器学习方法也有监督学习与无监督学习之分,不同的学习框架下建立的学习模型很是不同,例如,卷积神经网络(convolutional neural networks,CNNs)就是一种深度的监督学习下的机器学习模型,而深度置信网(deep belief nets,DBNs)就是一种无监督学习下的机器学习模型。

人工智能是一类非常广泛的问题,机器学习是解决这类问题的一个重要手段。深度学习则是机器学习的一个分支。在很多人工智能问题上,深度学习的方法突破了传统机器学习方法的瓶颈,推动了人工智能领域的发展。

第三节　智能机器人技术

一、机器人的概念

机器人(robot)是自动执行工作的机器装置。它既可以接受人类指挥,又可以运行预先编排的程序,也可以根据以人工智能技术制定的原则纲领行动。它的任务是协助或取代人类工作的工作,例如生产业、建筑业,或是危险的工作。

机器人技术是现代计算机和远程网络控制技术的集合体,其能够体现现代各类先进的科学技术,在经济发展的过程中,各类机器人对各行业均有着极大的促进作用。其能够完成人类所无法完成的各种高危险性、高精密性以及高工作量的生产,极大程度地解放了人类的劳动力,提高了人类的劳动效率,同时也提升了人类的科学技术发展的速度,为经济发展作出了极大的贡献。

机器人一般由执行机构、驱动装置、检测装置和控制系统和复杂机械等组成,因其用途的不同被分为工业机器人和服务机器人两大类,其中工业机器人主要指的就是在工业生产、农业生产过程中在流水线上进行制造工作的各类机器人;而服务机器人则指的是在日常生活中能够为人们提供相应医疗、卫生、通讯以及产品介绍等方面服务的机器人。在国外机器人的研发过程中,其早期以工业机器人为主,而在现代则以服务型机器人为主。

二、机器人发展概况

21世纪以来,国内外对机器人技术的发展越来越重视。机器人技术被认为是对未来新兴产业发展具有重要意义的高技术之一,欧盟在第七框架计划(FP7)中规划了认知系统与机器人技术研究、美国启动了美国国家机器人计划、日本、韩国在服务型机器人方面也制定了相应的研究计划,我国在国家高技术研究发展计划(863计划)、国家自然科学基金、国家科技重大专项等规划中对机器人技术研究给予极大的重视。国内外产业界对机器人技术引领未来产业发展也寄予厚望。由此可见,机器人技术是未来高技术、新兴产业发展的基础之一,对于国民经济和国防建设具有重要意义。

经过几十年的快速发展,医疗机器人已在神经外科、腹腔外科、胸外科、骨外科、血管介入、颅面外科等手术中得到了广泛的应用。据Report linker公司分析,2013医疗机器人全球市场总值为27亿美元,2014年为33亿美元,2019年增加为46亿美元,从2014年到2019年的五年年复合增长率将达到7%,而同期亚太地区的五年年增长率则为13.4%。

2015年5月,国家颁布的《中国制造2025》要求"大力推动重点领域突破发展",提及的十大领域就包括高性能医疗器械,其中一点就是要求重点发展医用机器人等高性能诊疗及护理设备。我国《机器人产业发展规划》明确提出:要突破手术机器人、智能护理机器人等十大标志性产品,针对工业领域以及救灾救援、医疗康复等服务领域,开展细分行业推广应用。近年来,以康复机器人为代表的机器人新产品不断出现,上肢康复机器人、下肢康复机器人等产品以及陪护机器人、智能轮椅等先进医疗机器人产品吸引了越多越多人的目光。

2016年4月,工信部、发改委、财政部联合印发了《机器人产业发展规划(2016-2020年)》提出,机器人在5年内将走入养老服务业。

三、机器人技术的医疗应用

在医疗领域,机器人包括护理机器人、手术机器人、康复机器人、移动机器人等,具体应用方面各有侧重。

1. 神经外科机器人　在神经外科,手术中机器人主要用于对脑部病灶位置精确的空间定位以及辅助医生夹持和固定手术器械等。除了用于开展活检手术外,还可完成深脑刺激、经颅磁刺激、立体定向脑电图、内窥手术操作。在基于体外标记物红外导航定位手术中方均根误差为1.95mm±0.44mm。神经外科机器人都采用术前医学图像导航的方式对机器人进行引导定位,由于脑组织在手术过程中会因颅内压力变化而发生变形和移位,这就不可避免的引起定位误差。因此将现有的定位机构与术中导航方式相结合是神经外科机器人研究的主要方向。

2. 骨科机器人 将机器人技术运用于骨科手术的研究最早开始于 1992 年,主要目的是完成髋关节置换手术过程中的手术规划和定位。随后骨科机器人的功能和应用范围得到不断拓展。

Robodoc 主要用于膝关节和髋关节置换手术,由美国 Curexo 公司制造,其原型最早产生于 1998 年 IBM 和加州大学合作的一个项目。RoboDoc 包括两部分:手术规划软件和手术助手,分别完成 3D 可视化的术前手术规划、模拟和高精度手术辅助操作。

RIO 是由美国 Mako Surgical 公司开发,主要面向膝关节和髋关节置换手术,2013 年被美国医疗器械制造商 Stryker 收购,结合 Stryker 在关节重构、手术导航和手术器械方面的经验,RIO 将会得到进一步的发展。

3. 腹腔镜机器人 腹腔镜机器人被用于完成心脏外科、泌尿外科、胸外科、肝胆胰外科、胃肠外科、妇科等相关的微创腹腔镜手术。与常规开放性手术相比,腹腔镜机器人手术有效地减少患者创伤、缩短患者康复时间,同时可以减轻医生疲劳。但由于手术过程中医生不能直接接触患者和手术器械,也不能直接观察手术区域,医生所获取的信息相对减少,这需要医生对手术操作方式和经验进行转变。当前,代表性的腹腔镜机器人有 da Vinci、FreeHand、SPORT、TelelapALF-X。

4. 血管介入机器人 血管介入手术是指医生在数字减影血管造影成像(DSA)系统的导引下,操控导管(一种带有刚性的软管,内有导丝)在人体血管内运动,对病灶进行治疗,达到溶解血栓、扩张狭窄血管等目的。与传统手术相比,无须开刀,具有出血少、创伤小、并发症少、安全可靠、术后恢复快等优点。但同时,该手术也存在明显的缺点:医生需要在射线环境下工作,长期操作对身体伤害很大。另外,由于手术操作复杂、手术时间长,医生疲劳和人手操作不稳定等因素会直接影响手术质量。这些缺点限制了血管介入手术的广泛应用,而机器人技术与血管介入技术有机结合是解决上述问题的重要途径。相比较脑外科、骨科、腹腔镜机器人,血管介入机器人的研究起步较迟,20 世纪末才刚刚开始。经过十几年的发展,已出现一些商用化的血管介入机器人系统。Sensei Xi 用于心血管介入手术,医生通过操作力觉反馈设备,控制远程的导管机器人完成对导管的推进,导管末端装有力觉传感器,可以让医生感触到导管对血管壁的作用力,以实现对导管的操控。

5. 辅助、康复机器人 辅助机器人设计用于帮助行动不便或丧失运动能力的人完成日常基本活动,如吃饭、洗漱、上厕所等。Handy1 开发于 1987 年,是最早商业化应用的辅助机器人。Handy1 的运动部分由一个 5 自由度的 Cyber310 机械臂和一个夹持器组成,能够辅助使用者完成吃饭、喝水、剃须、刷牙、绘画、游戏等简单的日常活动,可根据使用者不同的需求对其功能进行简单的配置和调整。功能更为全面的是 iARM,其末端为双手指型的夹持器,整个机器人安装在电动轮椅上,使用者可通过手柄控制机械臂的运动。借助于移动平台,iARM 的功能得到扩展,使用者能够独立完成更多的日常任务。辅助机器人的研究难点在于其机构的设计,如何使其满足日常生活中复杂多变的功能要求,如何根据不同患者的身体状况配置不同的功能是研究人员要解决的关键问题。脑卒中、颅脑损伤、脊髓损伤患者往往因遗留不同程度的功能障碍而无法恢复,以神经可塑性原理为基础的重复训练,可以使患者脑运动功能可塑性达到最佳化,通过功能性的渐近性治疗,帮助患者重新掌握运动技能。康复机器人能有效地帮助患者实现恢复过程。

6. 医院服务机器人 医院服务机器人包括三类:远程医疗机器人、物品运输机器人和药房服务机器人。

2013 年美国的 iRobot 公司和 InTouch 公司合作开发的 RP-VITA 远程医疗机器人通过了美国食品药品监督管理局认证。RP-VITA 具有自主导航功能,能根据远程指令自主运动、避障、进出电梯等。

到目前为止已有很多商用化的物品运输机器人在医院使用,如 Helpmate、Hospi、TUG、Swisslog 等,它们的功能基本类似,能实现自主路径规划、避障、充电、物品运输等功能,用激光测距仪实现避障,用无线通信的方式乘坐电梯,用于输送血液、药品、手术耗材工具等。

7. 胶囊机器人　胶囊机器人,是一种能进入人体胃肠道进行医学探查和治疗的智能化微型工具,是体内介入检查与治疗医学技术的新突破。CoreTemp(美国,HQ 公司)是最早通过美国食品药品监督管理局认证的胶囊机器人。它采用无线通信方式进行体温的实时监测和记录,至今已有 20 多年的应用历史。PillCam(以色列,Given Imaging 公司)2001 年通过美国食品药品监督管理局认证,其最新系统能以 14 帧/s 的速度发送高清彩色图像,全球已有超过 25 万患者在使用,是目前使用最为广泛的胶囊机器人。NaviCam(中国,安翰光电技术公司)于 2013 年获得国家药监局颁发的医疗器械注册证,目前已在国内十余家医院使用。NaviCam 由巡航胶囊内镜控制系统与定位胶囊内镜系统组成,采用磁场技术对胶囊在体内进行全方位的控制。由中国金山公司开发的胶囊机器人,采用 MEMS 技术,医生可对机器人的姿态进行控制,对可疑的病灶进行多角度观察,并可以采集病变组织样本、释放药物等。目前商用化的胶囊机器人只局限于诊断和测量。将胶囊机器人用于手术治疗是当前开展的主要研究方向。

第四节　人工智能在护理方面的应用

随着人民生活水平的日益提高,人工智能技术也逐步应用于日常护理工作中,主要体现在日常生活帮助、陪伴娱乐、疾病监测与症状控制、健康管理、辅助康复、健康咨询及教育、精准护理等方面。

一、日常生活照护

国外人工智能技术已广泛应用于老年人的日常生活护理中。机器人为失能老年人提供所需的物品或协助其实施基本的日常生活活动,比如吃饭、洗手、穿衣、洗澡等,特别是失智患者,提高了其生活的独立性和生活质量。近些年,辅助行走机器人的研发和应用,帮助老年人及步态异常者保持行走的平稳性,改善步态功能,为有步态问题的老年人提供支持。

我国上海一家公司于 2005 年研发出"全智看护"护理机器人,充分考虑到行动不便老年人的室内活动需求,具有辅助老年人独立上厕所、移位沐浴、站立移动、平移上下床等功能。2015 年,安徽一家公司研发出"全自动护理机器人",具有自动处理失能老年人在轮椅或床上大小便的功能,现已在合肥市部分养老院投入规模化使用。护理机器人的出现,在一定程度上填补了人工智能技术在我国老年护理领域的空白,但仍与国外有一定的差距。

二、陪伴娱乐

心理健康是一个迫切需要关注的问题,长期独居的老年人容易产生抑郁、焦虑等情绪问题。近些年,国外人工智能研究者为解决这个问题,研发出陪伴型机器人,以刺激老年人的大脑,增加其社会互动,目前已被美国、欧洲等国家广泛应用于老年心理护理中。

多项研究证实,陪伴型机器人能为患者提供心理支持,促进其积极情绪的表达,提高社会交往能力,特别是痴呆患者。在与机器人相处过程中,老年人的社会互动增加,表现在语言、身体、视觉 3 方面,大笑的次数增加,触摸、安抚动作频率的增加。此外,与传统的宠物疗法相比,陪伴机器人除了娱乐老年人外,还具有其他方面优势,陪伴机器人更清洁,减少老年人感染传染病的风险;不会对其造成躯体上的伤害;老年人管理机器人的负担也更小。陪伴机器人被认为是辅助治疗老年心理问题的一种新方法。

三、疾病监测与症状控制

人工智能技术能协助医务人员监测居家老年人的疾病状况,更好地进行药物指导和健康管理。2014 年,美国一家公司推出慢性疾病患者虚拟助理 Alme Health Coach,基于可穿戴设备、智能手机、电子病历等多渠道数据的整合,帮助医护人员远程动态评估慢性疾病患者的病情,从而提供个性化的健康管理方案。此外,医务人员可通过远程机器人与老年患者及其照顾者保持联系,定时监测居家患者的身体情况和服药情况,及时作出健康指导。

人工智能技术还能协助医务人员实施干预措施,帮助老年患者控制症状。Joranson 等对欧洲 3 个国家老年照护机构中 60 名失智患者进行一项随机对照研究,由护士监督、机器人辅助进行 12 周的团体活动干预,包括多感官的刺激、与机器人的互动交流,结果显示,与干预前相比,患者的激越行为和抑郁症状有显著下降。机器人对改善失智患者的抑郁情绪和激越行为具有长期效应。另一项对美国 61 名失智患者精神症状的随机对照研究显示,机器人与患者进行肢体和语言交流等社会互动能显著降低患者压力和焦虑水平,表现为心率下降,止疼药和精神药物服用剂量减少。未来需要更多的研究验证机器人对于控制失智患者精神症状的疗效。

四、健康管理

智能设备可通过个人健康档案数据分析建立个性化健康管理方案。同时通过了解用户饮食习惯、锻炼周期、睡眠习惯等个人生活习惯,经过 AI 技术进行数据处理,对用户整体状态给予评估,并建议个性化健康管理方案,辅助健康管理人员帮助用户规划日常健康安排,进行健康干预等。

五、辅助康复

机器人能辅助患者进行身体和认知相关康复。Chen 等以力学、运动、康复等理论知识为基础,发明了上肢康复机器人。该机器人能根据患者的身体状况,提供不同的康复模式(主动模式、辅助模式、被动模式)和不同强度的运动。目前已对 6 名患者进行了临床试验,患者和物理治疗师都评价该机器人具有积极的康复效果。一项对比机器人实施的多领域认知训练与传统认知训练效果的研究显示,两组老年人都伴有大脑皮层萎缩,与传统的认知训练相比,运用机器人进行多领域认知训练的老年人大脑皮层萎缩更慢。Lopez-Samaniego 等对西班牙 7 名有轻微身体和认知障碍的老年人的个案研究显示,机器人不仅能辅助老年人进行认知和身体康复,还能提供个体化的康复计划和生物学监测,如心率。但该研究的样本量较小,未来需要更多的研究去验证机器人对于患者认知和康复的辅助作用。

六、健康咨询及教育

人工智能技术可通过家庭智能终端实现健康咨询及教育。患者可呼叫专属健康管理人员,咨询身体健康状况,要求上门护理、上门送药等服务。以 Babylon 为代表的人工智能健康咨询系统就能实现这一点。系统能够基于用户以往的病史以及常识性的医学资料,根据用户与在线人工智能系统对话时所列举的症状,给出初步的诊断结果和具体的应对措施。此外,系统还能提醒用户定时服药,并实时监测用户的身体状况。这样的解决方式能够将患者就诊的时间缩短数倍,还能节约用户去医院等待就诊的时间,实现医患资源的合理配置。

七、精准护理

过去,患者所需的静脉输液药物都要依靠护理人员手工配置,不仅容易出现人为差错和污染,对患者安全形成潜在威胁,而且化疗药物等高危药品还会对操作者的健康造成一定影响。例如用于治疗肿瘤的化疗性药物挥发后具有很强的毒性,护士们每次进入配药室时,都得全副武装,穿上厚厚的防护服,戴上手套、口罩和护目镜,将全身上下包裹得严严实实。即便是这样,也很难保证人体和药物完全隔离。由于担心化疗药物的毒性,哪怕洒出来一点点,都会损害皮肤,配药时必须小心翼翼。静脉配液机器人成功克服了以上难题,尤其是对国内最常见但过去无法通过机械臂掰开的玻璃安瓿的处理,其破损率被降到千分之一以下。静脉配液机器人内部的配液局部环境达到了动态百级标准,比最高等级手术室的环境还干净。能精确地完成消毒、开瓶、罐液、抽吸、再消毒、输注等几十道配液程序。平均一台机器配一服药 2~3 分钟,一台机器最多可以配 10 瓶药,而一个人可以操作 3~4 台机器。

八、护理机器人

护理机器人可为医生和患者提供基础辅助,减轻医护人员的工作负担,目前多用于传递药品器械、移动患者、日常护理等方面。美国交通研究中心(TRC)研制出 Helpmate 机器人,采用视觉、超声波接近觉和红外接近觉等传感器来完成物品的取送,能自主规划线路,类似的医药运输机器人还有 Hospi、TUG、Swisslog。日本的 RI-MAN 护理机器人具有卡通化的外表,较机械化外观更能安抚患者情绪。它具有听觉、触觉和嗅觉传感器,用于判断患者的健康状况并反馈给医护人员,还能帮助患者移动,辅助完成日常护理。在饮食护理机器人方向,目前商业化程度较高的是英国 Mike Topping 公司研发的 Handyl,它拥有激光扫描系统和机械臂,可利用激光定位餐盘中的食物,由机械臂进行喂食。日本西科姆公司(Secom)研发的 MySpoon 和德国不莱梅大学研发的 FRIEND 都是同类型的饮食护理机器人。在社会日益老龄化的今天,护理需求不断增长,护理机器人将大有可为。

（赵霞　周毅　赵永国）

参 考 文 献

［1］人工智能标准化白皮书(2018 版).中国电子技术标准化研究院.

［2］蔡自兴.医疗机器人技术发展综述[J].科技导报,2015(21):23-31.

［3］蔡自兴,徐光祐.人工智能及其应用[M].北京:清华大学出版社,2003.

［4］K. C. Tan, T. H. Lee, E. F. Khor. Evolutionary Algorithms for Multi-Objective Optimization:Performance Assessments and Comparisons[J]. Artificial Intelligence Review . 2002(4):253-290.

［5］倪自强,王田苗,刘达.医疗机器人技术发展综述[J].机械工程学报,2015(07):45-52.

［6］Ying Wang,Jia Liu,Yuliang Jiang,et al. Hyperhomocysteinemia is associated with decreased apolipoprotein AI levels in normal healthy people[J].BMC Cardiovascular Disorders,2016.

［7］翟剑锋.深度学习在自然语言处理中的应用[J].电脑编程技巧与维护,2013(18):74-76.

［8］韩晔彤.人工智能技术发展及应用研究综述[J].电子制作,2016(12):95-95.

［9］邹蕾,张先锋.人工智能及其发展应用[J].信息网络安全,2012(02):11-13.

［10］钟义信.人工智能:概念·方法·机遇[J].科学通报,2017(22):2473-2479.

［11］顾险峰.人工智能的历史回顾和发展现状[J].自然杂志,2016(03):157-166.

［12］蔡自兴.中国人工智能40年[J].科技导报,2016(15):23-31.

［13］Goodfellow I,Bengio Y,Courville A. Deep learning [M].The MIT Press,2016.

［14］Mitchell T M,Carbonell J G,Michalski R S. Machine Learning [M].McGraw-Hill,2003.

［15］李丽霞,王涛,何丽.精准化护理在泌尿外科机器人手术的应用[J].微创泌尿外科杂志,2015,12(04)6:377-379.

第十章　智能护理信息标准化

随着移动互联网、物联网、云计算、大数据、人工智能等技术的高速发展,积极运用新兴信息技术,创新智能护理方式,实现智慧健康,提供更便捷、更高效、更经济、更智能的发展模式,是护理行业发展的必然要求。信息技术促进护理服务和管理迅速向智能化转变,护理信息标准化是使用计算机处理护理类信息的首要解决问题。

护理信息有着面广量大,更新速度快,种类繁多的特点。各类信息表达方式不一,所包含的数据标准不一,包括大量自然语言,需要规范化和结构化,目前国内尚未形成统一的护理信息标准体系。因此,护理信息表达方式的标准化将成为智能护理信息标准化的基础,是护理信息发展面临的重大挑战。

第一节　信息标准基础

一、概述

国家标准 GB/T20000. 1-2002 给"标准"下的定义:"为了在一定的范围内获得最佳秩序,经协商一致制定并由公认机构批准,共同使用和重复使用的一种规范化文件。"卫生信息标准是专门为医学信息产生、信息处理及信息管理与研究等信息领域制定的各类规范和行动准则,包括整个医学事务处理过程中在信息采集、传输、交换和处理等各环节所应遵循的统一规则、概念、名词、术语、代码及技术标准、管理标准等。

标准化是为了在一定范围内获得最佳秩序,对现实问题或潜在问题制定共同使用和重复使用的行为规范的活动。研究、制定和推广应用信息标准的业务活动过程称为信息标准化。狭义的信息标准化是指信息表达上的标准化,实质上是在一定范围内人们能共同使用的,对某类、某些、某个客体抽象的描述与表达。广义的信息标准化不仅涉及信息元素的表达,还涉及整个信息处理,包括信息传输与通讯、数据流程、信息处理的技术与方法,信息处理设备等。

卫生信息标准化指信息标准化在卫生领域的具体应用,包括卫生信息(information)本身表达的标准化、卫生信息交换与传输(communication)的标准化和卫生信息技术(technology)的标准化,即 ICT 的标准化。

二、分类与编码

分类和编码是信息标准化的基础。护理信息的分类是在护理学科的理论指导下,采用分类学原则和方法对护理学科知识进行属性分类,使其概念的描述更准确、更完整,层次的划分更清晰、更具逻辑性。护理信息的编码是将经过明确分类的护理信息用计算机容易识别和处理的符号对每一类护理信息进行分类标识,建立既符合护理管理学理论,又适用于护理信息处理的护理信息分类和代码体系。

(一) 分类

分类(classification):是为了某一目的,依据某一原理,采取一种分类准则,将依从这一准则的、具有共同属性和特征的信息归并在一起,并依从这一准则有序地排列。信息分类是把具有某种共同属性或特征的事物或概念集合在一起,把不具有这种共同属性或特征的信息区别开来的过程。分类的方法有如下几种:

1. 线分类法 是依据某一属性或特征,逐层分解展开,形成分类体系。也称层级分类法,它是将初始的分类对象,按选定的属性作为划分基础,逐次地分成相应的若干个层级类目,并排列成一个有层次的逐级展开的分类体系。它的表现形式是大类、中类、小类等,将分类对象一层一层地具体进行划分,逐级展开。各个类之间构成并列或隶属关系,由一个类目直接区分出来的各类目,彼此称为同位类。同位类类目之间为并列关系,既不重复也不交叉。在线分类体系中,一个类目相对于由它直接划分出来的下一层级的类目而言,称为上位类,其类目也叫母项。由上位类直接划分出来的下一层级的类目,相对于上位类而言,称为下位类,也叫子项。在这里上位类与下位类之间存在着从属关系,即下位类从属于上位类,也就是子项从属于母项。

2. 面分类法 是把给定的分类对象,依据其本身固有的若干属性(或特征),划分成一组独立的类目,每一组类目构成一个"面",按一定顺序将各个相互之间没有隶属关系的"面"平行排列。使用时根据需要将某个面中的一种类目和另一个面的一种类目组合在一起,形成一个新的复合类目。

3. 混合分类法 是将线分类法和面分类法组合使用,以其中一种分类法为主,另一种做补充的信息分类方法。混合分类法的出现是由客观事物的复杂性所决定的。在已有的分类目录中经常出现同时存在线分类和面分类两种方法结合的形式。

(二) 编码

编码(coding)指定一个对象或事物的类别或者类别集合的过程。信息编码是将表示事物(或概念)的某种符号体系转换成便于计算机或人识别和处理的另一种符号体系;或在同一体系中,由一种信息表示形式改变为另一种表示形式的过程。编码的方法有如下几种:

1. 数字编码(number codes) 将一个未用过的数字给予一个新类别,编定此种类别的数字只能用在特定的类别。常用于病历号的编码。

2. 助记编码(mnemonic codes) 由一个或多个和类别有关的字符组成,这种代码编码容易,用户易于记忆,使用方便。例如使用英文词汇的首字母组合作为代码:EEG(electro-encephalogram)表示脑电图。

3. 阶层编码(hierarchical codes) 对每个附加层次的细节进行延伸。阶层码在相关细节的层次和在相关的母阶层产生信息,如 ICD-10 编码。

4. 并排码(juxtaposition codes) 是由区段(segment)所组成的合成码,每个区段提供相关类别的特征。例如 ICPC(International Classification of Primary Care)分类系统中,"N"表示神经系统疾病。

5. 组合码(combination codes) 根据排序原则将不同的类别进行编码,并组合成一个编码的分类系统。例如供应室的器械包分类。

6. 加值码(value addition codes) 利用二进制法来加总代表不同的分类码。

以西药字典为例子,介绍分类与编码的具体方法。西药种类繁多,数量巨大,根据相同药理作用原则,将药品归类,并进行序化排列。首先根据药理作用划分成若干类目,例如"抗微生物类药物""呼吸系统类药物""循环系统类药物"等。然后再此类目下分为若干亚目。例如"抗微生物类药物"的亚目有"抗生素类""抗寄生虫病类""抗疟疾病类"等。亚目下又分为若干细目,例如"抗生素类"的细目有"青霉素类""头孢菌素类""碳青霉烯类"等。编码就是根据每种药品所属的类别给予一个代码,用以标识这一特指的药品,如表10-1所示。编码需要注意代码位数,充分考虑现有类别数量和将来扩展数量的最大值。此外代码符号力求简洁,易理解和记忆。药品字典中类目用两位数字"00-99"表示,可表示100种类别,亚目、细目等也均采用两位数字"00-99"表示。

表 10-1 药品编码

类别编码	类别名称	类别编码	类别名称
01	药品项目	0101010101	青霉素类
0101	西药	0101010102	头孢菌类
010101	抗微生物药物	0101010103	碳青霉烯类
01010101	抗生素类		

三、信息技术常用术语

信息技术中的数据是信息技术工程设计、协调、标准化、应用、重用以及交换的基础。重要的基础术语有:

1. 数据(data) 是指信息的可再解释的形式化表示,适用于通信、解释或处理。数据可以由人工或自动方式做加工、处理。

2. 元数据(metadata) 是用来定义、描述、解释其他数据(对象)的结构化信息资源,又称为描述数据的数据(data about data)。它是对信息资源的规范化描述,按照一定标准,从信息资源中抽取相应的特征,组成的一个特征元素集合。

数据是可被感受到的某种表达,可用于解释信息。而元数据本身就是一种数据,还可以用自身颗粒度相对较少的基本含义,去定义和描述其他颗粒度相对较大的数据或信息。元数据具备表述的确定性和唯一性,并予以唯一标识,供给不同用户对其区别、应用、重用、创建和维护。

四、数据元与数据集

(一)数据元

信息的分析利用依赖于对数据元准确、一致的理解。为了正确理解和应用数据元,需要对每个数据元进行全面的描述和解释,并在一定范围内达成一致,形成数据标准。为了表示各项数据之间的相互关系,避免数据标准之间的矛盾、冲突或交叉、重叠,数据标准需要与术语标准联合应用,从而使数据标准得到恰当的应用。

1. 卫生信息数据元基本概念 数据元(data element,DE)是数据的基本单元,又称数据元素。其定义、标识、表示和允许值可通过一套属性来定义。卫生信息数据元是应用于医药卫生这一特定领域的数据元,其概念与通用数据元保持一致,还具有鲜明的领域特点,例如数字人体、医学影像、基因图谱、疾病分类代码、中医阴阳五行、中草药代码等。

数据元基本模型由数据元概念和数据元两部分构成,如图10-1所示。数据元概念用对象类和特性表示,因此数据元是由数据元概念和表示组成。对象类是人们希望研究或存储的数据事物,例如新生儿重症监护的护理信息中对象类主要是新生儿;特性类是指对象类所共有的特征,但不一定是其本质特征,一个对象类可以有很多特征,例如质量、心率、血氧饱和度等都是新生儿对象的特征;表示类包括值域、数据类型、表示类和计量单位四个部分,其中最重要的是值域,即数据元允许值的集合。

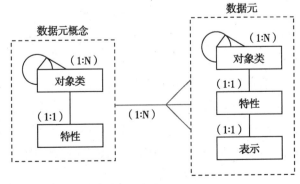

图 10-1 数据元基本模型

2. 卫生信息数据元属性　根据 WS/T 303-2009《卫生信息数据元标准化规则》定义的数据元的基本属性模型,如图 10-2 所示。一个数据元规范由一组属性组成,使用了基数型和逻辑相关性两种准则对数据元的基本属性进行分组,分在同一组的属性共同拥有相似的基数和逻辑相关性。

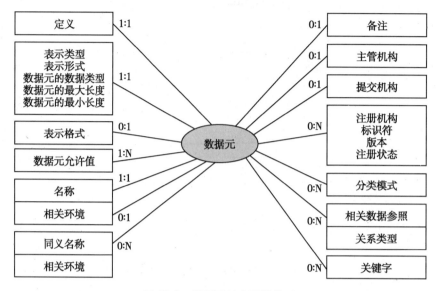

图 10-2　数据元基本属性模型

基数类型表示每一个数据元规范都可能包含 0 或 1(0:1)、1 且仅仅是 1(1:1)、0 或多(0:n)、1 或多(1:n)个不同的属性。例如:一个数据元规范可能包含 0 或 1 个"主管机构"或"提交机构"属性,但要求有 1 且仅仅是 1 个"定义"和"名称"属性,以及要求有 1 或多个"数据元允许值"属性。

逻辑相关性表示属性除了有相似基数类型外,还可能彼此依赖。例如:如果属性"同义名称"和"相关环境"两者有一个存在的话,那么它们两者就都应当存在。类似地还有属性"相关数据参照"和"关系类型"。

WS 363-2011《卫生信息数据元目录》标准定义数据元的属性统一规定采用 5 类 13 项属性,并按通用性程度分为 2 类:数据元公用属性和数据元专用属性。数据元公用属性包括 7 项,数据元专用属性包括 6 项,如表 10-2 所示。

表 10-2　数据元属性

序号	属性种类	数据元属性名称	约束	备注
1	标识类	数据元标识符	必选	专用属性
2		数据元名称	必选	专用属性
3		版本	必选	公用属性
4		注册机构	必选	公用属性
5		相关环境	必选	公用属性
6	定义类	定义	必选	专用属性
7	关系类	分类模式	必选	公用属性
8	表示类	数据元值的数据类型	必选	专用属性
9		表示格式	必选	专用属性
10		数据元允许值	必选	专用属性
11	管理类	主管机构	必选	公用属性
12		注册状态	必选	公用属性
13		提交机构	必选	公用属性

3. 卫生信息数据元标识符　WS 363-2011《卫生信息数据元目录》标准定义卫生信息数据元(DE)标识符采用字母数字混合码;包括数据标识符(DI)和版本标识符(VI)两级结构。

例如:DI_V1

A) DI 按照分类法和流水号相结合的方式,采用字母数字混合码。按照数据元对应的主题分类代码、大类代码、小类代码、顺序码、附加码从左到右顺序排列。其中:

——主题分类代码:用 2 位大写英文字母表示。卫生信息领域代码统一定为"DE"。

——大类代码:用 2 位数字表示,数字大小无含义。

——小类代码:用 2 位数字表示,数字大小无含义;无小类时则小类代码为 00。小类与大类代码之间加"."区分。

——顺序码:用 3 位数字表示,代表某一小类下的数据元序号,数字大小无含义;从 001 开始顺序编码。顺序码与小类代码之间加"."区分。

——附加码:用 2 位数字表示,代表一组数据元的连用关系编码;从 01 开始顺序编码。附加码和顺序码之间加"."区分。无连用关系的数据元其附加码为"00"。

B) VI 结构由 4 部分组成,为"V"+"m..m"+"."+"n..n"。其中"m..m"和"n..n"为阿拉伯数字构成,在数学上应是具有意义的正整数。"m..m"表示主版本号,"n..n"表示次版本号。

例如"V1.2"表示主版本为第一版,次版本为第二版。如果数据元更新前后可以进行有效的数据交换,则更新后主版本号不变,次版本号等于当前次版本号加 1;如果数据元更新前后无法进行有效的数据交换,则更新后主版本号等于当前主版本号加 1,次版本号归 0。

数据标识符结构如图 10-3 所示。

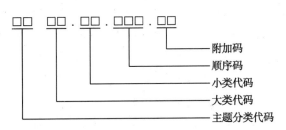

图 10-3　卫生信息数据元标识符(DI)结构图

（图中从上到下标注：附加码、顺序码、小类代码、大类代码、主题分类代码）

4. 卫生信息数据元值的数据类型和表示格式

数据元值的数据类型如表 10-3 所示。其中字符型(s)分为三种形式,S1 表示不可枚举的,且以字符描述的形式;S2 表示枚举型,且列举值不超过 3 个;S3 表示代码表的形式。

表 10-3　数据元值的数据类型描述规则

数据类型	表示符	描　述
字符型(string)	S	通过字符形式表达的值的类型。可包含字母字符(a~z,A~Z)、数字字符等(默认 GB2312)
布尔型(boolean)	L	又称逻辑型,采用 0(False)或 1(True)形式表示的逻辑值的类型
数值型(number)	N	通过"0"到"9"数字形式表示的值的类型
日期型(date)	D	采用 GB/T 7408 中规定的 YYYYMMDD 格式表示的值的类型
日期时间型(datetime)	DT	采用 GB/T 7408 中规定的 YYYYMMDDThhmmss 格式表示的值的类型(字符 T 作为时间的标志符,说明日的时间表示的开始。)
时间型(time)	T	采用 GB/T 7408 中规定的 hhmmss 格式表示的值的类型
二进制(binary)	BY	上述无法表示的其他数据类型,如图像、音频、视频等二进制流文件格式

数据元值的表示格式见表 10-4 和表 10-5。

数据元值域的允许值有两种类型:

(1) 可枚举值域:由允许值列表规定的值域,每个允许值的值和值含义均应成对表示。其中:

——可选值较少的(如 3 个或以下),在"数据元允许值"属性中直接列举。

——可选值较多的(如 3 个以上),在"数据元允许值"属性中写出值域代码表名称,如代码表属引用标准的,则须注明标准号。

(2) 不可枚举值域:由描述规定的值域,在"数据元允许值"属性中须准确描述该值域的允许值。

表 10-4　数据元值的表示格式中字符含义描述规则

字符	含　义
A	字母字符
N	数字字符
AN	字母或（和）数字字符
D8	采用 YYYYMMDD 的格式表示，其中："YYYY"表示年份，"MM"表示月份，"DD"表示日期
T6	采用 hhmmss 的格式表示，其中"hh"表示小时，"mm"表示分钟，"ss"表示秒
DT15	采用 YYYYMMDDThhmmss 的格式表示，字符 T 作为时间的标志符，说明日的时间表示的开始；其余字符表示与上同

表 10-5　数据元值的表示格式中字符长度描述规则

类别	表 示 方 法
固定长度	在数据类型表示符后直接给出字符长度的数目，如 N4
可变长度	1）可变长度不超过定义的最大字符数。在数据类型表示符后加".."后给出数据元最大字符数目，如 AN..10 2）可变长度在定义的最小和最大字符数之间。在数据类型标识符后给出最小字符长度数后加".."后再给出最大字符数，如 AN4..20
有若干字符行表示的长度	按固定长度或可变长度的规定给出每行的字符长度数后加"X"后，再给出最大行数，如 AN..40X3
有小数位	按固定长度或可变长度的规定给出每行的字符长度数后，在","后给出小数位数，字符长度数包含整数位数、小数点位数和有效位数，如 N6,2

5. 数据元值域代码标准　与数据元目录对应的是《WS 364-2011 卫生信息数据元值域代码》标准，该标准是在《健康档案基本架构与数据标准（试行）》基础上对数据元值域代码及约束条件进行修订，它规范了数据元值域取值。与数据元目录中的数据元分类保持一致，分为 9 大类 17 个部分，包括总则、标识、人口学及社会经济学特征、健康史、健康危险因素等方面的数据元的值域代码，用于对这些信息进行表示、交换、识别和处理。

例如代码结构为一层的值域代码表的编排方式，见表 10-6 所示。以及代码结构为多层的值域代码表的编排方式，见表 10-7 所示。

表 10-6　老年人生活自理能力自我评估代码表

值	值含义	说明
1	可自理	0~3 分者为可自理
2	轻度依赖	4~8 分者为轻度依赖
3	中度依赖	9~18 分者为中度依赖
4	不能自理	≥19 分者为不能自理

表 10-7　药物类型代码表

代码	名称	代码	名称
01	抗生素类抗感染药物	02	非抗生素类抗感染药物
0101	青霉素类抗生素	0201	磺胺类药及增效剂
0102	头孢菌类抗生素	0202	喹诺酮类抗感染药
0103	氨基糖苷类抗生素	0203	抗结核麻风分枝杆菌类药
……		……	

（二）数据集

数据集（dataset）是具有主题的、可标识的、能被计算机处理的数据集合。主题是指围绕某特定任务或活动作数据规划与设计时,针对任务或活动内容进行的系统归纳和描述。可标识是指规范的名称和标识符。能被计算机处理是指可通过计算机技术,对数据集内容进行发布、交换、管理和查询应用,数据集合指若干基于数据元所形成的数据记录构成的集合。数据集通过规范的名称和标识符等进行标记,数据集的标识和名称的取值需要通过具体的命名或编码规则来实现。

目前我国已发布了包括儿童保健、妇女保健、疾病控制、疾病管理、医疗服务、健康卡等领域约 60 多个卫生信息基本数据集,这些标准规范了各种领域数据集的内容结构、数据集元数据、数据元属性、数据元索引表示方法等。具体有:《WS/T 306-2009 卫生信息数据集分类与编码规则》《WS370-2012 卫生信息基本数据集编制规范》《WS371-2012 基本信息基本数据集个人信息》《WS372.1-2012 疾病管理基本数据集》《WS373.1-2012 医疗服务基本数据集》《WS374.1-2012 卫生管理基本数据集》《WS375.1-2012 疾病控制基本数据集》《WS376.1-2013 儿童保健基本数据集》《WS377.1-2013 妇女保健基本数据集》《WS445.1-2014 电子病历基本数据集》和居民健康卡基本数据集等。

第二节 常用医疗卫生信息标准

一、标准分类与体系

各个国家及相关国际组织对卫生信息标准提出了不同的分类方案,从而形成了不同的标准体系。以下简要介绍常见的国外卫生信息标准分类体系。

国际标准化组织卫生信息技术委员会(technical committee on health information,TC215)专门从事卫生信息方面国际标准与规范的研发和国际间写作,工作范围涵盖卫生信息标准的各个方面。ISO/TC215 内部按照关注标准的类型划分为若干工作组。

欧洲标准化委员会(Comité Européen de Normalisation,CEN))是以西欧国家为主体、由国家标准化机构组成的非营利性标准化机构,是欧洲标准和技术规范的主要提供者。欧洲标准化委员会/卫生信息技术委员会(the european committee for standardization/technical committee,CEN/TC251)是欧洲标准化委员会的一个工作组,主要致力于卫生信息和通信技术(ICT)领域的标准化工作。

澳大利亚标准化组织(standard australia)中的 IT-014 是负责卫生信息标准的专业委员会。

英国 NHS 信息标准理事会(information standards board for health and social care,ISB)在不同场合对卫生信息标准提出了不同的分类。

美国 HITSP(healthcare information technology standards panel)的宗旨和工作目标是如何利用现有标准和规范满足特定业务的互操作要求。

我国医疗健康信息标准体系在"十二五"期间基本建立。2009 年,原卫生部信息标准专业委员会首次研制了国家"卫生信息标准体系概念框架",将卫生信息标准分为基础类标准、数据类标准、技术类标准及管理类标准 4 大类,为我国卫生信息标准分类提供了参考模型。根据"十二五"期间概念模型的应用实践,国家卫生计生委统计信息中心与国家卫生标准委员会信息标准专业委员会对原模型进行修订与完善:提出在基础类标准中增加"标识类",数据类标准中的"数据元"标准修订为"数据元与元数据"标准、"分类与代码"修订为"分类与编码",技术类标准增加"传输与交换",将原归于技术类标准的安全与隐私保护类标准独立出来成为一大类,形成更新版的医疗健康信息标准体系概念模型(图 10-4)。

为了满足业务需求从多视角指导信息标准的定位与研发,国家卫生计生委统计信息中心与国家卫生标准委员会信息标准专业委员会以该概念模型为基础,借鉴国家标准体系框架及国内外相关行业标准体系,建立了国家卫生信息标准体系框架,从业务领域(x 轴)、标准内容(y 轴)和标准级别(z 轴)三个维度对信息标准进行了分类,标准体系的三级层级架构(图 10-5)。

二、常用国际医疗卫生信息标准

信息标准是医疗卫生信息化建设的基石,也是高效的医疗卫生信息系统运行的核心。以下是常用

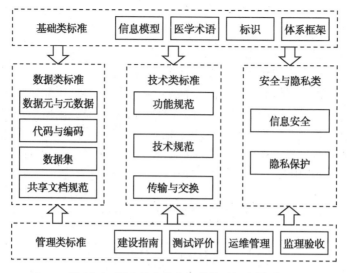

图 10-4　医疗健康信息标准体系概念模型

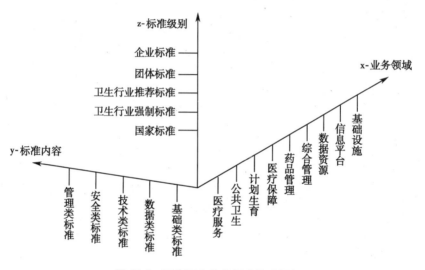

图 10-5　国家卫生信息标准体系框架

的医疗卫生信息标准介绍。

（一）HL7 RIM

HL7 V3 参考性信息模型（reference information model，RIM）是 HL7 V3 标准家族的核心。所有 HL7 V3 的信息模型和数据结构标准均起源于 V3 RIM。它提供了一个统一、成熟稳定的基础性医学信息模型。RIM 是 V3 开发过程的关键构件，它提供了一个关于 V3 的需求和标准设计视图，包括类图和状态图，并配有用例模型、交互模型、数据类型模型、术语模型以及其他模型。

（二）HL7 V2 消息标准

HL7 V2 消息标准（messaging standard），是 HL7 工作组于 1988 年颁布，之后不断修正和补充，在世界范围内成为应用最广泛的医学信息标准之一。

HL7 V2 消息标准是第一个在医疗卫生信息领域得到广泛应用的数据交换标准，主要应用于医院内各部门信息系统之间的数据交换。其特点是易使用，同时有大量成熟的开源或商业化的消息处理软件供实施者采用。但 HL7 V2 消息标准的不足在于缺乏基本的一致性的医学信息模型，导致应用中对同一数据或消息理解和表达方式不一致，以及在实践中数据交换定义完全依赖于实施者对其理解和对业务需求的主观判断，从而造成数据互通和共享的障碍。

（三）临床文档架构

HL7 临床文档架构（clinical document architecture，CDA）标准是由 HL7 开发的 V3 标准的其中之一，

用以撰写临床文本,被认为是 HL7 V3 标准系列中最可能被广泛接受并落地使用的标准。

CDA 标准最初发布于 2000 年。目前的 CDA 版本 2(CDA R2)由 2000 年的版本发展而来。在 HL7 V3 标准中,CDA R2 标准是目前为止最为广泛应用的 V3 标准。由于其通用性和可用性,不同的 CDA R2 规范可以支持几乎所有的临床专业和应用领域里的文本需求。HL7 RIM 本身就定位为医疗卫生"世界"模型。基于 RIM 类,CDA R2 规范不仅可以支持临床文本,也可以支持行政管理、安全、法律文本。许多标准组织包括 HL7 已经设计了不少 CDA R2 规范,例如 HL7 诊断治疗记录摘要文本、IHE 医学摘要文本、IHE 临床检验结果,IHE 扫描文本等。

（四）系统医学命名法

系统化医学名称-临床术语(SNOMED CT)标准。系统化医学名称-临床术语(SNOMED CT)标准可能是目前最全面的临床概念和术语系统。SNOMED CT 标准由美国病理学研究院(CAP)开发,该术语系统覆盖几乎所有临床类别的 36 万多个概念,例如疾病、诊断结果、临床服务过程等。每个 SNOMED CT 概念被赋予一个唯一的概念代码,并定义唯一的意义。每个术语都有自己的唯一代码,并表达成某种人类使用的语言。

SONMED CT 标准的目的是支持下用严格编码方式表达临床信息表达,但也提供相当的灵活性允许临床医生在日常医学实践中使用习惯用语。除了标准化的术语码,SNOMED CT 模型允许医疗机构在他们自己局部使用范围对概念、术语和关系进行扩展。

（五）国际疾病分类代码

ICD-9(international classification of diseases,9th revision)是世界卫生组织在欧洲早期制定的标准上拓展、细化、补充、修订形成的,其目的是用于疾病率与死亡率的统计,也可用于医院临床的疾病诊断与手术操作的分类、存储、检索及统计应用。ICD-9-CM(international classification of diseases 9th revision,clinical modification)是 ICD-9 在美国的临床修订版。ICD-9-CM 更适合于临床的需要,是 DRG 分组的基础。

ICD-10(international statistical classification of diseases and related health problems,10th revision)大大扩展了 ICD-9,疾病分类的数量与细致程度增加了,并且适应于流行病学及保健评估的需求,编码方式更加科学实用。ICD-10 目前在欧洲已得到广泛应用,但由于 ICD-9-CM 在美国已被嵌入众多的其他医院计价、补偿、财务系统中,因此美国国家卫生统计中心正在编制 ICD-10-CM,准备将其投入实际应用。同时,WHO 也正在组织 ICD-11 标准的开发。

三、常用国内医疗卫生信息标准

（一）卫生信息数据元目录 WS 363-2011

原卫生部发布的 WS 363-2011《卫生信息数据元目录》标准,在《健康档案基本架构与数据标准(试行)》的基础上,修订了数据元的定义,数据元值域代码及约束条件,对数据元目录和数据元值域代码编制了规范,更新了国家卫生数据字典和元数据管理系统,对卫生信息形成九大类 17 个部分。内容包括:卫生服务对象信息(人口学及社会经济学特征、健康史)、健康危险因素(职业危险因素、行为危险因素、环境及其他危险因素)、医学观察信息(主诉与症状、体格检查、临床辅助检查、实验室检查)、诊断与评估信息(医学诊断、医学评估)、计划与干预信息(计划与干预)、卫生经济信息(卫生费用)、卫生资源信息(卫生机构、卫生人员、药品、设备与材料)和卫生管理信息(卫生管理)。

（二）电子病历基本数据集

WS 445-2014《电子病历基本数据集》是在 2009 版《电子病历基本架构与数据标准》的基础上,参照近年来医疗卫生行业发布的新的业务规范与相关的信息标准修订而制定,主要对"电子病历数据"进行修订,将电子病历基本架构划分为 5 个业务域:病历概要、门(急)诊病历记录、住院病历记录、转诊(院)记录、医疗机构信息。各业务域的信息内容再根据临床业务规范和实际应用需要,细分为若干个既相对独立又彼此关联的"业务活动记录类别"。电子病历基本数据集基于"业务活动记录类别"层级划分为 17 个基本数据集:病历概要、一般治疗处置记录、助产记录、护理操作记录、护理评估与计划、知情告知信息等部分。

（三） 电子病历共享文档规范

WS/T 500-2016《电子病历共享文档规范》是由国家卫计委在 2016 年发布,共包含了 53 个电子病历文档共享规范。采用了 W3C 的 XML 语言,借鉴 HL7CDAR2 临床文档架构,定义了每个医疗业务活动文档的内容构成,包括文档头、文档体以及文档体对应的章节、条目,适用于规范电子病历信息的采集、传输、存储、共享交换以及信息系统的开发应用。电子病历共享文档以满足医院内部不同信息系统以及医院外不同机构之间的互联互通、信息共享为目的的科学、规范的医疗信息记录,在结构上遵循《卫生信息共享文档编制规范》,并结合业务实际进行了细化和应用落地。该规范在借鉴了国内外成功经验的基础上,建立起一套适合中国国情的、科学规范的电子病历共享文档规范,为我国卫生信息互联互通标准化成熟度测评提供数据标准支持。该标准对规划、设计和建设基于电子病历的医院信息平台具有重要的指导作用,是全国各级各类医疗卫生服务机构等与电子病历共享有关的信息系统建设的重要规范性依据。

第三节　护理信息标准化

信息技术的飞速发展带动了全球医疗信息化的建设步伐,护理信息学已经逐渐发展成为一个新兴的专业发展方向,涵盖了信息技术在护理环节中的应用、基于护理循证的健康电子档案、护理信息分类与标准化等。护理信息标准化是护理信息化建设的基础,也是护理信息系统当前所面临的挑战之一,希望借助信息科技提升护理质量和护理水平。

一、概述

护理信息标准化(nursing information standardization)是学科现代化的基础性工作,是制定、贯彻、修订学术标准的有组织活动的全过程。主要包括以下三个部分:

1. 护理学术内容标准化　护理学术内容标准化主要包括:①理论标准化,即将护理学科理论结构化、体系化,并用规范化的语言再现经典护理学的精华和内涵,重构现代护理学术理论模式和框架;②操作规范化,即对护理操作的规范化和护理操作技术的科学化;③应用现代管理理论和方法,建立护理学术管理规范和流程。

2. 护理学科信息管理指标体系建立　护理学科信息管理指标体系是在"标准"的指导下,根据信息管理的目标要求,对相应信息管理系统中每个管理"项目"进行概念界定,确立其内含"信息"之间的关系,并把所有"信息项"根据自身作用和相互间关系,按一定逻辑层次关系进行归纳整合所形成的一个信息项集合。

3. 护理专业信息分类与编码　护理专业信息分类与编码是护理信息标准化的重要内容。信息标准化处理就是对"信息"自身的描述形式、无二义性的概念进行界定和标识符的统一与规范。护理专业信息分类采用分类学原则和方法对护理学科知识进行属性分类,而编码将经过明确分类的护理信息用计算机容易识别和处理的符号对每一类护理信息进行分类标识,建立起既符合护理管理学理论又适用于护理信息处理的护理信息分类与代码体系,也即"信息"的代码化。

二、护理信息标准

国际上对于护理术语标准化的研究开始于 20 世纪 70 年代,现已发展了多个标准化护理术语分类体系。到目前为止,根据术语的使用情况及影响程度,美国护士协会(american nurses association, ANA)主要认可了七个护理术语体系。

1. 北美护理诊断协会的护理诊断(the north american nursing diagnosis association, NANDA)　NAN-DA 的护理诊断是第一个被 ANA 认可的护理术语分类体系,NANDA 于 19 世纪 70 年代就展开了相关研究,是目前最为广泛使用的分类体系。2002 年,该组织更名为北美护理诊断协会国际组织(the north

american nursing diagnosis association international，NANDA-I）。NANDA-I 将护理诊断定义为"是一个关于事实的或潜在的，个人、家庭、社区对健康问题、生命过程的经历或反应的临床判断"。其目的是在对疾病定义、特点和相关危险因素的临床判断基础上，保证护士能连续、准确地进行护理记录，并能够促进对护理干预和护理结局的评价。NANDA-I 成立了诊断发展和分类委员会，负责术语的发展，新诊断的收录须经过严格筛选，且每 2 年更新 1 次。2012~2014 年，NANDA-I 发布了最新的护理诊断，共 206 个，涵盖 47 个组别 13 个维度，每个护理诊断都有 1 个 5 位数字的编码。

2. 国际护理实践分类（international classification for nursing practice，ICNP） ICNP 是国际护士协会（international council of nurses，ICN）电子健康促进项目中的 1 个子项目。ICN 成立于 1899 年，是世界上最早成立且最有影响力的国际护理组织。不同于 NANDA-I，ICNP 是一个统一的护理语言体系，包括护理诊断、护理干预和护理结局 3 个分类要素，其目的是要在全世界不同临床机构中，用统一的语言去描述护理实践，比较临床护理数据，通过护理信息系统及健康信息系统进行护理研究，合理配置护理资源，促进有关医疗政策的制定，其最终目的是 ICNP 在被充分运用及发展的基础上成为临床记录和决策的工具。1995 年，ICN 发布第 1 版 ICNP，之后每隔 2 年，ICN 在其会议上都会发布新版 ICNP。最新的 2013 年版本，其术语数目已从第 1 版的 1994 个扩展到 3894 个，其中有 2302 个原始概念、783 个护理诊断和结局、809 个护理干预。从 2005 年开始，为持续拓展并保证术语质量，ICNP 采用了网络本体语言（web ontology language，WOL）的方法编码所有术语，且能与 ISO 的编码相兼容。

3. 临床护理分类（clinical care classification，CCC） CCC 于 1991 年由美国乔治大学护理学院（Georgetown University School of Nursing）研发，主要是一个基于家庭健康护理分类系统发展起来的临床护理分类体系，其目的是开发一个用以评估和分类患者的方法，从而决定所需的医疗资源及评价护理结果。CCC 由护理诊断、护理干预、护理结局所组成，包含了 21 个护理要素，涵盖了照护的 4 个方面：功能、健康行为、患者生理和心理反应。最新版 CCC2.5 包含 176 个护理诊断，201 个护理干预、528 个护理结局。201 个护理干预通过对 4 个行为类型的整合，能够扩展至 804 个护理行为。CCC 对每一个护理诊断、干预和结局都进行了 5 位数字的编码，其编码结构遵循了疾病及健康问题国际统计学分类系统（international statistical classification of diseases and health related problems，ICD）的要求。目前，CCC 已经用于美国个人电子健康记录（electronic health record，EHR）。

4. 护理措施分类系统（nursing intervention classification，NIC） NIC 由美国爱荷华大学护理学院（University of Iowa，College of Nursing）的护理分类标准和临床效果中心（the Center for Nursing Classification and Clinical Effectiveness，CNC）开发，是一个基于研究的护理干预标准化分类系统。主要用于描述直接或间接的护理行为，其护理干预被定义为"基于临床知识和判断，护士所采用的、用以提高患者结局的任何治疗行为"，意味着采用任何一项护理干预都是基于护理诊断以及预期的患者结局。1992 年，首版 NIC 发布，其目标是要实现护理措施的术语标准化，主要用于支持护士之间以及护士与其他健康工作者的交流和记录。最新版 NIC 于 2008 年发布，包含 542 项干预措施，被分为 30 个组别 7 个维度，每项干预措施都被分配一个 4 位数的编码，每个护理干预都包含一个具体的定义以及一系列伴随护理干预的具体措施。

5. 护理结局分类系统（nursing outcome classification，NOC） NOC 也是由美国爱荷华大学护理学院的 CNC 所开发，也是基于研究的关于患者及照护者结局的标准化分类系统。其护理结局被定义为"在连续性照护中，可量化的个人、家庭或社区对护理干预反应的状态，行为或观点"。NOC 由 6 个部分组成，为帮助评估护理措施的有效性而设计。目前，NOC 最新发布的 2012 年版，包含 490 个护理结局，被分为 32 个组别 7 个维度，每个护理结局都由一个具体的定义、一系列相关指标和李克特等级评定评分量表所组成。该量表用于评估患者的病程，包括患者现有水平，好转情况及之后的评估，且都被分配一个 4 位数的编码以及与护理结局相关的 6 位数编码的描述指标。

6. 奥马哈系统（Omaha System，OS） 1972 年，美国访视护士协会（visiting nurse association，VAN）开始致力于 OS 的研究。OS 是一个用在连续性照护过程中记录护理实践的标准化分类体系，1975~1986 年，OS 获得了美国国家卫生及公共服务部（department of health and human services，DHHS）的基金资助，随后又得到美国国家护理研究所(national institute of nursing research)的支持予以发展。OS 最初用于社区保健护士,为改善社区保健、提供管理资料而设计,现已广泛应用于社区和家庭保健治疗机构。OS 由 3 个方面的内容组成:问题分类、护理干预、结果测评,提供了一个结构化的框架用以记录患者需要、护理干预及测评结果。在 OS 体系中,所有的问题被分成 4 个维度:环境、生理学、社会心理学以及有关健康保健问题。护理干预则是由目标干预和行为类型所组成。目前,共有 75 个目标干预和 4 个行为类型,对结果的测评则使用 1~5 级的李克特评分量表来进行。1992 年,VAN 出版了第 1 版 OS,目前使用的最新版本为 2005 年所发布。

7. 围术期护理数据集(perioperative nursing data set,PNDS) PNDS 是由美国手术室护理的专业组织,围术注册护士协会(the association of perioperative registered nurses,AORN),为使围术期护理向职业化方向迈进而创立和发展起来的,其目的是为围术期的护理记录提供示范框架,为围术期的护理实践和护理教育提供通用的标准化语言,帮助护士测量和评价护理目标,同时为围术期护理和研究提供标准和基础资料。PNDS 最初基于一个名为围术期患者焦点模型的框架而建立,在该模型中,患者及其家人是护理实践的焦点。PNDS 包括由护理诊断、护理措施和护理目标构成的主体内容和一些结构性资料成分,囊括了所有的围手术期护理用语,可贯穿整个围术期护理过程。目前所使用的是 2011 年出版的第 3 版 PNDS,包含 74 个护理诊断、153 个护理干预、38 个护理结局。

2011 年 12 月我国国家质量监督检验检疫总局和国家标准化管理委员会联合发布《健康信息学护理参考术语模型集成(GB/T 25515-2010)(ISO 18104:2003)》。该标准的目的是建立一个与其他特定健康术语模型的任务和目标一致的护理参考术语模型,提供一个更统一的参考健康模型。该标准给出了用于护理诊断参考术语模型(图 10-6)和护理活动参考术语模型(图 10-7),以及用于其实施的相关术语和定义。

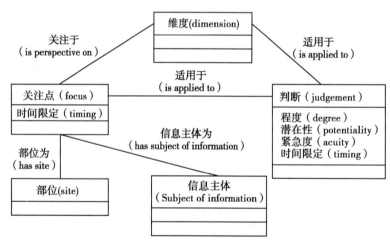

图 10-6 护理诊断参考术语模型

护理诊断既可视为<<focus>>(关注点)上的<<judgement>>(判断),也可视为<<focus>>中某特定<dimension>(维度)上的<<judgement>>(如能力、知识)。护理诊断的内涵定义应包括<<focus>>和<<judgement>>描述符。

护理诊断截面示例(以<judgement>作为基本类别的示例)如下:

养育能力降低(decreased parenting ability)

降低(decrease)

潜在性为(has potentiality) 现存的(actual)

适用于(is applied to) 能力(ability)

关注于(is perspective on) 养育(parenting)

信息主体为(has subject of information) 个体(client)

护理活动可视为经由<action>(活动)对<<target>>(目标)采取的有目的的活动。护理活动的内涵

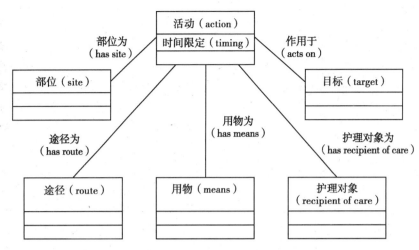

图 10-7 护理活动参考术语模型

定义应包括<action>和<< target>>描述符。

护理活动截面示例如下：

更换敷料（replace dressing）

更换（replacing）

作用于（acts on）　　　　　　　　　　　敷料（dressing）

有护理对象为（has recipient of care）　　个体（client）

三、护理信息标准化应用

护理信息化的发展首先解决护理信息标准化问题，借鉴国际和国内护理术语归类体系的应用，增强护理管理和共享。通过护理 APP、Web 服务端在院内开展全闭环的管理实践，并构建院内、院外一体化的服务。其次致力于基于智能临床护理决策导引的护理信息体系，解决缺乏统一的知识库和智能决策导引和延展同质化管理问题。智能护理体系需关注三个方面：①彻底放弃表单，借助国际术语实现编码唯一性。广泛使用国际术语和标准，将护理常用的分析工具融合其中。②实现过程化管理，将工作流程、护理制度等标准化，实现内容配置化。③建立临床知识库，完善自学习性，将知识和数据彻底分离，将 PDCA 融合到临床、管理的各个工作环节中，促进质量持续提升；决策支持和信息辅助使护理同质化得到延展。

护理信息化须主动的投入到国际标准化术语的研究中，并结合我国国情实现护理信息标准化才能应对护理信息发展的需求，同时研发中医护理标准化术语体系，构建一个全生态的持续改进、智能路径导引的护理服务体系。

使用国际编码建立护理信息标准化和归类体系，护理信息标准化包含护理术语标准化、护理工作流程标准化、护理数据标准化等，将主流的护理程序数据集（NNN）、奥马哈系统（Omaha system）、临床护理分类（CCC）、围术期护理数据集（PNDS）、国际护理实践分类（ICNP）融合到护理业务模型中，实现护理术语标准化、护理工作流程标准化、护理数据标准化、护理制度的标准化等，同时采用护理循证的理念，在不同的场景使用不同的分类体系，建构护理临床归类体系（图 10-8）。

第四节　标准化在智能护理中的应用

信息标准化是实现互联互通信息共享和业务协同的必然方向和出路。在信息化建设过程中遵循标准和规范是当务之急，信息标准化的程度决定着互联互通的质量。

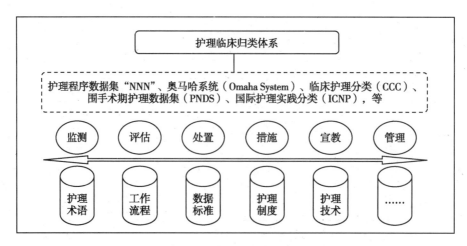

图 10-8　护理临床归类体系

一、互联互通互操作性

为了推进医疗机构标准化建设进程,2015 年 5 月国家卫生标准委员会和卫计委联合发布《互联互通标准化成熟度测试方案(试行)》,用于对医疗机构所采用产品的电子病历数据,电子病历共享文档,平台交互服务分别与对应卫生信息标准的符合性测试。2017 年 8 月国家卫生计生委统计信息中心正式印发了《国家医疗健康信息区域(医院)信息互联互通标准化成熟度测评方案(2017 年版)》。该测评方案从测评依据、内容、方法、管理、流程和指标体系等各个方面对测评要求进行了说明,为指导并规范各级各类医疗卫生机构开展测评工作提供了重要的参考依据。

互联互通测评内容主要包含四个部分:数据资源标准化建设,互联互通标准化建设,基础设施标准化建设和互联互通应用效果。由此看出信息标准化的第一步是数据资源标准化,也是信息互联互通标准化其他工作的基础,其他三项工作均是标准化建设的通用部分,故不在此赘言。

数据资源标准化包括两个方面:数据集标准化建设和共享文档标准化建设。数据资源标准化包括数据内容标准化与数据结构标准化,是医院信息互联互通标准化的基础与支撑。数据内容与结构的标准化能够有效降低各异构系统间的信息壁垒,实现各医疗机构间的信息互联互通与数据共享。国家卫计委颁布的《WS445-2014 电子病历基本数据集》标准是数据资源标准化的主要标准,以及数据元值域标准《WS364 卫生信息数据元值域代码表》。

电子病历数据集共分为 17 个部分,全面描述了医院诊疗活动场景,实现了对医院诊疗活动场景的全覆盖,包括护理环节例如第 7 部分的护理—护理操作记录,第 8 部分的护理—护理评估与计划,第 9 部分的知情告知信息等。确保业务系统根据此产生标准规范的业务数据,进而组装生成标准规范的电子病历共享文档,实现各级医疗机构的信息互联互通和共享。

国家卫计委颁布的《WS/T500-2016 电子病历共享文档规范》是共享文档标准化的依据。电子病历共享文档规范通过数据元和数据集标准约束卫生信息共享文档中的数据元素,利用模板库结构化、规范性描述卫生信息共享文档所承载的具体业务内容,利用值域代码标准规范地记载卫生信息共享文档的编码型数据元素,清晰展示了应用文档的业务语境以及数据单元之间的相互关系,从而支持更高层次的语义上的互联互通。电子病历共享文档共分为 53 个部分,主要应用于电子病历各类信息的规范采集、传输、存储、共享和交换。大部分情况下,电子病历共享文档的每个部分和相应的电子病历数据集的数据子集一一对应。护理方面,就上文提及的电子病历数据集第 7 部分的护理—护理操作记录、第 8 部分的护理—护理评估与计划、第 9 部分的知情告知信息分别对应电子病历共享文档的第 17～22 部分、第 23～25 部分、第 26～31 部分。

构建医疗卫生信息标准体系的目的和意义是全面促进计算机系统的互操作性和信息的跨系统,跨机构,跨地域共享。互操作指不同系统之间能够传输数据,并且这些数据能够被准确的理解。HL7 在其白皮书《走进术语:卫生领域的互操作》(2007)中将互操作性做了全面、深入的阐述,将其划分为语义互操作性(semantic interoperability),语法互操作性(syntax interoperability)和技术互操作性(technicalinteroperability)。语义互操作性是指信息含义表达的标准化,包括数据和概念表达式:命名和编码、标准化数据、术语和代码系统、数据字典;语法互操作是指系统与系统间能够进行数据交换,保证系统之间数据格式的一致性,信息以何种形式或结构在系统间传输,一般而言 XML 标准提供的是语法互操作,比如 XML 格式的共享文档结构;技术互操作性更多依赖于技术,比如如何实现数据的访问和存取,采取何种消息交换协议等。各个国际组织和各国国家政府多年来一直致力于开发和推进医疗信息化的互操作性。美国政府制定了《2014—2024 年医疗信息化互操作性建设十年愿景》,美国卫生部专门设立了标准及互操作性框架办公室(Standard & Interoperability Framework Office),欧盟也制定了系列化的医疗信息互操作性发展路径图。我国国家卫计委连续发布《电子病历共享文档规范》《电子病历与医院信息平台标准符合性测试规范》和《电子健康档案与区域卫生信息平台标准符合性测试规范》三个医疗信息化的标准规范。

互操作性分为以下 4 类,每一类依托执行相应的标准来实现。

1. 基本互操作性 指一个信息系统的数据可以被另一个信息系统所接收,但不能被解读使用。这是最低层次的互操作性,依靠互联网或大多数局域网广泛采用的通用传输标准来实现,如 TCP/IP、HTTP、LDAP 等。

2. 语法互操作性 指通过定义数据交换的结构或格式,确定数据交换的语法规则(因此语法互操作性又被称为结构互操作性),它能确保两个信息系统进行数据交换式可以识别交换的数据字段,依靠 HL7 标准系列(CCOW、Arden、RIM、CDA、XML)、X12、NCPDP、DICOM 等实现。

3. 语义互操作性 既具有数据交互的结构互操作性能力,又具有对交换数据编码化的能力,这样接收信息的系统就可以解读数据的含义。这是最高一级的互操作性。在语法互操作性的基础上,加上术语标准(主要有 ICD、CPT、LOINC、SNOMED 等),来实现语义互操作性。

4. 功能互操作性 实现系统之间交换数据时相互作业的流程协调。目前普遍采用 IHE 标准框架的相关规范来实现,包括 XDS、XDS-I、XDS-SD、XDS-MS、PIX、ATNA 等。

医疗信息系统的互操作性包括了上面所述 4 个方面,其中后 3 类互操作的标准都是针对医疗信息系统制定的。数据共享的核心理念是同时考虑数据共享的及时性,准确性,可及性,可用性。医疗信息平台是专门为满足数据共享而产生的,因此更需要遵循医疗数据交换标准。国际上商业化的医疗卫生信息平台产品已经逐步成熟和完善,这类平台的通用名称叫 HIE(health information exchange),其共同特点是高度采用上述各种互操作性标准来实现系统间的互联互通和数据共享。而目前国内信息平台基本上采用的是数据集成的理念,即把分散在各个系统的数据集集中到一个数据中心的数据库里供更多用户共享。技术上采用的是简单的数据库共享技术。数据中心与业务子系统以私有接口相连,单向传输,数据中心只是作为存储系统被动接受数据或被访问。因此需要将医疗信息交互的核心标准和功能应用起来,将信息系统间的互操作性作为医疗卫生信息平台开发和建设的核心技术,切实采用医疗信息交换标准,实现系统间的互联互通和数据共享。

二、智能护理标准化应用

智能护理信息系统利用智能识别、数据融合技术,实现全条形码化处理,涵盖了身份核对、健康教育、病区访视、特殊患者提示、医嘱提示、医嘱审核、医嘱执行、护理级别及饮食处理、生命体征采集、药品核对、检验检查处理及查询、护理文书处理、工作量统计、质量追踪、患者随访等各工作环节。

1. 基于临床决策导引的智能护理系统 基于临床决策导引的智能护理系统在护理临床归类体系基础上,以患者安全和照护的质量为核心,提高护理人员的工作效率为目标,需关注护理业务模型的选择、护理决策分析和智能导引三个方面。如图 10-9 所示护理业务模型。护理评估是护理程序的开始,是护士通过与患者交谈、观察、护理体检等方法,有目的、有计划、系统地收集护理对象的资料,为护理活动提供可靠依据的过程;智能决策导引介入,推测患者可能存在的护理问题,通过问题和目标的设定,系

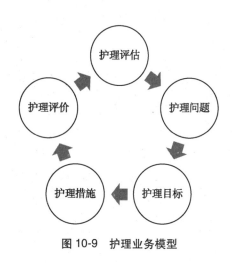

图 10-9 护理业务模型

统根据症状能智能导引护理措施的同质化护理方案,保持护理工作的连续性,促进医护人员的交流。实施是为达到护理目标而将计划中的各项措施付诸行动,自动化产生表单的汇聚,同时经过护理评价判断问题的治愈情况,然后进入新一轮的护理程序中。

2. 智能护理信息系统主要特点

（1）智能护理路径引导:以患者为中心,从各项护理评估出发,综合评估结果,实时自动计算并生成相应的后继护理措施,并结合医嘱生成护理计划。主动引导护士针对每位患者进行个性化的护理,彻底弃用为表单服务的被动护理。

（2）同质化护理和标准引入:在智能护理路径引导下,即使针对不同患者,护理人员均可提供相同质量的服务;同时采用国际通用标准化来识别、区分、定义护理任务。

（3）自我完善的知识体系:形成一套特有的知识库作为判断护理问题与相应护理措施的基准;护理评估后台自动计算生成护理计划,无须额外操作,任何患者异常,直接触发相应的护理措施,并添加到相应护士的护理计划中。

（4）完整的闭环管理、丰富的报表模板和定制服务:根据医院的实际情况建立完善的闭环管理;可根据各医院实际情况配置引导参数,定制引导路径;自动化生成各种报表,完善质控管理。

（5）开放性的系统,便于集成各种智能设备:智能护理信息系统必须是开放的体系,融合各种智能设备,让其具有决策支持的大脑。如智能药柜、输液监护、心电监护、机器人、护理指标监测显示设备、社区照护、慢病护理、居家照护等。

3. 基于前瞻性预警的风险管理、融合 PDCA 根本原因分析的不良事件 基于数据完成护理事件和工作的标准化,摆脱不良事件的上报、审核、汇总的模式,将事件的预警防范作为不良事件的重点。同时支持不良事件的过程化处理,将根本原因分析的工具融合到持续改进跟踪中,形成专业的根本原因分析(root cause analysis,RCA)报告和持续改进报告。

护理不良事件的管理涵盖了护理风险识别与预警;护理不良事件上报、审核、管理;RCA 分析管理;智能的结果指标分析和汇总功能。呈现主要特点:

（1）全面、动态的护理风险识别管理:实现入院患者的实时评估,自动识别各类患者的风险,使护理人员、管理者、专家小组可以便捷地掌握患者的情况,从而为患者风险提供了准确数据,便于及时管理患者的风险。

（2）全面的风险流程化跟踪管理、根据特点精细化各要素:系统实现护理风险流程的电子化管理,按照各个要素形成院内知识要素。院领导和护理部随时掌握各科室的护理风险分布情况,并及时根据各个科室的患者情况进行合理的护理指导和督导,从而降低护理风险的发生率。

（3）全面的统计风险和决策指导:系统能够实现各个要素的统计和趋势分析,实时把控管理科室的不同事件、要素的变化。从而实现科学化的决策和指导。根据设置的规则,实现前瞻性预警不良事件管理。完善的 RCA 处理流程,引入各种分析工具和持续性改进方案跟踪处理。

4. 融合 PDCA 的护理全过程管理、智能指标采集呈现与分析 智能护理管理系统涵盖了医院护理相关的人力资源、排班考勤、制度管理、培训考核、继续教育、护理质量控制、病区事务管理等各项功能,能满足各级护理管理者日常管理的各项工作需要。

（1）全面、动态的护理人力资源管理:实现全院各类护理人员的统一管理,建立全面的护理人员专业技术档案,包括护士基本信息、教育经历、职称职务、在读学历、工作经历、学术会议、业务学习、科研成果、考核成绩等各项内容,使管理者可以便捷地掌握护理人员业务技术信息、工作表现、个人业绩以及技术能力测评情况,从而为选拔护理骨干提供了绩效考评的准确数据。

（2）护理排班电子化管理,依据工作量进行护理人员的合理调配:实现护理排班的电子化管理,并与考勤和年休存休管理实现无缝对接,简化医院各科室的排班工作。院领导和护理部随时掌握各科室的护理力量分布情况,及时根据各个科室的收容和危重患者情况进行合理的调整,从而降低护理差错的发生率。

(3)护理制度的规范化管理和共享利用:建立护理制度文档中心,实现卫生部、卫生厅、护理部及各科室相关的护理制度文档的规范化管理,并根据权限开放给各级护理人员下载查阅,便于护理人员共同遵守、统一衡量考评。实现护理制度持续改进管理。

(4)护士长工作手册电子化,提升护士长管理能力:将医院护理管理的要求条目化,并结合时间周期要求来实现了护士长工作的快速导航,使护士长清楚了解本病区目前需要完成的工作任务,以及需要解决的问题。护士长电子工作手册减少了因为护士长个体管理能力差异而造成的病区整体护理质量风险,通过主动引导式的应用加强了护士长工作的计划性,有助于规范护士长的管理行为,提升护士长的管理能力。

(5)实现护理质量问题的跟踪解决和持续改进:通过各级行政查房、各类质量检查等途径发现的问题,在护士长的工作平台即时呈现,便于了解病区当前存在的问题并进行及时整改;未整改解决的问题反复提醒直到解决,规避了日常工作中护士长由于工作繁忙可能造成的遗漏。针对问题建立 PDCA 的持续改进体系,确保各项问题最终都落实到具体的管理并加以改进。

(6)构建护理三级质控体系,实现护理全面质量管理:按照医院护理三级质量管理模式,使三级质控能够每周、每月落实,减少差错并杜绝事故隐患,使质量保证体系充分发挥作用。护理部和科护士长可以对护士长执行计划的及时性进行实时监控,全盘掌握全院和科室间的问题及整改情况,并对具体问题的处理进行指导、评价,使各科室与护理部之间的沟通交流更加密切。加强护理环节质量控制,由粗框型管理为实施具体分析,改变了只凭月、季、年报表事后指导工作的弊端,变被动汇报式管理为主动用数据指导工作。

(7)智能化的辅助分析功能:通过主次因素分析图、散布图等质量控制图对质量检查结果进行科学分析,使质量的项目确立、检查、评价、反馈与改进形成一个完整的系统。智能化的辅助分析功能,使管理者轻松获得及时、准确的管理信息,使管理决策更富前瞻性,提高工作效率,减少决策风险。

三、展望

护理行业是信息标准应用推广、应用深度高的行业,需要充分发挥标准对信息化的引领和支撑作用。建立完善的卫生信息标准,解决"互联互通和信息共享"问题,加强科学研究,参考和引用国际和国内标准,完善分级管理测评管理与组织体系,探索从政策和制度层面加强信息标准在护理领域的贯彻应用,促进互联互通、数据共享和业务协同。

（余莹　赵霞　李小华）

参 考 文 献

[1] 李小华.医疗卫生信息标准化技术与应用[M].北京:人民卫生出版社,2016.

[2] 赵越.医学信息学[M].北京:清华大学出版社,2016.

[3] 孟群.我国卫生信息标准体系建设[J].中国卫生标准管理,2013,3(12):24-31.

[4] 汤学军,董方杰,张黎黎,等.我国医疗健康信息标准体系建设实践与思考[J].中国卫生信息管理杂志,2016,13(1):31-36.

[5] 杨喆,刘丹红,娄苗苗,等.基于信息建模的数据元标准化方法[J].中国数字医学.2016,12(2):58-70.

[6] 刘霖,Amy Coenen,陶红,等.国际护理术语分类体系发展概况及其对我国护理的启示[J].中华护理杂志,2015,50(05),593-597.

[7] Enrico Coiera. The Guide to Health Informatics[M]. New York:CRC Press,2015:371-378.

[8] Tim Benson,Grahame Grieve. Principles of Health Interoperability SNOMED CT,HL7 and FHIR[M]. London:Springer,2016:121-218.

[9] GB/T25515-2010/ISO 18104:2003.健康信息学:护理参考术语模型集成[S].

［10］ 胡建平.医院信息互联互通标准化成熟度测评方法与应用［J］.中国卫生信息管理杂志,2017,14(6):765-770.

［11］ WS 363.1-2011.卫生信息数据元目录,第1部分:总则［S］.北京:中华人民共和国卫生部,2012.

［12］ WS/T 303-2009.卫生信息数据元标准化规则［S］.北京:中华人民共和国卫生部,2009.

［13］ 刘云.医院信息互联互通标准化成熟度测评解读与案例分析［M］.南京:东南大学出版社,2017.

［14］ 曹世华,章笠中,许美芳.护理信息学［M］.杭州:浙江大学出版社,2012.

［15］ 许燕.国内外护理信息化实践现状［J］.中国护理管理,2010,10(5):11-14.

第十一章　信息安全与隐私保护

当前,随着科学技术的发展,信息成为重要的生产要素和战略资源,同时信息技术也与各行各业产生密切的接触,不断改变着人们的生活和工作方式。在医疗卫生行业中,信息化逐渐延伸到护理方面,走向护理的智能化。患者条形码管理、智能可穿戴设备、移动护理、移动患者监护、健康传感监测、远程健康管理、婴儿防盗等服务应用,是信息技术延伸到护理行业的体现。可穿戴设备、移动技术、互联网、物联网,正与医疗行业发生紧密联系。这些技术可以大大方便患者就诊和进行健康管理,但在医疗数据的采集、存储和应用过程中,网络安全受到黑客、病毒、恶意软件的攻击与威胁,同时集中管理患者医疗信息,容易造成患者隐私信息的泄露。

习近平总书记指出:"没有网络安全,就没有国家安全;没有信息化,就没有现代化。"信息安全已成为影响国家安全、社会稳定和经济发展的决定性因素之一,信息安全与隐私保护在智能护理系统的推动与发展中起着至关重要的作用。因此,医疗卫生行业都在积极采取措施,构建完善的信息安全体系,利用技术与管理手段对信息安全与患者隐私进行切实保护。

第一节　信息安全与隐私保护概况

一、信息安全概况

（一）信息安全的定义与基本要素

信息安全(简称"信安")是以信息和信息系统为保护对象,其中包括硬件、软件、数据、人、物理环境以及基础设施受到保护,免受未经授权的进入、使用、披露、破坏、修改、检视、记录及销毁。保证系统能够连续可靠地正常运行,信息服务不中断,实现业务的连续性。

信息安全的基本要素是保密性(confidentiality)、完整性(integrity)、可用性(availability),被称为信息安全金三角,简称CIA。信息安全金三角模型如图11-1所示。

1. **保密性**　保密性指信息不能泄露给未授权的用户或实体。泄露的途径有很多,例如口头泄露或通过网络、打印机、复印机、USB存储设备等。系统本身很难保证数据在传输过程中不被非授权者访问,因此需要对重要的信息进行保密设置。只有获得授权许可后才能获取,同时利用加密设备或加密软件

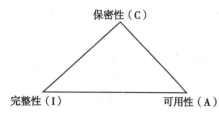

图 11-1　信息安全金三角模型

对传输的数据进行加密,即使数据在传输过程中被盗窃,入侵者也无法看懂。

2. 完整性　完整性是指信息在存储、使用、传输过程中不会被非授权篡改,防止授权用户或实体不恰当地修改信息,保持信息内部和外部的一致性。未经授权不能更改,仅能以被认可的方法、被授权人员更改。如果信息被蓄意地插入、修改、删除等,形成虚假信息将带来严重的后果。要确保信息系统上的数据保持完整、未受损的状态,数据不会因为有意或无意的事件所改变和破坏,信息保持真实性。

3. 可用性　可用性是指授权用户或实体对信息及资源的正常使用不会被异常拒绝,允许其可靠而及时地访问信息及资源。保障网络中数据无论在何时,无论经过何种处理,信息必须是可用的。

由于计算机、网络和通信技术的快速发展,信息技术得到极大的普及与应用,信息安全的内涵在不断地延伸,信息安全从最初的保密性、完整性、可用性要素扩展到信息的可控性和不可否认性,还有真实性、合法性、实用性、占有性、唯一性、可追溯性、生存性、稳定性、可靠性、特殊性等。

（二）隐私与患者隐私

1. 隐私　是不愿被窃取和披露的与公共利益无关的私人生活信息、私人活动和私人空间。属于隐私的私人生活信息内容非常广泛,从家庭成员、社会关系、财产状况、生活经历,到个人的身高、体重、病史、婚恋史、身体缺陷、健康状况、爱好等,与每个人的日常生活密不可分。

2. 隐私权　是自然人享有私人生活安宁与私人生活信息依法受到保护,不被他人非法侵扰、知悉、搜集、利用和公开等的一种人格权利。

3. 患者隐私　是患者在医疗机构接受医疗服务时,因诊疗服务需要而被医疗机构及相关人员合法获悉,但不得非法泄露的个人秘密。具体表现为患者有权要求对自己的病情、家庭史、接触史、身体隐私部位、异常生理特征等进行保密,而医疗工作者不得将这些信息公开。

（三）信息安全面临的威胁

医疗卫生行业涉及的数据来源和范围多种多样,包括患者病历、护理记录、医疗保险、健康情况、检查检验结果等,具有特殊性、敏感性和重要性等特点产生的价值,因此医疗卫生行业的数据泄露情况比较严重。

1. 面临的安全威胁　医疗卫生机构信息面临的安全威胁从影响和危害信息安全的来源看,可分为外部威胁及内部威胁。

（1）外部威胁:自然灾害、事故灾难、设备老化、网络攻击、网络欺骗、计算机病毒等构成的威胁。外部人员对网络或系统的保密性、完整性和可用性进行破坏,以获取利益或进行炫耀所造成的威胁。

（2）内部威胁:内部人员恶意破坏、管理人员滥用职权、操作人员违规操作、软硬件存在缺陷等构成的威胁。特别是医疗卫生机构员工安全意识不强,随意将自己的账号与他人共享;信息安全员专业技能不足、缺乏责任心、没有遵循规章制度和操作流程,从而导致系统故障或信息损坏所造成的威胁。

2. 面临的攻击手段　随着网络攻击手段的不断升级,医疗卫生信息系统面临的安全风险变得多样化和复杂化,常遇见的攻击手段列举以下几种:

（1）盗用口令攻击:攻击者通过字典破解和暴力破解等多种途径获取用户合法账号进入目标网络,攻击者盗取医疗卫生机构合法用户信息及网络信息,修改服务器和网络配置,增加、篡改或删除数据等。

（2）扫描攻击:包括地址扫描和端口扫描,通常采用 ping 命令和各种端口扫描工具,获得目标计算机的信息。例如通过机器上打开的端口获取开设的服务,为进一步入侵医疗卫生机构网络打下基础。

（3）拒绝服务攻击:拒绝服务攻击(denial of service,Dos)使用极大的通信量冲击医疗卫生机构网络系统,使得医疗卫生机构可用网络资源被消耗殆尽,最后导致医疗卫生机构信息系统无法向合法的用户提供服务。如果攻击者组织多个攻击点对一个或多个目标同时发动 Dos 攻击,可以大大提高攻击威力,这种方式称为分布式拒绝服务攻击(distributed denial of service,DDos)攻击。DDos 是目前应用最广的网络攻击手段,一旦实施攻击,攻击网络包会洪水般涌向受害主机和服务器,医疗卫生机构网站容易遭受 DDos 攻击。

(4) 木马:由服务器程序、控制器程序两部分组成,当主机被装上服务器程序,攻击者使用控制器程序通过网络来控制主机,医疗卫生机构网站容易挂马。

(5) 计算机病毒:计算机病毒是对软件、计算机和网络系统的最大威胁之一。医疗卫生机构的邮件、文件是病毒传播的主要途径。病毒的传染和泛滥会导致医疗卫生机构信息系统崩溃、系统资源耗尽等严重后果。

二、智能护理信息系统安全问题

物联网(internet of things,IoT)是继计算机、互联网与移动通信网络之后,信息技术的高度集成和综合运用产生的新一代网络。物联网通过无线和有线网络,应用射频识别(radio frequency identification,RFID)装置、红外感应器、全球定位系统、激光扫描器、传感器节点等信息感知设备,按约定的协议,把物品与互联网相连,通过一定频率周期性采集物体的信息,利用移动终端、嵌入式计算装置、信息处理平台进行信息交换与处理,从而实现智能化识别、定位跟踪、监控和管理等功能。随着物联网技术的快速发展,"万物互联"已成为信息社会一个最大愿景,但随之而来的安全问题也变得空前严峻。随着医疗护理行业应用范围的拓展,可穿戴设备、传感器、手机 APP 等方式的接入,医疗卫生机构对信息的应用范围逐步由封闭走向开放,医疗卫生机构网络已经无法通过绝对的物理隔离来解决安全的问题,使得信息安全管理的难度逐渐增加。

(一) 智能护理物联网体系架构

当前,现代医疗管理服务与物联网相结合,产生了跨界融合的医疗物联网(medical internet of things,MIoT)。MIoT 可以在护理领域进行患者条形码化管理、智能可穿戴设备、远程健康管理、移动/远程病患看护、移动血糖血氧监测、远程药物注射、婴儿防盗等健康及护理服务应用,在其他医疗领域实现药品定位跟踪、超声成像、医疗废物追溯、智能感知、精准医疗等智能化识别、定位、跟踪、监控和管理。

从技术架构上来看,智能护理物联网可分为三层:感知层、网络层和应用层。感知设备通过互联网等网络连接起来构成一个应用系统,虚拟世界与现实世界的结合,融合信息系统和物理世界实体。物联网有巨量的感知终端,复杂的通信网络,庞大的数据存储与处理中心,也可以抽象为采集终端、传输管道、应用云端的架构。智能护理物联网体系结构如图 11-2 所示。

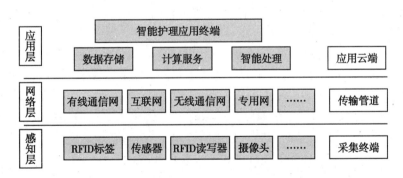

图 11-2 智能护理物联网体系结构图

(二) 智能护理物联网安全面临的威胁

随着物联网的发展,连接到互联网上的电子设备,具有操作系统、IP 地址、统一资源定位符(uniform resource locator,URL),能够接触业务网络或处理敏感信息,成为攻击者入侵医疗卫生机构的后门和攻击的目标。物联网的异构性、移动性、泛在性、开放性的特点,使建立在物联网上的智能护理信息系统安全面临巨大的威胁。

1. 感知层安全威胁 感知层的主要功能是识别物体和采集信息。感知层位于最底层,也可看作是"采集终端",有移动性、微型化的特征,包括摄像头、传感器、智能感知设备等,一般包括数据采集和短距离数据通信两个子层。数据采集子层通过传感器、二维码、RFID 等不同类型的技术获取物理实体世界中的数据信息,然后短距离数据通信子层通过 WiFi(一种允许电子设备连接到一个无线局域网的技术)、蓝牙、红外、ZigBee(一种低速短距离传输的无线网络协议)等短距离数据传输技术将数据传送到网关或接入广域承载网络。感知层面临的主要安全威胁有:

(1) 撒开与欺骗:终端在室外分散安装,导致物理攻击、篡改和仿冒;在终端设备或 RFID 持卡人不知情的情况下,信息被读取;伪造复制设备数据,冒名输入到系统中;克隆终端设备,冒名顶替。

(2) 破坏与屏蔽:损坏或盗走终端设备;用机械手段屏蔽电信号让终端无法连接。

(3) 弱口令与漏洞:物联网终端设备多采用简单密码,大部分通信过程未加密,大量设备没有更新补丁;终端自身的漏洞(弱口令、版本漏洞)导致的设备被非法入侵和控制。

(4) 拒绝工作:感知设备被攻破后,攻击者可以采用破坏或修改配置的方式让感知设备不能正常工作。

(5) 拒绝服务:破坏网络的可用性,包括中断、颠覆或毁坏感知层网络,以及在网络中恶意干扰网络中协议的传送或者物理损害感知设备,消耗感知设备能量。

(6) 恶意代码攻击:多数物联网终端由于成本受限、处理性能不高等原因,自有安全防护能力差,易遭受病毒、木马和恶意软件的攻击,导致设备无法正常使用、信息泄露甚至危及整个网络系统的安全。

(7) 终端安全防护措施不足:物联网设备的专用性、低成本、轻量级,导致很少防病毒软件能适配安装;出厂未进行安全检查。

2. 网络层安全威胁 网络层位于中间层,也可看作是"传输管道",它的主要功能是利用多种网络传输技术将来自感知层的数据通过基础承载网络(包括互联网、移动通信网络,以及 WLAN、蓝牙等无线接入网络)传输到应用层。物联网的网络接入是通过网关来完成的,所以物联网网关与承载网络之间、承载网络内部、承载网络与应用层之间交换信息面临着不少的安全问题。网络层面临的主要安全威胁有:

(1) 拥塞与干扰:物联网面临着来自终端和互联网的双向流量攻击威胁,消耗网络带宽,造成网络拥塞,甚至瘫痪;大量终端节点的接入带来网络拥塞,从而对服务器产生拒绝服务攻击;伪造数据造成设备阻塞不可用。

(2) 攻击破坏:物联网中的设备传输的数据量较小,不会采用复杂的加密算法来保护数据,从而可能导致数据在传输的过程中容易遭到攻击和破坏;可穿戴设备还可以不分时间、地点、场合搜集用户数据,将数据上传到云端中,使可穿戴设备的系统遭受攻击和数据泄露。

(3) 非法接入:非授权节点非法接入。

(4) 窃听:在一个通讯通道的中间,信息被中途截取;在远程诊疗过程中,患者的病理学诊断、影像学诊断等数据或图片都通过互联网传送,与医生的沟通采用视频通话方式,数据容易受到拦截、甚至篡改,视频有可能被窃听。

3. 应用层安全威胁 应用层位于最上层,也可看作是"应用云端",应用层的主要功能是将感知和传输来的数据进行分析和处理,并通过多种方式进行人机交互,它是物联网的终极目标,也是物联网作为深度信息化网络的重要体现。应用层面临的主要安全威胁有:

(1) 隐私泄露:应用层涉及用户大量隐私数据,例如健康、病情等。

(2) 流量攻击:通过互联网对应用平台实施 DDoS 攻击,导致平台无法服务。

(3) 入侵攻击:由于应用平台自身的安全漏洞,攻击者可以从互联网入侵平台设备。

(4) 恶意代码:应用平台系统可能感染来自互联网的病毒、木马。

当前,我国智能医疗正处于发展初期,MIoT 的安全与隐私保护不仅是一个技术问题,还涉及政治和法律问题。信息安全从最初的保密性、完整性、可用性要素扩展到信息的可控性和不可否认性,还有真实性、合法性、实用性、占有性、唯一性、可追溯性、生存性、稳定性、可靠性、特殊性等,信息安全的内涵在不断地延伸。在医疗卫生机构信息安全工作中需要在制定完善的安全管理机制下,从立法、管理和技术三个维度来解决,使之能够健康发展。

第二节　信息安全与患者隐私保护法规与措施

信息安全是一个不断发展和丰富的概念，随着移动医疗、互联网医疗、物联网医疗的发展，围绕可穿戴设备、智能护理设备数据的网络传输和应用安全，它经历了从通信保密、计算机安全、信息安全到信息保障的发展过程。为保护本国信息的安全，维护国家的利益，各国政府对信息安全非常重视，分别加强对信息安全标准的法律法规的建立。

一、信息安全法律法规

（一）国外信息安全相关法律规范

1. 美国信息安全法律法规　美国是信息大国，信息技术具有国际领先水平，信息安全立法也很早，成为世界上信息安全法案多并完善的国家。1987 年，美国第 100 届国会通过了美国联邦政府在信息安全方面的最重要的法律，即《计算机安全法》（1988 年开始实施的第 100-255 号公法）。除此之外，美国有关信息安全的法律有：信息自由法、个人隐私法、反腐败行径法、伪造访问设备和计算机欺骗滥用法、电子通信隐私法、计算机欺骗滥用法、电讯法、互联网网络完备性及关键设备保护法案等。

2. 欧洲信息安全法律法规　欧洲共同体建立了一系列法律，包括竞争（反托马斯）法，产品责任、商标和广告规定，知识产权保护，保护软件、数据和多媒体产品及在线版权，跨境电子贸易，税收和司法问题等。这些法律若与其成员国国家法律相矛盾，则必须以共同体的法律为准。

3. 亚洲信息安全法律法规　新加坡广播管理局（SBA）1996 年 7 月 11 日宣布对互联网络实行管制，鼓励正当使用互联网络，谋求保护网络用户，尤其是年轻人，使其免受非法和不健康的信息传播之害，促进其在新加坡的健康发展，宣布实施分类许可证制度。日本编制防止越权访问计算机网络的一套准则，建议计算机使用者避免以出生日期和电话号码作为口令，并定期变更口令。

（二）国内信息安全相关法律规范

我国现有的信息安全法规政策可以分为两个层次。一是法律层次，从国家宪法和其他部门法，对个人、法人和其他组织的涉及国家安全的信息活动的权利和义务进行规范，例如 1997 年新《刑法》首次界定了计算机犯罪。二是行政法规和规章层次，直接约束计算机安全和 Internet 安全，对信息内容、信息安全技术和信息安全产品的授权审批进行规定。其中，第一个层次上的法律主要有宪法、刑法、国家安全法和国家保密法。第二个层次主要包括《中华人民共和国计算机信息系统安全保护条例》（简称《安保条例》）、《中华人民共和国计算机信息网络国际联网安全保护管理办法》（简称《联网规定》）、《互联网安全保护技术措施规定》等条例和法规。

1994 年，《中华人民共和国计算机信息系统安全保护条例》（国务院 147 号令），首次提出"计算机信息系统实行安全等级保护"概念。

1999 年，《计算机信息系统安全等级保护划分准则》（GB17859），国家发布关于计算机信息系统安全保护等级划分准则强制性标准。

2007 年，《信息安全等级保护管理办法》（公通字［2007］43 号）由四部委下发，旨在加快推进、规范管理等级保护建设工作。

2008 年，《信息安全等级保护基本要求》（GB/T 22239-2008），明确对于各等级信息系统的安全保护基本要求。

2015 年，《刑法修正案（九）》颁布，新增的第 286 条之一【拒不履行网络安全管理义务罪】规定：网络服务提供者不履行法律、行政法规规定的信息网络安全管理义务，经监管部门责令采取改正措施而拒不改正，有下列情形之一的，处三年以下有期徒刑、拘役或者管制，并处或者单处罚金。单位犯前款罪的，对单位判处罚金，并对其直接负责的主管人员和其他直接责任人员，依照前款的规定处罚。有前两款行为，同时构成其他犯罪的，依照处罚较重的规定定罪处罚。

（1）致使违法信息大量传播的。

（2）致使用户信息泄露，造成严重后果的。

（3）致使刑事案件证据灭失，情节严重的。

（4）有其他严重情节的。

2017年，《中华人民共和国网络安全法》正式发布，其中第二十一条明确规定：国家实行网络安全等级保护制度。网络运营者应当按照网络安全等级保护制度的要求，履行下列安全保护义务，保障网络免受干扰、破坏或者未经授权的访问，防止网络数据泄露或者被窃取、篡改。

（1）制订内部安全管理制度和操作规程，确定网络安全负责人，落实网络安全保护责任。

（2）采取防范计算机病毒和网络攻击、网络侵入等危害网络安全行为的技术措施。

（3）采取监测、记录网络运行状态、网络安全事件的技术措施，并按照规定留存相关的网络日志不少于六个月。

（4）采取数据分类、重要数据备份和加密等措施。

（5）法律、行政法规规定的其他义务。

2018年6月，公安部会同有关部门起草了《网络安全等级保护条例（征求意见稿）》，其中第六十五条【违反数据安全和个人信息保护要求】规定：网络运营者违反本条例第三十一条第二款规定，擅自收集、使用、提供数据和个人信息的，由网信部门、公安机关依据各自职责责令改正，依照《中华人民共和国网络安全法》第六十四条第一款的规定处罚。

新技术不断出现和发展，新情况层出不穷，法规和标准因实际应用的需要而驱动产生。我们要不断发展和修正旧的政策法规和标准，制定新的政策法规和标准，以适应信息安全技术和产业的发展需求，不断增强我国的信息保障能力。

二、患者隐私保护安全法规

隐私是一个人不允许随意侵入的属于个人信息控制部分的领域，是一个人对自己身体、生活、精神独处的享有。在医疗过程中，围绕患者疾病和医疗行为会形成关于患者身体特征、健康状况、疾病情况的客观记录，其中既包括医学检查结果记录、患者身体表征记录、疾病诊断记录，以及与健康有关的各方面情况，还包括所有这些情况蕴含的信息。

患者的隐私是指患者在医疗机构接受医疗服务时表现出的涉及患者自身，因诊疗服务需要而被医疗机构及医务人员合法获悉，不愿他人知悉的个人情况，包括患者的个人基本信息、家庭住址、联系方式、经济状况，以及健康状况、所患疾病、既往病史、家族病史等有关信息。随着信息系统的应用越来越广泛，如医疗卫生机构信息系统、远程医疗诊断系统、疫情监控系统、医疗保险系统等，医疗健康领域对信息系统的应用和依赖，也将不可避免地带来患者信息的隐私保护问题。如果发生泄密事件，将会对患者造成极大的影响。

（一）国外医疗健康信息隐私保护安全法规

患者隐私保护是通过各种手段保护个人医疗健康隐私信息不被他人非法采集、知悉、利用、公开。个人医疗健康信息具有非常高的敏感性和隐私性，是个人为保护人性尊严而对自己私人领域事务的自我决定权在医疗保健领域的体现。目前，世界范围内有关个人敏感信息保护比较好的模式主要有三种，即美国模式、欧盟模式和日本模式。

1. 美国个人信息隐私保护模式　美国模式以隐私权为基础，是分散立法和行业自律相结合的模式。在公共领域，美国以隐私权作为宪法和行政法的基础，采取分散立法模式逐一立法。美国对于个人隐私的保护通过对于个人可识别信息（personally identifiable information，PII）和相关的立法来实现。

1996年美国颁布《健康保险携带和责任法案》（health insurance portability and accountability act，HIPAA）和技术标准，针对医疗信息化中的交易规则、医疗服务机构的识别、从业人员的识别、医疗信息安全、医疗隐私、健康计划识别、患者识别等问题制定了详细的法律规定，以保护医疗数据安全和患者隐私权。HIPAA法案是医疗机构在隐私保护方面的行动指南。HIPAA要求对受保护的健康信息采用电子签名,但 HIPAA 没有涵盖个人医疗信息(PHI)的全部数据。HIPAA 仅适用于四种不同类型的实体:医疗服务提供方(如医生和医院);医疗计划(如医疗保险公司);医疗清算中心(如医疗账单服务和信息交流);上述实体的商业伙伴。

2. 欧盟个人信息隐私保护模式 欧盟模式又可称为统一立法模式,即制定一个综合性的个人信息保护法来规范个人信息的收集、处理和利用,该法统一适用于公共部门和非公共部门,并设置一个综合监管部门集中监管。1995 年,欧盟通过经典的《个人数据保护指令》,这部在全欧洲范围内实行的个人信息保护立法,涉及范围广,执行机制清晰。欧盟凭借此法律,对进入欧盟的外企在信息保护方面进行严格要求,使欧洲成为全球个人信息保护的典范。

为应对云计算、大数据、移动互联网及跨境数据处理等应用场景所带来的新挑战,2016 年,欧盟通过了新的数据保护法案《通用数据保护指令》(general data protection regulation,GDPR),并于 2018 年生效,取代先前制定的《个人数据保护指令》,旨在为加强欧盟区居民的数据保护,特别是指令对儿童信息使用和准许的保护,提供更加坚实的框架。其指导跨欧盟个人数据的商业使用而设计的,对于国际间的数据流动引入了新的职责和限制。此外,该指令还包括广泛的与隐私相关的要求,将对组织的立法、合规、信息安全、市场、工程和人力资源管理产生巨大的影响。

3. 日本个人信息保护模式 在借鉴欧洲和美国的信息保护模式下,自 19 世纪 70 年代中期开始,日本法开始走上全面西方化的道路,以欧洲大陆,尤其以德国法律为模式,其法律制度以欧陆法系、德国及法国为蓝本进行设计。早期的日本个人信息保护体系,主要由针对国家行政机关的立法、地方自治团体的立法、个别专门性法律中的相关规定以及行业自律机制构成。日本在 2005 年 4 月 1 日生效实施《个人信息保护法》,通过这部法律全方面地实现个人信息保护。这部法律不是一部直接规定国民的权利和利益的法律,它直接约束的是企事业单位。国民的权利和利益在日本是依靠民法的权利保护条款去执行的,因此原则上隐私受到侵害时,在明确隐私权如何受到侵害及其侵害度后,应定性为民法的不法行为进行法律诉讼,由于其基本思想是为正确处理个人信息保护和利用之间的关系,确保个人信息有效利用的同时保护个人信息的安全,约束和防范滥用个人信息等不法行为,从而在日本隐私权行政法规保护方面居于绝对的核心地位,对日本国民隐私起到重要的保护作用。

(二) 我国医疗健康信息隐私保护安全法规

我国宪法、刑法、民法、诉讼法、行政法律等都对隐私权有一定的规定,但尚未形成定论,隐私权属于人权的基本范畴,患者隐私权是公民人格权的一部分,宪法承认对公民的人格尊严予以保护就是对患者隐私权予以保护。《宪法》第三十八条规定中华人民共和国公民的人格尊严不受侵犯。患者隐私权有了宪法的保障,不仅为其他相关法律提供了法律依据,增强了患者依法维权的信心,也为人权事业与医疗事业的进步奠定了坚实的基础。我国涉及医疗信息隐私保护的法律规范主要有:

1. 《中华人民共和国侵权责任法》中关于个人信息保护条款 第三十六条 网络用户、网络服务提供者利用网络侵害他人民事权益的,应当承担侵权责任。网络用户利用网络服务实施侵权行为的,被侵权人有权通知网络服务提供者采取删除、屏蔽、断开链接等必要措施。网络服务提供者接到通知后未及时采取必要措施的,对损害的扩大部分与该网络用户承担连带责任。网络服务提供者知道网络用户利用其网络服务侵害他人民事权益,未采取必要措施的,与该网络用户承担连带责任。

第六十一条 医疗机构及其医务人员应当按照规定填写并妥善保管住院志、医嘱单、检验报告、手术及麻醉记录、病理资料、护理记录、医疗费用等病历资料。患者要求查阅、复制前款规定的病历资料的,医疗机构应当提供。

第六十二条 医疗机构及其医务人员应当对患者的隐私保密。泄露患者隐私或者未经患者同意公开其病历资料,造成患者损害的,应当承担侵权责任。

2. 《中华人民共和国电子签名法》 电子病历在符合《中华人民共和国电子签名法》中规定的书面形式、原件形式和保存形式的条件下,在审查电子病历的数据电文作为证据的客观、真实性时,在上述因素都没有问题的情况下,电子病历符合证据的要求。因此,电子病历和纸质病历具有同等的证据效力。

3. 《健康档案基本架构与数据标准(试行)》和《基于健康档案的区域卫生信息平台建设指南(试行)》 2009年5月,卫生部发布了《健康档案基本架构与数据标准(试行)》和《基于健康档案的区域卫生信息平台建设指南(试行)》等文件。作为临床信息系统核心的电子病历(EMR)因其存储量大、节省资源、查询方便、共享性好、有利于提高诊疗工作效率等优点,开始在医疗卫生机构推广应用;同时,医保、远程医疗、科研教学的需要,以及数据传输标准的确立和推广,也使得电子病历的应用更加深入。

4. 《人口健康信息管理办法(试行)》 2014年5月,中华人民共和国国家卫生和计划生育委员会通过《人口健康信息管理办法(试行)》,规定了适用范围、基本要求、工作原则、信息采集要求(高质量、源唯一、最少够用)、信息管理要求(存储、更新、维护、托管)、信息利用要求(分类、授权、个人使用)、保障信息安全和隐私的要求(痕迹管理、安全审查)等内容,适用范围限于各级各类医疗卫生计生服务机构(含中医药服务机构)。规定责任单位采集、利用、管理人口健康信息应当遵循医学伦理原则,保护个人隐私。对违反规定泄露个人健康信息的,情节严重的可依法追究法律责任。同时,《办法》对利用互联网公开相关信息提出要求,人口健康信息的利用要实行分类管理,逐步实现互联共享,依法应当向社会公开的信息应当及时主动公开,但涉及保密信息和个人隐私的信息,不得对外提供。

5. 《中华人民共和国网络安全法》 2017年6月,《中华人民共和国网络安全法》正式施行,《网络安全法》强化网络安全顶层设计,制定网络安全国家战略,制定重点行业、重点领域网络安全规划,其中包括能源、交通、水利、金融、医疗卫生、社会保障,建立、完善网络安全标准体系。

(三)患者隐私保护管理制度

患者享有不公开自己的病情、家庭史、接触史、身体隐私部位、异常生理特征等个人生活秘密和自由的权利,医疗卫生机构及其工作人员不得非法泄露,并制定患者隐私保护管理制度。

1. 严格执行国家颁布的《医务人员医德规范及实施办法》中"实行保护性医疗、不泄露患者隐私与秘密"的规定,医务人员在询问患者隐私时,态度端正严肃。在未征得患者同意时,医疗卫生机构不得向他人公开患者的信息。

2. 在医疗活动中医务人员应当将患者的病情、治疗措施、医疗风险(包括癌症)等,在不对患者造成精神心理伤害的前提下,由主管医生选择适当的时机如实告诉监护人,特殊情况下应对患者进行精神心理评估后告知。

3. 当医护人员在诊疗中发现患者患有性病/传染性疾病等隐私性疾病、有特殊生理结构(如返祖现象、两性畸形等)或生理缺陷、残疾的患者,应注意保护患者隐私,不得在公开场合谈论或宣扬,不得将患者隐私作为茶余饭后的谈资。未经患者许可、授权,不得将其疾病及相关隐私信息传播给他人。

4. 未经患者允许,不准任何无关人员参与其病案的讨论或会诊。应妥善保管其病历资料,不得让无关人员翻阅,更不能丢失;未经患者许可、授权,不得允许他人复印患者的病历资料(涉及公检法工作时例外)。

5. 在为患者做检查、治疗时,应关门或拉帘,落实一室一医一患者制度。询问病史、采集血尿便及其他标本均应在私密的场所进行。男性工作人员在对女性隐私部位进行检查时,必须有女性医务人员或监护人在场。

6. 凡属国家法律允许的宗教信仰和民族习惯,在不影响医疗卫生机构工作和秩序的情况下,医务人员要尊重和保护,不得用任何方式议论、嘲笑、歧视和干涉。

7. 治疗或手术时,不得谈论与患者无关的事情或随意说笑,以免造成患者的心理压力。

8. 严格执行原卫生部颁布的《医疗机构病历管理规定》,严防损坏、丢失或被他人窃取病历资料。除涉及对患者实施医疗活动的医务人员及医疗服务质量监控人员外,其他任何机构和个人不得擅自查阅患者的病历。电子病历书写完后应及时退出患者病历界面,需患者签字确认的知情同意书等纸质部分由医疗卫生机构统一保管。患者需要时可凭相关证明复印病历。

制定个人信息或医疗健康信息方面的专门法律、法规,在规范远程医疗、移动设备健康信息收集与利用等方面适应智能医疗发展的需求。同时,通过立法设立专门的部门对智能医疗机构进行统筹管理,包括日常信息安全与隐私保护的监督、侵权事件的咨询和诉讼等,建立、健全层级管理机制,提高行政干预效率。

第三节　智能护理信息系统的等级保护

当前,等级保护制度已成为新时期国家网络安全的基本国策和基本制度,进入了2.0时代。对重要基础设施重要系统以及"云、物、移、大、工控"纳入等保监管,将互联网企业纳入等级保护管理,应急处置、灾难恢复、通报预警、安全监测、综合考核等重点措施全部纳入等保制度并实施。

一、等保2.0概况

信息系统等级保护是指对国家重要信息、法人和其他组织及公民的专有信息以及公开信息和存储、传输、处理这些信息的信息系统分等级实行安全保护,对信息系统中使用的信息安全产品实行按等级管理,对信息系统中发生的信息安全事件分等级响应、处置。网络威胁常态化的今天,等级保护标准体系框架并非一成不变,它将随着信息技术的发展和国际标准的不断完善而进行更新和充实,从而保证标准的实用性。

(一)等保1.0

我国于1999年发布了国家标准《计算机信息安全保护等级划分准则》(GB17859),成为建立安全等级保护制度、实施安全等级管理的重要基础性标准。GB17859的核心思想是对信息系统特别是对业务应用系统安全分等级,按标准进行建设、管理和监督。目前已发布GB/T22239、GB/T22240、GB/T20270、GB/T20271、GB/T20272等配套标准10余个,涵盖了定级指南、基本要求、实施指南、测评要求等方面。

医疗卫生行业涉及国计民生,关系社会稳定。随着信息化的发展和相关法律的完善,医疗信息安全也越来越受到重视。因此,在借鉴国外先进经验的基础上,结合我国国情,逐步在医疗卫生行业实行信息安全等级保护,是解决我国医疗卫生行业网络信息安全问题的必然选择。2011年12月,国家卫生部发布《卫生部办公厅关于全面开展卫生行业信息安全等级保护工作的通知》,要求卫生行业"全面开展信息安全等级保护工作",同时发布《卫生行业信息安全等级保护工作的指导意见》,结合卫生行业实际,为规范和指导全国卫生行业信息安全等级保护工作,提供了指导意见。

医疗卫生机构信息系统必须按照要求,全面实施信息安全等级保护制度。根据文件精神和等级划分的原则,医疗卫生机构信息系统构筑至少应达到二级或以上防护要求,三级甲等医疗卫生机构的核心业务信息系统信息安全保护等级不低于第三级,文件要求各医疗卫生机构完成信息安全等级保护建设整改工作,并通过等级测评。

(二)等保2.0

2014年全国安标委秘书处下达对《信息安全技术　信息系统等级保护基本要求》(GB/T 22239-2008)进行修订的任务,修订工作由公安部第三研究所(公安部信息安全等保护评估中心)主要承担。先后征求了网信办、工信部、保密局、公安部、国家密码管理局、国家认监委、信息安全测评中心的意见,共收到44条意见,采纳36条。2017年8月,公安部评估中心根据网信办和信安标委的意见将等级保护在编的5个基本要求分册标准进行了合并,形成《网络安全等级保护基本要求》一个标准后收到10条修改意见并全部采纳。等级保护系列标准《定级指南》《测评要求》《测评过程指南》等标准也处于修订过程,本标准在修订过程中保持了与其他标准间的相关性和兼容性。

(三)等保2.0与原标准的区别

1. 标准名称的变化　等保2.0将原来的标准《信息安全技术　信息系统安全等级保护基本要求》改为《信息安全技术　网络安全等级保护基本要求》,与《中华人民共和国网络安全法》中的相关法律条文保持一致。从名称上来看,原信息安全等保标准叫做信息安全等级保护制度,现在2.0叫做"网络安全等级保护制度",使等级保护上升到了网络空间安全的层面。

名称的改变意味着等级保护的对象全面升级。之前保护的对象是计算机信息系统,而现在上升到网络空间安全,除了包含之前的计算机信息系统,还包含网络安全基础设施、云、移动互联网、物联网、工业控制系统、大数据安全等对象。

2. 定级方式的改变　等级保护 2.0 的定级不是用户自主定级,而是要参照定级指南进行定级。

3. 标准内容的变化　为了配合《中华人民共和国网络安全法》的实施,同时适应移动互联、云计算、大数据、物联网和工业控制等新技术、新应用情况下网络安全等级保护工作的开展,新标准针对共性安全保护需求提出安全通用要求,针对移动互联、云计算、大数据、物联网和工业控制等新技术、新应用领域的个性安全保护需求提出安全扩展要求,形成新的网络安全等级保护基本要求标准。调整各个级别的安全要求为安全通用要求、云计算安全扩展要求、移动互联安全扩展要求、物联网安全扩展要求和工业控制系统安全扩展要求。

基本要求的内容由一个基本要求变更为安全通用要求和安全扩展要求(含云计算、移动互联、物联网、工业控制)。GB/T 22239 网络安全等级保护基本要求合并了如下 5 部分:

（1）安全通用要求(公安部信息安全等级保护评估中心)

（2）云计算安全扩展要求(公安部信息安全等级保护评估中心)

（3）移动互联安全扩展要求(北京鼎普科技股份有限公司)

（4）物联网安全扩展要求(公安部第一研究所)

（5）工业控制系统安全扩展要求(浙江大学)

同样,针对设计要求(GB/T 25070)与测评要求(GB/T 28448)也由 5 个分册分别整合成一册。等级保护标准体系结构如图 11-3 所示。

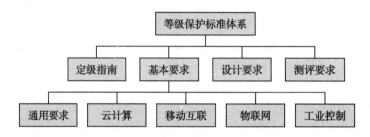

图 11-3　等级保护标准体系结构图

4. 控制措施分类结构的变化　等保 2.0 中控制措施分类结构由等保 1.0 的 10 个分类调整为 8 个分类,如表 11-1 所示。

（1）技术部分:物理和环境安全、网络和通信安全、设备和计算安全、应用和数据安全。

（2）管理部分:安全策略和管理制度、安全管理机构和人员、安全建设管理、安全运维管理。

表 11-1　控制措施分类结构变化表

控制措施分类	等保 1.0	等保 2.0
技术要求	物理安全	物理和环境安全
	网络安全	网络和通信安全
	主机安全	设备和计算安全
	应用安全	应用和数据安全
	数据安全	
管理要求	安全管理制度	安全策略和管理制度
	安全管理机构	安全管理机构和人员
	人员安全管理	
	系统建设管理	安全建设管理
	系统运维管理	安全运维管理

5. 标准控制点和要求项的变化　等保 2.0 在控制点要求上并没有明显增加,通过合并整合后相对旧标准略有缩减。新标准里面 2 级和 3 级对应的要求项总数分别为 145 项和 231 项,要求项总数减少。标准控制点和要求项的变化见表 11-2 所示。

表 11-2　标准控制点和要求项变化表

分类	控制点和要求项	二级	三级
技术要求	物理和环境安全	10	10
	网络和通信安全	6	8
	设备和计算安全	6	6
	应用和数据安全	9	10
管理要求	安全策略和管理制度	4	4
	安全管理机构和人员	9	9
	安全建设管理	10	10
	安全运维管理	14	14
等保 2.0 控制点		68	71
等保 1.0 控制点		66	73
等保 2.0 要求项		145	231
等保 1.0 要求项		175	290

（四）等保 2.0 与网络安全法的关系

网络安全法是我国信息安全的基本法,网络安全法中明确提到信息安全遵照等级保护标准来建设。网络安全法与等保 1.0 标准之间偏重于防护的要求,等保 2.0 标准适应当前网络安全形势的发展,对于持续监测、威胁情报、快速响应类的要求提出了具体的落地措施。

等级保护原标准称为"信息安全等级保护制度",现在的 2.0 称为"网络安全等级保护制度",名称的改变使等级保护的对象全面上升到网络空间安全的角度,除了包含之前的计算机信息系统,还包含网络安全法的下述法律规定:

1. 第二十一条　国家实行网络安全等级保护制度。网络运营者应当按照网络安全等级保护制度的要求,履行下列安全保护义务,保障网络免受干扰、破坏或者未经授权的访问,防止网络数据泄露或者被窃取、篡改。

2. 第三十四条　除本法第二十一条的规定外,关键信息基础设施的运营者还应当履行下列安全保护义务:

（1）设置专门安全管理机构和安全管理负责人,并对该负责人和关键岗位的人员进行安全背景审查。

（2）定期对从业人员进行网络安全教育、技术培训和技能考核。

（3）对重要系统和数据库进行容灾备份。

（4）制定网络安全事件应急预案,并定期进行演练。

（5）法律、行政法规规定的其他义务。

二、智能护理信息系统等保 2.0 实施的思路

等保的基本框架包含"技术"和"管理"两个核心内容。等级保护 2.0 的定级不是用户自主定级,而是要参照定级指南进行定级。以网络安全等级保护为基准,是当前构建网络安全体系架构的重要建设思路,积极落实网络安全等级保护制度,不仅能够满足相关法律的合规性要求,提升整体网络的综合安全防护能力,保障智能护理网络、数据和业务的安全性。等保 2.0 在移动互联、云计算、物联网等新的业

务环境有突破性的进展,均提供安全建设标准和指导。

(一) 网络安全等级保护分级

根据网络在国家安全、经济建设、社会生活中的重要程度,以及其一旦遭到破坏、丧失功能或者数据被篡改、泄露、丢失、损毁后,对国家安全、社会秩序、公共利益以及相关公民、法人和其他组织的合法权益的危害程度等因素,网络分为五个安全保护等级。

1. 第一级 一旦受到破坏会对相关公民、法人和其他组织的合法权益造成损害,但不危害国家安全、社会秩序和公共利益的一般网络。

2. 第二级 一旦受到破坏会对相关公民、法人和其他组织的合法权益造成严重损害,或者对社会秩序和公共利益造成危害,但不危害国家安全的一般网络。

3. 第三级 一旦受到破坏会对相关公民、法人和其他组织的合法权益造成特别严重损害,或者会对社会秩序和社会公共利益造成严重危害,或者对国家安全造成危害的重要网络。

4. 第四级 一旦受到破坏会对社会秩序和公共利益造成特别严重危害,或者对国家安全造成严重危害的特别重要网络。

5. 第五级 一旦受到破坏后会对国家安全造成特别严重危害的极其重要网络。

(二) 智能护理信息系统等保2.0的实施思路

等保从1.0到2.0的跨越,使得信息安全的工作属性产生了新的变化,上升到新的高度,从而也加强了对相关从业人员的要求。《网络安全法》的实施,其中量刑的设立使信息安全从业者的责任重大。信息安全从业者只有深入了解网络安全法的要求,掌握等保2.0的标准,具备一定的职业技能和专业水平,才能夯实网络安全保障能力,做好网络安全保障工作。

网络安全建设不是网络安全产品数量的堆叠,需要在抵御网络安全风险上投放资源和建设能力,合理规划、合理建设。从整体安全体系建设的角度,网络安全的建设与信息化建设同步进行。做到四个"W"的建设(who+what+where+when),即"谁"+"做了什么、改了什么、拿了什么"+"拿到哪里去了"+"拿的时间",确保信息在存储、传输、使用的过程中不被损坏、盗窃,保证信息的保密性、完整性、可用性,使信息在可控的范围内,被可信的人按照可预知的操作进行使用,同时操作可追溯、不可抵赖,达到非授权用户进不来、拿不走、看不懂、改不了、跑不掉的目的。智能护理信息系统等保2.0实施的基本思路:

1. 定义模型,分级等保 对信息系统在确定各个方面的内容及其安全现状后进行模型抽象,对系统进行安全定级。等级保护2.0的定级不是用户自主定级,而是要参照定级指南进行定级。

信息系统的准确定级十分关键,如果信息系统的定级不科学,那么依据定级结果建设的信息安全体系将事与愿违,甚至面临严重安全隐患。信息系统的安全保护等级由两个定级要素决定:一是等级保护对象受到破坏时所侵害的客体,二是对客体造成侵害的程度。结合业务及信息系统实际情况,医疗机构可以从以下因素进行综合考虑:

(1) 平均日门诊量、床位数来确定医疗机构核心业务系统。如医院门急诊系统,一旦系统故障将会造成医院业务的中断,造成大量患者滞留,甚至延误最佳治疗时机,给患者带来重大安全隐患,此系统的安全保护等级原则上不低于三级。

(2) 承载病患个人隐私信息的业务系统,一旦泄露对社会秩序构成重大影响。如电子病历系统,系统承载着大量患者的个人隐私信息,一旦泄露将会对患者本人及社会秩序带来负面影响,此系统的安全保护等级原则上不低于三级。

(3) 其他会对国家安全、社会秩序、公共利益以及公民、法人和其他组织的合法权益造成重大影响的系统,其安全保护等级原则上也应不低于三级。对已确定安全保护等级的医院信息系统,应当按照国家标准,开展安全保护现状分析,查找安全隐患及与国家信息安全等级保护标准之间的差距,确定安全需求。

2. 分域防护,综合防范 任何安全措施都不是绝对安全的,按系统业务应用区域,分层、分类、分级进行保护和管理,合理划分安全域和综合采用多种有效措施,进行多层和多重保护,分阶段推进等级保护制度建设,是做好信息安全保护必须遵循的客观规律。

3. 风险评估,代价平衡 等级保护需正确处理需求、风险与代价的关系,做到安全性与可用性相兼容。适度防护,既要做到技术上可行,经济上也可行。

4. 技术机制,管理结合 "三分技术,七分管理",信息安全建设不仅包括安全技术建设,更重要的是安全管理体系建设。技术不高但管理良好的系统远比技术高但管理混乱的系统安全,技术和产品要通过管理的组织职能才能发挥最佳作用。因此安全因素不仅是技术问题,更多的是管理问题,完善的管理机制是信息系统安全的核心内容,也是执行力的问题。

5. 持续发展,调整策略 随着网络攻防技术的进一步发展,网络安全需求会不断变化,以及环境、条件、时间的限制,安全防护一步到位,一劳永逸地解决信息安全问题是不现实的。信息安全保障建设可先保证基本的、必须的安全性和良好的安全可扩展性,今后随着应用和网络安全技术的发展,不断调整安全策略,加强安全防护力度,以适应新的网络安全环境,满足新的信息安全需求。

等级保护 2.0 时代,以体系化的思路逐层展开、分步实施。根据信息技术发展应用和网络安全态势,构建安全监测、通报预警、快速处置、态势感知、安全防范、精确打击等为一体的关键信息基础设施安全保卫体系,同时不断丰富制度内涵、拓展保护范围、完善监管措施,逐步健全网络安全等级保护制度政策、标准和支撑体系。

第四节 智能护理信息安全与隐私保护建设

这些年,随着信息技术的快速发展,新兴技术的出现给信息安全引入了新的安全威胁与风险。随着物联网发展深入医疗行业,不能局限于局域网区域,甚至局限于一家医疗卫生机构,未来要实现跨系统、跨平台、跨地域之间信息交互,异构系统之间数据和信息共享逐步增多。等级保护是我国对重要信息系统进行安全评估的主要依据,以等级保护评估体系作为安全指导符合我国信息化发展的实际需求。

一、智能护理物联网体系安全防护策略

智能护理物联网是护理信息系统在互联网上的延伸,物联网安全也是互联网安全的延伸,任何新技术的应用都可能具有双面性,好像是一把双刃剑。智能护理物联网包括设备制造商、互联网运营商等多个产业环节,结构复杂、系统庞大,安全风险无处不在,大到网络系统和平台,小到传感器等终端设备。

"物联网应作为一个整体对象定级",是等级保护标准中对物联网系统强调定级的整体性要求。智能护理物联网的感知层、网络层和应用层是一个整体,因此要进行安全体系化建设。包括感知设备的威胁防护,持续的漏洞评估,以及安全态势,特别是等保 2.0 中对物联网扩展的要求,对物联网感知设备漏洞和威胁需要一套全面的整体防护安全解决方案。

(一) 智能护理物联网安全体系结构

从物联网的网络端和云端出发建立端、管、云的安全防护体系,从技术和管理两个角度进行重点安全防护,建立智能护理物联网安全体系结构如图 11-4 所示。

(二) 智能护理物联网感知层安全建设

智能护理物联网中感知层主要涉及的感知节点为:传感器节点、RFID 标签、近距离无线通信终端、移动通信终端、有源 RFID、摄像头等。感知节点主要的脆弱性表现在感知节点一般所处环境恶劣、无人值守,容易受破坏或丢失,节点随意布放,上层网络难以获得节点位置信息等。

1. 物理和环境安全 分析各类感知节点所处的物理和环境的安全风险,等保 2.0 标准主要针对感知节点设备和网关节点设备提出安全要求,新增感知节点设备(包括 RFID 标签)、网关节点设备(包括 RFID 读写器)的物理和环境安全 2 个控制点。安全通用要求部分物理和环境安全要求不再适用于感知节点设备和网关节点设备。在标准中提出了对感知节点设备和网关节点设备的物理环境、安装条件、供电能力等方面的安全要求。

2. 计算和设备安全 计算和设备安全层面新增了感知节点设备(包括 RFID 标签)和网关节点设备

173

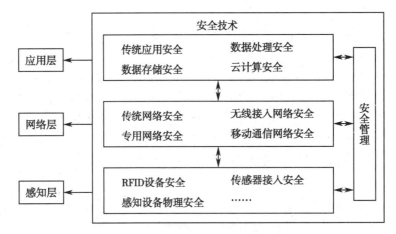

图 11-4　智能护理物联网安全体系结构图

(包括 RFID 读写器)2 个方面的安全要求,这一部分对应这两种设备的自身安全防护要求。对于感知节点设备主要提出了身份标识的安全要求,对于网关节点设备提出了对合法连接设备进行标识与鉴别、过滤非法节点发送数据的安全要求。

(1) 接入安全:接入安全是物联网最紧迫的安全需求。接入安全需要考虑接入方式协议本身的安全性和接入机制的安全性。

终端接入网络层的传统接入方式分为有线设备的接入和无线设备的接入。其中无线设备的接入协议本身是存在安全问题的。如 WiFi 存在网络资源易被占用且认证机制简单易被主动攻击的问题;蓝牙存在不同设备使用相同密钥,极易被伪装入侵的问题;ZigBee 存在未预置共享密钥的节点采用明文方式传输,信息极易被截获的问题。

接入机制目前常见的安全措施是口令认证机制和上一代的 SIM 卡认证机制。在物联网中,普通的口令认证机制和移动互联网中 SIM 认证方式缺少对设备本身的认证。所以,设备接入的安全需要更为严谨的接入方案可以识别认证设备本身以确保接入安全。

(2) 感知终端安全:感知终端本身的安全指终端本身的安全。包括:终端本身的硬件、操作系统及软件安全;终端本身的传输协议安全;业务运行安全;终端数据安全。

1) 非法入侵防范:终端设置强口令,定期更换;终端出厂后安全检查。

2) 恶意代码防范:终端设备安装病毒防护软件;建立专门用于物联网的恶意代码监测,识别恶意代码并进行告警和拦截处置。

3) 电磁干扰抑制:信号干扰对于医疗健康敏感信息的准确获取以及医疗设备的正常运行等都具有很大影响。从两方面对医疗物联网的抗干扰性提出要求:①降低物联网设备的对外电磁干扰,即要求物联网设备对周边产生的电磁干扰必须低于某一极限值,从而满足常规医疗电子设备的安全性需求;②提高医疗物联网设备自身的电磁敏感度,保证物联网设备在复杂电磁环境下具有足够抗电磁干扰能力,维持自身正常运行。

(三) 智能护理物联网网络层安全建设

智能护理物联网中的网络层是连接感知层和应用层的信息传递网络,包括移动通信网、互联网、行业专网及形成的融合网络。网络层的安全目标是在保证传输系统稳定可靠的前提下,保证感知数据在传输过程中的机密性、完整性,真实性以及数据所属者的隐私。除传统的网络安全威胁外,面对的安全风险主要有隐私的泄露、大量设备接入带来的安全问题,等保 2.0 标准增加了接入控制、感知节点访问控制和异构网安全接入等方面的安全要求。其安全措施主要考虑以下几个方面:

1. 接入安全　构建与移动通信网、互联网、广电网相融合的网络安全体系结构;建立有效的物联网接入安全机制;设计实现有效的安全路由协议;避免和克服针对传输层的各种攻击。具体可采用加密、认证(点到点或端到端)、访问控制等安全技术。根据业务的归属分类考虑是否需要进行业务层的认证,加强网络传输层的跨域认证和跨网认证。

2. 防范 DDoS 攻击　城域网出口检测异常流量,进行流量清洗骨干网部署 DDoS 防御系统可防止国际和网间的攻击。LPWAN(低功率广域物联网)安全研究加速:在网络层,低功耗广域网(low-power wide-area network,LPWAN)技术将逐步占据主要市场,成为物联网网络传输层的主流产品,其安全技术将直接影响到物联网网络传输层的数据保护。

3. 密钥管理　在所有的安全机制中,密钥是系统安全的基础,是网络安全及信息安全保护的关键。物联网中有限的软硬件资源,对密钥管理提出了更高的要求。因此,物联网中密钥管理方案的设计,既要能够适应复杂的传感器网络环境,又要能够便于网络运营商控制管理网络。数据加密传输,做到数据被抓包窃取后,在数据有效期内不被破解。

4. 安全路由协议　路由协议的设计与应用是维护物联网安全的关键因素之一,而现有的路由协议主要考虑的是节点间数据的有效传输,忽视了对数据本身的安全考虑。由于物联网中路由既跨越了基于 IP 地址的互联网,又跨越了基于标识的移动通信网和传感器网络,物联网中的路由协议的设计就更加复杂,不仅需要考虑多网融合的路由问题,还要顾及传感器网络的路由问题。对于多网融合,可以考虑基于 IP 地址的统一路由体系;而对传感器网络,由于其节点的资源非常有限,抗攻击能力很弱,设计的路由算法要具有一定的抗攻击性,不仅实现可靠路由,更要注重路由的安全性。

(四) 智能护理物联网应用层安全建设

智能护理物联网的不同应用有不同的安全需求,应用层的安全主要涉及加工后应用数据的安全传输、安全存储、安全访问及用户隐私的保护。可采用的安全措施包括:加密传输、完整性认证、新鲜性认证、加密并备份存储、通过加密与认证机制使用户按权限访问数据库、减少不必要的隐私相关数据的传输、使用计算机取证技术为物联网违法行为收集有效证据、24 小时监控数据库服务器防止内部人员恶意盗取和破坏数据。物联网各层与用户隐私相关的问题,除了通过合适的技术予以避免外,还要通过立法明确违法行为及其代价。物联网应用层实现各行业特色应用,应用层除传统的应用系统面临的安全威胁外,主要有隐私威胁、身份冒用、抵赖和否认、重放威胁和信令拥塞等。分析应用和数据层面所面临的安全风险,标准增加了在线更新安全要求,以保证授权用户应能够在设备使用过程中对关键密钥、关键配置参数进行在线更新。标准增加了抗数据重放安全要求,以便鉴别数据的新鲜性,避免对历史数据的重放攻击。

1. 主机和云主机安全　主机和云主机的传统安全需求如物理安全、环境安全、管理安全等是指面对地震火灾等事故和雷、静电的防护需求。主机和云主机的安全需求核心是授权管理。重点是供应商、各模块及人员部署隔离、用户认证授权等。包括:供应商无权访问客户的数据;系统、数据、网络、管理、部署和人员等方面全面部署隔离手段;增强用户认证授权相关的管理。

2. 操作系统安全　操作系统的安全问题包括:操作系统本身的漏洞、网络协议设计不足造成的漏洞、木马病毒、复杂系统的错误操作及可信用户的恶意破坏。操作系统的安全需求是操作系统本身可以达到一定的安全级别。至少应当满足:

(1) 操作系统登录身份验证。

(2) 设定用户的权限,资源访问受限,只允许授权用户访问授权内容。

(3) 操作系统对用户的访问和操作是控制的,计算资源不能非法地存取用户的数据。

(4) 用户身份识别验证,确保用户的合法性。

(5) 系统运行安全。

(6) 系统自身安全、完整。

3. 应用系统安全　应用系统的安全需要在可信操作系统的环境下,完善应用层的访问控制机制。应用系统的安全需求要有安全的运行环境,包括可信的安全硬件环境、安全的操作系统及驱动和建立在硬件和操作系统之上的安全应用。

4. 数据的安全性和隐私　信息安全的核心用途是数据的私密保护,在保证数据可用性的前提下保护数据的隐私。信息安全的核心需求是数据保护,包括数据的加密、存储、访问等问题。具体包括:

(1) 数据的存储安全和隐私保护。

(2) 数据的安全隔离,只允许经过用户、平台、应用等授权的业务发生信息的交互。

（3）信息访问身份认证、加密数据本身的认证、信息访问及交互的授权等。

（4）在数据智能化处理的基础上加强数据库访问控制策略。当不同用户访问同一数据时,应根据其安全级别或身份限制其权限和操作,有效保证数据的安全性和隐私。

（5）加强不同应用场景的认证机制和加密机制。

（6）海量数据的安全解密机制。

（五）智能护理物联网终端安全防护措施

物联网设备制造商没有很强的安全背景,也缺乏标准来说明一个产品是否是安全的。很多安全问题来自于不安全的设计。

1. 运营商物联网安全防护措施　由于物联网终端的特殊性,面临巨大的安全风险及防护难点,建议运营商从自身优势出发,建立终端安全监测防护方案,保证整个物联网体系的安全。从业务流程上分析,所有的物联网终端传输的数据都要经过运营商的核心网。如果能在核心网把所有物联网终端传输的数据都收集后,对其进行进行分析、保护,监测是否有数据的非法传输行为,是最直接、建设成本最低、对业务影响最小的方式。

（1）运营商可利用自身优势,基于核心网数据分析来建立智能终端及物联网终端的安全防护方案。

（2）建立物联网恶意软件和病毒数据库,对各类物联网终端行为特征进行模板化。

（3）建立安全防护平台,采集用户行为数据,分析终端用户的全类数据传输行为,包括信令消息、用户数据包和短信通群发系统(short message service,SMS)的短信信息。

（4）对于设备的首次使用可强制用户修改初始密码,并且对用户密码的复杂性进行检测。

（5）提供设备固件的自动在线升级方式,降低暴露在互联网的设备的安全风险。

（6）默认配置应遵循最小开放端口的原则,减少端口暴露在互联网的可能性。

（7）设置访问控制规则,严格控制从互联网发起的访问。

（8）与安全厂商合作,在设备层和网络层进行加固。

2. 信息安全厂商安全防护措施

（1）提供安全的开发规范,进行安全开发培训,指导物联网领域的开发人员进行安全开发,提高产品的安全性。

（2）将安全模块内置于物联网产品中,降低安全模块的开销,对设备提供更好的安全防护。

（3）对出厂设备进行安全检测,及时发现设备中的漏洞并协助厂商进行修复。

（4）优先关注暴露数量较多的物联网资产的脆弱性分析。

（5）为物联网厂商提供设备出厂前的测评服务,将设备可能存在的风险尽可能降低。

（6）关注物联网设备的安全防护,推出既满足正常用户的访问,同时又可抵抗恶意攻击的安全产品及解决方案。

（7）加大物联网安全宣传的力度,提高公众的信息安全意识。

3. 用户购买物联网产品的安全措施

（1）修改初始口令以及弱口令,加固用户名和密码的安全性。

（2）关闭不用的端口,如 FTP(21 端口)、SSH(22 端口)、Telnet(23 端口)等。

（3）修改默认端口为不常用端口,增大端口开放协议被探测的难度。

（4）升级设备固件。

（5）部署厂商提供的安全解决方案。

智能护理物联网安全涉及服务可用性、数据机密性和完整性、隐私保护、物理安全、恶意攻击防范等诸多方面,不是单纯的技术问题,只有通过技术、服务和管理的互相配合,形成共同遵循的安全规范,才能营造保障智能护理物联网健康发展的可信环境。

二、区块链技术在智能护理中的应用探讨

技术及业务模式的发展远远快于标准的制定,当网络安全等级保护 2.0 还未上路的时候,5G、AI、区

块链等一系技术已经在路上了。在物联网环境中,所有物件都能自发、自动地与其他物件、或外界世界进行互动,但是必须解决物联网设备之间的信任问题。区块链技术对应的物联网安全需求中重要的"认证"环节,能解决在信息不对称、不确定的环境下,建立满足经济活动赖以发生、发展的"信任"生态体系。

(一) 区块链技术与优点

1. 区块链技术的概念　区块链(blockchain,BC)是指通过去中心化和去信任的方式集体维护一个可靠数据库的技术方案。区块链技术(blockchain technology,BT),也被称之为分布式账本技术(distributed ledger),是一种互联网数据库技术,让参与系统中的任意多个节点,通过一串使用密码学方法相关联产生的数据块,每个数据块中包含了一定时间内的系统全部信息交流数据,并且生成数据指纹用于验证其信息的有效性和链接下一个数据块。区块链技术首先在金融行业进行探索和测试,目前也逐步走向医疗行业,探索解决医疗业困扰已久的"患者信息保密"问题。

区块链的基本概念包括:

(1) 交易:一次操作,导致账本状态的一次改变,如添加一条记录。

(2) 区块:记录一段时间内发生的交易和状态结果,是对当前账本状态的一次共识。

(3) 链:由一个个区块按照发生顺序串联而成,是整个状态变化的日志记录。

如果我们把数据库假设成一本账本,读写数据库就可以看做一种记账的行为,区块链技术的原理就是在一段时间内找出记账最快最好的人,由这个人来记账,然后将账本的这一页信息发给整个系统里的其他所有人。这也就相当于改变数据库所有的记录,发给全网的其他每个节点。

2. 区块链技术的优点　区块链技术的主要特征:去中心化、去信任、集体维护、可靠数据库、开源性、匿名性。区块链解决的核心问题不是"数字货币",而是在信息不对称、不确定的环境下,如何建立满足经济活动赖以发生、发展的"信任"生态体系。

区块链系统具有分布式异构特征。在物联网上"万物互联",物件能自发、自动地与其他物件、或外界世界进行互动,具备分布式特征,必须解决物联网设备之间的信任问题。传统的中心化系统中,信任机制比较容易建立,存在一个可信的第三方来管理所有的设备的身份信息。但在物联网环境中设备众多,未来可能会达到百亿级别,对可信第三方造成很大的压力。

身体数据已经成为现代社会个人重要的隐私情报,特别是像指纹或虹膜这种"身体密码"更是如此。因此在任何时候,患者的医疗记录、身份特征等信息都是需要严格保密的。但传统的中心化数据库甚至文件柜如今已不再是一个合适的方案。区块链被认为是取代中心化数据库的一种可行方案,它第一次实现了去中心化以及去信任制度的管理方式,不需要第三方,也不需要依靠相信他人来确保安全,数据的保管完全通过系统算法实现。区块链对于医疗行业主要有以下三个优点:

(1) 高冗余度:在以往数据泄露的案例中,大多数都是基于网络操作引起的,通常一个单点的故障就能导致整个系统的崩塌,这也是中心化管理的一大弊端。区块链在每个节点都有完整的信息备份,这样单点故障就不会损害数据的完整性。

(2) 防止篡改:由于区块链的每一个节点的权力及数据都是一样的,这也意味着单一节点的数据被篡改是没有意义的,如果系统发现两个节点的数据对不上,它会自动认为拥有相同数据信息更多的节点是真实的,另一个则会被舍弃,也就是说,想要篡改整个区块链数据库,你至少需要同时篡改其中50%以上的节点,而当整个系统中节点数量达到一定程度,且分布在世界各地时,数据篡改也就变得不太实际了。除此之外,区块链防篡改的另一依据是,一旦攻击者成功发动攻击,那么该系统的价值将瞬间归零。因为一旦攻击者成功篡改系统,全网能够立刻识别出数据的不一致,导致所有人都知道该系统已经不再可靠,里面的信息也就没有意义了。区块链上的数据无法被篡改,这对于医疗数据的保存与保密是非常重要的。

(3) 多私钥的复杂保管权限:此外,区块链在医疗领域最大的优势是多私钥的复杂保管权限。例如,通过智能合约技术可以设置单个病例分配多把私钥,并制定一定的规则进行数据访问,无论是医生、护士、还是患者本身,都需要得到合约的授权,比如只有当多个持有私钥的人同时在场,并且制定一定的规则,获得许可才能对数据进行访问。当你在某一医疗卫生机构的时候,结合位置、时间信息,授权用户才能够读取你的病历信息,或者当处于某个治疗时段,护理人员才能够获取你的信息。区块链最大的优势就是它能做到多私钥的复杂权限保管。

（二） 区块链技术在智能护理中的应用探讨

区块链与医疗护理行业的结合比较晚,现阶段,医疗区块链,简称"医疗链"更多的还处于相应的技术实验与商业化尝试阶段,尝试解决提高数据利用效率,又能确保数据完整和保护患者隐私的问题。

1. 患者隐私信息保护　医疗卫生机构存储患者的隐私信息,区块链的出现让患者隐私信息保护问题有了可靠的解决方案,在安全隐私的前提下,还能做到公开透明。未来患者不仅不用担心自己的隐私被泄露,医护人员在得到患者授权后,才能访问、记录和维护患者的医疗信息,并利用时间戳保障数据的准确性和一致性。通过区块链技术对患者隐私分配多把私钥,医护人员及患者在获得许可,并当多个持有私钥的人同时在场,结合位置、时间信息,授权用户才能对数据进行访问。

2. 患者掌握自己的健康数据　区块链技术为个人数据的安全提供保障,可采用一种完全透明的方法、新的数据分享方式处理医疗系统。让患者自己掌握自己的信息(医疗记录及可穿戴设备数据),将可穿戴技术与医疗记录进行整合,数据汇总到基于区块链技术的可信任健康数据处理平台上。

3. 保护居民的电子健康档案　使用区块链技术的数字交易被记录且无法更改的特性,保护在线健康档案。如果黑客访问或更改任何信息,他们将无法隐藏踪迹,并且它还能对攻击提供实时警报。

4. 医护人员身份认证　在全球范围内,合格医护人员严重缺失。一般情况下,医护人员的身份认证包括了医学教育背景、国家认证的医疗人员从业证书等多方信息,想要认证它是非常困难的。利用区块链技术,搭建一个支持区块链的分布式信任层,通过医护人员、医疗系统的验证平台,实现对医护人员的身份和证书进行验证。

智能护理是一门新兴学科,是生命科学和信息技术交叉学科的融合,利用物联网等技术,实现患者与医护人员、医疗机构、医疗设备之间的互动,达到任何时候、任何地点、任何人及任何物品都能顺畅地通信,需要应对复杂多变的各种信息安全威胁与攻击。信息安全建设是一项动态发展、复杂的系统工程,单纯依赖安全产品的堆积无法保障安全,需要依照网络安全等级保护制度的要求,结合医疗卫生行业的具体情况,不断创新,改变旧的理念和方法,从实际出发,综合平衡安全需求、安全成本和风险,优化信息安全资源的配置,协调各方面资源,从而实现医疗卫生行业信息化建设的整体安全。

（杨　眉）

参 考 文 献

[1] 王云志,李金余,杨玲. 医院信息化建设中的网络安全分析与防护[J]. 医疗卫生装备,2014,30(6):34-36.

[2] 徐亚雄. 医院信息化建设中的网络安全分析与防护[J]. 网络安全技术与应用,2015,(11):43-43.

[3] 谢莉琴,郭珉江,那旭,等. 美国在电子健康信息共享中的隐私保护实践[J]. 中国数字医学,2016,(11):4-6.

[4] 孟群,杨龙频,赵飞,等. 医疗物联网的发展现状及关键技术探索[J]. 中国卫生信息管理杂志,2013,10(4):279-285.

[5] 高昭昇,冯东雷,徐静,等. 基于区域卫生信息平台的隐私和安全保护措施[J]. 中国数字医学,2016,11(1):109-112.

[6] 何晓琳,钱庆,吴思竹,等. 健康医疗可穿戴设备数据安全与隐私研究进展[J]. 中华医学图书情报杂志,2016,25(10):32-37.

[7] 马卫. 物联网安全关键技术研究[J]. 电脑知识与技术,2013,9(1):29-31.

[8] 王素苹. 物联网感知层安全性研究综述[J]. 传感器与微系统,2015,34(6):6-9.

[9] 杨颖,朱君茹,袁媛,等. 医疗物联网的发展现状、问题与对策[J]. 中国卫生信息管理 2015,12(3):298-303.

[10] 刘洪梅,张舒,磨惟伟. 2017年国内网络安全风险挑战[J]. 中国信息安全,2018(1):52-55.

[11] 沈苏彬,林闯. 物联网研究的机遇与挑战[J]. 软件学报,2014,25(8):1621-1624.

[12] 朱洪波,杨龙祥,于全. 物联网的技术思想与应用策略研究[J]. 通信学报,2010,31(11):2-9.

应用篇

第十二章 护理服务

本章阐述护理服务的具体内涵、国家卫健委近年来关于护理事业的发展政策、中国护理服务信息化、智能化的发展过程及未来趋势。介绍了智能护理记录、标本智能采集服务、智能输液、智能药柜等智能护理服务应用和发展，以及智能护理服务为医院、护士、患者带来的效果。

智能护理服务有许多具体应用，本章是在对智能护理服务做整体叙述基础上，选择介绍了部分智能护理服务应用。更多的智能护理服务应用，请参考本书其他相关章节。

第一节 概 述

一、护理服务概述

1980 年美国护理学会将护理定义为："护理是诊断和处理人类对现存或潜在的健康问题的反应。"从这一定义引申出：护理服务的中心思想是运用专业的知识和技术来维护并促进所有人在整个生命周期中的健康。

护理服务的核心内涵是：照顾、人道、帮助；照顾是指提供服务，解决健康问题；人道是指尊重个体，注重人性，一视同仁；帮助是指满足患者健康需求。

护理服务包含：护理记录、医嘱执行、患者管理、输液管理、体征采集、移动护理和护理评估等内容。

（一）护理记录

护理记录作为护理病历的重要组成部分，是护士对患者所实施的一系列护理活动的真实写照，在临床护理及处理医疗纠纷中，护理记录有着极其重要的意义。临床护士往往由于超负荷的工作量，加上护理记录类别和数量不断增加，工作压力增大，导致许多护士身心疲惫，影响了护理记录的时效要求和质量要求，一旦发生医疗纠纷则不利于举证。因此，为了适应当代的医疗形势，医护人员必须严格遵守各项诊疗护理规范，借助信息化管理系统，优化流程，提高护理记录时效性和准确性。

（二）医嘱执行

医嘱是医生根据病情和治疗的需要对患者在饮食、用药、化验等方面的指示。医嘱内容及起始、停止时间应当由医师书写。医嘱内容应当准确、清楚,每项医嘱应当只包含一个内容,并注明下达时间,且具体到分钟。医嘱分为长期医嘱、临时医嘱和备用医嘱三类。

护理人员在执行医嘱时需要严格按照以下标准流程进行:

1. 查对医嘱内容的正确性及开始的执行时间,严格执行医嘱,不得擅自更改。对临时医嘱必须在规定的时间 15 分钟内执行。如发现医嘱中有疑问或不明确之处,应及时向下达该医嘱的医师提出,明确后方可执行。必要时护理人员有权向上级医师及护士长报告,不得盲目执行。因故不能执行医嘱时,应当及时报告医师并处理。病区护士站的文员负责打印医嘱执行单,并交由管床的责任护士核对执行,责任护士执行医嘱后,在医嘱执行单上签署执行时间和姓名。

2. 在执行医嘱的过程中,必须严格遵守查对制度,以防差错和事故的发生。执行医嘱时须严格执行床边双人查对制度。

3. 一般情况下,护士不执行医师的口头医嘱。因抢救急危患者需要执行口头医嘱时,护士应当复诵一遍无误后方可执行。抢救结束后,护士应及时在医师补录的医嘱后签上执行时间和执行人姓名。

4. 凡需下一班执行的临时医嘱,应向有关人员交代清楚,做好标本容器、特殊检查要求(如禁食、术前用药等)各项准备,并在交班报告中详细记录。

5. 患者手术、转科、出院或死亡后,应及时停止以前医嘱,重新执行术后或转科后医嘱。

6. 护士每班应查对医嘱,接班后应检查上一班医嘱是否处理完善,值班期间应随时进入工作站查看有无新开医嘱。护士长对所有的医嘱每周总核对一次。并在《医嘱核对登记本》上签名,发现错误应立即更正。护理部应定期抽查各科室医嘱核对情况。

7. 无医师医嘱时,护士一般不得给患者进行对症处理。但遇抢救危重患者的紧急情况下,医师不在现场,护士可以针对病情临时给予必要处理,但应当做好记录并及时向经治医师报告。

借助智能化管理系统,可以帮助护理人员在执行医嘱时实现配药管理、标签管理、患者身份查对、药品查对、患者呼叫管理、患者及医嘱信息自动获取和比对、医嘱配伍禁忌审查、用药前后患者病情自动获取等功能。

(三)患者管理

患者管理中将患者分为重点患者、危重患者、普通患者三个类别。

管理患者的内容不同的护理理论有不同的具体要求:

按照整体护理理论从以下五个方面进行管理:①生理方面:如呼吸、排泄活动;②心理方面:如喜怒哀乐、恐惧、焦虑等;③社会方面:爱、归宿感、沟通、角色等;④文化方面:文化水平、学习需要、思维程序;⑤精神方面:成就、价值、宗教信仰。

按照分级护理指导原则要求从以下四个方面来管理患者:①疾病观察:密切观察患者的生命体征和病情变化;②治疗、处置:正确实施治疗、给药及护理措施,并观察、了解患者的反应;③生活护理:根据患者病情和生活自理能力提供照顾和帮助;④健康教育、康复指导:提供护理相关的健康指导。

按照患者住院的整个过程从以下五个方面来进行患者管理:①入院护理:入院宣教(患者生活必须项目的宣教)、患者评估、筛查阳性体征、塑造护士第一印象;②检查期护理:讲解清楚检查目的、意义及费用(血培养);③治疗期护理:药物的副作用、疾病的发展过程;④手术前后护理:告知患者接受手术的程序及需配合的准备工作;⑤出院护理:出院后从事体力劳动的范围、住院资料的携带及保管。

(四)体征采集

护理工作中,医护人员经常需要定时定点采集患者生命体征信息,高效化的体征采集与分析是医院信息化建设的重要组成,方面有效的采集、保存、记录、查询患者的体征数据将对改善医学诊断模式,简化医院护理流程,提高管理水平大有裨益。

(五)输液管理

经由医师诊治后需要输液者,应带病历、输液卡及取配的药品,核对无误后,方可输液。输液过程中护理人员需做好“三查七对”,严格按照操作规程,严密消毒,坚守工作岗位,定时巡视病员,注意输液反应,做好输液登记。护理人员需根据药物和病情,调节好输液速度,在输液过程中,应交待病员与陪伴不得随意调节滴速,以免发生危险。并做好输液观察记录。对需大小便患者,护士或陪伴应陪同监护,以免意外发生。输液完毕后,患者无不适或其他反应,可嘱咐其休息十分钟后回去,并交代患者之后的注意事项。如有不适或病情变化,应请医生复诊并再做处理。在管理过程中,护理人员事物繁多,可借助智能化管理系统实现:登记管理、配药管理、标签管理、输液位置管理、患者身份查对、药品查对、患者呼叫管理、临床信息共享、智能提醒、医嘱校对知识库等功能,减轻了护理人员工作压力,避免了部分医疗事故的发生。

(六)护理评估

护理评估作为护理服务的重要一环,是有计划、有目的、系统地收集患者资料的过程。根据收集到的资料信息,对护理对象和相关事务作出推断,从而为护理活动提供基本依据。护理评估需要遵循以下基本原则:遵循制度要求符合时间性,并记录在案;评估前做好充分准备,估计采集资料的难度,确定提供资料的对象;注意尊重患者权利,保护患者隐私,保证患者舒适;评估后及时分析整理资料,按规范填写记录单。评估具体内容为:"四史"、"五方面"、"六心理社会"、"七体检"。

"四史"指的是:现病史、过去史、遗传史、过敏史;包括发病情况、主要症状、病因与诱因、病情的发展与演变、伴随症状及诊治经过。

"五方面"指的是:饮食、休息与睡眠、排泄、自理情况、嗜好及保健措施。

"六心理社会"指的是:精神状态、对疾病的认识、心理状态、性格与交往能力、家庭关系、经济状况。

"七体检"指的是:生命体征、身高、体重、一般状况、头、颈、胸腹部位、脊柱、四肢部位及神经系统。

收集到患者体征资料后,护理人员需要借助评估工具对患者的状况进行评估;通过信息系统,护理人员只需将采集到的患者体征上传到系统,通过系统进行自动评价,对进一步护理提出规范化建议,从而提升护理人员工作效率。

综上所述,在现代护理服务过程中,需要提供越来越全面、深入的护理服务。护理工作者的角色已不仅是医生的合作伙伴,还扮演着护理计划者、管理者、咨询者、患者的代言人等多元化角色;护理服务的工作场所也从医院扩展到了家庭、社区及各种机构。

自2005年起,国家卫生部每隔五年就会组织制定并下发《中国护理事业发展规划纲要》;纲要结合当下国内护理事业现状,参照近年来深化医药卫生体制改革总体要求,制定五年内全国护理事业的发展目标及主要任务。由此,我们可以总结近年来中国的护理服务发展情况及未来发展趋势:

2005年公布的《中国护理事业发展规划纲要(2005—2010年)》阐述了彼时护理事业发展的现状及问题,指明护理事业发展的重心是加强护士队伍的建设、提高护理服务质量、提高护理专业技术水平和护理管理的科学化水平。可见护理服务处于体制完善、技术及管理水平急需提高的阶段。

2011年发布的《中国护理事业发展规划纲要(2011—2015年)》;总结了"十一五"时期护理事业的发展情况;纲要指出:在"十二五"发展阶段需要继续推荐"优质护理服务示范工程"活动,在各级各类医院深化"以患者为中心"的服务理念,为了进一步提高医院临床护理水平,需加强护理管理信息化建设,提高护理服务效率。由此,卫生部对护理服务的发展提出了信息化发展的要求。

2017年《全国护理事业发展规划(2016—2020年)》则指出:"十三五"时期,云计算、大数据、移动互联网、物联网等信息技术快速发展,必将推动护理服务模式和管理模式发生深刻转变,为优化护理服务流程、提高护理服务效率、改善护理服务体验、实现客户护理管理创造有利条件。规划高屋建瓴的提出利用信息化、智能化手段,建立定期监测、反馈制度,不断提高护理质量,保障患者安全。

2018年4月,国家卫生健康委员会发布《全国医院信息化建设标准与规范(试行)》;将护理业务分为以下五个指标:护理记录、非药品医嘱执行、药品医嘱执行、输液管理、护理信息提醒;从信息化、智能化角度出发,列举了共计44项具体功能。如输液管理这一项:要求具备登记管理、配药管理、标签管理、输液位置管理、患者身份查对、药品查对、患者呼叫管理、临床信息共享、智能提醒、医嘱校对知识库等10项功能。对应了《全国护理事业发展规划(2016—2020年)》内容,表明通过全行业的努力,全国护理事业已经进入了信息化、智能化的新时代。

二、智能化护理服务

护理服务是医疗卫生工作中重要的组成部分,它与患者的安全息息相关。尽管目前护理工作者已经有了较强的专业技巧,而且在工作过程中小心翼翼,但是在临床中,护士发错药、打错针等类似的医疗错误依然存在。

如何保证护理服务过程中严格执行各项规章制度、规范流程?如何提升护理服务质量、提升工作效率?如何规避护理过程中的失误?如何收集护理过程中的有效数据?这些都是当下护理工作人员所面临的挑战。

为了应对这些挑战,护理服务事业先后进入了信息化、智能化的发展阶段。

护理服务信息化是通过护理信息系统、移动护理等信息技术及管理工具实现信息化;功能包括护理人力资源管理、护理绩效考核、护士长排班、护理质量管理、护理不良事件上报分析、护理信息传输、护士培训及继续教育管理等。

调查显示,95.6%的护理管理者认为引进护理管理软件重要或者非常重要;但信息化护理管理存在一些局限;比如管理功能不够全面、不能实现数据分析、状态提醒等重要功能。

随着人工智能、大数据、物联网、云计算等技术的兴起,护理服务由信息化步入智能化发展阶段,实现了以下几点重要功能:

(一) 实时传递护理需求信息

传统的医院护理服务是从患者到达病房以后,按照医生的医嘱进行护理。而被护理者的需求是复杂且不断变化的,这样的流程很容易造成护理者与被护理者信息不对称。智能护理可以运用信息技术和大数据,事先采集被护理人员服务需求并传达至医院,使医生在诊断时可以作出更周全、更针对性的护理计划。

(二) 医院护理全方面管理水平提升

在科室管理层面上,护士长通过科室的信息化建设达到护理服务资源配置的最优化。在护理人员角度,智能护理系统将二维码标识技术应用于患者腕带、药品标签、药品标签等日常工作中反复接触到的物品中,使得护士的查对工作量和差错率都大大的降低。

(三) 满足被护理者需求的多样性

被护理者的籍贯、年龄、成长经历乃至病史的不同,产生了不同的护理需求。在以往护理人员难以得到这些详细的信息,无法提供针对性的护理服务。通过智能护理系统,护理人员可以提前获得被护理者的详细信息,提供更为细腻的服务,让被护理者产生好感,配合治疗。

(四) 实现标本采集服务智能化

标本采集服务是传统护理过程中的一大难题,如门诊采血,在上午的采血高峰期常常是人满为患;一方面熙熙攘攘的排队人群影响了候诊的整体环境;另一方面采血护士也因为长期保持高强度的工作而疲惫不堪。通过信息系统,可以指引患者有次序的等候采血;智能终端对接到医院的 LIS、HIS 系统,获取患者信息后代替护士完成核对患者信息、选管贴标等重复性操作,降低采血护士工作量;从而提升采血效率。

(五) 实现全程监控护理过程

国家卫生部 2017 年制定的《全国护理事业发展规划(2016—2020 年)》中指出护理过程中要建立定期监测、反馈制度。智能护理系统的出现,通过智能终端实现了整个护理过程的监控,系统可以掌握每个护理服务过程中的每一个记录和判断,监控每个被护理人员的病情变化,达到最佳的护理效果,避免不必要的医患纠纷。

第二节　智能护理记录

一、需求分析

(一) 护理记录的意义

护理记录是医疗护理文件的重要组成部分,它反映了患者在住院期间的全部医疗护理情况,体现了护理工作的内涵,是临床教学科研工作不可缺少的重要资料,具有极强的法律效力。护理记录加强了医护患关系的沟通,提高了护士的观察、沟通、文字书写等各个方面的能力,增强了责任心,提高了护理质量。

（二）护理记录的内容

护理记录的内容包括:

1. 入院评估表　患者入院后护士通过与家人或家属交谈询问病史,护理查体和病情观察,阅读门诊病历及检查结果等方式,收集与患者疾病相关的资料。这些资料主要包括:

（1）患者的一般情况:如姓名、性别、年龄、职业、民族、婚姻、文化程度、入院时间、入院方式。

（2）入院诊断,资料收集时间。

（3）护理查体:如体温、脉搏、呼吸、血压、体重、神志、表情、全身营养、皮肤黏膜、四肢活动、过敏史、心理状态。

（4）生活习惯:如饮食、睡眠、大小便习惯、嗜好。

（5）病史情况:简要叙述发病过程及院外诊疗情况,入院目的。

以上资料要可靠,记录应全面、准确、实事求是,首页应当班完成,即哪一班来的患者,由当班护士完成。

2. 护理记录单（PIO）　PIO 是护理病历的核心部分,护理记录过程体现出动态变化,即以 PIO 方式记录。P-problem（问题）,I-intervention（措施）,O-outcome（结果）。此护理单把护理计划、护理措施、措施依据、效果评价融为一体,更便于记录,书写过程中不必强调把护理诊断、措施、结果分别列出,而是体现到护理病程的记录当中,具体以下几点:

（1）护理记录是护士根据医嘱和病情对患者在住院期间护理过程的客观记录,避免反复多次记录雷同的护理问题,而没有护理措施效果评价。根据病情有针对性地记录患者的自觉症状、情绪、心理、饮食、睡眠、大小便情况以及患者新出现的症状、体征等。针对病情所实施的治疗措施和实施护理措施后的效果及出现的不良反应认真如实地记录。

（2）记录实验室检查的阳性结果,以便观察病情,但不要记录属于主观分析的内容。护理操作的内容应记录操作时间,关键步骤;操作中患者的情况,操作者签名。

（3）临时给药时应记录药品名称、剂量、服药后患者的反应等。

（4）强调生命体征为记录重点。如患者有症状时医生未给予处理意见,嘱"观察","观察"同样也是医嘱,护士要记录医生的全名和医嘱观察的内容。

（5）患者出院当日或前一日,应写明病情及转归情况以及需要向患者及家属要交代的健康问题。

（6）手术患者前一日应记录患者的术前准备,病情有无变化等;手术当日记录要及时,术后前 3 天每班至少记录 1 次,病情变化随时记录。出院当天记录手术患者的术后伤口情况,有无引流管、拆线否以及需要向患者及家属交待的健康教育指导内容等。

（三）目前护理记录存在的问题

1. 护理记录不能体现护理动态过程　护理记录是住院病历的一部分,但护理记录为阶段性护理记录,总结性少。目前护理记录无全国统一标准,未确定护理频率,多数护士只记录某一天、某一时的病情记录及护理措施,这种护理记录不能完全体现护理动态过程。

2. 护理记录不能体现护理行为　护理记录内容没有突出护理专业特点,多数护士记录的内容为患者的病情以及医嘱的内容,造成与医疗内容重复,而护士实施护理措施后出现的护理效果以及观察到的病情在护理记录中又未体现,护理记录不能真正体现护理行为。如对腹腔穿刺的患者,护理记录中护士所描述的"术中顺利,病情平稳",就不应由护士记录,因为护士并未参与手术,而护士对手术名称、时间、麻醉方式、麻醉清醒时间、穿刺局部情况、生命体征及注意事项等记录常出现不完整现象。

3. 护理记录不全　部分护士随时记录的意识不强,临时性护理记录不全,护士只是机械地按照有关规定记录,对于临时性的病情观察、采取的护理措施及护理效果记录少或漏记,夜班护士出现此现象比较多。

4. 护理记录连续性差　我国大多数医院都存在护士缺编的现象,护士忙于治疗,顾不及对患者病情的观察和病历的书写,所以护理记录少记甚至没记,致使护理记录不完善。要体现出护理的连续性,特别是上一个班次患者采用治疗和护理措施后而在下班次出现结果的,下一班要准确地记录患者的反应过程和变化结果,有时需要连续几个班次记录。部分护士只遵照规定的护理频率记录,没有按照具体的情况连续记录。

5. 护理记录没有体现因人施护和因病施护　相同专科的护理记录内容大致相同,只体现出因病施护,而没有体现出因人施护和因需施护,造成这种现象的原因:①护士的业务水平低,找不到护理的重点;②护士过多地依赖陪护,没有去亲自观察;③只遵循疾病的护理常规,缺乏创新,造成一种疾病的护理记录基本上一致,体现不出病种差异和个体差异。

二、智能护理记录建设

智能护理记录是将护理内容使用标准化专业术语通过结构化的录入模式进行护理记录,并通过决策支持系统连接本地或远程的医学数据知识库和临床辅助系统为临床护理提供帮助信息,实现预警提醒、智能纠错、决策分析、提供评估与查询工具等功能,从而指导护理人员运用循证护理的方法为患者提供护理服务。

针对目前护理记录存在的问题,智能护理记录系统提供了对应的解决方案:

1. 智能护理记录系统依据国家卫生部 2002 年颁布的《病历书写基本规范》等护理记录标准文件,制定标准、结构化的记录方式,使得护理记录从"问答题"转换为"选择/填空题",减轻了护理工作人员的工作量的同时保证护理记录符合规范,避免了护理记录项目的遗漏。

2. 系统结合计算机、PAD、手机等硬件终端,设置护理记录智能提醒功能;包括:①根据记录频率实时提醒功能;②护士交接班护理记录提醒;③根据不同的护理对象,设置护理记录关键节点并及时提醒。

3. 建立智能护理临床决策知识库;囊括护理处理方案数据库、风险评估知识库、医学及护理检查正常阈值数据库以及护理评估常用工具表格。常见的评估工具有:Braden 评分表(表 12-1)、NPUAP 2007压疮分期(表 12-2)、美国纽约心脏病协会(NYHA)心功能分级(表 12-3)和患者跌倒/坠床危险因素评估表(表 12-4)等。

系统通过对评估数据的分析、对比和计算,实现护理预警提醒、智能纠错、辅助决策支持、护理评估与查询等功能。

表 12-1　Braden 评分表

评分内容	评分及依据			
感觉	未受损	轻度受限	非常受限	完全受限
潮湿	很少	有时潮湿	潮湿	持续潮湿
活动力	经常步行	偶尔步行	局限椅上	限制卧床
移动力	不受限	轻度受限	严重受限	完全不能
营养	非常好	足够	可能不足	非常差
摩擦力和剪切力	无明显问题	有潜在问题	有问题	——

表 12-2　NPUAP 2007 压疮分期表

分期级别	分期依据
Ⅰ期	皮肤完整、发红,与周围皮肤界限清楚,压之不退色,常局限于骨凸处
Ⅱ期	部分皮肤缺损,皮肤表层溃疡,基底红,无痂,也可为完整或破溃的血疱
Ⅲ期	全层皮肤缺失,但肌肉、肌腱和骨骼尚未暴露,可有结痂、皮下隧道
Ⅳ期	全层皮肤缺失并伴有肌肉、肌腱和骨骼暴露,常有结痂、皮下隧道
不能分期	全层皮肤缺失但溃疡基底部覆盖有腐肉或结痂

表 12-3　美国纽约心脏病协会(NYHA)心功能分级(主要根据患者自觉活动能力划分)

分期级别	分期依据
Ⅰ级	患者有心脏病但日常活动量不受限制
Ⅱ级	心脏病患者体力活动轻度受限,平时一般活动下可有乏力、心悸、呼吸困难或心绞痛
Ⅲ级	体力活动明显受限,小于平时一般活动可引起上述症状
Ⅳ级	不能从事任何体力活动,休息状态下也出现心衰症状,活动后加重

表 12-4　患者跌倒/坠床危险因素评估表

评估项目	病　情	分值
年龄	≥70 岁或<10 岁	2
使用药物	镇静安眠药	2
	降压药和(或)降糖药	1
	利尿剂或泻药或其他高危药物	1
自理能力	无	4
	部分	3
	用助行器或拐杖	2
感觉	视觉、听觉异常	1
	方向感不清/幻觉/昏厥病史/眩晕/曾有梦游史/戒毒/戒酒	2
身体状况	肢体障碍	2
	体位性低血压	2
	步态不稳/虚弱/瘫痪/半身不遂/卒中	2
	紧急的肠道或膀胱失禁	2
神志	烦躁	4
	谵妄	2
	嗜睡	1
	模糊	1
既往史	有跌倒、坠床史	2

第三节　智 能 采 血

一、需求分析

（一）患者角度

从患者角度来说，在样本采集时主要有以下三个主要问题：

1. 患者缺乏样本采集基本知识　目前，大部分患者在样本采集时都是跟着医院和护士的指引进行操作，对于基础知识的了解程度极低。

对于静脉血标本采集，一般需要注意以下几点：

（1）注意合理饮食：除了急诊或其他特殊原因，一般需要正常饮食 3 天后采血，避免暴饮暴食及刻意控制饮食。在空腹 10~14 小时后第二天清晨采血。餐后或延长空腹时间（饥饿）均可引起血液化学成分的改变。餐后血糖、血钾、碱性磷酸酶及甘油三酯通常升高，无机磷降低；饥饿时血糖及蛋白质降低、胆红素升高；另外饮食的量及质对检验结果也有影响，如高蛋白饮食可使血清尿素、血氨、尿酸升高；高脂肪饮食可引起乳糜微粒血症，导致血清脂血（混浊）；血中的乳糜微粒等将对血凝试验、某些生化试验结果造成干扰。饮水过多或过少可使血清稀释或浓缩；含咖啡因的饮料可使儿茶酚胺释放等。

（2）避免饮酒：饮酒立即影响的是血清乳酸、尿酸升高；连续饮酒转氨酶上升，而 γ-谷氨酰转移酶上升最为明显。长期饮酒者往往有高甘油三酯血症，γ-谷氨酰转移酶也会长期不正常。

（3）避免部分药物的影响：很多药物可使某些化验项目的结果增高或降低，如咖啡因可使血糖和胆固醇增高；冠心平可使甘油三酯和乳酸脱氢酶减低；维生素 C 可使血糖、乳酸脱氢酶减低；口服避孕药可使转氨酶升高等。故患者在化验前应尽可能停服对检验有干扰的药物，但需咨询主管医生，结合病情作出停药与否的决定。

（4）避免剧烈运动：剧烈肌肉运动明显影响体内代谢，引起血中某些成分浓度的改变，如乳酸、心肌酶、转氨酶、乳酸脱氢酶、碱磷酶等升高，剧烈运动还会激活或干扰血小板、凝血因子和纤溶酶原等成分。故一般主张抽血前 24 小时内不做剧烈运动。住院患者可在起床前采血。匆忙赶到门诊的患者应至少休息 15 分钟后再采血。应避免紧张与情绪激动，否则可以影响神经-内分泌功能检验项目。急促呼吸可使血清乳酸等升高。

2. 样本采集流程复杂、候诊时间长　门诊采血患者经过挂号、候诊、就诊、缴费、取号、排队、采血等流程才能完成血液样本采集。在高峰期间，光排队采血这段时间就长达半个多小时。

3. 患者在采样过程中存在负面心理反应　如门诊采血处等候患者过多，造成采血周围环境空气流通不畅、声音嘈杂；使患者的情绪变得烦躁、易怒；而女性普遍痛觉更为敏感、通常性格相对胆小，容易产生更多的疑虑感、恐惧感。

（二）护士角度

在日常的标本采集的工作中，护士通常会遇到以下几个问题：

1. 采血信息张冠李戴　比如患者姓名标签贴错试管；在采血过程中，护士给患者采血的同时，还要进行核对患者的身份及检验项目是否一致、选择试管、打印条形码、手工贴管等操作。在每天数百次的核对过程中，难免会产生差错。

2. 持续紧张快速的工作　容易引起工作疲劳，降低效率。心理压力大，紧张快速的工作状态下；无暇与患者进行有必要的沟通，影响医患双方体验。统计表明：门诊采血纠纷产生的原因中 17.43% 是因为护士服务态度引起的。

二、建设目标与意义

1. 保证标本分析前的质量控制　在标本采集、运送、前处理和分析的过程中，任一环节失误都将对患者带来无法估计的影响。国际临床化学和检验医学欧洲联合会研究表明标本前处理不当引起的检验错误率占比高达 68%。

2. 杜绝原始采血风险 避免采血管粘贴条形码信息与患者信息不匹配;避免因人工选错试管种类导致患者重复抽血;避免采血管条形码粘贴不规范而导致分析仪器识别故障;系统多重核对机制有效保障了采血安全可靠。

3. 提高经济效益与社会效益 智能采血中心的建设节省了人工成本,减少原始流程中选试管、打印并粘贴条形码、试管运送、分拣、登记等人力成本;避免了人工操作出错导致的重打、重贴条形码,避免了试管、条形码纸的浪费,避免了因标本被错误处理导致的医疗纠纷。

三、智能采血新流程

1. 患者缴费后到采血处通过就诊卡、身份证等多种方式在自助取号机上进行登记,取号机上的读卡器把患者个人信息和医嘱信息读取出来,向 LIS 发送信息,同时打印有患者信息的条形码排队号票,如有特殊患者也可分配到优先队列中。

2. 患者取得号票,在等候区静坐等候。

3. 护士通过叫号系统,向窗口显示屏发送该患者的排队号和姓名,同时通过语音广播系统对等候区进行语音广播叫号,提示患者到窗口采血。

4. 待患者来到采血窗口后,需向护士出示排队号票和就诊卡。护士通过号票核对确认,并通过刷患者就诊卡(或医院指定条形码)信息进行采血信息配对确认。

5. LIS 向采血管智能贴标系统发送该患者所需要采集标本的条形码信息,贴标系统和试管贴标设备收到指令后,就能自动执行选择患者所需试管种类和数量,并且自动打印条形码标签。且设备自动把标签标准粘贴于试管上面,待所有贴好标签的试管输出并自动打印其他标本标签后,护士即可进行采血操作。

6. 护士给患者采血完毕后,将标本放入自动传输系统,系统会将标本统一输送到智能分拣机上,分拣系统自动核收标本,同时按医院设定分拣标本,然后通过专人把分拣出的标本分送到各实验室。

7. 待报告出来后,患者可通过就诊卡(或条形码回执)自行到自助查询打印终端上查询和打印报告。

8. 智能采血系统根据标本采集各操作人员工作量趋势进行分析,对不同人员,操作习惯,设备配合等进行综合分析,提出对实验室工作改善的依据与策略,并对可行程度进行科学的分析挖掘。

智能采血流程如图 12-1 所示。

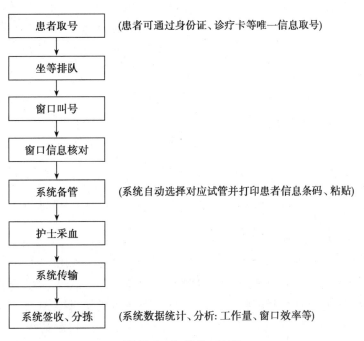

图 12-1 智能采血流程

四、系统构成

1. 智能采血中心系统由以下四大功能模块构成:采血智能分诊模块、采血管智能贴标模块、标本自动收集模块、标本智能分拣模块。

2. 采血智能分诊模块　模块由自助取号机、排队管理软件、排队信息集成显示屏、排队信息集成显示控制软件、语音广播系统、窗口采血图像采集设备、窗口采血管理软件、窗口电脑、窗口叫号软件、窗口显示屏及卡式或条形码阅读器组成。

3. 智能分诊模块　避免了采血高峰期长时间站立等待的现象;将等候方式由以往的站立排队改为坐等叫号,患者可以通过排队信息显示屏掌握自己的排队进程,等待的过程中不用担心插队等扰乱次序情况发生,可以灵活安排自身时间。

4. 采血管智能贴标模块　模块通过与医院 HIS/LIS 无缝对接,自动提取患者信息并获取采集标本医嘱,操作者通过电脑发送指令进行自动备管。模块有效的规避了人工粘贴条形码导致的条形码错误、歪曲、褶皱及试管条形码全面覆盖遮挡视察窗等差错,实现了采血过程中的标准化、自动化、智能化。

5. 标本自动收集模块　由采血工作台、采血管自动输送设备及控制软件组成。通过一整套定制化的轨道系统,将血液标本从采血台传送至标本智能分拣模块。

6. 标本智能分拣模块　由标本智能分拣设备及对应的管理软件组成;分拣设备需要和 LIS/HIS 系统进行无缝对接,根据预设的规则批量分拣标本试管。分拣智能管理软件实现仪器的分拣规则设定;如不同的物理组、专业组甚至不同的组别一起分拣。系统将储存标本分拣数据,自动登记并记录分拣时间。

五、应用效果

(一) 采血窗口效率的提升

数据调查表明,智能采血管理系统稳定实施后,采血窗口的运行效率有了显著的提升:

1. 单个窗口单位时间内采血样本数目增加 26.5% 以上。

2. 单个患者的采血时间缩短 30% 以上。

智能采血窗口采血效率变化见图 12-2。

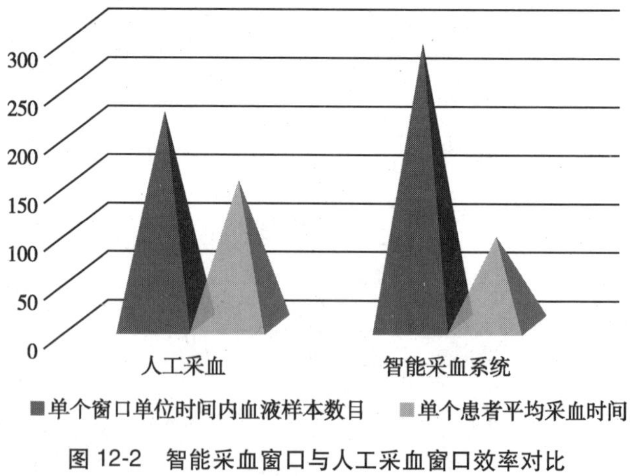

(二) 血液标本分析前质量得以保证

采血管患者信息标签正确率、规范率达到 100%;采血流程更加规范,减少了标本从患者到检验仪器的中间环节,差错事故率降低 89% 以上,有效保证血液标本质量。

(三) 采血患者体验的提升

患者在井然有序的环境中采血,无须重复排队和站立排队,更没有人为插队的现象,大大缩短了采血时间,有益于缓解患者就医采血时烦躁情绪。

图 12-2　智能采血窗口与人工采血窗口效率对比

■单个窗口单位时间内血液样本数目　■单个患者平均采血时间

(四) 减轻采血护士工作强度

采血护士从原来的人工核对患者信息和项目、手动打印条形码、选择采血管、手工粘贴条形码等繁琐的采血前准备工作中解脱出来,有效减轻了其工作负荷,提高了工作效率,间接降低了医患双方的心理压力,改善了医患双方体验。

(五) 医院自动化管理水平提升

智能采血管理系统基于医院 HIS 和 LIS 建设,像一座信息桥梁,将 HIS 和 LIS 系统有机融为一体。工程师可根据医院实际情况量身定制系统流程,并无缝对接医院原有软件系统,充分满足医院软件方面的需求。系统不仅能规范标本前处理流程,实现与标本中处理的无缝对接,还能自动统计采血人员的工作量,为医院对采血中心进行绩效考核提供客观数据,全面提升医院检验科采血前处理的自动化管理水平。

第四节 智能输液

一、需求分析

（一）输液治疗的流程介绍

传统输液业务流程：护士接收患者药物和核对（人工核对患者、病历、处方以及药物）→手写或者打印输液袋标签→化药配液→注射核对（人工核对患者姓名、年龄以及药物）→患者求助（大声呼喊或者到护士站求助）→护士接瓶操作（再次人工核对）→输液结束（拔针），共 7 个步骤，其中主要是三大环节，核对、求助、结束操作并记录。

（二）输液工作的常见问题

传统输液监护模式，存在以下问题：

1. 安全隐患　大多依赖护士、家属、患者的人眼观察；护理人员无法实时自动得知诸如输液滴速、输液余量、输液时长、输液终止等输液过程状况，容易出现因输液旋轮松脱或认为干预导致的输液过快、因输液软管形变或跑针血肿导致的滴速过慢、因疏于看护输液完毕未察觉导致空气栓塞等安全问题。

2. 管理问题　以患者姓名和年龄为标志，通过手工生成输液单和输液袋标签，当碰到患者名字发音或姓名相同的情况，容易产生差错隐患和效率低的问题。

二、智能输液的实现方式

（一）输液室的闭环管理

传统输液中的差错及安全隐患，必须结合信息化、智能化及物联网技术对传统输液流程进行改造；输液流程智能化改造后如图 12-3 所示：

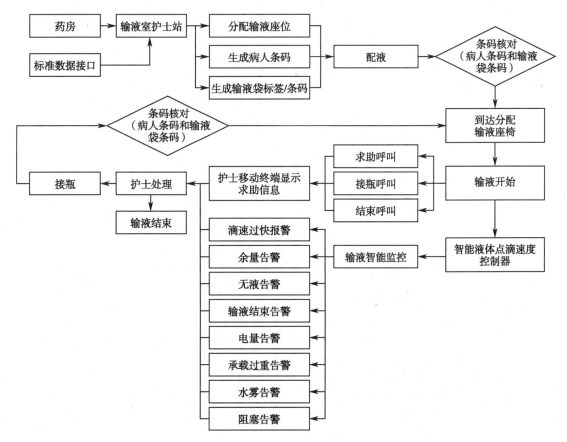

图 12-3　智能输液流程图

（二）移动输液技术

移动输液技术以条形码技术、移动计算技术、无线网络技术以及无线呼叫技术为基础；实现了院内患者身份和药物的条形码核对、患者求助实时提醒及护士及时响应，对于降低医疗差错、改善病区输液环境与护患关系有重要的作用。

移动输液技术功能包括：电脑功能和 PDA 功能。

电脑功能体现在输液处理和输液大厅，提供本院接药、外院接药、输液处理等功能。

PDA 功能体现在移动端输液处理及 PDA 系维护，提供控制患者开始输液、接瓶、结束输液、处理呼叫、选择输液室及 PDA 设置等功能。

（三）输液监控报警

系统通过液位传感器监控滴液剩余量。实现液位监控的路径有很多，常见的有浮筒类液位感应器、电子类液位感应器、液压类液位感应器、光纤类液位感应器等。各类液位传感器的特性如表 12-5。

表 12-5 各类液位传感器的特性表

类别	形式	原理	缺点	优点	用途
浮筒类	浮筒类	利用传动装置把与液位同高度的浮筒高度信息转换成电信号。转换器一般采用机械舌簧、磁铁、电子或光电设备	积聚在传动机械臂上的污物会限制浮筒运动，从而产生故障	可持续性测量液位面	工业测液位面
电子类	电容式	利用空气和液体做电容器两极板间的电介质，用电子学方法测量电容值，从而探知液体高度信息	要求液体具体相同、稳定的介电常数，需要有温度的补偿，测量仪器与传感器用长电缆链接，对电缆中的干扰和寄生电容很敏感，精度较差	结构简单	精度要求不高的固定类别液位面监控
	电阻式	探测器在空气中的阻值比它在水中的阻值大得多，通过电子学方法测量液体容器底部与顶部之间的电阻，从中可探知液位信息	测量结果受液体污染情况影响较大，探针的污染与沉积物能产生错误输出，在直流工作时会产生电解，响应速度慢	——	部分工业测液位面
	放射线	在放射线源与检测器之间有吸收物质时，检测器的输出与液位的高度有关，通过对检测器进行校零，就能取出对液位信息呈线性的输出信号	射线可能对人员造成损伤	可以适应高温（或低温）、高压（或低压）、强腐蚀、剧毒、黏稠、结晶、固体颗粒等多种苛刻环境	石油、化工等领域测液位面
	超声式	传感器发出超声波脉冲，声波经液体表面反射后被同一传感器接收或超声波接收器，通过压电晶体或磁致伸缩器件转换成电信号，并由声波的发射和接收之间的时间来计算传感器到被测液体表面的距离	有水雾、易产生大量泡沫性的介质、易挥发性介质的场合不能使用超声波液位计	采用非接触的测量，被测介质几乎不受限制，可广泛用于各种液体和固体物料高度的测量	适合各种腐蚀性、化工类场合，精度高，远传信号输出

类别	形式	原理	缺点	优点	用途
	电极式	当导电性液体的液面上面设置两个电极、当液体与电极端接触时,电极间电流导通,从而可以检测液位	要求被监控液体导电且不容易被电引燃	成本低、体积小巧、使用安装方便	工业现场液位测量与控制、城市供水及污水处理、石油、化工、电厂、水文监测、水库、大坝、水电建设等领域的液位的测量与控制
	热学式	由热敏电阻发出的信号可用来指示这类元件是否侵在液体中	仅能用于点测量,不能用于液位面持续测量	结构细小	适用于圆筒容器、玻璃柱、管道等液位面测量
液压类	气泡式	将被测液位值转换成空气压力值,测定该压力值后,利用该被测压力与液体相对密度乘落差之积成正比的原理测量液位	检测方式十分复杂	精度高、灵敏度高	报汛水位监测
	膜式	加于膜面的压力与液位高度成比例,通过测量薄膜受力即可检测液位信息	测量范围小	安装简单、使用范围广	——

输液液位面传感器具有非接触、稳定性好、精确度高等要求;建议采用光电液位面传感器或重力液位面传感器,结合报警电路实现液位面智能监控。

监控系统通过主控制芯片来控制液滴速度、报警信息以及液架的运动方向,输液器能通过遥控器任意设定点滴速度,并且能接收遥控器设定的信息以及能对异常情况进行报警。输液监控系统硬件结构如图 12-4 所示。

通过直观、全面的显示界面实时告知输液护士负责区域内的输液情况;让护士监控患者输液的时间得到合理安排,避免患者在输液过程中出现"回血"而造成的医疗事故,提高患者治病输液过程中的安全系数,同时减少护理人员的工作量,给护理人员更舒适的工作环境。智能输液监控界面如图 12-5 所示。

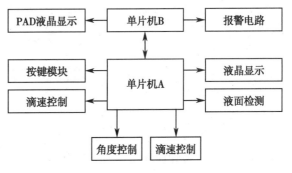

图 12-4　输液监控系统硬件结构框图

三、智能输液的关注要点

（一）患者角度

从患者角度来看智能输液带来的是安全感和舒适感;一方面护士通过系统生成了唯一关联的患者身份条形码及输液袋条形码,在输液及换瓶前都需用 PDA 扫描关联条形码核对,杜绝张冠李戴;一方面患者通过系统发送的求助信息会在电子呼叫屏及护士随身携带的 PDA 上显示,使护士及时响应;避免了患者时间呼叫后长时间无人响应导致的惊慌、害怕。

（二）护士角度

对输液护士而言智能输液带来的是操作的方便和效率的提升:

1. 护士可随时以扫描患者及输液袋条形码的方式获得患者、药物、位置等信息的状态,简化护士的核对环节,优化输液的工作流程。

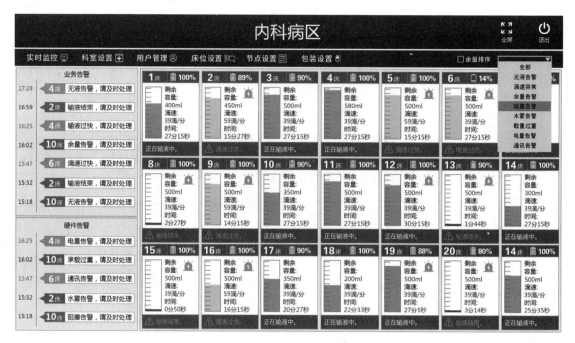

图 12-5 输液智能监控界面

2. 护士可以通过系统控制输液速度，并实时监控所负责区域的输液情况。合理安排工作，提升效率。

（三）管理角度

对管理者而言，智能输液系统的应用提升了科室效率、规避了传统输液过程中的安全隐患、避免了因输液产生的医患纠纷；PDA 的信号传输更是改善了以往输液室环境嘈杂形象，避免了人力资源的浪费。

第五节 智 能 药 柜

一、需求分析

（一）医院药品管理现状

目前国内大多数医院的药品管理仍然使用人工管理的方式，普通药品人工盘点核对，效期批号均为人工管理；手术室、病区毒麻药品均为手工核对，人工管理。这不但大大增加了药师、护士等医务人员的劳动强度，同时剥夺了很多本应用在患者身上的时间和精力，而且无形中增加了发生人工错误的可能性。药品在转运过程中缺乏全称追溯，科室备用药品使用开放式管理，无形中增加了用药风险。财务方面，由于医院仍然以中心库房的进销存管理为主，故会出现使用、需求和财务不同步的现象，无形中增加了库存风险。

（二）建设目标

1. 降低医院药品管理成本，药品结算点定义为终端设备的出药口，使用后计费，无须管理药品库存，智能设备内的药品库存全部交由供应商管理。

2. 通过移动查房、移动护理等工作，将护士的时间还给患者，提高护理管理质量，实现医院优质护理服务，助力智慧医院建设。

3. 实现药品分类管理、统一药品管理、建立信息采集共享机制等方式推进药品流通体制改革及药物政策体系的改革。

4. 通过智能识别技术、条形码技术、指纹识别技术进行智能取药、患者用药、核对异常时进行人工干预等方式降低用药错误的风险。

5. 实现药品全流程闭环管理,从医嘱开立、备药、患者用药等各个环节进行全流程信息可追溯,规范药品耗材管理流程,做到有据可依。

6. 通过科室备药,护士直接在药柜取药的方式减少护士去药房取药的频次,降低护士的取药成本,让护士更多的时间投入到照顾患者。

7. 通过病区智能药柜备药及取药实现由"人等药"向"药等人"的思维模式转变,为医院提升药品精细化管理水平做重要保障,最终达到建设智慧医院的目标。

二、智能药品管理流程

智能药品管理流程如图 12-6 所示。

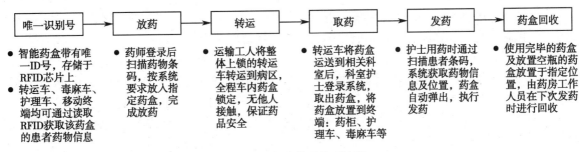

图 12-6　智能药品管理流程

1. 每天早上医生在查房过程时,打开移动医生工作站的 HIS,根据患者病情给开立医嘱。

2. 护士在护士工作站审核医生所开立的医嘱,医嘱审核完成后,医嘱同步到智能药品转运管理系统。

3. 药师根据临床医生开立的医嘱进行制订备药计划,进备药,配药。

4. 配药完成后,医生登录到转运车的智能药品转运管理系统,扫描药物条形码,智能转运车自动弹出药盒,药师将药品放入药盒,关闭药盒,系统自动记录执行记录。

5. 药品装备至转运车后,由转运工人将药品配送至病区,期间药盒全部锁定,转运工人无法取出任何药品。

6. 药品送至科室后,科室护士登录智能药品转运管理系统,该科室药品盒指示灯亮,药盒全部自动弹出,护士取出自己管辖范围内患者药品对应的药盒,然后插入移动护理工作站。

7. 护士将装载智能药盒的护理工作站推至病房,在患者床边扫描患者腕带,装载该患者药物对应最近执行医嘱的药盒弹出,护士取出药品给患者使用。

三、智能药柜的应用

(一) 病区的药品管理及床旁给药

智能病区分布式药品智能管理,分布在各临床科室病区的智能药柜,对药品耗材采用基数管理,与医院信息系统对接,获取医嘱等信息,及时将使用信息、盘点信息、补药信息等传给信息系统,系统自动记录所有操作流程,实现病区所有药品全闭环管理。

1. 业务流程如图 12-7 所示。

2. 长期医嘱管理　长期医嘱(由中心药房常规配送药品及 PIVAS 配送药品)管理:

(1) 中心药房直接从信息系统中获取患者长期医嘱信息,药师按医嘱将每个患者药品放入系统指定药盒,药盒信息及药品信息在系统自动更新。

(2) 转运人员将药盒插入智能转运系统并运用智能转运系统将药品直接送到指定科室。

(3) 科室护士取出药盒直接放入床边智能护理工作站,送到患者床边,扫描患者腕带,确认患者身份,该患者药品药盒自动解锁弹出,保证患者使用正确的药品。

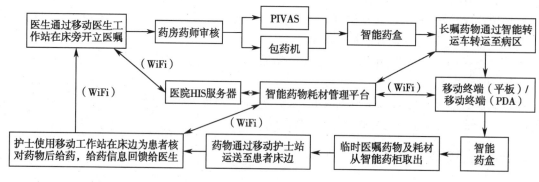

图 12-7　病区药品管理业务流程图

（4）整个环节仅有药师和科室护士有权限接触药品,操作按照系统指示,减少错误及纰漏,保证药品安全,整个流程操作全程记录并实时共享,随时追溯及反馈。

3. 临时医嘱管理

（1）分布在各临床科室病区的智能药柜,对药品采用基数管理,与医院信息系统对接,获取医嘱等信息,及时将使用信息、盘点信息、补药信息等传给信息系统,系统自动记录所有操作流程。

（2）医生开立医嘱审核后护士直接登录智能药物管理柜,按患者医嘱取药,系统自动核对医嘱药品信息,并进行效期及批号管理,确认取药信息准确,确认后打印药品条形码。

（3）护士配液后粘贴药品条形码,扫描条形码,与床边护理工作站上的智能药盒自动绑定,将药品放置入床边智能护理工作站,送到患者床边,扫描患者腕带,确认患者身份,该患者药品药盒自动解锁弹出,保证在正确的时间将正确的药品给正确的患者。

（4）智能药柜系统定期进行自动盘点,自动生成补药单,药师可定期前往科室对药品进行核查,补药和监管。

（5）同时药品的全部使用信息均同步至医院服务器,医院管理人员可通过终端随时查询相关信息,根据不同的权限查看不同信息,及时掌握药品供应、科室使用及库存情况。

（二）手术室的毒麻药品管理

1. 概述　智能毒麻药管理系统及分布在各手术室及手术间智能药品管控柜,如图 12-8 所示,连接医院信息系统,通过信息化手段管理病区用药的管理模式。

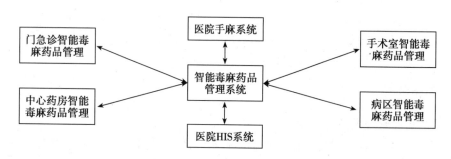

图 12-8　全院级毒麻药品全闭环管理

这种模式能很大程度上优化病区和手术室的医护专业人员用于病区药品的申领、补充、上架、盘点和记录等药品管理工作,使得医护人员有更多的时间专注于临床患者的治疗效果。目前,大约90%的美国医疗机构均采用了智能毒麻车的管理模式来管理手术室药品的存储、取用和申领、补充。这种理念的根本思路是将药房直接延伸至手术室及手术间、门急诊药房、中心药房等;用智能化的设备终端管理和记录每个手术间的终端用药及毒麻药品智能管理,实现全程药品流通和应用的监管,直接关注到患者的用药安全。对毒麻药品进行系统的严格管控,严格执行"五专管理",保证手术室药品管理规范,降低药品管理风险。

2. 业务流程　手术室毒麻药品管理业务流程如图12-9所示。

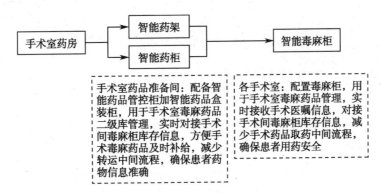

图 12-9　手术室毒麻药品管理业务流程图

（1）对接手麻系统，获取手术排期，手术信息及患者信息。

（2）药房直接将麻醉药物按基数进行备药在分布手术间的毒麻柜，平时可由麻醉护士进行巡查和核对。

（3）手术时医生指纹或密码登录后，选择患者，选择需要取出的药物及数量，系统根据权限打开相应的抽屉及药盒，可根据医院需求实行是否双人核对。

（4）医生取药后系统自动识别医生所取药物类型及数量，如有不符合，立即提醒。

（5）医生确认后自动打印红黄处方，系统计费。

（6）系统自动提醒用户进行空安瓿回收。

（7）系统自动对药物进行盘点，并定期生成盘点单，麻醉护士巡查。

药物库存低于警戒线，系统自动提醒药房补药。

（黄东瑾　贺嘉嘉　李铁　费诚　孙靖宇）

参 考 文 献

［1］国家卫生部.中国护理事业发展规划纲要（2011-2015年）.

［2］国家卫生和计划生育委员会.全国护理事业发展规划（2016-2020年）.

［3］国家卫生健康委员会.《全国医院信息化建设标准与规范（试行）》.

［4］刘敏.门诊采血纠纷原因分析与对策［J］.现代医药卫生，2017，33（04）：634-636.

［5］王凤学.标准化智能化临床实验室信息系统的建设［A］.中华医学会，中华医学会检验分会.

［6］曹世华，金瓯，章笠中.国内移动门诊输液系统的研究进展与应用［J］.杭州师范大学学报（自然科学版），2010，9（05）：396-400.

［7］李临英，李忠臣，左彦珍，等.243例门诊静脉采血患者相关知识认知现状及需求调查［J］.护理学报，2012，19（03）：12-14.

［8］陆建国.基于单片机的液位控制与报警系统的设计［J］.安徽农业科学，2010，38（36）：583-586.

［9］张艳.我国护理学学科体系构建与发展策略研究［D］.第二军医大学，2013.

［10］勾成俊，于士坤，彭逢安，等.基于物联网的智能护理信息系统研制与护士满意度调查［J］.分子影像学杂志，2015，38（2）：158-161.

［11］朱玲.智能护理在医院护理服务中的应用前景展望［J］.实用临床医药杂志，2015，19（24）：208-209.

［12］李春娥.护士言行对病人情绪影响的调查分析［J］.全科护理，2006，4（30）：7.

［13］刘敏.门诊采血纠纷原因分析与对策［J］.现代医药卫生，2017，33（4）：634-636.

［14］邵文利，徐艳，田原，等.静脉输液药液准备及输液过程安全隐患分析［J］.护理管理杂志，2010，10（10）：753-754.

［15］石兰萍.智能化护理电子病历的临床应用探讨［J］.中国护理管理，2012，12（10）：11-12.

第十三章　移　动　护　理

近年来,护理信息化建设已获得长足发展,为护理人员带来了更安全、便捷、全面的病区管理模式,初步实现了把时间还给护士、把护士还给患者。然而,随着国家政策的不断深入、医疗服务需求的进一步释放,移动护理的完善还面对着诸多挑战,以下将从移动护理的应用现状、发展思路、主要应用、硬件建设以及智能化发展展望这几方面进行详细阐述。

第一节　移动护理应用概述

一、概述

随着社会对医疗质量、工作效率和服务水平的要求越来越高,国内医疗市场竞争日趋激烈。医院信息系统(HIS)的建设与实施虽在一定程度整合了医院的信息资源,但随着临床数据类别的日益增加和数量的不断积累,如何及时有效地利用临床数据更好地服务医务工作者越来越受到医疗行业的关注。

从国际医院信息化发展趋势来看,移动化和条形码化正成为各国护理应用的热点。移动化是指利用移动计算技术,医护人员可以随时随地取得和使用数据。条形码化是指通过条形码技术识别患者、药品和标本等。国际上,很多医院都已利用专业 PDA 和识别技术,高效进行医嘱执行、体征采集、护理评估等临床护理作业,实现护理业务的智能化及护理管理的数字化,进一步提高作业效率、提升服务质量及保障医疗安全。

二、定义

2018 年,国家卫生健康委员会发布的《全国医院信息化建设标准与规范(试行)》对移动护理作出了如下定义:"通过移动终端实现临床护理移动化,实现护理服务从计划、执行、跟踪到结束的全过程监督管理"。该文件将移动护理功能规范为 21 项(图 13-1),要求二级医院具备其中 12 项功能、三级乙等医院具备 15 项功能、三级甲等医院具备 18 项功能。移动护理系统与医院常用的 HIS、LIS、PACS、EMR 一样,成为我国二、三级医院信息系统中不可或缺的部分。

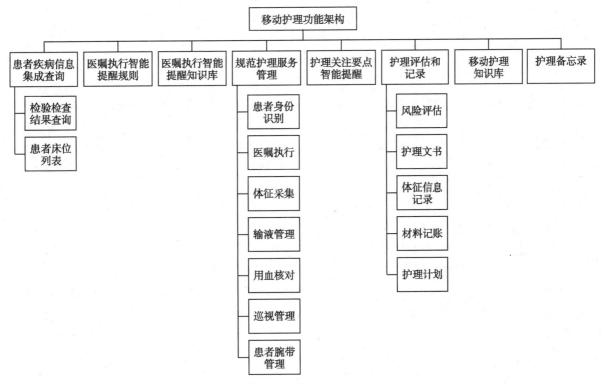

图 13-1　移动护理功能架构

三、功能

2017 年,国家卫生计生委办公厅发布的《医院信息化建设应用技术指引(试行)》中提出移动护理系统需具备的 10 项功能:

1. 患者疾病信息集成查询　支持移动智能终端调阅患者基本信息、疾病信息和检验检查结果等信息。

2. 医嘱执行智能提醒规则　根据医嘱闭环管理流程要求,按照关键节点制定医嘱执行提醒规则。

3. 医嘱执行智能提醒知识库　根据医嘱执行全流程关键要素,制定相关提醒知识规则。

4. 规范护理服务　支持患者管理、身份识别、医嘱执行、用药核对、体征采集等护理服务。

5. 护理关注要点智能提醒　通过消息机制将患者的陪护关注要点信息及时提醒护士。

6. 护理评估和记录　支持风险评估、护理文书、体征信息记录、材料记账、护理计划等,具备护理服务从计划、执行、跟踪到结束的全过程监督管理,支持护理计划自动生成。

7. 移动护理知识库。

8. 条形码、二维码、RFID 识别等技术　支持用药、输血、巡视、检验标本采集等安全核对。

9. 护理备忘录入　可以录入护理工作备忘信息,支持手动设置事件提醒,可选用键盘输入、语音、音频、图片等方式。

10. 统计分析查询　支持对病区的医嘱闭环执行、护理计划、患者风险评估、体征等信息的统计查询。

2018 年的《全国医院信息化建设标准与规范(试行)》中,将上述 10 项功能进一步细化为 21 项。患者床位列表、患者腕带管理、患者身份识别、医嘱执行、输液管理、用血核对、体征采集记录、巡视管理、风险评估、护理评估和记录、护理备忘录、患者疾病信息集成查询、检验检查结果查询、材料记账、医嘱执行智能提醒规则、护理关注要点智能提醒、规范护理服务管理、护理计划、护理文书、医嘱执行智能提醒知识库、移动护理知识库等 21 项功能。

第二节 移动护理的应用现状与发展思路

一、应用现状

目前,我国使用移动护理信息系统医院已经超过800家,正覆盖越来越多的业务场景。相关系统以移动计算及条形码识别技术为基础,从护理业务流程的角度出发,围绕患者护理和服务,对护理工作进行优化、整合,实现护理服务从计划、执行、跟踪到结束的全过程管理。护士通过随身携带的移动智能终端(PDA、平板电脑等)在床旁完成患者身份识别、用药医嘱执行、生命体征采集、标本采集、输血、健康宣教等护理工作。通过移动护理系统采集的数据实时同步到文书系统,自动生成相应的文书记录,实现护理文书书写规范化、电子化,在减轻护理人员工作压力的同时,有效降低医疗事故发生率,同时提升患者的满意度和就医体验。

尽管我国移动护理建设取得了长足进步,但仍存在不少问题:

(一) 信息集中度受限

患者病情、诊疗计划及护理任务等方面常常涉及多方协同,正确的情况能否被正确的人员及时知晓并响应直接关系到患者安危、体现医院医疗水平。很多医院虽然实施了不少护理相关的信息系统,但是由于系统融合度较低,各类数据、信息难以实时共享、交互,无法实现一次采集、多次使用,这给护理计划制定、医嘱处理、护理交班、护理风险防范等各类临床护理工作带来不便。

(二) 闭环程度较低

由于系统本身业务的覆盖面较窄、系统间互联互通程度不高、技术缺乏等原因,医院难以进行医嘱全生命周期闭环管理,难以实现医疗行为的全程可及、可视、可控和护士行为的可追溯、可量化。护理管理人员也因此缺乏提高服务效率、推进优质护理、保障护理安全的有力抓手。

(三) 智能化程度低

由于缺乏对护理系统应用的深入理解,很多移动护理系统在创新业务模式、优化护理流程、智能引导提醒、智能辅助决策等方面需进一步完善,护理人员往往需要凭借自身的知识和经验完成临床工作,护理管理也易受到经验式管理的掣肘。

二、发展思路

根据《全国医院信息化建设标准与规范(试行)》以及《医院信息平台应用功能指引》,移动护理的建设愿景,应当是通过实现临床护理移动化,实现护理服务从计划、执行、跟踪到结束的全过程监督管理,简化护理记录,降低护士工作强度,提升护理工作效率和质量。这意味着,未来的移动护理建设应转变过去那种把护士人工操作数字化作为核心内容的建设思路,而把集成化信息展示、精细化闭环管理、智能化任务提醒、智能化辅助决策以及全面化系统对接作为移动护理的建设发展的目标,通过易用的、可依赖的系统设计让护理人员高效利用信息资源、提高病区管理水平。

(一) 集成化信息展示

《全国医院信息化建设标准与规范(试行)》在"护理业务"的"护理记录"指标中提到,三级甲等医院需提供"基本信息、检查检验信息、医嘱信息、临床护理知识库4项信息共享服务"。在移动设备上集成这些关键临床信息,不仅能够省去护理人员反复往返于病床和护士站的多余步骤,将更多时间用于对患者的护理,还可以推动医院无纸化、无胶片和无线网络化的建设,实现"最后十米"的信息化延伸。

(二) 精细化闭环管理

闭环管理无论是从国际各类评审标准,还是医院自身管理规范,都具有重要的实践意义与应用价值。闭环管理旨在让护理工作涉及的各个场景、流程、环节都可控、可视、可追溯,通过闭环的形式保障各个业务环节有据可依、有记录可查。由于不同业务场景的应用流程、业务逻辑、规则规范等方面存在差异,进行移动护理信息系统建设时,需从医院实际的业务场景出发,为护士及护理管理人员提供精细化闭环管理的最有效途径。

(三) 智能化任务提醒

由于临床护理工作较为复杂、繁重,为保证执行的全面性、准确性和及时性,护士需要在移动应用场景中实时查看了解全科室或者自身工作的待做内容。智能化的任务提醒根据患者的护理等级、危重状态、发热及手术等具体情况,结合医院规定和医嘱内容,由系统自动动态计算患者需要体征测量、风险评估、文书记录等方面的时间点,并进行相应的智能提醒。

(四) 智能化辅助决策

由于医嘱执行智能提醒知识库等相关决策辅助系统的缺失,护理人员往往需要凭借自身的记忆和经验完成临床工作。然而,由于护理工作是一种知识密集型的处理过程,护理人员常常面临知识获取、更新的诸多压力,同时,不同年资的护士对护理知识的积累可能存在较大差异,这就需要智能化辅助决策系统为护理人员提供决策支持,以实现同质化护理。

(五) 全面化系统对接

作为临床护理数据中心的重要数据源,具有良好系统对接能力的移动护理信息系统能够带来1+1>2的建设效果。例如,移动护理信息系统与护理文书系统对接,实时同步、共享临床数据,可高效生成文书表单,显著提高护理文书的书写效率和书写质量。再如,移动护理信息系统与护士站公告系统对接,可以实时展示各类患者动态以及各类护理任务进度,通过多端协同实现护理业务的全过程监督管理。

第三节　移动护理信息系统的应用

一、移动护理信息系统的主要应用场景

当前,我国移动护理建设主要涉及以下应用场景:患者床旁、护士站和护理管理部门。

(一) 患者床旁

实现在病区患者床旁获取患者生命体征、检查检验结果等各类信息并自动同步到相关系统,同时可以在床旁对患者医嘱执行等操作时进行核对。

(二) 护士站

向护理人员提供患者的各项信息的调阅记录及相关文书归档等服务,床旁采集的数据实时同步到相关系统,避免数据转抄带来的错误。同时,在护士站配备打印机等设备,实现瓶签、输液巡视卡、腕带等的打印。瓶签、腕带等条形码中包含患者相关信息,通过扫描即可获取相关信息,保证各项护理操作时信息核对的准确与给药安全。

(三) 护理管理部门

支持现场的拍照跟踪检查,为开展优质护理提供数据分析与支持,通过持续的过程循环,提高护理管理水平。

由于应用场景广泛,建设一套完善的移动护理系统,需要从整体上统筹规划、有的放矢,以广泛应用服务于临床护理工作,打造护理业务的全面闭环。

二、移动护理信息系统的主要功能

(一) 信息查询

完善的移动护理系统应实现集成化的信息展示,以减轻护理人员的信息获取压力。根据临床业务需求,移动护理系统主要涉及下列三个方面的信息集成展示应用(表13-1)。

表 13-1 移动护理的信息集成展示应用

展 示 应 用	应 用 功 能
患者信息集成展示	为使护士快速掌握患者各类关键信息,患者信息集成展示需要将护士最关注的信息进行清晰的集中展示,如护理级别、过敏信息、手术信息、生命体征、风险评估、检查检验结果(尤其是危急值)等,减少护理人员多次启动不同系统的重复操作
医嘱信息集成展示	为使护士更快捷地掌握医嘱情况,以便及时进行医嘱执行,医嘱信息集成展示需要支持按医嘱时间、医嘱类型、执行途径、执行状态等条件进行综合信息查询展示,已执行的医嘱可展示医嘱执行时间、执行护士等执行信息
临床护理知识库集成	前文提到,当缺乏信息化支持手段时,护理同质化难以保证,临床护理知识库的建设可以帮助临床护理人员在医疗工作中实时获取相关信息以及临床决策支持,从而降低医疗差错率

随着技术的不断进步,通过护理知识一站式集成以及数据挖掘等新技术的普及,临床护理知识库可以使护士快速获得与患者相关的护理评估、护理诊断、护理措施、护理结局相关丰富知识资源,从而依据护理路径的规范过程,积极帮助护士明确操作规范、用药规范、健康教育知识、应急处理流程等,合理规划、执行整体护理程序。

值得注意的是,不同医疗机构在护理研究上往往存在差异,同一医疗机构的知识储备也会面临不断更新完善的需要,所以在知识库应用中,要不断交流学习、相互借鉴,拓展业务知识、丰富知识结构、完善逻辑规则,通过持续循环建设,保证知识库与时俱进、与临床接轨,从而为临床应用提供及时、有效的支持。

（二）信息核对

最新发布的《全国医院信息化建设标准与规范(试行)》不论对于三级还是二级医院,都提出医嘱执行需"支持条形码、二维码、RFID 3 种识别方式"其中的一种。对患者身份、医嘱信息和护士身份的精准识别是移动护理信息系统保障医疗安全的关键,护士通过简单的双向扫描核对取代人工的三查七对,保障患者用药、检查检验、生命体征采集等众多业务操作的安全。目前,我国的智能化扫描核对技术已经较为成熟,可以实现便捷化的扫描识别以及智能化的异常提醒,从而有效减轻护理人员核对压力,保障患者安全。

（三）体征采集

在传统的体征采集模式下,护士采集患者体征时,需要将患者的体征信息记录到纸上,然后再转抄到病历中,工作量大且易发生错误。移动护理系统的建设可以让错误率大大降低。不仅如此,智能化的体征采集应用还可以减轻护士的决策压力,防止漏测误测。在体征采集方面,理想的移动护理系统应具备以下三类功能:

1. 批量体征采集 移动设备智能动态显示全科室待测量体征的患者列表,根据患者的体征采集相关情况(如医嘱、护理等级、病情状态、是否高热、手术后天数等),结合医院相关规定,由系统自动提供待完成的体征测量任务计划列表。

2. 单患者生命体征采集 系统需支持在移动设备上记录患者的体温、脉搏、呼吸、降温后体温、大便次数等体征信息。支持患者体征测量信息新增、修改、删除和查看。系统需区分不同类型患者的体征采集,如对于危重患者,还可以记录瞳孔、出入量、管道护理等详细信息,对于新生儿,则采集针对新生儿的生命体征信息。

3. 秒表 系统需提供秒表功能,以支持脉搏测量等操作。

值得一提的是,移动护理系统的体征采集功能在急救方面有着不容忽视的作用,可以应用于医院急救室以及救护车,其中后者是前者的扩展。目前,国内很多医院已经越来越重视急诊处置、ICU 观察之前的院前急救阶段,在该阶段第一时间掌握患者病情、采取正确的、有针对性的处理措施往往能够提高急救质量及效率。

具体而言,通过移动护理系统的体征采集功能,护理人员能够在急救车上就将患者的体征数据实时发送到急救室,急救室医生可以实时监控到急救车上患者的相关信息,必要时通过远程会诊等手段实时指导急救工作,为患者到达医院后的抢救争取宝贵时间。

(四)评估分诊

1. 入院评估 护士登录移动护理系统后,即可查看待入院评估的患者列表,随后对患者进行入院评估。系统需显示患者入院时的基本情况,包括个人基本资料、生命体征、护理体检、风险评估等信息,可以进行同步体温单首条的体征记录,不需要重复录入,同时把评估结果的类型、分值、护理措施同步到护理记录单。

2. 风险评估 系统需包含跌倒坠床评估、压疮评估、疼痛评估、滑脱评估、自理能力评估等评估类别,不仅支持记录和显示评估结果,还需自动计算分值,提示护理措施。对于需反复执行的风险评估,系统支持将不同评估单的不同风险等级对应不同的提醒间隔,从而在合适的时间提示正确的待评估任务。

3. 预检分诊 急诊收治的第一步是预检分诊,护理人员需要在短时间内结合各类专科的危重评分以及患者的生命体征参数进行评估,根据评估结果划分疾病的轻重缓急,形成初步诊断并确定患者的收治去向。其中,接诊护士一般只进行基本评估,患者进入诊区后则由专科护士做进一步评估,他们往往需要根据患者的病情对他们进行 REMS(快速急诊内科评分)、EWS(早期预警评分)、MEWS(改良早期预警评分)、SIRS(全身炎症反应综合征评分)、SCS(简单临床评分)、MEES(美因兹紧急评估评分)、GCS(格拉斯哥昏迷评分)等各类评估工作,从而在早期发现潜在危重患者、预测其死亡危险性、完成对患者去向的分拣、实现安全转运。移动护理系统的应用可以帮助护理人员快速、准确评估并将评估内容与医生实时共享,而移动护理知识库的应用还可以将相关规则固化,通过自动生成智能建议帮助医院打造同质化的预检分诊。

(五)健康教育

在传统模式下,健康教育的方式主要为一对一和一对多两种方式,包括口头讲解和书面教育两种形式。每位护士健康教育知识水平能力的不同往往会导致患者健康教育缺乏同质性,整个健康教育的体系也缺乏一定的系统完整性。

有研究显示,患者参与可以带来更好的效果、更佳的体验、更低的成本。因此,目前越来越多的医疗机构有重视并支持患者参与到医疗过程中的文化习惯,让患者有足够的知识、能力以及意愿参与到自己的健康管理和疾病治疗的过程中,通过与医疗服务提供者进行积极的合作,共同管控治疗康复过程,最终得到良好的治疗康复效果。

在这一背景下,移动护理相关系统不仅需要显示健康教育任务、支持查看健康教育记录,还需要支持患者在入院时,扫描护士移动设备上的二维码进行微信关注,关注后的患者进行健康教育时,系统可以根据科室维护的教育内容,将信息推送到患者微信,实现按照各种病种进行宣教。如果医院可以提供药品说明书,系统需支持将药品说明书维护到系统中,方便护士使用移动设备对患者进行药品说明、配伍禁忌等健康教育。

(六)护理计划

在护理评估后,系统需智能化地提示护理措施,由于临床业务的复杂性,推理引擎难以完全代替人工判断。因此,理想化的移动护理系统需要支持自动推荐护理措施,随后通过护理人员的人工判断、手动选择形成护理计划。系统需支持执行频率、执行次数的便捷设置,以便护理人员灵活选择护理措施,快速适应患者病情的动态变化,实现护理计划的及时更新。护理计划相关流程见图13-2。

(七)床旁执行

护理人员制订完护理计划,到了合适的时间点,就需要在床旁进行医嘱、护嘱的执行。有了移动护理系统,护理人员不仅可以在执行的各个环节中省去人工操作的麻烦及不确定性,更可以进行实时跟踪,实现闭环管理。例如,系统可以实现医嘱信息的智能拆分,以便护士按时执行护理任务。再如,系统可以实现执行情况的实时、准确记录,让每条医嘱与其实际执行人、执行时间、执行方式等具体情况形成一对一的对应关系,避免护士事后补记护理记录及签名,护理人员通过执行状态的筛选即可轻松了解执行细节。

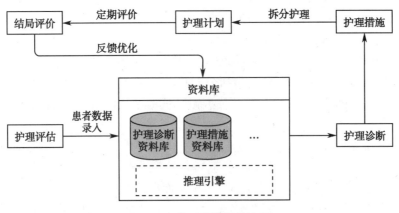

图 13-2　护理计划相关流程

以下通过四个实际的业务场景对床旁执行中的闭环管理的应用进行说明。

1. 手术转运闭环管理　传统的手术转运工作涉及转运交接单信息的多次填写,易出错且工作量大。同时,由于转运环节缺乏管理,需要人为告知工勤转运任务,导致转运时间较长。手术转运闭环管理在移动终端上提供转运任务的实时提醒,方便护士通过扫描完成交接内容双核对,实时追踪各个环节交接细节。同时,手术转运闭环管理通过术前术后评估,便于护士及时掌握患者前后交接状况。手术转运闭环管理流程如图 13-3 所示。

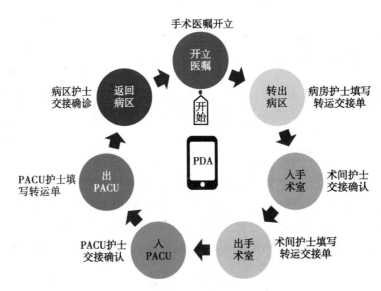

图 13-3　手术转运闭环管理流程示意图

2. 皮试医嘱闭环管理　传统的皮试医嘱执行需多次双人核对,护士需通过电话、人工传达医生皮试结果,工作繁琐、易出差错。皮试医嘱闭环管理对护士进行皮试医嘱执行时间的智能化提醒,通过扫描双核对确保患者安全,并将皮试结果自动写入体温单中,优化皮试流程、确保全程可追溯。皮试医嘱闭环管理流程如图 13-4 所示。

3. 标本采集闭环管理　传统的标本采集工作往往存在以下问题:采集顺序、摇匀次数等不规范难记忆、易混淆;由于人为催促、电话联系,工勤送检环节易出现管理漏洞;由于送检环节无记录,护士难以了解送检状态。标本采集闭环管理在移动终端上展示规范的试管采集顺序,工勤人员通过扫描进行取样,护士可随时查看、跟踪送检状态。等待超时时,护士还可以收到提醒。标本采集闭环管理流程如图13-5 所示。

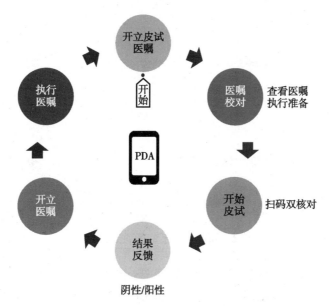

图 13-4　皮试医嘱闭环管理流程示意图

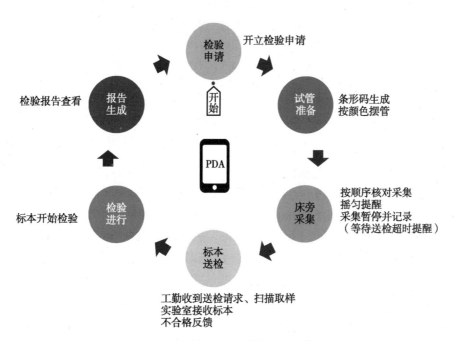

图 13-5　标本采集闭环管理流程示意图

4. 母乳喂养闭环管理　传统的母乳喂养工作往往存在以下问题：护士操作和签字以手工为主，工作量大，且难以确保信息操作的正确性与准确性；转运环节由于缺乏管理，容易发生漏转、错转现象，且难以追踪。母乳喂养闭环管理通过母乳取放的智能核对，确保母乳的有效性及准确性；通过移动终端扫描身份核对，确保医嘱执行的准确性；通过转运任务的智能提醒，让护士及时掌握转运任务；通过母乳核对提醒，确保母乳质量的安全性；通过全流程记录，规范执行护士的护理行为，确保全程可视、可控。母乳喂养闭环管理流程如图 13-6 所示。

（八）护理记录

原卫生部于 2010 年 1 月在全国卫生系统启动了"优质护理服务示范工程"，核心是把护士还给患者，把时间还给护士，使护士从繁重的非护理工作中解脱出来，其中明确指出"医院要取消不必要的护理书写，合理简化护理文书书写，推行表格化护理记录，使护士有更多的时间直接服务于患者"。同期发布的"优质护理服务示范工程"活动方案也指出:"鼓励医院结合实际,采用表格化护理文书,临床护士每天书写文书时间原则上不得超过半小时"。

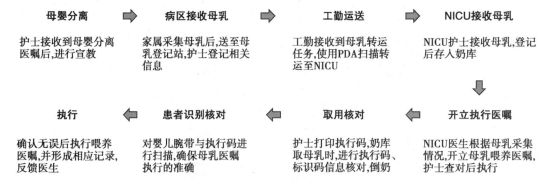

图 13-6　母乳喂养闭环管理流程示意图

然而,由于我国护士配置不足,传统手工书写护理文书的方式为护理人员带来了巨大的工作压力。有调查显示,护理记录书写时间占全部护理时间的 12.3% ~ 35.0%,约 1.3 小时/天/名护士用于护理记录的书写,严重影响了护理人员用于直接护理患者的时间。所以,减少护理文书的书写时间势在必行。

移动护理系统建设对医院的最大价值之一,就在于护理记录的便捷化、精准化。通过与 PC 端护理、医生各类相关系统进行数据共享,移动终端上与生命体征记录、护理评估记录、医嘱护嘱执行记录等相关的都能够同步自动同步至 PC 端的各类护理记录单中,实现数据的一次采集、多次使用。例如,当护理人员在患者床旁完成数据采集(如患者体温、呼吸、脉搏数据等)的同时,PC 端护理系统可以实时完成相应护理文书的填写工作(如自动描点、生成体温单),在避免转抄录入错误风险的同时,极大地提高护士护理文书的书写效率。

(九) 门急诊输液

在医院日常活动中,门急诊输液是一个重要而复杂的组成部分。一方面,医院门急诊输液室的患者涉及面广,流动性大,管理难度高。在输液治疗过程中,如果操作不规范,患者核实错误导致输液错误,或是出现不能及时处理患者呼叫等情况,就容易引发各种护患矛盾。另一方面,门急诊输液室本身业务繁忙琐碎,工作量大,使得业务活动存在诸多复杂因素,比如药品种类繁多、药名更改频繁、护士对新药品不够了解等,这些复杂因素都增加了门急诊输液的不安全性。在此背景下,国内很多医院已经选择利用移动门急诊输液系统来输液工作更加高效、改善输液环境与输液秩序、尽可能消除各类不安全隐患。

一般来说,门急诊输液系统需要支持如下流程:生成患者和输液袋条形码标签→护士对输液患者及药物的条形码核对→护士应答患者无线呼叫→输液后患者身份的再次条形码核对。具体而言,输液前,护士需要根据患者身份查询患者输液信息,并在 PC 上打印附带条形码的双联输液标签,使患者身份与药物产生唯一关联标识。在患者接受输液或换瓶前,护士使用手持终端进行条形码扫描以匹配患者身份及药物,实现快速而准确的识别。输液中,护士可以在任何地点通过无线终端以及 PDA 接收或响应患者的呼叫。当患者结束输液后,再次扫描核对患者身份条形码,确保输液正常完成。

(十) 留观护理

目前,国内护理信息系统在住院病区管理的应用较为普遍,而在急诊科的应用还处于初步阶段。急诊的特点是急、快、杂,一方面,患者流动量大,一般在急诊科接受紧急处理后 2 ~ 3 天内就会送至专业科室进行治疗;另一方面,患者种类多,涵盖了内科、外科、妇科等。留观护理作为急诊工作的重要一环,尤其需要通过移动护理系统来提高效率及质量。

留观护理与住院护理有很多相似之处,如都需要进行健康宣教、护理交班、医嘱执行、护理记录、病房巡视等工作,这些业务通过前面提到的信息查询、信息核对、体征采集、健康教育、床旁执行、护理记录等功能都可以完成。考虑到留观护理急、快、杂的业务特殊性,笔者认为相关系统还需要加强对于护护合作、医护合作、传染病上报的支持。首先,通过护护合作,护理人员可以树立团队合作观念并根据其工作量记录得到一定的经济奖励。其次,通过医护合作,护理人员可以更及时地将关键信息反映给医生。最后,通过传染病上报,护理人员可以及时进行患者隔离,在第一时间保障病区安全。

三、移动护理信息系统的应用价值

（一）对护理人员

1. 创新工作模式,变被动为主动。
2. 减轻临床护理人员的信息压力,随时随地获取最关注的信息。
3. 为临床护理人员提供辅助决策,实现同质化护理。
4. 提高护理人员工作效率。
5. 提升医疗质量与医疗安全。

（二）对患者

1. 获取更优质的服务。
2. 增加护患沟通渠道及沟通时间,打造和谐病区。

（三）对管理者

用数据辅助护理管理,提升组织管理效率及精确性。

第四节　移动护理的硬件建设

在院内移动系统的建设过程中,没有良好设计的硬件,软件功能的实现往往会大打折扣。而良好的设计,必须根植于对院内业务特殊性的深入理解。以下介绍移动护理对无线网络和 PDA 设备的要求。

一、无线网络的建设

在日常工作中,护理人员需要进行信息查询、信息核对、体征采集、评估分诊、健康教育、护理计划、床旁执行、护理记录、门急诊输液等各类业务。在未建设无线网络时,护理人员只能通过放置在固定位置的计算机上完成相关业务,造成患者信息无法实时调取、5R(正确的时间、正确的剂量、正确的药物、正确的给药途径、正确的患者)难以得到保证、临床作业无法及时记录等各种弊端,最终导致闭环管理的缺失。而无线局域网(WLAN)技术以其终端可移动性、接入灵活方便等特点可以彻底打破这些局限性,使医院更加有效地提高护理人员的工作效率和工作质量,让护士可以有更多时间、精力投入到对患者的护理工作中。

一方面,对于无线网络设备在工作时是否对医疗设备和患者(特别内置心脏起搏器的患者)存在辐射和干扰等问题,国内不少医院始终心存疑虑;另一方面,通信终端的移动性对于医疗行业是非常重要的。由于工作需要,护理人员经常处于移动状态,只有在医院内任何地方随时收到患者的呼叫和病况信息,才能够更好地实现"以患者为中心"的随身医疗服务的理念。WLAN 技术是满足医疗移动通讯需求的首选技术,但是医护人员在移动过程中是否会出现通信掉线现象,无线局域网的传输稳定性、网络安全性等因素成为医院所关注的内容。

因此,适用于院内移动护理系统建设的无线网络需要满足以下条件:

（一）信号损耗小

在规划 WLAN 网络时,首先考虑到的是满足 AP 跟无线网卡信号的交互,以及用户可有效的接入网络。系统的覆盖规划应主要考虑为保证 AP 无线信号的有效覆盖,对 AP 天线进行选址与相关配置。在选择 AP 摆放位置的时候,需遵循以下几个原则:

1. 保持信号穿过墙壁和天花板的数量最小　WLAN 信号能够穿透墙壁和天花板,然而,信号的穿透损耗较大。应放置 AP 与计算机于合适的位置,使墙壁和天花板阻碍信号的路径最短,损耗最小,AP 吸顶安装信号效果最佳。

2. 考虑 AP 和覆盖区域之间直线连接　注意 AP 的放置位置,要尽量使信号能够垂直的穿过墙壁或天花板。

3. AP 安装位置需远离电子设备,避免覆盖区域内放置微波炉、无线摄像头、无绳电话等电子设备。

（二） 容量规划合理

对于移动护理系统来说,在病区中,用户对信号质量和用户带宽要求较高,应首先从满足容量需求出发,确定 AP 数量。容量规划步骤如下:

1. 明确移动终端用户数量及用户并发率,在移动办公场景,用户并发率按照 100% 考虑。

2. 根据业务带宽需求和终端类型,选择 AP 类型,明确单个 AP 可提供的并发用户接入数(AP 数量＝用户数×用户并发率/单 AP 并发接入用户数)。

3. 在无线控制器和出口均进行合理限速,避免一些应用软件对网络的全带宽占用。

（三） 容错能力强

网络系统必须具有一定的容错能力,保障在意外情况下不中断用户的正常工作。可靠性也是通过设备可靠性和技术措施两个层次来解决。网络的可靠性将通过选择能可靠运行的网络结构、选择可靠的网络和硬件设备,以及选择可靠的网络操作系统和信息应用系统来体现。通过一定的技术措施来保证网络的可靠性。如采用双交换机热备技术,采用部件及链路冗余技术等。通过这些措施使得网络即使出现某些故障仍能正常运行,具有高 MTBF(平均无故障时间)和低 MTBR(平均故障率)。

（四） 漫游时延小

用户在部署了 WLAN 网络的场所移动时,终端应当可以从一个 AP 的覆盖范围移动到另一个 AP 的覆盖范围,用户无须重新登录和认证,保证业务在不同的漫游情况下平滑过渡。

（五） 信号干扰小

WLAN 网络中,AP 的工作状态会受到周围环境的影响。例如,当相邻 AP 的工作信道存在重叠频段时,某个 AP 的功率过大会对相邻 AP 造成信号干扰。通过射频调优功能,动态调整 AP 的信道和功率,可以使各 AP(同一 AC 管理的 AP)的信道和功率保持相对平衡,保证 AP 工作在一个最佳状态。

（六） 负载均衡强大

负载均衡功能可以实现在 WLAN 网络中平衡 AP 的负载,充分地保证每个 STA 的带宽。负载均衡适用于高密度无线网络环境中,用来有效保证 STA 的合理接入。通过负载均衡,限制新关联用户接入到重负荷 AP,从而减轻其负担。

（七） 网络资源分配合理

WLAN 网络中的流量除了普通的数据,还包括延时性要求较高的多媒体数据。因此,医院需要根据各种业务的特点来对网络资源进行合理的规划和分配,从而高效利用网络资源。一方面,通过流量监管,限制用户的发送速率,有效避免因为网络拥塞导致的数据丢包;另一方面,可以提高网络带宽的利用率:通过优先级映射,让高优先级数据优先进行传输。

（八） 安全性强

无线网络的建设需要保障网络设备的正常运行和传输信息的保密性、完整性。网络安全的实施涉及网络设计、网络维护的各方面,并且是一个动态的、不断完善的过程。在网络设计中,医院需要通过加强内部访问控制和外部访问控制两方面来保证网络和信息安全。一般来说,通过采取一定的 WLAN 安全技术,医院可以保护合法用户接入 AP、对用户的数据进行加密、监测和防御非法用户和 AP、隔离用户互通、对用户集中管理并保证无线信道的资源。以下是笔者了解的一些安全防护手段:

1. 检查和防御非法用户或 AP 入侵的机制　入侵检测技术是指无线网络设备启用监听功能,随时监听周围的非法无线设备,并上报无线控制器,拒绝非法无线设备接入到医院无线网络,并将其加入黑名单,必要时对其发起报文攻击,直至其不能工作。无线入侵检测技术的采用可彻底杜绝非法无线设备恶意接入医院网络窃取资料的行为,从而确保了患者信息的安全。

2. 针对无线用户的安全策略机制　此类安全策略机制包括链路认证、用户接入认证和数据加密等。拥有合法身份的医院用户需要被验证用户名、密码等信息,才能够被分配对应的网络访问权限,避免出现用户越权访问的情况。

3. 通过 STA 黑白名单,控制无线用户的接入　只有合法的人使用满足安全策略要求的终端设备才能访问医院资源,从而使医院患者信息不被泄露,保证患者隐私。

(九) 可管理性强

网络设计在日后的维护中,能够满足统一、集中管理的需求,使系统处于有效的监控之下,以最少的人力资源保证网络的日常维护。网络管理员能够在不中断系统运行的情况下对网络进行修改,不管网络设备的物理位置在何处,网络都是可以控制的。管理人员能够通过单一的网络平台监测和控制所有的网络设备及端口。网络设备集中放置,以满足管理及外界条件的要求。网管功能包括:拓扑管理、配置管理、性能管理、安全管理等。

网络系统应该便于计算机管理人员通过网络管理软件随时监测网络的运行情况,一旦出现故障,可以报告出错位置和出错原因,使管理人员可以迅速发现故障并及时维护。网络的可管理性对整个系统具有至关重要的意义,网络系统的可管理性体现在:网络状态是可观的;网络发生的变化是有据可查的;网络性能是可测量的;以及网络是可以通过网络中心配置的。

(十) 可扩充性强

网络系统要能够灵活地扩充:①能够适应网络规模的扩充;②能够适应网络应用及其他应用的提升对网络系统性能的更高要求。具有良好扩充性的网络系统能够使用户以较小的代价,扩充现有网络设备的功能,为以后的发展提供系统的可扩展能力,避免投资浪费。

二、移动护理终端

目前,我国主流的移动护理终端为 PDA,表 13-2 列出 PDA 主要参数。

表 13-2　PDA 主要技术参数

项目	主要参数和说明
显示屏	较大的显示屏一般较受护士欢迎,一般来说,5 寸左右的彩色触摸屏屏比较合适
处理器	市面上目前既有 8 核也有 4 核的,应采用 1.2GHz 4 核以上
内存	如果 PDA 上只是安装移动护理系统,需要 2GB 的 RAM 以及 8GB 的 ROM 以上
操作系统支持情况	目前大多数 PDA 都支持安卓系统,使用时应根据移动护理软件要求配置
触摸屏操作要求	需要支持戴手套和手湿的情况下也可正常工作
电池容量	直接影响操作时长,一般来说,至少需要 400mAh 左右
电池重量	考虑携带是否方便,过重的电池会影响随身携带
操作温度范围	−10~50℃ 较为合理
储存温度	−20~60℃ 较为合理
湿度范围	一般来说,至少需要 10%~90%(无冷凝)
抗跌落程度	至少需要支持从 1.2m 高处到水泥地面的多次跌落
环境密封等级	需要经独立认证,防潮和颗粒物侵蚀可达到 IP54 级标准
无线网络支持情况	需要根据医院无线网络建设情况进行选择,务必选择支持本院无线网络的 PDA

第五节　移动护理的知识库应用

一、概况

在《全国医院信息化建设标准与规范(试行)》中移动护理的 21 项功能中,单单知识库功能就占到了两项,分别是移动护理知识库以及医嘱执行智能提醒知识库。在《医院信息化建设应用技术指引》

中,国家卫生计生委对"医嘱执行智能提醒规则"的描述是"根据医嘱闭环管理流程要求,按照关键节点制定医嘱执行提醒规则",对"医嘱执行智能提醒知识库"的描述是"根据医嘱执行全流程关键要素,制定相关提醒知识规则"。医嘱执行智能提醒知识库与医嘱执行智能提醒规则这个功能息息相关,前者是后者实现的重要基础。两者的实现可以让护理人员在移动场景下、在繁忙的工作中以较简便的方式获得专业支持,大大助力医嘱的闭环全流程管理。

可以说,知识库功能体现了国家对移动护理智能化发展的要求与期待。下面着重介绍对护理知识库的智能化发展情况。

二、现状

为实现有效的知识管理,护理知识库需要与时俱进、与临床接轨。然而,由于技术及知识管理机制尚未成熟,我国护理知识库的应用还存在不少问题,具体如下:

1. 尚未有实现隐性知识的转化机制　如何对大量非规范化(非结构化)的信息或经验加以规范,对专业词汇和词汇中术语语义关系如何进行有效定义。

2. 知识库缺乏动态变化、知识更新慢　由于缺少一个维护机制和保障措施,使得医学知识库呈现静态的特征。传统的单纯依靠手工知识录入的知识获取机制难以很好地满足医院实时迭代知识库的需求。同时,受知识来源等因素的限制,知识库是在一个封闭的环境中运行的,开放性不够。

3. 知识内容质量差　缺少知识评价的机制,或者知识评价机制设计不科学,都会导致收集的知识在质量上难以持续改进,适应临床的最新需要。

4. 缺少智能化手段适时展现所需知识内容　由于缺乏基于结构化的知识分类手段以及多样化的知识表示手段,知识库系统往往难以自动按照护理人员的工作习惯和思维路径适时展现所需的护理知识。

三、展望

展望护理知识库的发展,一个智能化的护理知识库需具备以下功能。

1. 有效定义术语及术语语义关系　为建立一种国际共通的语言,国际护士会(ICN)自1989年开始组织"国际护理实务分类系统(International Classification of Nursing Practice,ICNP)"的研究和发展。IC-NP是包括护理诊断、护理措施、和护理结局统合的护理实务分类系统,目的是用护理的语言叙述和记录临床护理实务,为临床护理决策提供科学的基础,同时它本身作为一套护理专业术语和分类系统,也便于将护理资料纳入信息系统。1996年的ICNP第一版本发表后,美、欧、亚共有19个国家给予了回馈和参与。它们依据ICNP开发临床护理信息系统和数据库系统,以使欧洲各国的基本护理资料具有可比性。在术语统一的基础上,目前,国际护理界已经发展了独立的、具有专业特色的护理知识库系统。

因此,通过有效定义术语及术语语义关系,知识可以灵活进行自动整合、分析,护理知识库系统可以变得标准化、规范化,从而走上产品化、商业化的发展道路,适用于不同医院,同时与医院其他临床系统实现无缝对接,促进各专业医务人员的合作,实现整体化护理。

2. 建立知识自动获取机制　该机制的建立需要通过知识整合平台的建设,实现分散的护理知识的挖掘及融合。比如,系统可以与护理教育相关系统同步,自动获取护理知识。同时,护理知识库可拓展知识交流功能,让护理人员能够进行案例讨论和在线问答,实现由上而下以及由下而上相结合的知识管理。

3. 合理有效的知识评价机制　该机制可以保障护理知识库系统的科学性和实用性。然而,国内对知识的测度、评价的研究既没有兴起,也没有深入,这主要还是与知识评价的巨大难度有关,这给有志于建立智能化护理知识库的医院探索适合自己的评价体系的空间。不论采取何种实现方式,该机制的建立,都离不开资深护理人员的积极参与,因为不论什么领域的知识,都是"纸上得来终觉浅",需要在实践中不断验证、优化,并内化于系统中,让院内最佳实践可以更高效地渗透到护理人员的日常工作中,助力循证医疗的实现。

　　由于智能化的护理知识库可以让用户不仅能够查阅信息,还可以得到智能化的适时提醒,所以在设计、维护护理知识库时,需要将不同类别的知识对应不同类别的知识表示方式,以实现知识的灵活运用。知识表示是指把知识客体中的知识因子和知识关联表示出来,以便人们识别和理解知识。知识表示方法既考虑知识的存储又考虑知识的使用。表示方法种类繁多,主要包含逻辑表示法、语义网表示法、框架表示法、模型表示法、面向对象的表示法等。

　　通过知识组织技术,护理知识库可以适应护理人员分析和利用知识的复杂化和个性化需求,增强系统的可扩充性。护理知识库的设计、开发不可能一蹴而就,必将经过一个长期研究的实践的过程。随着技术及知识管理机制的不断成熟,护理知识库将更加智能化,促进国内在临床护理路径、护理智能化的建设上迈出更大步伐。

(李济忠　韩煜　何爱华　孙文龙)

参 考 文 献

[1] 胡建平.医院信息系统功能设计指导[M].北京:人民卫生出版社,2018.

[2] 韩传平,刘志香,南秀荣,等.多媒体护理知识库系统的研究[J].中国实用护理杂志旬刊,2006,23(6):8.

[3] 吴容,朱长生,封红伟,等.护理知识计算机管理系统的开发与应用[J].中华护理杂志,2010,45(4):323-325.

[4] 王薇,赵小萍.电子化疾病护理知识库的现状与发展[J].医学理论与实践,2012,25(4):412-414.

[5] 李小华.移动医疗技术与应用[M].北京:人民卫生出版社,2015.

[6] 杨国平.护理知识库的设计与实现策略研究[D].华中科技大学,2008.

[7] Baernholdt M,Lang NM,周淑萍,等.用规范的专业语言促进护理交流[J].国际护理学杂志,2004,23(7):323-324.

[8] 鲍军鹏,李鹏,刘晓东,等.用数据挖掘方法扩充知识库的研究及应用[J].小型微型计算机系统,2004,25(4):621-624.

[9] 陈金雄、王海林.迈向智能医疗[M].北京:电子工业出版社,2014.

第十四章 智能病房

现代化医院的智能病房是医疗设备、移动终端显示和互操作设备、监控设备与医院信息系统进行数据共享、交互而形成各种闭环管理质控的结合体。在智能病房中涵盖多种新兴信息技术,首先介绍基础信息技术在智能病房的部署和使用范围,还详细叙述在智能病房相关应用场景中所涉及的医疗信息应用案例,并从患者和医护人员两个方面介绍智能病房中的信息互动场景、功能和流程设置。同时结合物联网技术和传感器技术介绍智能病房中的医疗数据自动化采集、监控和多功能病床的智能化应用。

第一节 智能病房基础架构

一、普通智能病房

随着科技发展,越来越多的科技技术和新设备投入到医疗诊疗和患者服务中,如医院新建住院大楼和改造原有病房时,会引入智能病房新兴信息技术,使病房变得更加智能化。智能病房或者俗称智慧病房,是通过物联网技术、以传感器、移动设备、可视化互操作终端等硬件结合的病房综合解决方案。通常以院内物联网为基础,将患者、医护人员与智能医疗设备连接在一起,通过对患者生命体征数据和临床信息系统的数据采集、筛选、整合,形成医疗大数据,为临床诊疗、护理提供智能护理及智能辅助决策。建设智慧病房是未来发展趋势,意义重大,不但可以更加便捷医患沟通,减少医疗纠纷,同时可以提高医护工作效率,降低医院的人力运营成本,提高服务质量和患者就医体验,提升医院的社会形象。

(一)WiFi 无线上网

在医院的病房和住院大楼公共区域,通过无线网络的关键性能标准:

212

1. 高带宽 支持 IEEE 802.11 a/b/g/n 以及 802.11 ac,支持 MIMO,标准接入带宽 867Mbps,可扩展至 1.3G。

2. 网络覆盖无盲点 采用天线入室设计方式,信号均匀、稳定确保病区任何地方都能有最佳使用效果。

3. 无干扰 采用物联网基站低密度的部署方式,减少同一信道的数量,天线采用先进的自适应波束形成技术,具有水平双向极化特点,能增强信号覆盖灵敏度,减少楼层穿透大降低干扰。

4. 系统稳定、可靠易维护 医疗物联网基站采用 POE 供电,且现场都采用无源天线和器件,减少设备供电点因此系统故障率极低。

在提供给医护人员和患者上网时,一般可以发射多个 2.4G 或 5.8G 频段的 SSID 区分使用,通常院内医务人员需要使用时,需要实名认证,提供给患者和访客使用时,可以使用手机短信认证和来宾账户进行访问。

（二） 病房智能导航定位

在医院住院大楼楼层和大病区通过绘制医院高精度的 3D 室内地图,整合物联网、移动互联网、室内定位技术,为住院患者提供移动端的快速、便捷、智能的导航服务。目前主流的室内定位技术有:WiFi 定位、蓝牙定位、RFID 定位、UWB（超宽带）定位、红外技术、超声波室内定位。在医院中应用最多的是 WiFi 定位,而且技术研究相对成熟,传统的 WiFi 定位是通过三角定位技术和无线热点结合通过差分算法来确定移动设备的位置,通常精度可以达到 3m 左右。另外一种方式是事先录入大量的移动信号强度到地图模型中,然后通过电子指纹对比方式,更加快速、精准进行定位,这种方式定位后导航位置不会偏移,而且无须部署昂贵的定位服务器。目前现在市场上个人使用的智能手机中的惯性导航可以做到在导航过程中平滑流畅,并且很多手机可以存储离线地图和嵌入离线定位引擎,保证在定位和导航中手机不依赖任何网络情况下,实现动态规划并导航至目的地。

（三） 一卡通应用

在现代化医院中,医院病房的一卡通应用既能满足医院现代化管理的需要,又能满足医护人员、患者、家属以及访客的多重需求。通过读卡设备和自助设备的自助操作,将服务进行延伸,为患者提供更为方便、快捷的服务。智能病房的一卡通业务应用主要有以下这几方面:

1. 费用管理 医院一卡通可以缴纳入院预交金、陪护费、膳食费和诊疗费,或者在医院相关的场所进行刷卡消费。

2. 门禁管理 在医院的住院流程中,需要住院患者或者家属在财务处住院收费窗口办理入院手续后,再办理院内门禁卡,在开通门禁卡时,需要缴纳押金,并且提供一张临时 IC 门禁卡交给住院患者。出院结算后,患者凭门禁卡和押金单退还押金,医院回收患者的临时 IC 门禁卡。在这一系列复杂的流程中,患者需要多次排队办理开通和回收门禁卡业务,另外除患者诊疗卡外,还需要随身携带临时 IC 门禁卡,也容易导致遗漏和丢失。优化患者入院流程时发现目前在办理住院业务时,患者和家属都会随时携带诊疗卡,如果患者在办理住院时自动开通门禁功能,方便患者同时可以极大优化目前的住院流程。现在患者在财务处住院收费窗口办理入院手续或者选择 APP 线上自助入院后,在住院收费处或者病房使用 HIS 系统和读卡器直接将患者所在住院病房的门禁权限写入患者的诊疗卡中,患者出院时自动取消门禁功能。

3. 诊疗信息管理 一卡通可以在自助机上查询打印检查、检验报告、医技检查预约、抽血预约、支付复印病历和医疗检查检验报告、病理报告等资料的费用。

4. 停车场管理 医院停车场提供患者和家属车辆停放时,可以直接使用一卡通支付停车费,车辆出入停车场时刷卡自动开起道闸,确保车辆安全,免去在收费站或停车场出入口停车缴费的烦恼。

二、临床试验智能病房

在国外很多大型综合医院,有很多新药研究在病房进行临床试验,而我国按照国家食品药品监督管理局颁布的《药物临床试验质量管理规范》中临床试验的定义,临床试验是指任何在人体（患者或健康志愿者)进行药物的系统性研究,以证实或揭示试验药物的作用、不良反应及/或试验药物的吸收、分布、代谢和排泄,目的是确定试验药物的疗效与安全性,因此受试者在病房进行临床试验时,需要配备精密的监控设备和信息采集工作站,方便医护人员实时监控所有试验数据。药物临床试验一般分为Ⅰ、Ⅱ、Ⅲ、Ⅳ期临床试验和药物生物等效性试验以及人体生物利用度。由于国家药监局和卫健委对临床试验病房有严格的规章管理制度,在临床试验病房中需要实现监护设备、信息系统、显示录入设备、检验检查闭环等智能化应用,具体有以下两个方面:

(一)病房智能工作站和医疗移动推车

在临床试验病房中,有些病房需要进行层流封闭和空间划分限制,可以采用壁挂式智能工作站,工作站直接嵌入墙面,内置电脑终端、显示屏、键盘和鼠标,当研究医生和护士需要实时录入患者试验相关医疗文书和信息时,通过密码解锁录入设备,在信息系统中录入信息。在工作站不使用时,显示屏可以显示温馨提示和注意事项,给受试者提供良好的休息环境。

医疗移动推车适合在有多张病床的病房使用,在床旁使用推车中 WiFi 联网的信息系统对受试者进行评估和录入信息;医疗移动推车可以摆放治疗药物和耗材,受试者在受试的短时间内需要进行多次采血并准确记录采血时间,一般时间误差要控制在秒级范围内,推车上的条形码识别设备结合信息系统工作站自动记录采血准确时间。

(二)移动中央采集监护工作站

在临床试验病房中,监护设备也是必不可少,在进行临床试验过程中,受试者的所有生命体征数据必须进行完整保存,通过具有内置记忆卡和中央集中存储的工作站,能够保存所有试验原始数据,以便国家食品药品监督管理总局(CFDA)稽查。有时候需要对多个患者进行监控时,研究医生和护士可以在具有移动支架的中央采集监护工作站屏幕浏览所有数据。

三、智能病房无纸化应用

(一)病房无纸化流程

目前病房中常用的纸质单据主要有三种:

1. 通知单类　主要用途是接诊凭证、入院处登记押金凭证和出院结算凭证。

2. 申请预约单类　主要用途是检查、检验预约通知和申请事项,平台科室用来对已缴费患者进行预约和患者来此来院的参考。

3. 病历文书和知情同意书　知情同意书的主要用途是用来告知患者在院接受治疗需要知道的事情和获取患者的同意,而病历文书主要用于记录治疗方案、记录用药名称和患者治疗过程等。

从智能病房无纸化的应用角度来看,无纸化所带来的优化患者就诊连续性和工作效率的提高是最有实际意义的,因此重点介绍患者在病房住院期间接触最多的通知单类、申请预约单类和知情同意书类的无纸化流程。

(二)通知和申请预约单无纸化

通知单的无纸化流程相对简单,因为不涉及法律法规,只涉及院内的流程改造,以患者的入院(住院)通知单为例子,无纸化后在院期间不会使用这份凭证,医生会预先为患者进行入院预约。可凭预约单入院,患者可以凭借出院小结或短信通知办理出院。具体操作流程如下(图 14-1):

1. 医生在临床信息系统工作站获得通知单。

2. 医生填写通知单。填写信息保存至临床信息系统工作站服务端。

3. 收费员在使用 HIS 系统进行后续登记操作时,能够获取到患者是否已经做了登记。

4. 入院处登记患者到 HIS 系统中。

5. 护士站在使用病房的临床信息系统时能获得通知单信息。

患者住院期间的各种检查申请预约单的流程相对复杂,在无纸化的过程中需要考虑患者如何看到预约信息,申请单是否涉及中转科室,不会使用没有手机的患者只能凭借纸张,什么时候等待医生和护士的通知,依赖于执行科室系统是否能做刷卡的功能。具体流程如下(图 14-2):

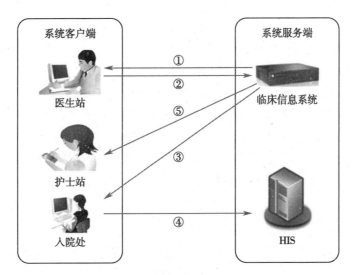

图 14-1　电子通知单流程

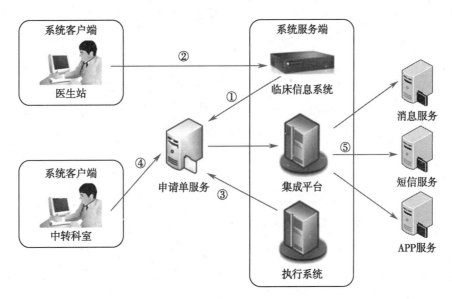

图 14-2　电子申请单流程

1. 临床信息系统从平台获取申请单。

2. 医生在系统中填写申请单,发送到平台存储。

3. 执行系统从平台获取到申请单内容。

4. 如涉及科室中转,则调取申请单补充申请单内信息。

5. 申请单接收消息、短信服务和检查申请 APP 推送服务都可以通过院内的信息集成平台实现。

（三）知情同意书无纸化

在病房中常用的纸质知情同意书种类很多,例如:

1. 与患者家属谈话记录

2. 患者康复服务中心陪伴知情同意书

3. 采集标本知情同意书

4. 妇科手术治疗知情同意书

5. 控烟宣传教育患者知晓及同意书

6. 医患双方不收和不送"红包"协议书

7. CT 穿刺活检知情同意书

8. 放疗知情同意书

9. 化疗知情同意书

10. 麻醉知情同意书

11. 手术知情同意书

12. 使用另外计费的医疗器械、一次性医用耗材知情同意书

在无纸化的过程中,首先要明确无纸化电子签名涉及法律《电子签名法》和涉及病历书写规范的改变,同时知情同意书无纸化后,是否需要签名,确认使用指纹刷卡机、身份证读卡器、电子签名版、平板电脑还是高拍仪作为电子签名设备等工作和流程需要明确和进行采购,数字签名系统与电子病历系统进行集成后,电子知情同意书签章的流程改进如下(图14-3):

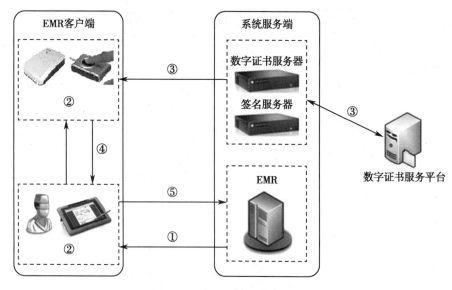

图14-3 电子知情同意书流程

1. 医生在EMR(电子病历系统)获得知情同意书,同时填写知情文书。

2. 医生点击签名按钮,系统会调用数字签名认证客户端,患者浏览知情同意书,使用手写板签名,并按指纹。

3. 数字签名认证客户端发送知情同意书哈希(Hash)值、签名图片、指纹等信息到数字签名认证服务器,数字签名认证服务器产生患者一次性签名证书。

4. 获得产生的签名证书对文档进行数字签名并将签名文档发给EMR客户端。

5. EMR客户端提交签名知情同意书到EMR服务端进行存储,后续在EMR客户端根据医院需求提供查看签名文件的界面。

第二节 病房信息显示与呼叫

在病房,医护患三方的沟通发展到今天,已经不再是简单的医患之间沟通的工具,在实际应用当中应兼顾到医院的整体设计,既有特色又具有良好实用性、装饰性的设备将得到越来越广泛的应用,同时在床旁或者工作区,通过网络语音沟通平台、触控屏或者显示终端呈现患者的状态,需要沟通的事项和工作任务更能直接提升工作效率,减少重复的沟通与信息单向传递缺失而产生的医疗差错。

一、病房信息显示

病房信息终端包括处理器、输入模块、存储模块、显示模块以及网络连接模块;可将与该床位相关的床旁医疗设备的医疗信息实时采集汇总并显示,减轻了医护工作者的工作强度;同时还允许医护人员通

过所述输入模块将相应床位的患者信息及治疗过程输入储存,方便了医护人员的交接班过程。

病房信息显示代替传统病区白板功能,自动提取数据显示在院患者数、新收患者数、出院患者数、转科患者数、病危患者信息、手术患者信息、特殊病情患者信息;显示跌倒、压疮高危患者,显示生活不能自理患者信息、在院压疮患者;显示护理提醒。支持自动链接护理病历功能,支持扩展功能,以便后期维护中根据科室的需要增加更多的分类项目。

病区白板作为病区重要信息的一个综合展示窗口,要求结合病区护士填写的文书、医生所开医嘱、医嘱执行情况等信息,可分类列出患者相关信息:如入院压疮患者,管道滑脱、跌倒等风险评估患者,CVC、PICC 管道患者;查看入院、出院、重症、病危、特殊疾病、手术患者等,如表 14-1 所列。

表 14-1　病房信息显示主要内容列表

分类	项目	说　　明
分类患者	入院	显示当天入院的患者
	转床	显示当天发生转床的患者
	转科	显示当天转入或者转出的患者
	重症/病危	显示重症患者和医嘱中下达书面病危通知的患者
	手术	显示当天手术的患者
	分娩	显示当天分娩的患者
	出院患者	显示当天已批准出院或已出院的患者
	特殊疾病	显示特殊疾患者者
	带入压疮	显示当前所有在院患者中有带入压疮的患者,是否为带入压疮患者根据首次护理记录单中的皮肤情况确定
风险评估	跌倒风险	统计当天科室在院患者的各种风险评估的最后一次评估的情况,按照评估结果将患者分为"高危""中危""低危"三类分类显示,增加新的评估类型时,能够同时增加分类
	压疮风险	
	BADL 评定	
	管道滑落	
	MMSE	
	约束护理	
	疼痛护理	
	Autar 深静脉栓塞	
	藏药风险	
	外走风险	
	自杀风险	
	暴力风险	
管道情况		显示带有管道的患者,并列出患者带有的管道,如 CVC、PICC 等,具体管道类型需根据医嘱和护理记录自动获取,如 PICC 置入记录单、医嘱留置尿管等
通知及留言		显示护理消息、护理提醒及各人的留言

二、病房智能呼叫

在传统的病房中,基建建筑是一般是采取电话线接入方式,电话线通常采用 2 芯的平行线,传输信息以模拟信号进行传输,信号损耗也较大同时受转接头质量影响。近年来,新建设的智慧病房一般是采用 8 芯双绞线的网线作为信息接入点,它的最大优势在于以数字信号进行传输,并且实现与医院信息系统进行数据传输交互,新一代的病房智能呼叫采取 IP 通讯方式,可以支持有线和无线网络连接物理设备。

医护患三方对讲系统可实现医护人员与住院患者之间直接的、可靠的信息联络。除常规的双向传呼、双向对讲、门口呼叫、增援呼叫、紧急呼叫、广播呼叫等优先功能外,新增了终端设备在线编码、床头灯光控制、医护人员护理、呼叫信息储存、无线传呼、输液监护仪远程报警等实用、先进功能。

智能呼叫包含的部件有:①患者小病历卡插卡位:根据住院患者床位情况,将每个患者的病历简卡插在与之相应的位置;②带分机呼叫指示灯:红色灯长亮时为分机普通呼叫,闪烁亮时为分机紧急呼叫;③三级护理指示灯:每个患者的病历简卡位置配备护理指示灯,用不同的颜色代表不同的护理等级,取代传统的手写的护理级;④输液语音报警提示:开通分机的输液时,如患者在输液过程中出现异常情况设备会发出报警提示;⑤北京时间/呼叫号码显示屏:带北京时间/呼叫号码显示窗口。

智能呼叫的使用给智能病房带来了以下好处:

1. 系统采用了先进的独立编码方式,所有的对讲分机完全兼容,可任意互换。根据医院的要求随时通过系统主机或分机编码器修改对讲分机的号码(在线编码、即插即改、简易灵活)。分机号码可由一位、二位、三位或四位数组成(如"0308"表示 3 号房的 8 床患者呼叫)。

2. 系统可对病房设备带上的阅读灯或照明灯进行控制,以弱电控制强电的方式安全、可靠,方便患者在夜间时的需要。

3. 医护人员护理 当医护人员进入病房护理患者时,按下服务状态器上的相应的医护人员键,病房门口的三色门灯相应点亮和护士站控制主机相应灯亮,使其他护理人员在走廊或护士站及时掌握医护人员的护理位置。同时,当医护人员进入病房护理患者时,按下服务状态器上的相应护理键,可呼唤增派医护人员到场。使患者得到及时的护理。

4. 呼叫信息储存 便于管理医院的护理工作及护理上的纠纷,系统连接数据储存器,可储存多条呼叫信息,需要时连接电脑查看患者的呼叫时间、呼叫次数、处理时间等。

5. 新一代的医护对讲系统,可将输液监护仪报警信号经过采集处理后发送到医护对讲系统,使系统在各床边设备报警时在护士站清晰准确地显示出来,达到远程在线报警指示。对减轻医护人员的工作压力及提高医护人员的工作效率起到一定的辅助作用。

三、病房多媒体应用

国内医院大部分的病房通常是安装了有线电视,但是患者在住院的过程中只能被动接受电视播放的内容,体验不佳的现状,因此通过部署智慧病房多媒体电视应用,能够提高医院病房服务水平,并且极大提升了住院患者的就医体验。

(一) 智能电视系统

在新建设的智能化医院楼宇中,多媒体的应用主要以病房多媒体终端和楼宇多媒体电视广播为主,患者在病房中除了可以收看电视外,还能够进行节目点播。在多媒体电视系统中,一般采用中频调制器,把显示终端 AV 信号调制后接入混合器,通过原有电视系统线路,使用病房电视系统即可查看定制播放内容。图 14-4 是病房多媒体电视系统架构图。

(二) 病房多媒体演示

病房的多媒体演示可以在终端上播放国家卫生健康委员会宣传片、公益广告、医院介绍、医疗动态、医院活动、住院温馨提示等内容。多媒体演示采用多种网络的接入方式和分布式结构,集中与授权分组管理模式,至少支持医院、科室、诊室等多级管理。导诊信息通过信息发布系统中心服务器,经过网络发布到各个宣传终端,实现智能导诊信息的传输、控制、播放。同时数据可以与医院 HIS/LIS/PACS 等系统进行无缝连接。多区域显示:屏幕可分若干个多里播放区域,视频、图片、滚动字幕的组合播放,动静结合;多级审核机制:内置高达八级节目审核机制,充分保障信息播放的安全性及准确性。显示播放格式支持 PPT、多媒体格式视频、图片等。

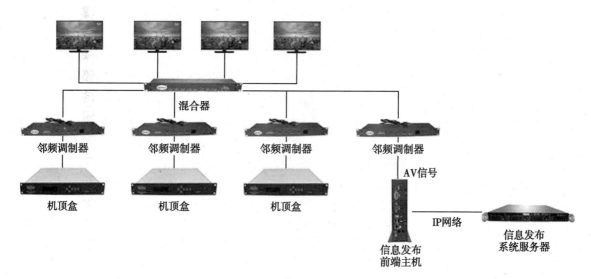

图 14-4 病房多媒体电视系统架构图

病房多媒体演示用于多媒体信息编辑处理和控制发布的专家级系统平台。该系统基于计算机网络IP 数字化传输,能够对文字、图像、视频等多种信息媒体进行编辑制作、网络传输和控制播出,同时向无限个显示终端,如网络广告一体机,以自由组合分屏效果发布通知、公告、图片、广告、视频、动画、字幕等。

第三节 病房电子交接班

一、医护工作站交接

(一) 病房手术交接

病房护士提前书写病区护士与手术室护士交接单,点击进入表单填写页面,见图 14-5,填写完毕后点击确定保存。

手术室护士进入系统中后选择要手术的患者后,点击发送通知,以便通知病房,患者进入手术室状态。

进入手术交接区后使用 PDA 或者进入护士站点击页面的患者交接与手术室护士交接,此时会显示交接班记录,手术室护士检查无误后,在接班人员处点击弹出姓名,确定后,点击提交完成手术室交接班,患者进入等待手术状态。

手术室护士进行患者交接 记录开始手术时间,患者进入手术状态。

手术室护士在手术患者列表界面中扫描患者腕带,或者从患者列表选择患者,在系统进行填单后进行手术患者交接。

巡回护士书写手术巡回护士与恢复室护士交接单,进入表单书写或者查看页面,经手术室巡回护士与复苏术护士检查后确认。

(二) 医护交班交接

护士交接班报告是值班护士为了记录病区内所管辖的患者病情变化及护理过程所作的文字记录,是护士日常工作中一种常用的护理文书,从分类上来说属于行政档案,与护理记录有本质区别,不存档、不备案,为护士长管理提供便利。

交接班报告能够帮助护士长了解病区的患者动态信息;监督管理护士的交接班内容,及时指出和修正需要交班时注意事项,通过提高交班护士交接内容的质量和完整性,不断提升病房护理的质量水平和降低医疗风险。应该具有以下功能:

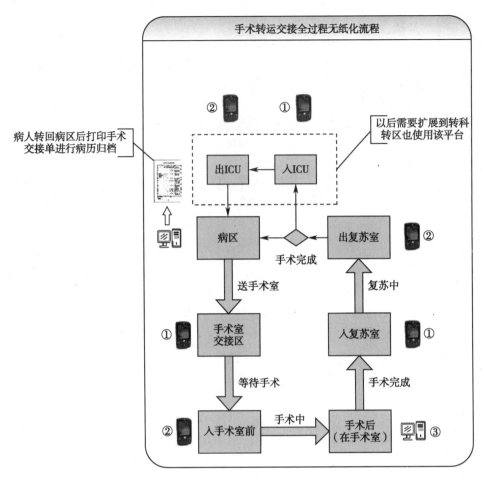

图 14-5 电子手术转运交接单流程

1. 护士交接班自动统计　包含有自动统计入院、出院、死亡患者;自动统计转入、转出患者;自动统计手术、术后患者;自动统计拟手术患者;自动统计危重、Ⅰ级护理患者;自动统计原有患者与现有患者。

2. 护士交接班护士编辑患者交接班　可以实现添加、删除患者交接班。

3. 护士交接班自动计算　自动读取该班次时间段所有出院、入院、转入、转出、手术患者、死亡人次;计算转科转入、转出人次;计算手术人次;计算危重患者于Ⅰ级护理患者;自动计算现有患者。

4. 护士交接班流程管理　可以实现上一班与下一班在院人次统计,从护理系统关联或者引用患者行交接班内容。如果当前患者已经书写交接班内容,如认为这些内容有误,可以手动进行修改,确认无误后,然后在系统进行"接班签名",输入接班护士的工号和密码,最后完成接班。

二、移动查房交接

(一) 护理移动查房

1. 及时输入与掌握临床中存在的护理问题　信息化系统依据医院制定的各个质量管理标准,通过日常的查房检查,将平时发现的问题随时记录到系统中,系统后台分析各个问题出现的次数,发展的趋势,洞察和识别存在的主要问题,便于管理层有针对性的处理发现的问题,不断提升护理质量水平;通过不良事件上报,及时对事件进行跟踪,并尽最大可能在早期发现和解决,减少由于不及时处置造成的不必要的事件影响,同时将事件归类展现,从病区和事件类型本身分析事件容易发生的地点和容易发生的类型,也为分析和减少事件的产生提供一定参考。

2. 准确、及时地完成护理工作量的统计任务　移动设备的使用,使得统计病房护士日常的输液,检验,应执行、已执行次数成为可能,为量化护士的工作量提供依据,而排班中依据不同班次的系数不同,出勤时间不同,风险系数不同,科学合理的统计护士的排班工作量,两者共同为量化护士的工作量,考核护士绩效提供系统支持。

（二）病房护理质控

护理质量管理是护理管理的核心,护理质量的优劣直接影响疾病的治疗效果和护士、患者的满意度,部分质量隐患甚至关系到患者的生命安危,并影响医院的总体医疗质量。护理质控通过持续地改进护理服务过程和效果,不断提高护理质量,保证医疗护理安全和提高满意度。系统提供建立质控指标、标准的方式,通过护理质控评分,对采集的质控数据进行分析,实现 PDCA 的管理方式,同时通过人机物法环的全面评价方式及个案追踪,帮助护理部建立规范的质控规范,发现和识别护理质控中存在的漏洞,有针对性的干预和处理,不断提升医院护理质量水平。

第四节　智能监护

一、生命体征监护

在重症病房中,智能的重症护理技术等到了广泛的应用,尤其是生命体征监护,重症患者的生命体征智能监护主要有以下内容:

1. 可以根据医院环境和设备情况,设计不同的设备采集连接方案。

2. 可以自定义体征数据采样频率;可以支持审计和修正受干扰数据,自动记录数据修正痕迹。

3. 可以接入主流厂商的床边监护设备,如 Philips、GE、Marquette、Datex Ohmeda、SpaceLabs、Drager、Mindray 等。

4. 可以采集多种生命体征参数,包括:心率、呼吸、血氧、脉搏、无创血压、有创血压、体温、$ETCO_2$、肺动脉楔压、中心静脉平均压、潮气、气道压峰值 P_{max} 气道压 P_{plat}、P_{mean}、P_{min} 吸呼比等。

通过中央采集工作站设置从监护仪采集数据的时间间隔。不对其进行设置时,采集间隔为默认的3600 秒,当在实际项中设置了时间间隔及采集次数,则以实际的间隔及次数进行采集,设置采集次数完成后恢复成默认时间采集。当以上生命体征数据以结构化的形式存储到信息系统数据库后,可以自动进行重症常用的 APACHE Ⅱ 评分、肌力评分、Glasgow 评分、Ramsay Score 镇静评分等,而且可以方便医护人员快速查询体征异常数据,对重症患者进行回顾分析和科研分析;通过生命体征监护自动获取和结构化存储后,最大程度减少护理人员的重症文书录入时间,每天自动生成每个患者的危重症护理记录单的所有生命体征数据,见图 14-6 所示。

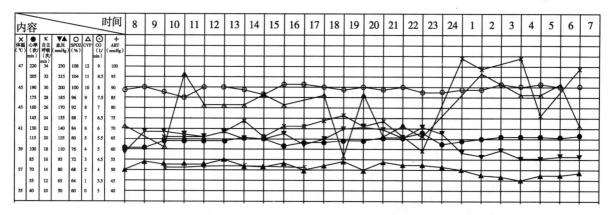

图 14-6　危重症患者电子护理记录表

二、镇痛监控

（一）镇痛监控系统

患者手术后疼痛可引起一系列不良反应及功能紊乱,影响疾病治愈。结合信息化无线网络技术,利用无线网络技术改进医疗质量的应用越来越多。将无线技术应用于医院临床镇痛泵管理并连接成智能系统,中央监测工作站由医生监控,患者所持镇痛泵为用户终端,通过无线远程监控镇痛泵运行情况,可实现实时观察和调整镇痛泵的输注信息、突发事件预警、输注信息状态显示,将患者自控和医护人员远程控制相结合。实现患者镇痛工作流程的优化,实现了患者镇痛的信息化规范化管理,提高患者自控镇痛治疗质量,有利于急性疼痛服务模式的建立。

无线镇痛监控系统包括无线镇痛泵和无线镇痛管理系统。无线镇痛泵包括可重复使用的电子输液驱动装置和一次性专用储液药盒,无线镇痛管理系统包括基站和中央监测工作站。

1. 无线镇痛泵描述　无线镇痛治疗设备,即无线镇痛泵,是具有无线通信功能的智能输液泵,搭载无线模块的可移动治疗终端,由电子输注驱动装置和一次性专用储液药盒组成。

2. 无线镇痛管理系统描述　无线镇痛泵系统具有无线通讯功能,在运行过程中按设定通过 WiFi 等无线传输方式,实时发送和接收镇痛泵的状态和控制数据。由 AP 等组成无线基站实现镇痛泵与中央检测工作站的数据传输。中央监测工作站实时对镇痛泵的数据进行分析,向医护人员提供镇痛泵运行及报警信息,并反馈控制镇痛泵的运行。

（二）镇痛监控系统应用

无线镇痛监控系统通过无线网络,实现临床患者的镇痛泵与镇痛医生的中央监测工作站的实时连接,建立及时有效的报警和可追溯性的医疗监测数据记录机制,符合医疗质量控制的要求,有利于患者镇痛工作流程的优化,实现了患者镇痛的信息化规范化管理,提高了患者自控镇痛治疗质量,有利于急性疼痛服务模式的建立。具有以下功能:

1. 实时远程监控患者镇痛治疗　通过无线网络医生在中央监测工作站可以远程实时监控和记录镇痛泵运行状况,评价患者的镇痛效果,确保镇痛安全有效,提高镇痛治疗质量。

2. 建立患者输液信息卡　包括患者姓名、性别、年龄、体重等患者基本信息;输液参数包括镇痛药物的剩余量、持续量、单次量、已输入量、锁定时间、有效次数等详细的参数。

3. 术后随访及患者自控镇痛记录单　系统可自动生成术后随访及患者自控镇痛(PCA)电子记录单,为病历追踪和科学研究提供了宝贵的临床数据。相关记录信息作为术后随访评价及镇痛泵使用详细信息记录依据。

4. 镇痛指标报警提醒　无线镇痛监控系统提供了无线镇痛中央监测工作站及无线镇痛泵双途径报警。可以调控无线镇痛泵的报警功能,消除床边报警对患者的影响。若患者出现镇痛信息,中央监测工作站就会报"镇痛不足",及时提醒医护人员进行相关处理。系统还可提供特殊报警功能,定向报送病区,限时报送特定手机。

5. 镇痛设备故障控制　无线镇痛泵的微电脑控制系统可根据使用者设定的参数来控制微电机系统按一定时序往返挤压硅胶管将药囊中的药液泵出,将分析传感及监控系统采集的数据,对无线镇痛泵的运行状态进行监控.若无线镇痛泵出现异常或故障,将发出报警提示请作出相应处理,并将报警信息通过无线网络送出去,通过基站传递至监控台。

三、病房一站式自动化采集

（一）入院自动化采集

图 14-7 是智能设备自动数据采集架构图。

患者在入院时,可以使用蓝牙身高测量仪、蓝牙体重称设备。患者入院和病区接诊时,自动测量患者身高并通过蓝牙传输到 PDA 中,接诊护士确认后采集数据自动记入首次护理记录。例如口腔式、入耳式或红外式电子体温计,这些在医院病房使用的设备,都具备 FDA 医疗设备认证,同时设备具备蓝牙4.0 接口,支持通过蓝牙与 PDA 进行配对,在患者体温测量过程中实时将体温数据传入 PDA,在 PDA 中经护士确认后作为体温单记录或普通护理记录。

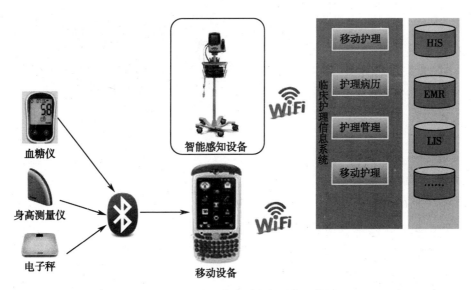

图 14-7　智能设备自动数据采集架构图

（二）病房生命体征自动化采集

在病房中,每天护士都需要携带体温计、血糖仪、血压计到病房中给每位患者测量生命体征数据,同时需要记录和转抄这些数据。近年来,在病房中投入使用的自动化生命体征测量采集一体机或者仪器能够实现给患者自动测量,把数据通过 WiFi 或者蓝牙上传到信息系统中,缩短测量生命体征时间,让护士更多时间投入优质护理服务;以移动设备应用以及临床护理信息系统为基础,运用智能感知设备将患者、护士、医嘱、观察、护理等对象与信息系统整合起来,满足临床护理业务过程的需求;实现体温、呼吸、脉搏、血压以及血糖等生命体征数据的自动采集和传输,大幅减轻护士的工作强度,减少人为差错。管理精细化、业务智能化,通过数据和信息系统,支持管理理念的固化和提高医疗质量安全。

具体流程是:

1. 通过设备扫描枪扫描腕带。

2. 核对患者身份。

3. 进行测量,条件不完善的病房可以使用纸质的执行单列表协助测量,对于需要体温加测和一天进行多次测量的患者可以同时携带 PDA 一起测量,并且录入患者的出入量和大便次数。

4. 全部完成后集中上传数据。

（三）病房输液智能监控

在充分结合医院实际医疗业务、医疗流程的基础上,以保障病区患者治疗过程的安全性和有效降低医护人员工作强度、提高工作效率为目标,建立以物联网为基础的智能输液监控,实现对患者的基础信息的有效管理及输液过程的智慧管理,为创建新型主动式医疗服务模式提供信息化支撑。整个系统结合传感器、ZigBee 技术,架构图如图 14-8 所示。

智能化输液监控具有以下功能:

1. 系统终端通过 ZigBee 技术逐次扫描个床位的输液监视器,通过各个传感器感知各床位是否在输液。当护士把输液瓶挂上输液监视器挂钩时就立刻被感知到是否正在输液。

2. 输液一旦开始,输液监视器能够智能判断输液的开始值并记录,同时接下来的输液余量也实时的通过无线技术传送给终端,使输液的进程以百分比的方式显示。

3. 系统测算出流速及剩余时间通过无线技术传送给终端,终端通过与电脑相连,通过软件界面显示。

4. 当输液即将结束时,药液剩余量小于预先设定值时,它将通过无线传送给终端,再通过语音提示护士前去检查。

5. 当输液过程中,输液监视系统感知输液异常情况如"堵针""漏针"时,界面会提示护士前去检查。

6. 在护理电子看板中能够看到病房正在输液的各个患者的输液情况。

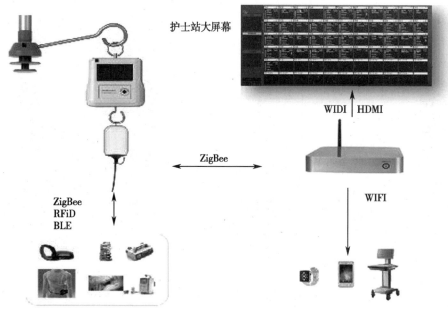

图 14-8　智能输液监控架构图

四、ICU一站式护理监护应用

ICU一站式护理监护,可以实现医疗文书的计算机处理,规范医疗行为,减少差错事故。通过网络传递各种信息以及对床边诊疗设备数据的实时采集,并根据完整记录的患者临床诊疗数据和共享,实现对治疗、护理质量客观科学的评价。

通过系统提供的多种信息化记录方式,规范化对病危患者的诊断、抢救、检查、处置以及治疗等各项临床治疗工作,提高医护人员的工作效率,快速准确处理患者信息,加快医疗信息传递并减少手工差错。

连接床旁并自动采集设备监测参数,含监护仪、呼吸机、PICCO及CRRT。

实现智能化扫码识别及输液泵数据传输完善医嘱执行管理,实现全流程闭环管理,减少用药差错。

实现电子化重症护理记录及相关护理评估表单,替代手工记录,提升工作效率和护理质量。

全面置入护理质控指标图形报表,实时调阅及导出。

ICU的一站式护理监护应用主要有以下特点:

(一)床旁数据自动采集

可以自动采集监护仪、呼吸机、血滤机、血流动力监测设备、血气分析仪、输液泵等床旁设备的输出参数,时间至少为15秒一采集,供临床医护工作者进行选择性存储,同时同步设备预警参数,减少手工抄录的工作量,提高工作效率并减少差错,同时整合设备预警,实现有效预警。

1. 数据采样　将数据实时采集到护理工作站。例如,可以每分钟将心率发送到护理监测记录中,同时立即向护理监测记录发送任何异常节律警报。

2. 数据选择　允许选择性接收床旁设备选择必要/报警的参数(或全部)。可以在发送之前,过滤掉护理工作站的不必要数据。在某些情况下,可以在待机模式下删除医疗设备提供的数据。

3. 数据转换　接收系统通常需要以特定格式接收数据,例如标签,单元或特定参数代码。可以配置设备集成装置以将数据转换为接收系统的要求,如1-2-3可以转换为低中高。

4. 数据追溯　可供临床对过去时间24小时数据进行任意时间点的追溯,以保证患者发病时间点采样数据未被存储时能及时找到并准确记录。

(二)全闭环医嘱执行管理

患者在治疗期间的输液泵执行医嘱可以直接传送至护理工作站中,进行实时输液执行记录;药物医嘱信息可以通过接口直接传送至护理工作站进行扫码,实现药物医嘱及护理医嘱的快速识别及执行信息记录,减少重复抄录差错。

1. 静脉医嘱 信息化床旁输液工作站将床旁散乱放置的输注泵"化零为整",并通过有线/无线两种联网方式,接入医院信息化网络,与患者和医嘱建立关联,实现输液泵数据自动采集,节约护士手工记录时间,同时保证液体入量记录更加精确。解决了输液泵信息孤岛的问题,真正把输液执行和输液过程监测融入到整个药物医嘱闭环管理当中。

2. 其他药物医嘱及护理医嘱 信息化可实现医嘱自动核对,护士只需用扫描枪轻轻一扫,即可轻松完成"三查七对",并在护理工作站中显示当前待执行的医嘱详细信息,护士只需点击两个按键,便可快速记录执行该条医嘱,省去了过去治疗核对等繁琐的过程。

(三) 规范化护理诊疗管理

患者在治疗期间,护理人员通护理工作站提供的监测护理记录单功能,实现患者日常诊疗期间各项监测/治疗/评估等相关信息的记录,如生命体征监测、呼吸监测、呼吸机管理、出入量管理、神经系统管理、管路管理、皮肤护理、临床操作、治疗观察要点等,植入护理诊疗规范及治疗流程管理方案,以规范化护理诊疗路径,保障诊疗质量及患者安全。

提供自动/手动记录患者诊疗流程中全面的数据记录,并提供标准化的记录模板,异常值实时高亮提示,以促进医疗监管,并提高服务质量。实现护理记录简单化、标准化、规范化,存储最小频率为 1 分钟/次,将护理人员的时间归还于患者照护,并立足于实现科研及教学各病历信息共享与交互,更好的为优化服务流程做好数据基础。

第五节 智能病房互动应用

一、自助入院

在很多大医院患者除了需要排队等候床位入院外,在入院时也需要在医院现场各个窗口办理烦琐

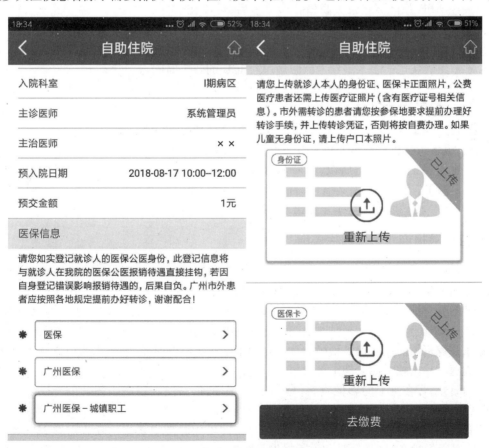

图 14-9 APP 自助入院界面

的入院手续,例如挂号找医生填写入院通知单、财务窗口办理预交金、后勤部门开通门禁卡、护士站或者入院处打印手腕带等,往往这个流程走完需要耗费1~2小时。现在随着智能手机和移动通信技术的发展,医院的官方APP和线上服务中也可以提供智能自助入院服务,免去现场烦琐的流程:

1. 医生将患者加入"候床队列"时,发送短信通知患者。

2. 医生将患者加入"待入院队列"时,发送短信通知患者进行缴费;允许医生自定义多个短信模板,可选择。因为不同科室有不同的要求,如妇科、乳腺科等。部分医生目前是用手机短信通知患者的。

3. 护士站审核通过,并确认患者最终到院时间时,发送短信通知患者;允许自定义多个短信模板。

4. 护士站审核不通过(由于没有床位或者其他原因),通知患者无法安排床位的信息。

5. 财务窗口或入院处如果审核通过,窗口后台操作人员会在系统设置患者的身份变更成功,顺利入院治疗。如果审核不通过,系统自动发送信息给患者,并且对于护士审核不通过已经交了预交金的患者,马上在手机上按照原来的支付途径原路退回预交金。

图14-9是APP自助入院界面。

二、手术状态信息推送和查询

在目前智能手机普及程度很高的今天,患者在术前、术中、术后都能够进行信息提醒和信息互动交互。当天需要做手术的患者家属关注APP并首页登录关联患者诊疗卡后,可以在"手术进度"中实时查询患者的手术具体详细情况。如图14-

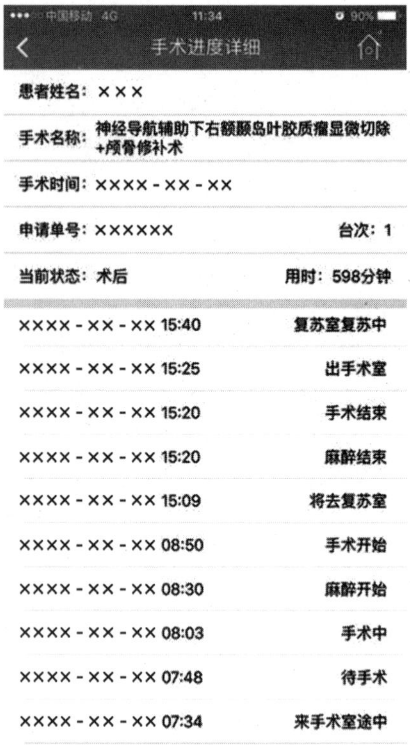

图14-10　APP手术进度查询

10所示,APP的页面中显示患者当前手术的手术状态一览,可以点击查看手术进度明细内容,同时在下面可以实时显示患者从送达手术室到术后回病房或ICU的各个时间点和状态。

三、住院一日清单查询

根据物价政策规定,医疗机构必须主动、免费为住院患者提供《每日费用明细清单》,为了让患者有充分的知情权,很多医疗机构都需要每天打印纸质版的每日住院清单交给患者,浪费了大量的纸张,耗费了医护人员宝贵的工作时间。所以,如果主动向患者推广使用手机APP查询每日费用清单,不再主动提供打印清单服务,患者在护士站前台扫描二维码,下载APP就是可以显示网上查询自己的住院每日清单(图14-11)。如需要纸质版清单的患者,也可以到护士站要求打印。

四、检查检验报告和影像图片查询

目前在App和自助机,都可以通过关联患者的就诊卡号,及时查询所有的检验、检查报告,患者和医生可以直接浏览有电子签名的电子报告,而无须等待纸质的报告。作为患者,在准备就医的时候,除了要带上自己的身份证、医疗证等必需物资以外,还需记得带上一封大大的牛皮袋,因为里面是相关的影像图像资料;作为医生,可以无须时时刻刻都跑到电脑前,一个紧急电话咨询病情的时候,很可能因缺少相关的影像图像资料而无法提供精确的意见。如果不在医院的时候,遇到需要讨论疑难病情的时候,却限制于无法随时拿出相关的影像图像资料。

在就医的时候,带在身上的影像资料,特别占地方,携带不便。相对于传统的"牛皮纸袋+医学胶片"传统医疗影像资料的交付模式,利用影像大数据的存储、快速传输以及高精度显示等技术在线上调阅医疗影像有着明显的优势,能够关联患者诊疗信息,即可随时随地调阅清晰放射影像检查(包括CT、MR、X线等放射影像检查)图像资料和诊断报告。医生也可以通过APP在移动终端查阅患者的所有医学影像检查原始影像和诊断报告(图14-12)。

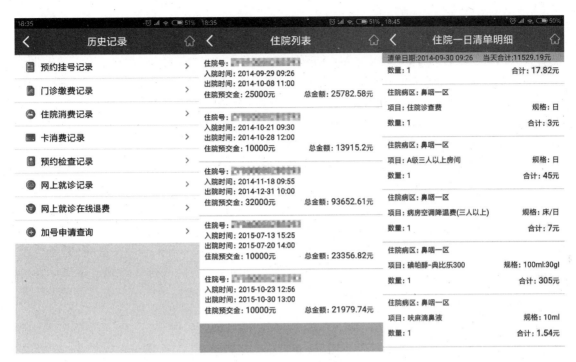

图 14-11 App 每日清单查询

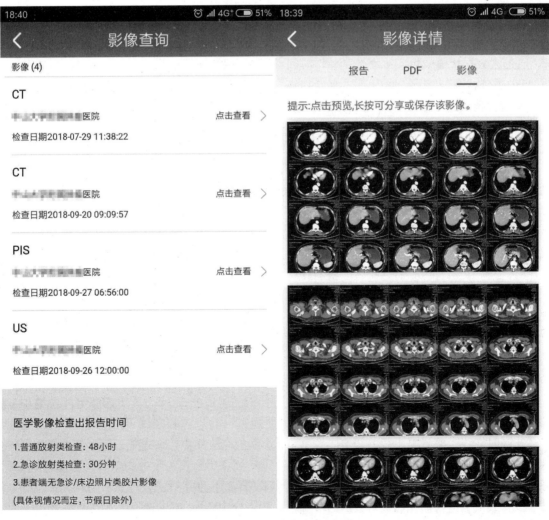

图 14-12 显示影像图片和报告

五、自助出院

随着全国跨省新农合、省内异地医保等新结算方式的出现，业务复杂度高、单个患者结算时间较长，从而造成了门诊收费、出院收费的长时间排队，较大程度影响了患者的就医体验。为此，在医院推行结算缴费服务人性化也一项重要的便民举措。

1. 广泛推行自助服务（含自助机缴费和移动支付），让自费患者缴费"不用等"。目前，自费患者的自助率逐步提高是有效减轻窗口排队现象的重要措施。

2. 建设排队叫号系统，先取号，在休息区坐下来等候按号序办理缴费。让患者从"站着等"改变为"坐着等"。

3. 实现"后台集中结算模式"，优化异地医保患者结算流程。在这种新模式下，各病区通过信息系统将待结算患者通知收费处，由收费处专人后台处理医保上传、结算工作。待结算工作完成后，短信通知患者现场办理手续。对比原有模式，通过多线程和虚拟化等信息技术在后台集中处理，提高结算速度3-5倍，并且将原来患者现场结算时间大大缩短，并且由原来的现场长时间排队等候结算调整为在病区等候通知结算，提升了异地医保患者的结算体验。

六、自助检查预约

心电超声和影像检查是患者的重要检查和诊断手段。以往的流程，患者需要划价、缴费、预约等多窗口排队，并且在检查当天提前报到等候，造成人流密集、拥挤。为此，医院的医技科室也需要不断优化相关管理和流程，利用信息化技术改善就医体验：

1. 实现了"就诊-划价-预约"的一站式服务。医生在看诊时，完成各项检查的划价和预约，让数据多跑路，让患者少跑路。同时，患者也可以通过移动APP，在线预约或调整检查日期。

2. 通过大数据精确分析各项检查的平均时间，较精准估算患者的报到和候检时间，实现检查自助预约和自助报到，让患者能够"明白等""有计划等"。以超声检查为例，自助预约报到系统实现了精准预约，候检时间精确到分钟，减少了患者的现场候检时间。同时，通过内部流程持续优化，实现检查后即可在自助机自助打印检查报告。

3. 影像科CT/MR通过信息化手段打造检查闭环，实现"四个一"流程优化，分别是信息系统/APP网上一键预约、一体式自助终端报到、一次性到检确认、一站式报告打印。通过上述环节，所有放射类检查实现开单3天内即可预约检查，检查后48小时内出报告。

七、自助订餐陪护

在患者住院期间，每天的三餐都需要饭堂提供或者由患者和家属自行解决，患者的餐食往往需要浪费大量的人力物力预订配送，有些患者自身有慢性病，例如糖尿病、高血压等，在饮食方面也有特殊要求和注意事项。住院患者通过APP为自己或家属订餐，选择比较方便，而且可以根据临床信息系统中患者的过敏史和饮食级别给患者作出提醒，在点餐时避免食物禁忌，最后患者在出院时，所有费用统一结算。对比原有模式，医院食堂每天大量节省了订餐员到所有病房登记患者用餐需求的时间，同时方便了住院患者，让患者有更多操作时间和更多样的菜品选择，并能对饭堂服务、菜品进行评价打分。

另外在患者住院期间除了日常饮食外，有时候患者家属还需要聘请陪护人员为患者进行日常常规护理，并协助护士处理患者的个人卫生清洁等任务。传统的聘请方式，患者家属需要另外缴纳押金和填写纸质的单据，而通过手机APP线上的方式则更为便捷，首先，患者和家属可以通过APP线上预约陪护服务，并同时在线上签署电子版的知情同意书，押金的方式改为线上支付预交金。系统接收到任务后进行自动派单，护工在手机APP收到派单任务后，会主动到病房与预约服务的患者和家属沟通，开始进行服务，系统也会根据实际发生的陪护天数自动计算陪护费用，并把数据发送到HIS系统的财务模块中，财务核算人员会进行监控和核对数据的准确性。患者在出院时，可以选择线上结算或者线下收费窗口结算，结算后可以对护工进行评价。

患者在住院期间,可能由于病情需要家属留院陪伴,现在很多医院在病房会提供陪人床服务,陪人床的收费也是可以通过线上由患者提出申请数量和天数,护工录入系统后,每天下班前由当班护士统计病区需要使用陪人床的数量,并通过 HIS 系统进行审核,审核后数据自动发送到 HIS 系统的住院患者费用信息中,财务也可以进行审核和监控,在出院结算前,与陪护费用同时结算。

八、移动优质护理服务

在患者出院后在临床信息系统中将患者加入到随访列表中,见图 14-13 所示,同时系统考虑进行患者个案管理时,需要按单病种进行评价,例如肿瘤专科中按照结直肠癌、胃癌、肺癌或乳腺癌等进行临床应用对照试验,并分为对照组合试验组,使用数据分析工具对实施的效果作出评价,因此在加入随访列表同时,系统支持定义各种随访模板,并按照计划规定每个出院试验组的患者的随访时间,由个案管理师定期随访患者的情况,并记录随访模板中的效果指标和测量数据。

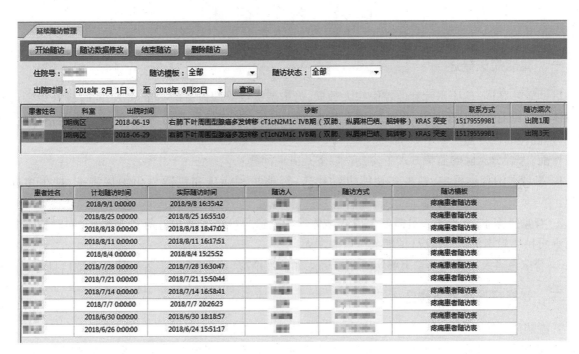

图 14-13 出院参与随访患者列表界面

当护士在系统中依据患者病历、检查结果、放化疗执行情况、咨询结果、问卷调查等方式评估患者情况;并定期主动对患者进行电话访谈或要求患者来院进行门诊复诊检查,协调个案的后续治疗,提供必要的转介服务。并邀请其他专业医护人员组成多学科团队,评价个体化追踪的效果,不断调整、改善计划,同时进行评估反馈。

考虑到医护人员在医院办公场所进入系统进行开展分析业务,但不仅限于临床业务的电脑,有时候会在院内行政办公场所录入或使用系统,因此系统桌面端应用主要是以网页 HTML5 的技术实现,并具有以下常用功能:

1. 患者信息 以患者为核心浏览和查询患者基本信息、住院信息、病历和护理记录、手术记录、放化疗计划及执行结果、检验检查报告、门诊就诊记录、门诊检验检查报告、门诊放化疗计划及执行记录、复诊和转介信息(预约、就诊、病历、报告和处方),可以人工补录和修改相关信息(外院就诊信息、无法自动采集的数据等)。

2. 个案评估管理 纳入和退出个案管理,个案管理模板维护,个案管理执行情况查询,个案追踪信息录入,个案管理过程的启动、执行、停止和中止执行,个案管理记录录入与生成。评估模板的制订、修改,评估结果的录入(个案管理师录入或患者自评录入)。

3. 随访管理 患者随访模板制订、修改,随访结果录入。

样例患者筛选工具:管理和设置样例患者筛选条件,显示符合条件的患者列表,由个案管理师确定是否纳入个案管理。

4. 统计分析　对于样本数据进行分析和统计,统计患者收益率、计划完成率、生存率、治愈率、医疗费用、复发转移情况等各项指标,指标体系可以建立和维护。

5. 个案管理师评价　通过设计和维护患者满意度调查表,根据患者填写结果以及其他专业能力评估分值(可能人工录入),完成个案师的评价和考核。

因此移动端可以很方便将患者的健康宣教信息前移到目前在临床使用的 PDA 中,个案管理师可以利用设备在床旁对患者进行实时的健康宣教,并根据患者回答的内容录入宣教结果,另外如果需要进行移动办公和查询相关健康宣教结果和执行信息,也可以使用平板电脑打开浏览基于 HTML5 设计的健康宣教模板内容,方便个案管理师与患者进行咨询和沟通。

第六节　智 能 病 床

一、智能病床概述

借助于互联网+健康医疗和监控医疗大数据,为患者提供终端设备的智能病床,同时提升患者最好就医体验。目前在医疗监护领域,传统的人工式监护出现的弊端越来越明显,不能适应当今信息化、自动化、智能化的医疗监护水平。

目前,大部分医院的监护方式主要存在以下几方面问题:

1. 患者在治疗过程中,缺少多功能电动病床、智能护理病床和机器人化护理病床,缺少多样式护理。

2. 有紧急需求时,看护人员需要去护士站催促护士过来换药或者拔针等护理操作,同时护士要不间断查看每个患者的治疗情况,护理工作量非常大。

3. 获取患者及病床的信息不够实时和准确。如输液情况、药物信息、患者病情和床位信息等。

二、智能病床技术与构造

智能病床区别于普通的护理床,它是将普通病床数字化、智能化和网络化的产物,涵盖了机器人结构设计与仿真、人机工程、环境感知与避障、模式识别、人机交互、多模态交互技术、控制技术等,跨机械学、智能控制技术、传感技术、计算机技术、生物医学等众多领域。目前随着互联网和物联网技术的发展,可穿戴智能医疗设备、物联网感知技术、海量健康数据分析技术以及新型诊疗技术的发展,基于智能检测传感器可以放置在床垫中,与控制器和监测系统构成智能病床的完整解决方案。一般的多功能病床一般具有起背、翻身、曲腿、舒展、洗头、就餐、输液、轮椅、护栏、助便等多种功能,结合可编程控制器实现中央控制屏进行交互操作,另外在可编程的控制器中,通过软件编程,将各种传感器收集的生命体征数据存储到系统中,方便医护人员通过无线网络随时监测患者的数据。另外在智能病床需要具备故障诊断和异常报警功能,也需要结合人工智能技术,例如神经网络、模糊理论等算法加入系统的控制模块中。

智能病床是由床体、床架、液压装置和自动控制系统组成,见图 14-14。

多功能智能病床是一套多功能、智能化病床系统,这样一套智能化病床,能够让一个护士照料更多的患者,而且能够减少人为操作失误,更重要的是人性化满足了患者的大部分需求。

三、智能病床应用和发展

未来智能病床会随着我国社会人口老龄化越来越严重而有更广泛的应用前景,例如:

1. 生命体征监测　系统支持对床位患者连续 24 小时不间断监测,包括体温、心率、呼吸、体动,并且可以自由配置床位患者的体征预警,对体征项数据达到危险值的床位进行实时报警。

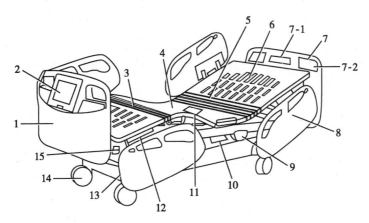

图 14-14　智能病床结构
1,床体;2,智能显示屏;3,温度传感器和压力传感器;4,底座;5,血压传感器和血氧传感器;6,心电信号采集器;7,独立升级前床板;7-1,左前升降支撑装置;7-2,右前升降支撑装置;8,可变角度床板;9,电动机;10,便盆;11,电子体重秤;12,CRP 装置;13,电动机;14,电动脚轮;15,控制箱

2. 睡眠质量分析　系统对床位患者每天的睡眠质量进行分析,通过与长期趋势和医护标准在睡眠时间、躁动、夜间心率和呼吸率的对比来监控夜间睡眠质量,包括浅睡时长、深睡时长、翻身等情况、与昨日睡眠进行对比等。

3. 离床、坠床监视　系统可以对夜间患者进行离床、坠床的实时监测与报警,同时也支持自由配置对指定床位进行预警设置,譬如设置 1 号床位夜间离床超过 10 分钟就进行报警提醒。

4. 输液信息监测　通过红外线技术对输液的滴速、实际滴速、药液剩余量、运行状态等数据显示,并将输液信息转给护士站显示屏,提醒护士患者输液信息。

5. 无线呼叫提醒　患者按下呼叫按钮,呼叫信息通过无线传输到监控室,护士站会根据呼叫信息定位到哪个病床在呼叫提醒。

随着社会的不断发展,世界各国相继开发了多种智能护理床。结合人工智能技术前沿,应用智能机器人技术于护理床取得一定成效,功能不断丰富和完善,安全可靠性不断提高。智能病床未来的发民趋势有以下方面:

1. 身份识别:通过二维码确认患者身份,提供个性化护理服务。

2. 提供人文关怀:通过语音、视频或文字等多种形式下进行沟通交流。

3. 护理工作巡视查房:通过机器人实时监控方式,获取每个患者护理需求。

(任忠敏　何荣　高杨)

参 考 文 献

[1] 赵霞,李小华,刘晓辉.无线镇痛监控系统的原理与应用[J].中国数字医学,2014,3(9):15-17.

[2] 周俊瑛.智能化输液报警器在临床中的应用效果研究[J].临床护理,2016,6(3):75.

[3] 康季槐,何史林,陈广飞.基于物联网的病区智能监控系统研制[J].医疗卫生装备,2013,9(34):9-12.

[4] 傅林,陈思利.智能移动病床系统结构及其主控板研发[J].成都工业学院学报,2017,4(20):6-10.

[5] 黄正东,宋莉莉,郭雪清.数字化病区的构建及应用[J].华南国防医学杂志,2013,8(27):580-583.

[6] 左秀然,杨国良.智慧病房多媒体电视应用服务模式实践[J].医学信息学杂志,2014,5(35):29-32.

[7] 傅林,陈思利.智能移动病床系统结构及其主控板研发[J].成都工业学院学报,2017,4(20):6-10.

[8] 蒋皆恢,潘晓洁,姜贤波,严壮志.基于智能检测与康复的多功能护理床[J].中国医疗器械杂志,2016,1(40):47-51.

[9] 丁军政.多功能电动护理床设计与关键技术研究[D].硕士毕业论文,江苏科技大学,2017.

[10] 杨翠英,马红丽,郭航远.病房护士站智能电子公告栏的开发与应用[J].医院管理论坛,2016,12(33):62-64.

[11] 王泽娟,王进,陈刚.早期临床试验项目在研究中心病房的管理流程[J].中国新药与临床杂志,2018,2(37):81-87.

第十五章 护理机器人

随着社会经济的发展和科学技术的不断进步,人们的生活水平得到了很大的提高,对生活质量和医疗保健的要求也越来越高。智能护理机器人的出现,旨在帮助被护理人员提高自我照料的能力和增强其对生活的自适应能力,也为护理人员照料好被护理人员带来了新的活力。它不仅保护了被护理人员的个人隐私,加强了被护理人员的自尊感、舒适度,更减少了护理人员的工作强度,提高了护理工作效率。目前,智能机器人在医院、家庭、社区中心、养老院、康复中心等相关场所均有应用,本章将从运送机器人、导医机器人、诊断机器人、临床护理机器人四个方面的应用展开介绍。

第一节　护理机器人概述

一、护理机器人的基本概念

（一）护理机器人的定义

机器人(robot)是自动执行工作的机器装置,它既可以接受人类指挥,又可以运行预先编排的程序,也可以根据以人工智能技术制定的原则纲领行动。护理机器人并没有国际上普遍认同的定义,但国际机器人联合会(IFR)给出了初步定义,即通过半自主或完全自主运作,为人类健康或设备良好状态提供有帮助的护理服务,但不包含工业性操作。

（二）护理机器人的分类

按护理服务的工作方式的不同,护理机器人一般分为机械手式、移动式、搭载式和智能护理床式。

1. 机械手式护理机器人　这类护理机器人面向的对象多为行走不便的人,智能化的护理机械手安装在操作的固定平台上,护理操作者通过人机界面控制其抓取周边的物品。如法国 Spartacus 操作手项目(旨在帮助高位截瘫患者)、荷兰 RSI 实验用机器手(可以翻书、喂饭)等。

232

2. 移动式护理机器人　由于机械手式护理机器人作业范围有限,同时其适应能力差,遂增加了路径规划和避障功能,发展成为了移动式的护理机器人,一般用于辅助护理人员完成运送医疗物质、搬运患者等机械性的工作。如美国的护理机器人 HelpMate,是全自主移动机器人系统,借助多种传感器,其拥有避障功能和自主导航功能,可以运送药品、食物、医疗记录等任务,除此之外,它还适用于家庭、档案室、收发室等诸多应用场景。

3. 搭载式护理机器人　这类护理机器人有多种表现形式,如日本的 RI-MAN 机器人,利用传感器,可根据声源定位并通过视觉处理找到呼唤者,抱起行动不便的护理对象,然后根据嗅觉判断怀抱的护理对象的健康状态等,并能理解简单的声音指令。再如我国中国科学院研制的多模态交互式智能轮椅,其通过模式识别、计算机视觉、语音识别、图像处理等技术,实现了该轮椅在熙熙攘攘的人群中自由穿梭。

4. 智能护理床式护理机器人　这类机器人主要服务于失去自理能力和患有慢性病的体弱者、空巢家庭的老人等。如美国的一款智能护理床,它将护理床和轮椅融为一体,被护理人员可通过人机界面实现卧姿和坐姿之间的自由切换,当其处理轮椅状态时,被护理人员可以自如地操作机器人四处活动。再如华南理工大学研发的多功能护理床,除了能完成基本的肢体动作,还可同时监护被护理人员的生理参数,以便实时护理。

（三）护理机器人的特点

机器人在应用上有两个突出的特点:①它能够代替人工作,即代替人进行简单重复、脏乱危险环境、劳动强度大的工作;②扩展人类的能力,它可以帮助人类进行高精密、超高速的作业等。护理机器人除此特点之外,由于其操作者和服务对象都是人,其最大的特点在于安全性、人性化、可靠性和可操作性。无论是机器人结构、传感系统还是控制系统设计,安全性始终是最优先考虑的一个原则,在护理机器人的应用场景,一般要求护理服务机器人能做到行走和停靠平稳、转向半径小等。

二、国内外护理机器人发展状况和发展趋势

机器人自诞生以来,随着机器人技术的发展,其经历了由萌芽到成熟的发展阶段,机器人应用已广泛渗入到人类生活的方方面面,俨然成为人类生活、工作的伙伴。护理机器人是非工业用机器人的一个特殊部分,作为一类半自主式或全自主式护理服务机器人,已经经历了三四十年的发展历程。

（一）国外护理机器人应用和发展状况

国外护理机器人发展比国内早很多年,真正出现护理服务功能的机器人是在 1990 年左右,多个国家都进行了各有特点的研究,例如能代偿行走能力的智能轮椅、多功能的智能护理床、助力复健的机器人系统等,下面将从地域来简要介绍一下国外护理机器人的发展状况。

1. 欧洲的护理机器人　主要是从机械手发展起来的,如法国 Spartacus 操作手项目(旨在帮助高位截瘫患者)、荷兰 RSI 实验用机器手(装在茶托上可以喂饭、翻书)等。

2. 美国的护理机器人　美国护理机器人的典型代表是机器人"Help Mate"这是一种全自主移动机器人系统,借助多种传感器,拥有避障功能和自主导航功能,可以通过人机界面操作指定目的地,完成运送药品、食物、医疗记录等任务。Help Mate 会开门,可以乘坐电梯,目前世界范围内的医院已有 80 家的医院在使用它。1990 年"护士助手"机器人在全世界各国几十家医院中使用,它可以为患者送病历、送饭,也可以帮助护士运送药品、医疗设备等。

3. 日本的护理机器人　1990 年年初,日本研制的"MEIKONG"护理机器人有两只机械手,其可根据指令平稳地将被护理人员送至检查室等;2005 年,日本开发了"陪伴型"和"识别型"两款家用机器人,这两款机器人通过内置多个麦克风,采用先进的影像和声音识别技术,实现了机器人可以理解用户命令以及自动跟随用户的功能,给高龄老人提供生活支援;2006 年,日本的 RI-MAN 机器人,利用传感器,可根据声源定位并通过视觉处理找到呼唤者,并能理解简单的声音指令,抱起护理对象,然后根据嗅觉判断怀抱的护理对象的健康状态等。

4. 韩国的护理机器人　韩国科学家研制出的类人机器人"安卓机器人",具备实时数据传输、声音

图像力量感应器、高速处理器等技术,具备测距、声音识别、处理指令信号和与周围环境互动等功能。

(二) 国内护理机器人应用和发展状况

我国在机器人方面的研究起步较晚,在各类政策的支持下,各研究团队在各领域的机器人的研究成果逐渐丰硕起来,如中国科学技术大学机器人团队的"可佳"可为人们烹饪食物,哈尔滨工业大学研制的智能服务机器人可以为患者倒水喂药、与患者进行简单的交流、唱歌跳舞。

2008年,中国台湾某大学开发了居家照护智能机器人"ROLA"。ROLA拥有语音识别能力和对话能力,能够识别人脸并且定位用户位置,时时陪伴用户。该机器人能够识别室内环境,具有避障功能。此外,开发团队正在研究机器人的扶持功能,以便让老年人按照自己的意志扶着该机器人行走。

2010年11月,我国首台个人卫生护理机器人研制成功。这台护理机器人主要运用基于模糊理论的智能控制、人机工程学等技术为行动不便的老年人、残疾人提供全套洗浴服务。

2011年3月,上海一机器人实验室研究开发了"交龙"机器人。"交龙"机器人适合无人照顾的老人和福利院使用,通体白色,体前有可操作的电子显示屏,具备提醒老人吃药、取药、端水功能。它不仅可以服务于老人,还可以担任商场、展览馆的迎宾、导游等。

除了这些,国家康复辅具研究中心也带头研发了很多国内尖端产品,例如矫形假肢器、三体位智能轮椅以及服务机器人等。目前我国在服务机器人的发展上虽有进步,但与发达国家相比仍然存在差距。

(三) 护理机器人发展趋势

护理机器人旨在帮助被护理人员提高自我照料的能力和增强其对生活的自适应能力,可从以下两点来探讨其未来发展趋势:

1. 智能护理方向　护理机器人的主要功能是服务于有功能障碍的患者或老年人,提供这些护理服务需要智能技术的支持,如陪伴被护理人员、语音支持、监测跌倒、传送生理指标报告等。

2. 智能家居方向　护理机器人在智能家居方面的应用,可实现智能控制窗帘、电视、冰箱、空调、电扇、微波炉等家用电器,也可以管理居住环境的智能系统,例如温度管理系统、日程管理系统,使被护理人员的生活环境更加智能、安全与舒适。

第二节　运送机器人

一、医用智能物流发展趋势和医院物流机器人概述

(一) 医院物流现状

医院物流作为医院经营管理的重要组成部分,与医院几乎所有部门的日常工作息息相关,医院后勤工作的每一项活动,如餐饮、药品运送、能源供应、基建、维修、物资供应都离不开物流活动,医院内部的物品运输具备如下主要显著特点:

1. 物品的多样性　大到被服、垃圾,小到药品、手术器械、化验样本等,需要运输的物品多种多样。

2. 运输的安全性　药品(尤其是特殊药品)、手术器械、医疗垃圾、特殊样本等,都要求在运输过程中必须安全可靠。

3. 环境的特殊性　医院中的部分环境,物流人员存在感染疾病和接收放射的危险。

4. 任务的繁重性　医院内部各种物品"库房"相对分散,且大型医院病床、手术室越来越多,运输任务总体越来越繁重。

目前,相比医院精细化管理理念、高超的临床医疗水平、高科技的医疗设备,医院内部物品运输方式的发展相对缓慢,甚至成为现代化医院建设的绊脚石,建立一个科学、高效、可靠的医院物流系统,提高医院物品运输的效率,减少医院人力成本,是目前医院亟待解决的问题之一。

(二) 传统物流运输方式面临的挑战

医院传统的物流运输方式基本停留在功能性的物流管理阶段,如单纯的物资采购、仓储、运输、供应等,这些物流职能彼此间缺乏有机联系,即采用的是传统的"护工/护士+手推车+电梯"的物流运输方

式,越来越面临一些挑战:

1. 医院物流网络设计不足 大多数医院采用庞大的专职传送队伍、手推车和专用电梯,使人流与物流混合在一起,物品传送效率低下,成本支出高,也不利于预防交叉感染。

2. 缺乏顶层设计流程化的医院物流系统 目前,大多数医院信息系统只能支持基本的后勤业务,不能从供应链角度对医院物资的供应商管理、物资采购、库存管理、物资供应、物品交付、医用废弃物处理等提供集成的一体化支持。

3. 医院物流人力成本高 因医院环境的特殊性,如部分医院、部分科室/区域的高传染性、辐射性等,护工/护士存在健康风险,人员管理难度越来越大,加之医院物流岗位在医院里面属于低端服务性工作,使得医院护工、低端护士招工难度也越来越大。

(三) 新型物流方案

近几年,随着科技进步,新型智能物流方案已经在医院开始应用,如气动物流传输系统(pneumatic tube systems)和轨道小车物流系统(track vehicle systems),但这两种新型物流方案存在明显的局限性:①运输成本高。无论气动物流还是轨道小车物流,都需要对医院物业建筑进行改造,一旦施工完成就难以更改运输路线和站点,出现故障维修难度很大,建设成本和使用成本都非常昂贵;②运输的物品类型有限。气动物流运输的物品大多为小件,一般是药品(一般不能运输液体),轨道小车的运输能力稍强,但一般也只能运输大约重量为30kg的物品。

随着人工智能技术的发展,近年来又有一种技术更先进,使用更方便,综合成本更低的新型医院物流系统——医用AGV系统在医院进行试用。

(四) 医院物流机器人系统概述

自动导引车传输系统(automated guided vehicle system,AGVS)又称无轨柔性传输系统、自动导车载物系统,指在计算机和无线局域网络的控制下的无人驾驶自动导引运输车,经磁、激光等导向装置引导并沿程序设定路径运行并停靠到指定地点,完成一系列物品移载、搬运等作业功能,从而实现医院物品传输。我们把这类系统通俗地称为医院物流机器人系统。

医用AGV智能物流系统具备如下显著特点:①AGV以电池为动力,可实现无人驾驶的运输作业,运行路径和目的地可以由管理程序控制,机动能力强,而且某些导向方式的线路变更十分方便灵活,设置成本低;②工位识别能力和定位精度高,具有与各种加工设备协调工作的能力。在通讯系统的支持和管理系统的调度下,可实现物流的柔性控制;③适应能力强,导引车的载物平台可以采用不同的安装结构和装卸方式,能满足不同产品运送的需要。医院不锈钢推车可根据各种不同的传输用途进行设计制作,这些推车将由自动导车的载物平台驮着,沿着规定的路径运行;④可装备多种声光报警系统,能通过车载障碍探测系统在碰撞到障碍物之前自动停车。当其列队行驶或在某一区域交叉运行时,具有避免相互碰撞的自控能力,不存在人为差错。因此,AGV系统比其他物料搬运系统更安全;⑤AGV组成的物流系统不是永久性的,与传统物料输送系统在空间内固定设置且不易变更相比,该物流系统的设置柔性强,不受场地、道路和空间的限制;⑥AGV传输系统在医院的优势还在于可传输重达300KG左右的物品,载重量可以根据需要进行定制化设计(和成本有一定关系);⑦运行速度可根据场景进行调整,具备小坡度爬坡能力(一般建议5°左右)可以完成前进、后退、转弯、平移、自旋等多种方式操作;⑧医用AGV还要能够独立控制和上下电梯,独立控制自动门、防火门等,以实现跨楼层、跨科室的物流运输。

二、医用物流机器人系统方案

(一) 系统架构

物流机器人是执行物流运输任务的主体,融合了激光导航、智能避障传感器、运动底盘控制等多种最先进的机器人技术。目前,市场上主流的医用物流机器人主要由物流管理调度平台、站点管理系统、物流机器人本体、电梯控制系统等几大部分构成。

1. 物流管理调度平台 是整个解决方案的中枢控制系统,有条不紊地控制和管理多台物流机器人高效完成相关物流传输任务。

2. 站点管理系统 是面向物流传输任务中的站点而设计的,是工作人员使用物流机器人解决方案,完成运输任务的人机交互接口。通过站点管理系统,站点工作人员能方便的管理和使用物流机器人完成物流运输任务。

3. 电梯控制系统 是使物流机器人能够自主控制电梯,并上下电梯完成跨楼层传输任务的必要的内部控制系统。

上述各组成模块之间通过无线通信系统进行信息通信,传递和接收命令、交换信息等,其中物流机器人和电梯控制系统通过专属设计的私有协议无线通信系统进行通信,其余各部分之间通过通用的WiFi 通信系统进行通信,具体架构如图 15-1 所示。

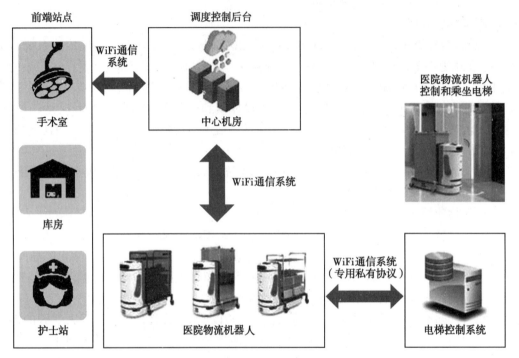

图 15-1 医用物流机器人架构图

(二) 机器人本体主要功能和设计

目前,医用物流机器人一般都具备导航运动能力、避障和绕障能力、运载能力、自主装卸货能力、电池和充电并存功能等,具体如下所述。

1. 导航运动能力 医用物流机器人采用目前行业内最领先的激光 SLAM(simultaneous localization and mapping)技术实现定位和导航,是物流机器人实现自主运动的关键技术,是医用物流机器人的核心技术之一。激光 SLAM 关键技术包含激光测距技术和地图扫描构建技术:①激光测距:机器人内建高性能激光传感器,能持续检测机器人本体与周围环境障碍物间的距离信息;②地图扫描和构建:机器人可持续测距,并运用算法对这些距离进行分析和建模,可建立场景地图,再通过激光测距和定位算法,就可以确定任意时刻机器人在地图中的位置,进而确定机器人当前的位置,通过路径规划算法就可以规划出机器人和目的地之间合理的导航路线,指引机器人前往目的地。

2. 避障和绕障能力 有了准确可靠的定位导航技术,还不足以让物流机器人在医院实际场景中进行安全、可靠的自主运动。物流机器人还必须能检测到突发的障碍物,如路人、箱子等,避免运动过程中的碰撞到行人和障碍物。

除了通过激光传感器检测正前方的障碍物,医用物流机器人周身 360°内置了高性能的超声雷达传感器,不断检测机器人运行过程中四周有无障碍物,以及障碍物离机器人的距离。一旦该距离小于安全距离,机器人内置的智能绕障算法首先会对周围环境进行探测,尝试从障碍物旁边安全绕过,继续前进。如果无法安全绕障,机器人会停止下来,避免碰撞,同时进行声音告警,请求阻挡的人员移开或提示工作人员移开障碍物。

3. 运载能力　毫无疑问运输物品是物流机器人的核心价值和功能,其运载能力是物流机器人的关键能力之一。物流机器人的运载能力是一个系统性指标,和电机设计选型、减速器、散热、爬坡能力,甚至电池容量都相关。在分析调研了医院实际运输需求、路况等信息后,物流机器人的负载运动能力标准可设计载重 300kg(不含机器人自重),爬坡角度 8°。

4. 自主装卸货能力　医用物流机器人应支持自主装卸货功能,从发货人发货到收货人收货,只需要在站点管理终端(平板)上简单操作即可,整个找货箱、装货、卸货的过程,都由物流机器人独立自主完成。

5. 电池和充电并存功能　医用物流机器人还应具备智能自主回充功能。一旦机器人电量低于一定程度(可定制调整)或处于空闲状态,机器人将自动寻找空闲的充电桩自主进行充电。充电完成后自动脱离充电桩执行任务,整个过程无须人为干预和控制。机器人自主回充的充电桩对位速度一般控制在 30 秒内、对位精度正负 3cm,可支持多种充电模式供用户选择(自动充电模式、手动充电模式、设置充电时间等)。

基于以上主要功能,医用物流机器人一般采用拖船式设计,前端是一个车头,具备人的一些典型外观特征,整体简洁、大方,白色为主色调,贴近医院的场景。机器人中后部是一个货架,搭配不同的智能货箱,可满足各种运输任务需要,如图 15-2 所示。

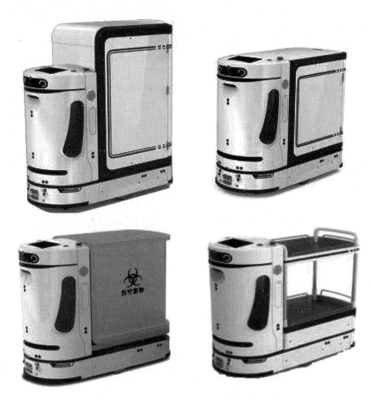

图 15-2　医用物流机器人智能货箱示意图

医用物流机器人智能货箱具备如下显著设计特点:①机器人可智能识别目标货箱,并支持自动装卸功能;②机器人本体和货箱采用特殊机械结构扣合,保障运输过程的平稳与安全;③机器人本体设计上支持冷链运输供电模块,针对有冷链运输的需求,可定制开发特殊货箱;④手术包货箱整体采用密封设计并通过密码键盘实现防盗功能。其内部采用分层设计,方便运输手术包、医疗器械和耗材等不同种类的物品;⑤餐饮货箱整体采用密封设计并通过密码键盘实现防盗功能。其内部采用分层设计,方便运输各类餐饮物品;⑥被服货架采用敞开式分层设计,方便被服的摆放与运输。

(三)机器人物流管理调度平台

机器人物流管理平台是整个智能物流机器人解决方案的中枢控制系统,上文中提到的物流机器人、电梯控制系统、站点管理系统等,都需要在物流管理调度平台的统一管理和调度下进行工作,才能高效、可靠的完成相应的物流传输任务,如图 15-3 所示。

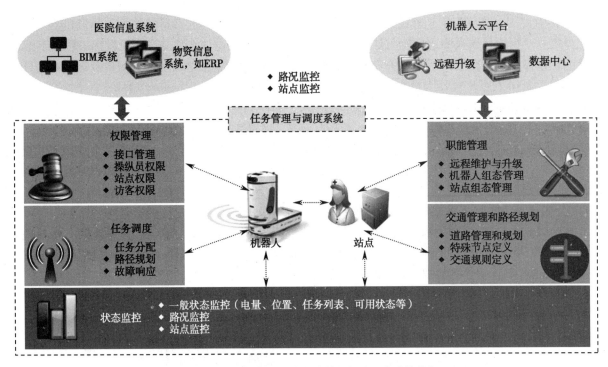

图 15-3　医用物流机器人物流管理调度平台功能框架

调度管理平台由权限管理、职能管理、任务调度、交通管理和路径规划、状态监控这五大模块构成。下文将对这五大模块逐一进行描述和介绍。

1. 权限管理模块　其主要功能是对访问、使用、操作机器人智能物流系统的人员、其他系统的权限及通道进行约束和规范管理。包括如下：①操作员权限管理，对使用、操作调度管理平台的人员进行定义和管理；②站点权限管理，对各个站点通过站点管理终端进行的操作、使用进行定义和管理，避免不同站点对系统平台的关键内容进行操作而产生管理混乱。同时，站点权限管理模块也对不同站点的使用人员及权限进行配置和管理；③访客权限管理，对一些访客（如来宾）的权限进行定义和约束；④接口管理，对站点终端及医院其他 IT 系统（如 HIS/HRP 等）访问机器人物流系统的信息数据，如某机器人的当前运行状态，某运输任务当前状态等进行统一规范和管理，以安全、可靠、规范的进行信息交换。

2. 职能管理模块　其主要功能包括如下：①机器人组态管理，对医院当前的机器人本体进行统一管理和维护。如新购买一台机器人，可维护添加其编号到调度管理平台中，再如当机器人故障待维修时，不能参与任务的调度和分配等；②站点组态管理，与机器人组态管理类似，医院当前的机器人站点，也需要进行统一的管理和维护；③远程升级和维护功能，提供访问机器人云平台的接口，通过该接口，可以对物流机器人系统进行远程升级的维护管理。

3. 任务调度模块　是确保机器人能高效、可靠完成相关物流运输任务的重要组成模块。包括如下功能：①任务分配，接收各站点发起的货物运输请求，并分析当前可用机器人情况，选择最合适的机器人接受该任务；②路径规划，根据发货地与收货地坐标，综合考虑当前物流系统中相关路径的关键情况，如交通拥堵情况、电梯运行状况等，规划出该机器人到达目的地的最合理路径；③故障响应，对智能物流系统中的各种故障情况进行响应，如当机器人在执行任务过程中遇到不可绕过的障碍物，或终端站点管理软件故障，或医院特殊情况（如火警）等发生时，指示机器人执行相应的动作。

4. 交通管理和路径模块　是机器人物流系统的重要基础模块之一，是机器人准确、高效、安全的进行路径规划和导航的基础。主要包括：①对机器人所使用的地图进行统一管理和维护；②基于地图和医院业务特点，对特殊路段、特殊节点进行"交通规则定义"，并把这些规则和地图进行对应。比如：某些路段比较狭窄，同一时刻只能允许一台机器人通过，即单车道。又如某电梯只在某些时段允许机器人控制和使用；③基于上述交通规则定义和指挥交通。如设计"虚拟智能交通灯"（不是实体的交通灯，无须额外安装),当多台机器人通过特殊路段,如单车道、路口、单人电梯时,按一定规则依次通行,避免出现交通阻塞。

5. 状态监控模块　通过状态监控模块,可以实时监控当前物流系统中关键组成部分,如机器人本体各指标(电量、是否空闲、运行状态等)是否正常、路况是否拥堵、各站点的工作状态等信息等。这些监控信息,可以通过权限管理模块中的接口管理组件,统一对外提供。

三、医院物流机器人在医院的典型应用场景和价值

医院物流机器人作为一种新型的智能物流方案,可以承担医院内部各种物品运输任务,就像一个不领工资、不知疲倦、不会感染的智能护工。部署和运行智能物流机器人,将有效提高医院物资管理效率,优化人力配置,提升患者就医体验及医院形象。

下文以手术室配送、被服配送、餐饮配送、PIVAS 及药品配送、标本配送五种医院的典型物流场景为例,来说明智能物流机器人的实际业务场景。

（一）手术室业务场景

1. 手术室发起耗材申领需求,库房/消毒供应中心接收到需求,备货完毕,由机器人完成运输。

2. 手术室把需要的器械包收集后,发给库房/消毒供应中心,由机器人完成运输。

（二）被服业务场景

1. 护士站发起被服申领,中心供应接收到需求,备货完毕,由机器人完成运输。

2. 中心供应按计划,按时准备好发给护士站的被服,由机器人完成运输。

3. 护士站把需要清洗的被服收集后,发给中心供应,由机器人完成运输。

（三）餐饮业务场景

1. 护士站发起餐饮申领需求,餐厅接收到需求,备货完毕,由机器人完成运输。

2. 护士站把需要回收的餐具收集后,发给餐厅,由机器人完成运输。

（四）PIVAS 及药品业务场景

1. 护士站发起药品申领需求,PIVAS 中心接收到需求,备货完毕,由机器人完成运输。

2. PIVAS 中心按计划、按时准备好发给护士站的药品,由机器人完成运输。

（五）标本业务场景

1. 护士站发起运送标本需求,机器人按照指定地点运送至检验科。

2. 检验科发起复检需求,通知护士工作站重新采集标本。由机器人按指令前往护士站收取并送至检验科。

除了上述几种业务场景,物流机器人还可以运用于实验样品运输、医疗/生活垃圾运输、文件转运等多种业务场景。

第三节　导医机器人

一、智能导医机器人背景及概述

随着社会经济的发展和科学技术的不断进步,越来越多的医院更加重视提升患者、患者家属的服务质量,而导医在医院门诊服务中,起到了非常重要的作用。患者进入门诊大厅,首先见到、接触到的就是导医,导医的形象、气质、服务、言语、行为都非常重要,代表着医院的整体形象。热情大方、耐心细致、熟悉医院业务的导医服务,将给患者留下良好的第一印象,有利于消除患者及家属的焦躁感,拉近医院与患者距离,有助于患者建立对医院的信任感。

一个优秀的导医人员,有如下职责:①分诊职责:依据患者要求及简单问诊做到正确分诊,导医应清楚每个医生的专业特长和接诊特点,做到合理分诊,准确分科;②迎宾服务,主动便民职责:负责患者进出迎送,展示导医风采,时刻保持角色状态,让患者在不知不觉中感应医院的文化特色;③导诊职责:经

常巡视大厅,引导患者挂号、候诊、检查;④咨询职责:对前来就诊患者提出问题给予耐心细致解答。

但是,我国人均医疗资源不足,尤其是大城市的大型医院门诊,就医人员非常拥挤,挂号缴费、甚至导医台咨询排队现象较为普遍,这种情况下,患者体验到的导医服务质量难言满意。

不少医院为了改善门诊大厅患者排队的问题,进行了很多有益尝试,比如推广自助终端设备的使用等。但自助终端设备功能往往比较单一,只能挂号、缴费、打印报告,并不能完成从患者接待,到问询分诊,再到挂号缴费的全部导医过程。同时,自助终端设备的服务更接近于"机器",提供的服务并不能体现"温度和情感",人机交互界面的易用性和人性化也还不够,往往在自助设备旁边还需要安排工作人员协助进行操作指导,患者体验比较一般。

近年来,以智能服务机器人为代表的人工智能技术的飞速发展,在导医工作上,为医院提供了一个更加方便患者、更具服务温度和情感、更高服务效率的选择。以银行营业厅、政务服务大厅等为代表,越来越多的智能服务机器人在窗口服务行业上岗,为市民提供优质服务。

二、智能导医机器人系统方案

(一) 智能导医机器人介绍

智能导医机器人主要是能够通过与患者进行对话和语义理解,提供优质的人机交互服务,为院内患者提供导航、导医、咨询等服务,支持声音、图像等多种交互方式,改善就医体验,提高医疗服务质量。目前,市面上智能导医机器人一般具有以下几个特点:①具备人的外形,具备呆萌的拟人表情,能听会说,更接近于"人",使其对患者的服务更具情感和温度,更能传递医院的服务理念和对患者的关爱;②具备人工智能"大脑",能听懂人的问题,经过训练后,能通晓医院的业务知识,不仅能听懂问题,更能解答问题,为患者提供分诊、咨询等服务;③具备图像识别技术,看到人后能"主动"服务,机器人运动过程中,能有效可靠地检测周围环境,安全避障;④能对接医院的 HIS 等 IT 系统,利用语音、触摸屏等多种人性化交互方式,更方便地为患者提供挂号、报告查询等服务;⑤具备大数据学习技能,甚至还能够对一些常见病情进行一些初步的询问和记录,进行预检和预诊,协助提升科室医生的看病诊断效率。

(二) 智能导医机器人设计原则

智能导医机器人设计应遵循先进性、实用性、高安全性、易操作性、开放性、可扩展性原则。

1. 先进性原则 智能导医机器人应采用当前成熟且先进的技术,具有强大的前瞻性和创新性,智能导医机器人通过语音识别、自然语言处理等技术来实现智能交互,而不仅是简单的关键字模糊查询,从而保证高效率、高质量的应用,同时具有较强的可移植性、可重用性,在将来能迅速采用最新技术长期保持系统的先进性。

2. 实用性原则 智能导医机器人建设结合现有资源情况,从医院现实需求出发,确定系统建设方案,稳步推进,按计划实施。

3. 高安全性原则 智能导医机器人建设把求医者的安全放在首位,从机械结构、多传感器感知、技术保障等方面保证安全稳定、可靠运行;同时具有对周边人员、障碍物信息的感知措施,避免碰撞。

4. 易操作性原则 智能导医机器人具有简单易用的操作界面,同时可通过 PAD 遥控控制智能导医机器人行走、交互等。

5. 开放性原则 智能导医机器人具有二次开发及定制能力,可根据医院的需求进行定制开发。

6. 可扩展性原则 智能导医机器人具备未来接入医院微信公众号、网站、HIS 系统等渠道做智能咨询、预挂号和缴费票据打印的能力。

(三) 智能导医机器人系统架构

智能导医机器人解决方案不仅是一个智能的导医机器人,更是一个完整的系统解决方案。它包含了机器人本体、智能知识库系统、医院 IT 对接系统、导航定位技术、智能传感技术、后台维护系统等主要模块,下面将分别介绍。

1. 智能知识库系统 是由成千上万条实际医院的互动问答词条组成,这些词条通过开发人员逐条配置在云端,实际使用中通过无线网络环境实现交互,再通过机器人的语音识别系统完成与最终用户

（医院求医者）的语音互动体验。

2. 医院业务对接系统　主要负责完成机器人与医院信息系统（如 HIS）的数据互通和连接，完成挂号、取号、缴费以及单据打印等业务办理功能等。

3. 导航定位技术　GPS 导航、惯性导航、激光导航、蓝牙定位、超宽带定位、路径规划与路径跟踪技术可以让智能导医机器人轻松完成患者问路指引功能，让患者少走弯路，快速抵达科室，为患者提供更加标准、便利的服务。

4. 智能传感技术　主要负责机器人在自由移动的同时智能避障、防跌防撞、让机器人移动起来更加安全，同时可以进行报警，及时传递呼救信息。

5. 后台维护系统　主要负责完成智能导医机器人的远程版本升级和维护，并可以实时监控机器人的运行状况，实现各类数据的收集和统计分析功能。

以上各组成部分之间通过无线通信系统进行信息通信，本解决方案的组成和系统框如图 15-4 所示：

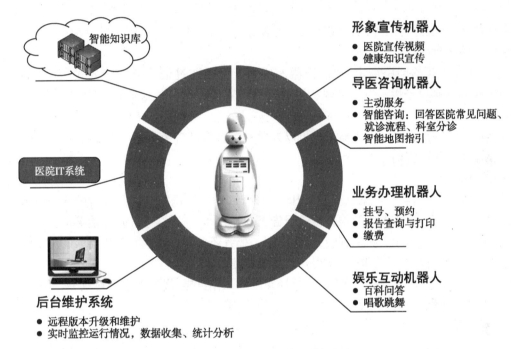

图 15-4　智能导医机器人系统框架图

（四）智能导医机器人关键规格

目前，市面上比较成熟的智能导医机器人的主要基本规格如下：

1. 基本功能　外观和颜色，支持变装定制；手触控响应，可支持触控；导航方式，使用激光 SLAM/视觉导航；自主充电，支持低电量自主充电；语音交互，支持语音交互能力及多麦克（6mic）拾音技术；安全保护，通过激光、声呐、避碰传感器等多种传感器融合，全方位对周边环境进行检测，保证机器人和用户的安全；基于安卓系统开发，可支持身份证识别。

2. 自带软件功能　智能语音模块，提供关键词识别、日常通用对话功能，应答速度小于等于 3 秒，识别准确率 90% 以上，并保证在医院门诊有噪声情况下能识别；无轨导航模块，可自动定位区域并移动，可自动躲避障碍物，行走方式为轮式移动，移动速度大于等于 0.3m/s；通讯控制模块，支持有线固网、无线 WiFi、4G 等自带遥控；情感表情模块，支持多种拟人化表情，同时支持 120 种以上 3D 表情。

3. 场景功能　智能导诊，语音互动，室内导诊；宣传与形象，提供视频宣传、便民公告等内容展示；线路指引，提供医院楼层分布，可扩展支持根据语音提示，展示线路功能；迎宾功能，主动迎宾打招呼。

4. 拓展功能　支持打印挂号、缴费、检查检验报告单功能的拓展。

三、智能导医机器人的典型应用场景和价值

（一）形象宣传

智能导医机器人胸口平板，可提供人性化的交互界面，方便医院通过设计元素、色彩以及 LOGO 的定制，给就医人员传递医院的品牌形象和服务理念。

此外，医院提供的各类宣传视频、健康知识、科室介绍以及楼层指导等素材，可以形象生动的呈现在智能导医机器人胸口平板上，就医人员只需要轻轻触屏对应的图标，即可快速阅读和浏览相关知识。

智能导医机器人在空闲状态下，可以循环播放医院视频介绍，起到很好的医院宣传的效果。

（二）导医咨询

智能导医机器人采用行业领先的语音识别系统以及多麦克拾音降噪技术，即使在较嘈杂的门诊大厅环境，也可以轻松的听清楚患者要咨询的问题，机器人通过语义分析系统，可以准确的理解患者要咨询的各类问题并匹配知识库对应的答案，最后通过扬声器，以及胸口显示器呈现咨询问题的答案。

实际医院门诊大厅环境中，智能导医机器人通过图像识别以及接近感应技术识别到有求医者靠近后，可以主动迎接，并通过打招呼的方式提供主动服务，可以给患者带来新奇的体验，填补医院服务盲区，提供就医者的满意度。

针对门诊大厅患者的问路需求，智能机器人特别开发了通过语音提问的方式（如某某科室怎么走？），即可在机器人胸口平板上直接呈现从当前位置到需要去的目的地的线路指引，极大地满足了求医者的问路需求。

除了语音导医功能，智能导医机器人也可以方便的整合医院各类导诊 APP、微信公众号等应用，提供一站式、立体化的导医咨询互动体验。

（三）业务办理

智能导医机器人与医院的信息系统（如 HIS 等）对接，即可轻松整合医院现有的各类分散的自助终端设备功能，如挂号、取号、缴费以及检查检验报告查询及打印业务等。同时，智能导医机器人通过询问患者病症情况，可智能推荐相关科室，起到分诊作用。患者还可通过智能导医机器人的门诊排班系统咨询各科室医生的出诊时间和医生介绍，使得挂号更加便捷。

提供人性化、一站式医疗业务办理服务，减轻导医的工作负担、提高门诊运转效率，可显著提升患者的就医效率及其满意度，同时提升医院整体形象、降低医院综合投入。

（四）娱乐互动

智能导医机器人内置了丰富的百科知识库，患者可以和机器人聊天、解闷，如孕妇可以通过导医机器人了解到更多关于怀孕相关的信息；还可以通过语音命令，控制机器人唱歌、跳舞；还可通过联动血压测量仪、体温计等医疗设备，测量生命体征等。通过和机器人的娱乐互动，可以帮助患者达到放松就诊等待的心情。

第四节　诊断机器人

一、临床智能诊断机器人现状及前景

（一）临床诊断的现状

医疗行为中临床诊断是一个至关重要的环节，它是指临床医生给患者检查疾病，并对患者疾病的病因、发病机制作出分类鉴别，以此作为制定治疗方案的方法和途径。诊断的首要步骤就是通过询问就诊者的主观感受症状来采集病史资料，病史对诊断可起到定向作用，能提示诊断的线索。医疗临床诊断是一个复杂的过程，再加上病种的多样性、不确定性，患者主诉多样性、不全面性，使得临床诊断具有以下特征：①复杂性与多样性：临床医生在诊断前大多需要对患者的基本情况进行全面了解，这需要对患者进行全面检查，医生需要掌握足够多的患者信息，才能作出较为准确的判断，这些信息获取渠道多样造

成医疗诊断具有复杂多样的特征。②及时性与准确性:患者的病情瞬息万变,需要紧急的对病情作出较为准确的判断和治疗,医生如果要在较短时间内完成相关诊断工作,需要有快速、及时、准确的信息支持。③完整性与易接受性:临床医生需要通过两部分完整信息来进行诊断,一方面是对本次患者病情的了解,另一方面是对患者病史的了解,这就需要向医生提供长期有效的患者信息。

基于此,临床诊断受医院医疗设施和临床医生主观因素影响较大,造成了对一些疾病的误诊率偏高,经常出现大病小治,或延误了患者最佳的诊疗时机,甚至危及患者生命。

（二）临床智能诊断机器人的前景

众所周知,在全世界范围内,专业高质量的医疗资源都是稀缺的,中国更是如此。人口众多和医疗资源分布的不平衡造成我国紧缺的医疗资源和庞大的诊疗需求之间矛盾日益突出,国务院印发的《新一代人工智能发展规划》中提到,应深化人工智能在智能医疗领域的应用,推广应用人工智能诊疗新模式、新手段,建立快速精准的智能医疗体系,人们越来越期待效率更高、精准度好、诊断准确率高的人工智能成为医生的好帮手。

人工智能技术能够对大规模开放式医疗数据的语义进行分析、挖掘和理解,实现对医学语义网络和知识中心的自动构建。通过对海量的医学文献、电子病历数据和临床诊疗方案进行快速检索,分析数据之间的语义关系,能够开展辅助诊疗、药物研发等问题的研究,推动医疗技术的进步。通过对医学影像的智能分析,能够准确提取特征,定位病灶,为疾病预防与诊断提供帮助。此外,语音识别、视频理解、智能问答等技术能够在辅助病历记录、临床护理、康复指导、自动导诊等诸多领域展开应用。

国外最早将人工智能应用于医疗诊断的是 MYCIN 专家系统。我国研制基于人工智能的专家系统始于 20 世纪 70 年代末,但是发展很快,如北京中医学院研制成"关幼波肝炎医疗专家系统",它是模拟著名老中医关幼波大夫对肝病诊治的程序。

在智能诊疗的应用中,沃森诊断机器人是目前最成熟的应用,该机器人可以在 17 秒内阅读 3469 本医学专著、248 000 篇论文、69 种治疗方案、61 540 次试验数据、106 000 份临床报告。2012 年沃森机器人通过了美国职业医师资格考试,并部署在美国多家医院提供辅助诊疗的服务可提供在就诊前疾病筛查、预防、就诊时医疗图像辅助诊断、检验结果分析、手术辅助以及就诊后的医疗随访、慢性病监测、康复协助、健康管理等方面应用,甚至会为基础科研辅助、药物研发、基因筛选分析、医疗培训等带来改变。

目前沃森诊断机器人提供诊治服务的病种包括乳腺癌、肺癌、结肠癌、前列腺癌、膀胱癌、卵巢癌、子宫癌等多种癌症。该机器人实质是融合了自然语言处理、认知技术、自动推理、机器学习、信息检索等技术,并给予假设认知和大规模的证据搜集、分析、评价的人工智能诊断系统。

二、临床智能诊断机器人系统方案

（一）临床智能诊断机器人介绍

临床智能诊断机器人主要是通过深度学习、计算机视觉、自然语言处理、机器学习、认知技术、自动推理等领域的先进技术以及对医学文献、教科书、临床指南、药物说明书、影像图片及病理切片等方面等采集分析医疗行业的深厚积累,实现临床诊疗辅助诊断和智能管理,使患者能够更加高效、公平的获取医疗服务。

如目前已经很成熟的临床智能诊断机器人"沃森医生"已经在美国安德森癌症中心上岗,"沃森医生"在诊断时,是使用人工智能技术、自然语言处理和分析技术,再凭借从各种渠道搜集的海量数据,迅速给出"意见",指导医生作出诊断和治疗决策。沃森并不直接告诉医生该如何做,而是提供一系列的诊断建议,每个建议都附有信心指数以及达到最优治疗效果的相关支持证据。医生们只需在 iPad 上输入一段纯文本文字,比如"患者的痰液中有血丝",沃森就会在 30 秒内为不同患者开出候选药方。据测算,沃森机器人的临床诊断准确率达到 73%。

国内 2017 年上市的"海虹造"智能医疗诊断机器人系统的功能比沃森机器人更多,更加适合中国医疗环境。该机器人除提供基本临床诊断治疗之外,还可作为临床医生的专业图书馆、患者自诊断、健康管理、医保备案等工具,这些功能是以健康医疗大数据技术为基础,并结合临床诊疗路径、药学、医疗医保政策法规三大知识库来实现的。该智能医疗诊断机器人系统可根据患者输入的信息和临床常规检查结果,揣测其健康状态,并展示临床诊断路径、公示治疗标准。而在辅助患者自诊断的同时,还可根据患者健康状态、医保支付能力、地域医疗条件等因素,提供可及的医疗资源参考选择,最大程度利用周边便利医疗资源,减少跨级、跨区域就医带来的个人负担和医疗资源浪费。

(二) 临床智能诊断机器人设计原则

临床智能诊断机器人涉及应遵循辅助人类原则、透明性原则、隐私性原则、算法可靠性原则、防偏见原则。

1. 辅助人类原则　临床智能诊断机器人应为人类创造一个更安全的工作环境,其核心作用是"赋能医生",提升其诊疗效率和水平,最终决策权依然在医生。

2. 透明性原则　临床智能诊断机器人因涉及诊断正确性,其必须对人工智能的工作原理,以及他是怎样看待这个得出相应临床诊断等方面有非常清楚的说明。

3. 隐私性原则　医学领域对患者隐私要求高,临床智能诊断机器人应以精密的技术来保护患者和群体信息。

4. 算法可靠性原则　临床智能诊断机器人目的在于进行临床诊疗辅助诊断和智能管理,使患者能够更加高效、公平的获取医疗服务,这样一来,必须保证算法可靠性和安全性,避免带来危害。

5. 防偏见原则　应该通过研究确保人工智能机器人不会存在偏见,歧视特定群体。

(三) 临床智能诊断机器人架构

临床智能诊断系统的过程一般包括:

1. 疾病筛查　在大量数据中,根据特征(疾病名称或主诉内容)快速筛查疑似疾病。

2. 定位病灶　确定疑似病灶后,给出定位分析,让医生快速诊断,真正节省了医生时间,两重诊断更加保险,将漏诊误诊的可能性降到最低。

3. 定量标注　量化诊断可以精确衡量病灶大小,确定疾病发展情况,用最科学的方式给予医生支持。

4. 科学诊断　使用当前最先进的深度学习技术,帮助医生解决诊断问题,随着临床诊疗机器人系统的完善,更多疾病检测和更加丰富的系统内容将会更好服务医疗,如图15-5所示。

(四) 临床智能诊断机器人关键技术实现

临床智能诊断机器人系统主要是通过搜寻很多医学知识源,从多角度运用非常多的算法,对各种可能的答案进行综合判断和学习,从而给出诊断建议。其实现的关键技术可从以下五个方面考虑:

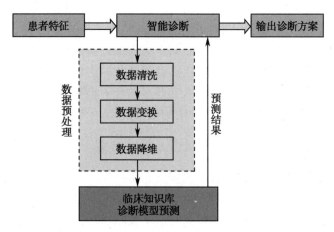

图15-5　智能诊断系统框架示意图

1. 自然语言理解(natural language understanding)技术　实现人机间自然语言通信意味着要使计算机既能理解自然语言文本的意义,也能以自然语言文本来表达给定的意图、思想等。智能诊断机器人通过自然语言理解技术,可分析所有类型的数据,包括文本、音频、视频和图像等非结构化数据,适当辅以一些结构化数据,形成强大的医学知识库系统;

2. 知识推理(knowledge inference)技术　是模拟人类的智能推理方式,依据推理控制策略,利用形式化的知识进行机器思维和求解问题的过程。通过假设生成(hypothesis gen-eration),透过数据揭示洞察、模式和关系,将散落在各处的医学知识片段连接起来,进行推理、分析、对比、归纳、总结和论证,获取深入的洞察以及决策的证据;

3. 机器学习(machine learning)技术　是通过以证据为基础的学习能力,能够从医学大数据中快速

提取关键信息,像人类一样进行学习和认知,并可以通过专家训练,在交互中通过经验学习来获取反馈,优化模型,不断进步;

4. 人机交互(human computer interaction)技术 是指人与计算机之间使用某种对话语言,以一定的交互方式,为完成确定任务的人与计算机之间的信息交换过程。通过自然语言理解技术,获得其中的语义、情绪等信息,辅以机器人传感器技术,以自然的方式与人互动交流;

5. 计算机视觉技术 是一门研究如何使机器"看"的科学,更进一步的说,就是指用摄影机和电脑代替人眼对目标进行识别、跟踪和测量等机器视觉,并进一步做图形处理,使电脑处理成为更适合人眼观察或传送给仪器检测的图像,可以赋予智能诊断机器人视觉。

三、临床智能诊断机器人的典型应用场景和价值

(一) 门诊诊断

目前,市面上用得比较成熟的智能诊断机器人除了沃森机器人之外,还有医生阅片机器人,可以给医生定性、定位、定量的诊断建议,能够辅助医生大幅度提高工作效率,减少误诊率和漏诊率,为患者提供一个更加安全的医疗服务。另外儿童门诊智能辅助诊断,可对手足口病、急性扁桃体炎、急性鼻咽炎、急性支气管炎等常见病进行诊断,诊断时间仅需两秒,诊断准确率较高,可大幅提升门诊工作效率,在儿科医生严重短缺的现状下,缓解基层儿科医疗资源不足的现状。

(二) 住院诊断

目前,智能机器人在住院业务中的应用已经非常成熟,比如智能手术机器人是一种计算机辅助的新型的人机外科手术平台,其主要利用空间导航控制技术,将医学影像处理辅助诊断系统、机器人以及外科医师进行了有效的结合。达芬奇手术机器人是世界上最为先进的微创外科手术系统之一,集成了三维高清野、可转腕手术器械和直觉式动作控制三大特性,使医生将微创技术更广泛地应用于复杂的外科手术。其属于人机协作型机器人,主刀医师不与患者直接接触,通过三维视觉系统和动作定标系统操作控制,并由机械臂以及手术器械完成手术。

(三) 院后康复

广义的院后康复包括需要借助器械的功能康复,也涵盖出院患者的依从性管理,其关键在于"配合",在传统模式下主要指出院患者与医生及康复师之间的配合,但由于医生难以顾及院后随访,而康复师又极为缺乏,使得院后康复难以实现。"人工智能+院后康复"的模式即康复机器人可以通过软硬结合的方式来呈现,前者可通过虚拟助手应用实现,后者则更多以"人工智能+康复器械"来实现。如智能随动步态机器人,该机器人是通过传感器,将人体神经肌肉生物电信息传递给机器人大脑,机器人大脑能够捕捉具体个体的行走方式和特点,根据算法配合实现各种动作,与纯编程机器人不同,智能随动机器人能实时与人体交互,获得最贴合的移动方式。

(四) 区域诊疗平台

基于人工智能的医疗影像诊断机器人建设的阅片中心,借助人工智能计算、人工智能平台、微数据中心等性能强劲的技术模块,可高效完成疾病筛查、定位病灶、定量标注、科学诊断等一整套医学影像识别流程,能全面覆盖肺部 CT、骨龄、乳腺肿块、X 线等十几种常见的医学影像识别场景,并兼具快速的识别速度和极高的识别准确率,更能够大范围辅助覆盖区域内的诸多医生,实现多区域、多学科跨区域联合会诊,可有效缓解我国医疗资源供不应求和分布不均衡的问题。

第五节 临床护理机器人

一、临床护理机器人现状及前景

(一) 临床护理的现状

工业化、城市化、人口老龄化导致人民生活水平和医疗保健行业之间的矛盾日渐突出,传统的护理

模式已不再满足人口增多、衰老缓慢的社会需求,先进的生活方式和护理模式正在慢慢改善着人类的生活,主要体现在一下几个方面:

1. 人口老龄化加剧 据 2018 年度前瞻产业研究院发布的《养老地产行业发展前景与投资机会分析报告》最新数据显示,中国已经成为世界上老年人口最多的国家,而且也是老龄化速度最快的国家之一,老年化的趋势越来越严峻。

2. 健康风险高 人口老龄化的趋势在很大程度上增加了人群慢性病的比例,慢性病的人群一般有较差的功能状态、较高的残疾风险和较高的死亡率,他们中的大部分自我照料能力差甚至无法完成自我照料,需要长期的照顾和护理服务,对家庭、社区、政府依赖程度较大。

3. 护理力量不足 交通事故、疑难怪病等突发事件导致需护理人数逐年增加,面对数量如此庞大的功能障碍者和上述慢性病群体护理现状,护理服务行业面临着严峻的挑战。社会迫切需要护理方面的智能设备,并能将其应用于家庭、养老院中,超越专业护工之所不能,对被护理人员身心进行护理,提高他们的自我照顾能力和自适应能力。

4. 护理机器人应运而生 基于上述现状,以及各类技术的发展,护理机器人应运而生,其为照料好需护理人员带来了新的活力,它不但减少了护理人员的工作强度,提高了护理工作效率,而且在一定程度上提高了被护理人员的自我护理能力和适应能力,同时也保护了被护理人员的隐私。

(二) 临床护理机器人的前景

临床护理机器人意在帮助卧床患者提高自我照料的能力,增强其对生活的适应能力,在康复中心、医院、家庭、养老院等相关场所使用,帮助护理人员完成一定的护理工作,减少了护理人员的工作强度,提升被护理人员的舒适度、自尊感。

1. 提高护理文书准确度 临床护理机器人可充当病症记录器、医疗档案记录库,可以让医生更快、更准确的了解病情,从而可作出更准确的指导,这有利于病症的消除,克服了传统医疗护理精确度不高的问题。

2. 提升临床医生工作效率 临床护理机器人通过自带的远程传输器将收集到的医疗信息实时传送给医生,医生只需要接收机器人设备上传获得的医疗信息,便可足不出户对患者进行治疗,而患者也可以通过机器人的通信网络而与医生直接的进行面对面的交流。

3. 解放临床护理人员劳动力 由于临床护理机器人不需要休息,而且在工作的过程中能够长时间的进行持续监护,并通过其自身携带的传感器等监视设备来对监护对象进行观察,并采集对应的生理特征信息,最终储存起来,便于后续对被护理人员进行针对性的治疗与分析,大大解放医院护理劳动力。

4. 提升被护理人员自适应能力 临床护理机器人能辅助肢体受限的被护理人员,如帮助起床、帮助传递物品等,还可对机器人设定提醒服务,提高了被护理人员的社会生活能力,进而提升自尊感。当然,对一些突发事件,护理机器更加可以担当紧急救护任务等。

5. 增强社会效益 对被护理人员的服务与照顾是一个长期而漫长的过程,对护理人员而言,是某种程度上的资源浪费,对于某些家庭来说,会给家庭成员造成或多或少的精神和经济负担,而临床护理机器人的出现,则可大大减少护理人员投入照顾被护理人员的时间,可以去做更有意义的事情。对于整个社会而言,可以解决社会老龄化的社会保障问题,促进社会和谐,为经济发展提供良好的环境。

二、临床护理机器人系统方案

(一) 临床护理机器人设计原则

临床智能护理机器人主要目的用于帮助因疾病、突发事件或年老等原因导致长期或短期失去自理能力的群体的护理工作,包括大小便、清洗、烘干、双侧向翻身等功能,基于此,其设计应遵循以下几个原则:

1. 安全性原则 由于服务对象的身体容易受到损伤,所以护理服务机器人在安全性、稳定性、可靠性方面的要求很高。比如,在结构设计方面,不应存在任何干涉情况,结构的刚度和强度方面要留有充足的余量,要考虑到各种极限情况;在传感方面,传感器数量及量程应有一定的冗余;在控制系统方面,硬件方面要抗干扰,程序运行需稳定,并考虑到各种操作的可能性。

2. 人性化原则　护理服务机器人应从舒适度的要求出发,因而,在设计的时候,应将人的行为习惯、心理、生理等作为重要的设计作为重要设计因素,同时,结合人机工程学原理,加入美学因素,使得护理服务机器人更加人性化。如机器人的各部分结构设计应符合人体工学,操作简便等。

3. 智能化原则　护理机器人因面向的用户的特殊性,其必须具有高度的智能化、集成化、数字化,同时,也应考虑提高护理机器人的档次,如优化其体型和性能等。

4. 模块化原则　在追求机器人功能多样化的同时,还应该融入模块化设计思想,将护理机器人系统在功能分析的基础上分解为若干模块的基本结构,通过模块不同组合得到不同规格的产品,从而增强产品的可选择性,降低成本和缩短设计周期。

5. 标准化原则　护理服务机器人机械零部件的设计与选择、控制系统的设计、零部件之间的相对位置关系和尺寸匹配,都有相关国际、国家和行业标准,这样不仅能在最大程度上满足使用要求,而且有利于增强互换性,降低成本。

6. 轻量化原则　从降低能量消耗和减小运动惯性的角度考虑,护理服务机器人应该在保证功能和安全的情况下遵循轻量化原则。由于机器人采用蓄电池供电,轻量化对于降低能量消耗来说有很重要的意义,而减小运动惯性则非常有利于整机以及某个部件的启停。

(二) 临床护理机器人系统架构

临床护理机器人主要架构分硬件和软件两部分,硬件主要是机器人本体自身,是整个护理机器人系统的执行机构,主要包含抬腿部件、抬背部件、翻身部件、脚踏板升降部件和智能座便五大功能模块。软件主要是机器人的控制部分,是护理机器人运行的核心,护理服务机器人各项动作都是通过主控制器接收外部传感信号和人机界面信息控制若干个原动件联动实现的如图 15-6 所示。因此,控制整个机器人的动作实际上就是对多个原动件进行协调控制。

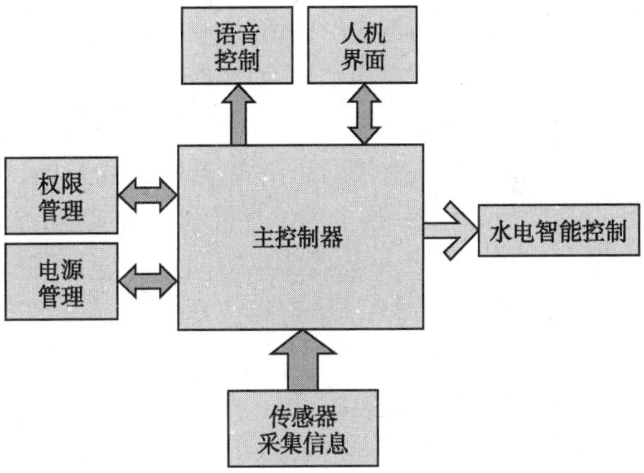

图 15-6　临床护理机器人系统框架示意图

(三) 临床护理机器人关键技术实现

护理机器人不同于一般的工业机器人,由于其操作者和服务对象都是人,所以最大的特点就在于人机接口的柔顺性和端点阻抗的可控性。一般要求护理服务机器人做到行走和停靠平稳、转向半径小,能适应家庭和病房的护理环境。

目前市面上一个完整的临床护理机器人通常由护理机器人本体和控制系统组成,其中,机器人本体是整个系统的基础,决定着智能护理机器人能够实现的功能及达到的性能,也为控制系统的功能实现提供了载体;控制系统相当于护理机器人的神经系统及大脑中枢,负责对相关参数的检测及对检测到的信息作出分析、判断,并发出相应的控制命令,使相关元器件和机构执行相应的动作,这些动作靠这两部分的协调作用来实现护理机器人的功能。

在临床护理机器人的研发过程中,涉及的关键技术主要有机械设计与仿真、多信息融合技术、语音识别技术、人机交互技术、远程监控技术等。

1. 机械设计与仿真　机器人本体是整个护理机器人系统实现功能的载体,本体设计是否合理从根本上影响各个功能的性能。由于护理机器人的服务对象是患者、老年人等特殊群体,因此,护理机器人应设计的更加可靠、安全和人性化。

2. 多信息融合技术　传感器采集到相关信息后,主控制器会进行分析并作出相应的反应。而实现某一功能往往需要多个传感器配合,引入多信息融合技术,提高多个传感器信息之间的完整性、针对性,并对信息进行再加工,进而提高整个机器人系统的准确性、稳定性和实时性。

3. 语音识别技术　为了提高护理机器人的人性化,引入了语音识别技术,它是让护理机器人"听懂"语音信息,对语音信息进行分析、识别,并执行相应的功能,语音识别技术的成功应用改变了对护理机器人的操作方式。

4. 人机交互技术　人机交互技术是研究人类与机器之间关系的专门技术,该技术的引入,大大缩短了人类与机器之间的距离,加强了两者之间信息的传递与交流,扩大了护理机器人为人类服务的领域和提高了服务的质量,也使得机器变得更加智能化和人性化。

5. 远程传输和监控技术　通过有线网络或无线局域网实现护理机器人的远程传输和监控成为一种趋势,用以完成人体生命体征传送到护士工作站或者远程监控中心,这样缩短了护理机器人与护理人员之间的距离,使护理人员可远程照看患者,在一定程度上解放了护理人员的劳动力,提升护理服务效率。

三、临床护理机器人的典型应用场景和价值

(一) 护理智能评估

智能护理机器人可以在住院病房里服务,能帮助患者办理出入院手续、熟悉住院环境、叮嘱住院事项、打印住院清单等,也能帮助护士获取体温、脉搏、心率等基本生命体征信息,形成入院评估单等。不仅如此,患者有什么不清楚的事项去找它,它都"不厌其烦""不知疲倦";它还常常帮护士"跑腿",护士只要把传递的物品装到它的储物舱里,输入床号等信息,它就会"跑"到患者病床前"送货",患者一扫腕带上的条形码,对上"暗号",即可自动开锁"取货"。

(二) 住院智能护理

住院护理机器人能帮助老年人、残疾人和短期行动不便的患者自动清理大小便。主要是机器人身上有一个O型感应器,这个部位直接和人体接触,平常处于待机状态,当人的大便降临,它能第一时间感应到,并把大便收入赃物收集桶,并且第一时间进行清洗和温水烘干处理。除了处理"便便"这个功能,住院智能护理机器人还能进行按摩护理,有局部的,也有全身的,通过推、拉、揉、捏等动作,防止住院患者皮肤溃烂,长褥疮。

(三) 产妇家庭智能护理

护理机器人也可用于产妇家庭智能护理,除了上述所讲翻身、自动清理大小便功能之外,机器人拥有语音辨识和自认对话能力,能够专业的解答各种孕产相关的问题,还能唱歌、拍照,充分展示了自己的陪伴,答疑和育儿功能。

(四) 静脉配液机器人

静脉配液机器人是通过医院HIS系统,将传感器、控制器、机器人、结构模块和药品通过互联网方式联系在一起,对各种规格静脉药品能够识别和配置的智能化设备。它可以替代人工,处理多种规格的西林瓶、安瓿瓶及母液容器(玻璃瓶、塑料瓶、软袋、可立袋、百特软袋),同时它可以增加操作的安全性和兼容性,解放人工,使配液变得精准、高效、环保、智能,在一定程度上可以有效降低医患纠纷。

(高峰　罗雪琼)

参 考 文 献

[1] 汤建平,程明. 传统医院物流智能化升级改造的探索与实践[J]. 中国医院建筑与装备,2017(01):94-98.

[2] 王宏玉. 物流机器人(AGV)获得跨越式发展[J]. 物流技术与应用,2018(04):72-73.

[3] 刘红彦,闻智. 智能导诊机器人在综合性医院门诊的应用[J]. 中国卫生产业,2017(09):55-57.

[4] Daniel M,Hajek P,Nguyen PH. CADIAG-2 and MYCIU-like Systems[J]. Artificial Intelligence in Medicine,1997(9):241-259.

[5] 刘奕. 医疗智能诊断系统的实现与运用研究[J]. 信息与电脑(理论版),2016(10):133-135.

[6] 王锡山. 未来医学时代--人工智能诊疗[J]. 中华结直肠疾病电子杂志,2017(08):349-352.

［7］ 赵毛妮,李秋芳.国外老年人护理机器人的发展对我国的启示［J］.中国实用护理杂志,2017(33):238-240.

［8］ 周路菡.智能护理-科技改变生活［J］.新经济导刊,2017(07):50-54.

［9］ 白建军.多功能护理机器人的设计与研究［D］.南昌大学,2010.

［10］ 周祖茗,朱淑云,张华,等.多功能护理机器人控制系统设计与实现［J］.制造业自动化,2012(34):18-20.

第十六章 智能护理管理

护理管理的任务是通过计划、组织以及对人力、物力、财力资源进行指导和控制,以达到为患者提供有效而经济的护理服务目的。智能护理管理信息化就是采用了人工智能、大数据、云计算和物联网等新兴技术,形成自主决策和分析能力,将护理管理由定性管理变为定量管理,将经验性管理变为科学化管理,同时融合持续改进管理,使护理更精准化、个性化、智能化。

智能护理管理有许多具体应用,本章是在对智能护理管理做整体介绍基础上,选择介绍了部分智能护理管理应用。

第一节 概　　述

一、护理管理

国家卫生健康委员会发布《全国医院信息化建设标准与规范(试行)》将护理信息化列为护理服务和护理管理两大类别,护理服务是指护理记录、医嘱执行、输液管理、护理信息提醒、床位管理、患者识别、体征采集、护理评估等,护理管理则是指护理质量管理、护理排班管理、护理绩效管理、护理人力资源管理、护理继续教育和科研管理等。

护理服务主要是面向患者提供的服务,护理管理是面向护理人财物实施的管理。在医院信息系统的分类中,类似于临床信息系统和管理信息系统。护理是一个整体的业务领域,其服务和管理是综合交错的,因此分类也是大体上的。

二、护理管理内容

护理管理常用的内容主要包括:护理不良事件管理、护理质量管理、护理单元(病区)事务管理、人力资源管理、护理排班管理、护理教育管理、护理绩效管理、随访管理等,如图16-1所示。

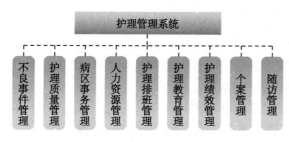

图 16-1　护理管理系统

护理管理系统可以合成一个平台,在平台下提供各项管理功能(子系统)。当然,也可以是独立的子系统,提供单项功能。不论是平台还是系统,各子系统间必须业务互联、数据共享,才能发挥整体护理管理的作用。

三、智能护理管理

智能护理管理是指人工智能在护理领域的应用,结合云计算、大数据、移动互联网、物联网等新一代信息技术的应用,形成的智能化护理管理新模式。

从智能护理的内容和功能来说,非常适合通过应用人工智能、大数据、物联网等新一代信息技术来实现以下功能:

1. 护理管理的智能化辅助决策。

2. 基于数据的科学管理。

3. 管理相关数据实时感知、采集和传输。

4. 管理相关数据整合、共享、利用。

5. 护理信息与患者信息的无缝衔接。

新兴信息技术给护理管理带来了前所未有的技术和应用发展空间,作为护理工作者、护理信息工作者,应该充分应用新一代信息技术,推动护理管理模式的创新发展。

第二节　护理不良事件管理

护理不良事件是指与护理相关的损伤,在诊疗护理过程中任何可能影响患者的诊疗结果、增加患者痛苦和负担并可能引发护理纠纷或事故的事件。当然随着患者自我保护意识和法律意识不断增强,因不良事件引起的医疗纠纷的发生率也越来越高。因此加强医疗护理行业风险管理,严格落实不良事件上报制度显得尤为重要。不良事件报告制度作为目前加强医疗管理目的的一项重要措施,完善上报流程和制度势在必行,如果对不良事件采取有效的监测和管理,能显著降低事件的发生率,减少患者损伤,促进患者安全。不良事件网络报告系统是一种管理工具,从根本上解决医院内部实施护理不良事件网络报告与监管,通过深入分析和学习,最终达到有效预防不良事件再次发生的目的。

一、护理不良事件管理概述

(一) 智能护理不良事件管理体现

1. 根据现代护理管理的思路进行分析,借助医院网络平台,以信息技术为支撑,通过构建护理不良事件管理信息化,实现护理护理单元、片区、全院三层的护理不良事件资源共享。

2. 发现各部门护理的安全问题,通过内置风险因子自我调整智能分析总结,直接到导向根本原因的分析,实现类事件预警和区域预警功能,促进各护理单元、片区护理安全风险防范意识及防范能力的提高,防范类似事件再次发生。

3. 该系统融合 PDCA 持续改进,将应急处理、风险把控、前瞻性管理、过程化处理智能融合一体,实现动态科学性分析和引导。

(二) 护理不良事件管理系统要求

1. 适用范围　护理人员在院内执行医疗护理活动中发生护理不良事件或潜在不良事件的需主动通过信息平台上报护理部。

2. 由本人及时登记发生差错、事故的经过、原因、后果,护士长或科室负责人进行核查,并组织讨论和总结。

3. 按照《护理实践标准》之护理不良事件报告制度,在规定时间内进行上报。

4. 建立护理不良事件的平台,护理人员可以通过护士站电脑端、移动推车电脑端、智能设备终端上随时随地实现护理不良事件的上报。

5. 护理部及相关主管部门定期开展护理不良事件上报操作的学习,提高上报的有效性、准确性。

6. 定期考核护士不良事件上报操作的流程和具体书写内容。

(三) 护理不良事件的分级

不良事件影响结果分为极重度影响、重度影响、中度影响、轻度影响或无影响 5 类,对患者、员工、访客、服务、财务、环境等影响的判断结果见表 16-1。

表 16-1　护理不良事件判断表

		极重度	重度	中度	轻度	无
患者		1. 患者因非疾病死亡 2. 非疾病因素导致患者永久性功能丧失 3. 院内自杀或严重暴力事件 4. 手术部位错误或手术患者错误 5. 器械物品遗留体内需手术取出 6. 严重输血反应 7. 产妇死亡或因生产致严重后遗症 8. 新生儿遗失或抱错婴儿	1. 非疾病因素导致患者永久性功能丧失 2. 因医疗意外致毁容 3. 智力障碍患者走失	1. 非疾病因素导致患者永久性功能障碍 2. 因医疗意外造成患者住院时间延长 3. 非计划性再次手术	1. 非疾病因素导致患者额外医疗 2. 再评估或诊断 3. 额外的医疗处置	患者虽发生医疗意外,但是未造成任何伤害,也无须额外处置
员工		1. 因意外导致员工死亡 2. 员工自杀 3. 三名以上员工住院	1. 因意外导致员工永久性伤害 2. 二名员工住院 3. 三名以上员工因伤害停止工作	1. 因意外导致员工额外医疗 2. 二名员工因伤害停止工作	仅需紧急处理,无其他后遗症	未造成任何伤害
访客		1. 访客死亡 2. 三名以上访客住院	访客住院	因意外导致访客额外医疗,不需住院	仅需评估,无须额外医疗处理	不需任何处理
服务		服务作业完全终止	主要服务终止:手术室停手术,门诊停诊	部分服务不完全	服务效率低	服务无影响
财务		财务损失超过 50 万元以上	财务损失在 10 万~50 万元	财务损失在 1 万~10 万元	财务损失在 1 万元以下	无财务损失
环境		1. 火警需撤离 2. 有毒性物质外泄,导致中毒事件	1. 火警需外部支援 2. 有毒性物质外泄,但未发生中毒事件	1. 火警初期即已控制 2. 非毒性物质外泄,需其他单位协助	非毒性物质外泄,不需其他单位协助	

(四) 护理不良事件上报流程

护理不良事件上报流程如图 16-2 所示。

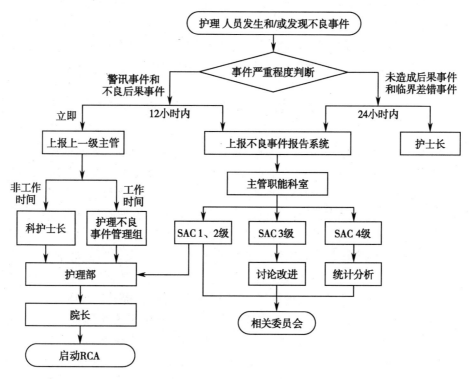

图 16-2　护理不良事件上报流程

1. 护士填写不良事件,根据人员、环境、制度、材料(设备)、流程进行分类设置每类事件可能的原因,提交后由护士长审核。同时垂直主管科室根据标准进行事件定性,根据等级成立不良事件调查小组进行根因分析和持续改进管理。

2. 护士长网上审核,确认事件发生的经过及改进措施正确,交由分管督导进行审核。

3. 分管督导审核后确认不良事件报告的完整性,归档文件,护士长打印不良事件报告表。

二、护理不良事件管理内容

(一) 护理不良事件的预警与改进

护理不良事件发生后的管理是传统事件管理的核心内容,因此智能化护理不良事件的管理不仅着重发生后不良事件的管理,智能化的实现护理隐患的前瞻性管理和风险因子的智能识别,同时支持前瞻性预案的持续改进。

1. 单个事件的预警　根据现在不良事件的发生情况和阶段性的事件因子,实现单个事件的预警机制;一般按照颜色卡定义预警的分级。

2. 类事件的预警　根据同类不良事件的发生情况和阶段性的事件因子,实现类事件的预警机制;一般按照颜色卡定义预警的分级。

3. 片区事件的预警　根据片区内不良事件的发生情况、阶段性的事件因子、护理风险采集及临床数据综合分析实时预警;一般按照颜色卡定义预警的分级。

4. 改进预案管理　根据事件的前瞻性预警,管理人员可以前瞻性改进介入改进,防止不良事件的发生。

(二) 护理不良事件上报与审核

系统根据"5W1H"配置项目录入或者在临床护理系统中智能导入,实现不良事件描述内容的智能化生成,按照时间的风险等级自动完成流程,在节点下完成事件审核管理。

(三) 护理不良事件根因与持续改进

系统根据"5W1H"配置项目录入或者在临床护理系统中智能导入后,系统按照引入的工具(鱼骨图、决策树等)自动化生成,辅助不良事件根因的分析报告,同时根据级别启动持续改进项目。

（四） 护理不良事件统计分析

系统自动完成护理不良事件的指标采集,主要涉及护理专项结果指标,同时支持针对不良事件环比、同比、趋势、分布等对比分析;支持针对指标的 QCC、柏拉图等工具的智能分析。

第三节　护理质量管理

护理质量是医院质量的重要组成部分,护理质量的提高有赖于护理管理的加强。护理质量管理是护理管理工作的核心,也是护理管理工作的重点,是管理职能的最终表现形式。加强科室护理质量管理,不断提高护理质量,使患者满意是护理管理的中心任务。近年来,随着医院管理信息系统和数字化医院建设的不断发展,数字化管理也渗透至护理质量管理系统中。护理质量管理信息化建设不仅要将信息技术全面深入地应用到护理质量管理工作的各个方面、各个环节,更要促进质量检查流程的规范和优化、信息系统的整合和信息资源的综合利用。主要是通过全方位、全过程的精细化信息管理,提高行政管理效率,实现护理日常管理工作如不良事件上报、护理安全质量检查等工作的全面网络信息化管理;建立系统化、多角度、闭环式的护理质量管理,持续优化质量流程,提升护理质量的 PDCA 管理能力;通过与医院信息系统(HIS)、物资、人事、临床护理等系统交互,集成多方位数据,运用严谨的分析模型及方法支持领导决策,服务卫生行政和医院管理,提高医院护理综合管理水平。

护理质量管理系统以三级(质控小组、护士长、护理部)护量质量管理为基础,实施护理质量检查、患者/护士满意度调查、护理敏感指标的收集等护理质量管理内容,及时地汇总质量信息并提供及时反馈,提高患者和医护人员的满意度,推动临床护理质量安全的持续改进,进而提高护理工作的质量。

一、护理质量检查标准化

护理质量检查标准分为:门诊部分、住院部分、特殊科室部分,分别按照内容标准化,形成院内质量控制的条款。同时支持指标采集的对照管理。

（一） 目的

为了让系统使用起来更加便捷和在检查扣分中有个统一的扣分标准和分值,让检查更具合理性和公平性,设定指标细化到第三级具体扣分原因。

（二） 内容

1. 设定各个检查项的质量标准和相应的扣分标准。

2. 设定各个检查项的质量指标及指标关联项。

3. 建立完善的组织架构,如护理部、科室、专业、护理单元,形成护理单元与各检查项目的归类。

4. 设定负责各检查项目的质控小组,支持动态小组的临时组建管理。

二、护理质控任务与执行

护理质控检查由护理质控 PC 端管理、护理质控检查移动客户端两个模块组成,通过质控标准的设置,根据检查计划执行质控检查并录入结果,进行科室得分、折线分析、鱼骨图等质控分析形成分析报告,为管理者提供决策支持。

随着移动网络和智能病房的全面铺开,检查结果的录入支持各种终端,如平板端、电脑端、可触摸大屏端等,充分使用移动设备和院内显示设备,实时、随地、触手完成质控管理工作。

护理质控任务与执行流程:

（一） 检查任务制订

根据临床管理指标的反馈,护理部、科护士长、护士长按照质控小组或临时小组将制订在接下来一年或季度里即将进行的护理质控检查计划。其中包括要检查的指标(如基础护理、护理文书、专科护理等各个方面的考核指标)、被检查的科室、检查的时间以及质控检查小组成员和组长等信息,从而确保抽样采集样本的数量限额。

（二）检查任务执行

质控小组按照检查任务完成护理质量控制的任务，实现内容的上传管理。

1. 护理文书质控　质控小组成员登录系统后可查看每期质控需完成的护理文书案例，点击某案例可打开此案例相关的所有护理文书。质控问题要求在文书相应处进行批注，其批注结果可选择反馈给临床；临床人员可在病区白板查看反馈的质控问题，点击相应的条目自动打开相应的文书并自动定位在文档的相应位置。文书中的批注内容要求按 WORD 批注的显示格式进行展现，以便快速定位和处理；

2. 其他过程质控　质控小组成员登录系统后可查看每期质控需完成的任务，点开每个质控任务，扫描每个护理单元或患者的唯一编码，实现质控小组成员的查检选择录入，保存结果后自动汇总到统计数据中。

三、质量控制智能分析与持续改进

质量控制智能分析与持续改进包括以下步骤：

1. 检查结束后将检查结果通过网络保存到服务器上，由服务器对检查结果进行各种统计和分析。

2. 通过检查结果的分析评价科室针对某个检查项目存在问题的轻重程度。

3. 护理质控小组组长或护理部管理人员根据检查汇总分析后的结果，提交护理质控结果分析报告，并分析发生原因，提出整改意见，发放给各个科室进行改进。

4. 质控小组实时准确的将存在问题反馈给科室，各科室看到本身需整改的问题，并根据质控小组提出的改进意见及时进行整改，之后将改进情况反馈给质控小组和护理部。

5. 通过质控检查系统，可以查看各被检科室对于存在的问题是否在护理部规定时间内进行相应的整改，并与科室护士长的绩效考核挂钩。

第四节　病区事务管理

一、病区事务控制管理概述

护理病区事务管理将医院护理管理的要求条目化，并结合时间周期要求来实现了护士长工作的快速导航，使护士长可以一目了然了解本病区目前需要完成的工作任务，以及需要解决的问题。护士长电子工作手册减少了因为护士长个体管理能力差异而造成的病区整体护理质量风险，通过主动引导式的应用加强了护士长工作的计划性，有助于规范护士长的管理行为，提升护士长的管理能力。

根据护士长制订出的适合科室的年计划、季安排、月计划重点进行督促实施，并监测实施效果，要求护士长把每月工作做一小结，以利于总结经验，开展工作。

（一）护士长例会制度

安排本周工作重点，总结上周工作中存在的优缺点，并提出相应的整改措施，向各护士长反馈护理质控检查情况，并学习护士长管理相关资料。

（二）定期检查制度

定期对护理质量进行检查，并及时反馈，不断提高护士长的管理水平，要求大家做好护理工作计划及总结。

（三）人员管理制度

实现全院各类护理人员的统一管理，建立全面的护理人员专业技术档案，包括护士基本信息、教育经历、职称职务、在读学历、工作经历、学术会议、业务学习、科研成果、考核成绩等各项内容，使管理者可以便捷地掌握护理人员业务技术信息、工作表现、个人业绩以及技术能力测评情况，从而为选拔护理骨干提供了绩效考评的准确数据。

（四）患者满意度管理

患者满意度管理能够使医院能够从患者满意度调查中发现问题，以持续改进护理品质，减少医疗纠纷。

1. 护理人员将维护好的《住院患者护理工作满意度调查表》发放到住院患者手中或者推送至智慧病房床头显示终端机手机中,由患者进行填写,对护理情况进行评价。

2. 患者填写完成后,由护理人员将收集的调查表结果,通过 PC 端(图 16-3)或手机客户端(图 16-4)录入到系统中,系统将自动对调查结果进行统计。

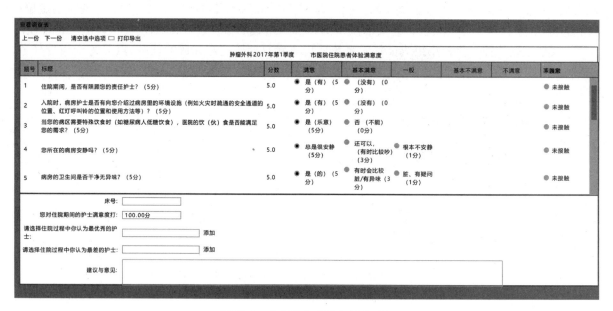

图 16-3 患者满意度调查(PC 端)

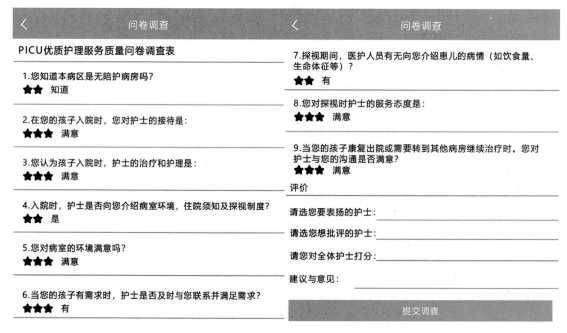

图 16-4 患者满意度调查(手机 APP 端)

3. 通过统计结果,使护理部对患者对护理人员的满意度情况能够有个全面的掌握,并从患者反馈的意见中分析护理问题,系统将调查结果反馈至分管领导,促进改进护理质量,从而提高患者满意度(图 16-5)。

4. 护士满意度调查:

(1) 设定《护士满意度调查表》内容以及调查对象、调查期限。

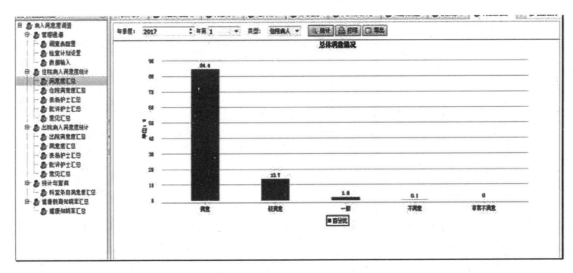

图 16-5 患者满意度调查结果

（2）调查对象登录系统进行调查表填写（图 16-6）。

（3）调查结果汇总及分析（图 16-7）。

二、病区敏感指标的收集

1. 敏感指标是质量管理的重要抓手，从敏感指标入手，有助于管理者以点带面地进行重点管理。护理敏感指标的管理是结合省质控中心的《护理质量敏感指标试行》、护理人员库、不良事件、护理质控检查进行数据抽取，并进行数据监控，是护理工作特点的体现，符合质量管理规律，与患者的健康结果密切相关。

2. 敏感指标的收集 护理质量管理体系一般从"结构""过程""结果"三个方面进行收集。指标能直观地体现数据，通过数据，把握护理质量管理的全过程和结局。护理人员将敏感性指标录入至信息化系统，并通过数据分析（图 16-8），找出指标的影响因素，护理管理者及时予以干预，以不断提高护理质量。

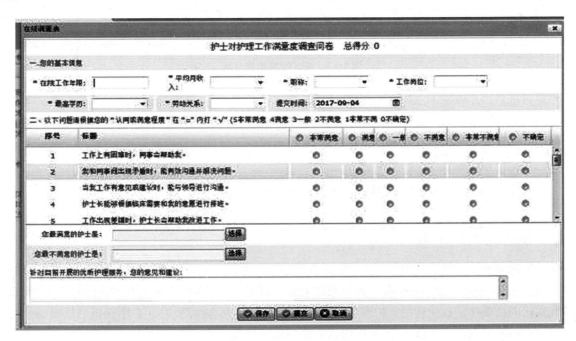

图 16-6 护士满意度调查问卷

科室	满意人数	调查总人数	满意度(%)
手术室	3	4	75.0
神经外科	0	1	0.0
神经内科	9	9	100.0
供应室	5	5	100.0
门诊部	2	2	100.0
骨一科	5	5	100.0
呼吸内科	11	11	100.0
产一科	6	8	75.0
产二科	7	7	100.0
妇科	5	5	100.0
肿瘤外科	5	5	100.0
口腔科	5	5	100.0
普外一科	5	5	100.0
普外二科	3	4	75.0
胸心外科	5	5	100.0

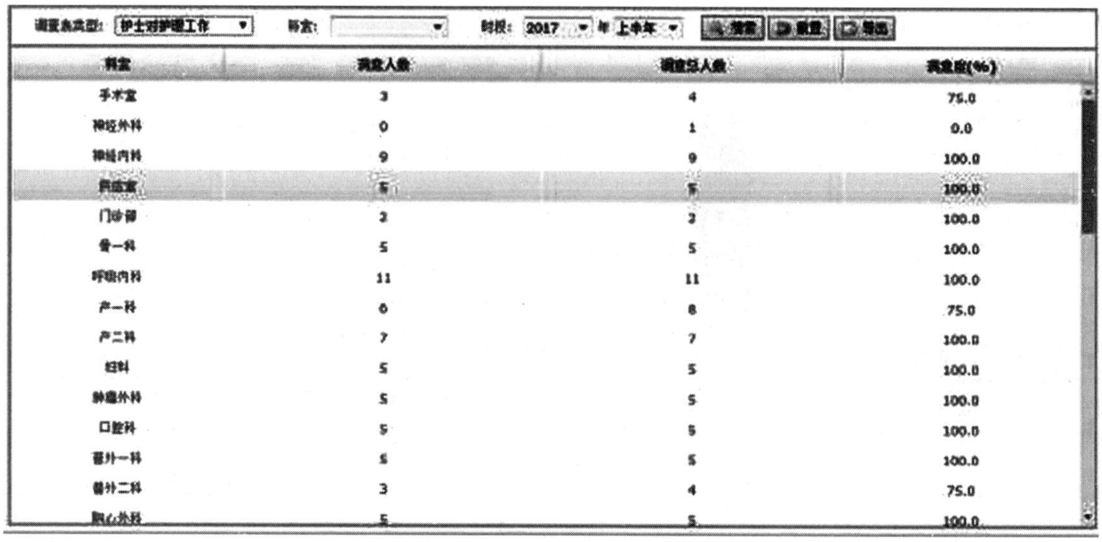

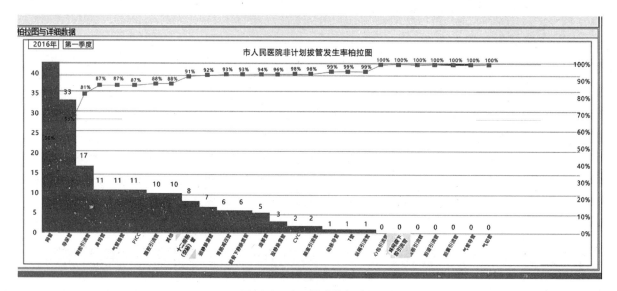

图 16-7 护士满意度调查问卷统计

图 16-8 病区敏感指标分析

护理质量是护理管理工作的核心，也是护理管理工作的重点，护理质量则直接关系到患者的生命与健康，因此，加强科室护理质量管理，不断提高护理质量，使患者满意是护理管理的中心任务。信息系统将护理质量日常管理工作内容基本都涵盖进来，从而实现电子化的质量控制管理方式。

第五节 护理排班管理

一、护理排班管理概述

全国护理事业发展规划（2016—2020 年）明确指出，要加快护理信息化建设和应用，发展护理管理软件系统，提高护理工作效率和质量。近年来越来越多的医院借助信息系统提高护理工作水平，实现低效率纸质化向高效率信息化转变。护理人员排班是护理工作的基础，是护士工作安排的体现，科学、高效的排班不但可以提高工作效率，还可以使人力资源发挥最大效能。

护理排班管理系统基于对科室护理人力资源优化调配的考虑，通过护理排班的信息化管理，有效解决手工纸排班的数据混乱、查询不易、统计烦琐等问题,助力管理者进行高效的岗位设置与人力资源的动态调配,从而提升护理团队管理水平,促进护理团队优质、高效地完成任务。

二、护理排班管理作用

(一)提高工作效率

利用计算机网络管理护士排班把护士长从大量繁重的手工劳动中解救出来,节省了时间、纸张,减轻了劳动强度,节约了管理资源,提高了工作效率。彻底避免了护士长每周跑护理部交排班表的现象,加快了人力资源信息传递。

(二)用好非逆转性

护理部可随时查看并准确统计出每名护士、各科护士或全院护士的夜班、双休日、节假日等值班情况,确保数据准确性,为各项工作考评提供量化指标依据。同时由于此排班系统是不可逆转的,即护士长不可再更改已过日期的排班数据,充分应用管理监督机制,增加排班工作透明度,确保数据的真实可靠性,有利于护士长公平、公正地排班,从而调动护士的工作积极性,增加了对护士的约束性。

(三)便于统计保存

应用此系统排班,表格规范整洁,字迹清晰,所有资料可存在计算机、磁盘、U 盘或光盘上,减少了纸张浪费,节省了材料存储放置的空间。白班、夜班、欠休天数等各种数据只要一点统计栏即可自动生成,达到快捷、准确、科学、真实的统计效果,便于资料的保存,修改、查询、统计和使用。保证管理的准确性和快速性,提高了资料质量。

三、护理排班管理系统功能

护理排班管理系统是用于护理排班管理的信息系统,该系统主要由五项主功能组成:初始化设置、排班设置、约束设置、排班生成设置、汇总统计,如图 16-9 所示。

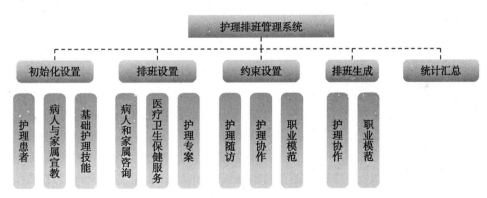

图 16-9 护理排班管理系统功能

(一)初始化设置

1. 用户设置 基于护理部的垂直管理,护理部统一分配账户及权限到各个部门、科室、个人。各部门、科室护士长根据本科室护理人员情况进行排班,登录系统可以进行密码修改。

2. 权限设置 护理部可修正全院护理班次,对全院护理人力资源进行统筹管理并统一分配授权到各护理单元,各病区护士长负责本科室护理人员排班,病区护士只有查询权限。基于排班系统规范、系统化的管理,排班系统对排班过程中用户的权限进行统一管理,如护士长更改排班时间的时间限制,护士无权改班等。

3. 功能菜单设置 功能菜单包含各年度各周次或月份排班数据、新增、保存、修改、增加人员、删除人员、提交、备注等内容。

(二)排班设置

1. 人员设置 护士长根据科室情况,在护理部统一人员调配下进行排班护理人员增减及基本信息维护。每班次根据部门、科室护理工作量及难易程度安排护理人员数及不同技术水平的护理人员搭配。

2. 岗位班次设置　排班系统提供护理常用的岗位设置、班次设置、以及常用假期设置,实现排班模块的动态管理。岗位设置涵盖全院常用岗位,由护士长根据本科室情况进行选取。班次设置主要有白班、正常班、夜班、各种休假等。每个班次须有明确工作量、工作时间和对应的岗位类型。无岗位班次不需要选择岗位,一般指的是夜班班次。如因工作需要进行加班、外出公事等情况,护士长可以通过排班系统选择相应岗位及加班时间,此弹性排班功能更好地满足了临床需要。

3. 排班周期设置　护士长进行排班时可以根据情况选择排班周期长度,目前我国排班周期常为周排班或月排班为多。

(三) 约束设置

1. 劳动法约束　护士长进行排班时,系统会根据劳动法要求设置最小和最大工作时长,当护士长排班超过这个时长范围,系统会自动提醒并要求修正排班。

2. 班次间隔约束　护士长进行排班时,系统会根据设置要求约束护士周期内班次间隔,避免在周期内某班次次数过多、过频,如夜班周期间隔。

3. 护理工作量约束　为更科学的进行护理排班,护士的单日、单周工作量超过系统设置要求,则系统将进行自动提醒。

(四) 排班生成

1. 自动生成　根据排班人员基本信息、班次设置及约束设置情况,系统将自动根据条件要求生成相应排班,并且可通过 Excel 格式或 PDF 格式导出排班打印。

2. 手工修改　临床实际工作中常因各种因素需要对系统排班进行修改,护士长可以通过手工进行排班调整。

(五) 统计汇总

统计汇总包括假期统计、护理工作量统计、夜班上班、岗位汇总、班次汇总等信息。护理部及病区护士长可以通过排班系统查询统计护理人员的班次情况。病区护士可以查询自己各班次情况。统计汇总功能为量化、信息化护理工作量及护理人力资源测算提供了科学依据。

第六节　护理教育及制度管理

随着医院护理科研和教学项目不断增多,使护理科研与教育管理部门任务越来越繁重。如何通过加强管理促进科研与教育工作发展,使医院在竞争激烈的环境中赢得主动,越来越受到医院管理者重视和探讨。通过科研与教学管理信息化平台,医院可以实现科研工作的网络化管理,形成一个及时更新的护理人员专业技术数据中心和教育管理沟通平台,全面、实时、准确提供医院的科研与教育信息,为医院领导有关科研决策提供辅助支持,为医院科研与教育人员开展科研活动提供方便快捷的服务,为科研与教育管理人员开展工作提供极大的便利。

一、护理教育管理概述

护理教育管理严格按照计划、执行、监督、评价等各环节形成完整的闭环教育体系,护理教育计划是指针对不同能级的护士在本年度必学内容安排和护士自我学习内容的计划,按照两种学习的内容形成智能提示,确保护士教育学习的落实,管理者随时监控护士学习和培训的进度,随机启动护士学习和培训的效果评价体系,一般来说采用理论考试、现场操作考核和综合查检方式完成。对数据进行多角度、多维度的查询统计和报表分析,充分挖掘各类数据的应用价值,为医院的宏观管理提供数据支持和决策辅助。

(一) 护理教育计划

建立教育培训资料库,随时更新内容,按照护理教育计划实现分层分级培训,支持护理人员自我计划的制定,护理人员可以使用各种终端(如手机、PAD 和电脑)实现学习跟踪,同时保存学习进度和痕迹,形成完整的科教记录和技能档案。

（二）护理教育落实

教育管理者在电脑端实时监测护理教育计划落实情况,支持创建考试考核体系,可以通过组织护理教育考试和实际操作考试完成落实护理教育的效果,也可以通过组建教育质量小组随机抽查,自动完成教育指标的落实情况分析。

（三）护理技能传承

将护理过程中存在的操作经验和技能媒体化,逐步形成完整的教学研一体化的资料库,为护理教育计划的制定提供充足的内容。

二、护理专业技术档案

护理人员在长期的护理和科研实践活动中,形成并积累了大量的技术资料. 这些资料微观上记载了护理人员的业务发展过程和德能勤绩,宏观上反映着医院整体医疗水平和科研能力。因此,为了准确记录护理专业人员的培训、选拔、调职、晋级、科研、进修与培训等活动。

（一）技术档案审核

将护士的专业技术档案实现电子化管理,如:护士基本信息的采集、护士奖惩管理、护士请假审核、护士考试考核管理、护士能级管理、护士职务调动、护理人员调动管理等。

（二）档案统计分析

护根据护士档案内容完成士男女比例分布分析、护士职务分布分析、护士职称分布分析、护士学历分布分析、护士工作年限分析、护士状态分析、护士离职率分析、护士层级分布、床护比分析等。

三、护理制度管理

护理制度管理是把国家、省市和医院的文件进行集中化管理,实现文件和资料的共享。同时支持护理核心制度的个案追踪发现护理制度中存在的问题,以不断完善培训方式,修订规章制度、工作流程、应急预案,同时将典型案例进行全员分享,使同类型的问题不再反复出现。

（一）护理制度的共享

将护理制度按照编码和内容实现归类和授权,有统一的护理制度管理员实现护理制度的建设和共享管理。

（二）护理制度持续改进

在核心制度落实中应用个案追踪的方式,采用授课与讨论相结合方法学习追踪方法学的基本原理、应用原则、追踪内容及步骤;根本原因分析法及 PDCA 的相关知识。

追踪法有效提高了护士批判性思维的能力。追踪个案要求小组成员站在患者角度评判病区护理质量是否让患者放心,站在专家角度评判医院的系统是否完善,通过现场追踪发现:同样的问题发生在不同的护士及患者身上,原因各不相同;同样的标准在不同的病区因认知的不同,执行时存在多样化。例如有的规章制度没有随着情况变化,及时调整、更新,失去了导向和规范作用。护理制度建设需要各级、各部门的协同努力,共建共享。

（陈晓欢　何金爱　王兆文　赵辰宇）

参 考 文 献

［1］李小华.医院信息化技术与应用［M］.北京,人民卫生出版社,2014.

［2］冯欢,宋彩萍,陈学涛,等.智慧护理信息系统在全程护理中的应用［J］.中国数字医学,2016,11(4):17-19.

［3］何蕾,于卫华,黄竞竞,等.智能一体化护理信息平台的构建与应用［J］.齐鲁护理杂志,2016,22(23):94-95.

［4］谢萍,周慧勤,张灿,等.全程模块化智能护理评估系统的应用与效果评价［J］.中国护理杂志,2017,52(7):863-866.

［5］臧娴,白娇娇.信息技术在护理不良事件管理中的应用进展［J］.中华护理教育,2017,14(1):29-31.

［6］张菁,徐家华,施莉,等.人工智能技术在护理领域的应用现状与发展趋势［J］.第二军医大学学报,2018,39(8):939-940.

第十七章 质量管理

随着信息技术快速发展,医疗、护理等工作越来越依靠信息系统完成,本章主要介绍医护质量管理的信息化应用。第一节主要介绍医疗质量管理的架构、模式及信息化建设标准;第二节根据信息化特点,质量管理主要介绍相关的可追溯性管理、开环管理及闭环管理的理论;第三节结合临床实际介绍医护信息闭环管理应用。

第一节 质量管理概述

质量管理是医疗工作的重要部分,需要医院建立合理的医院质量管理体系,选择合适的医疗质控模式。随着信息化建设的发展,质量管理从终末管理转变为环节管理,注重监督和完善。因此,质量管理的工作需要引进闭环管理的理念,将质量管理的制度实现信息化、固态化,做到任何环节可追溯。

一、质控体系架构

医疗质量是医院生存发展的根本,医疗质量的改善和提高既是医改的目标又是实现目标的必需手段。如何做好质量控制工作,把质量管理作为医院科学管理的核心内容,那必须建立和完善有效的质量控制体系。围绕"以患者为中心"的质量服务理念,解读相关的国家标准、国际标准,建立全面质量管理制度,制定及修订各类医疗制度规范,结合医疗工作的规范流程,制定工作级、执行级、管理级、决策级四级质控架构,采用自上而下和自下而上质量管理的双重反馈机制。

1. 决策级 质量管理委员会,质量改进与医疗安全管理决策人和领导人,决定质量改进与医疗安全管理的方针、政策、方法及文化培育,设定优先级项目,制订规划和年度计划,配置相适应的资源。

2. 管理级 由各行政管理部门和业务管理部门组成,负责质量改进计划的具体推进,包括组织、管理、培训等工作。

3. 执行级 各科室负责人,包括专科主任、护士长及岗位责任者等,是本科室质量改进与医疗安全管理的负责人。

4. 工作级 质控员和全体员工都是质量改进与医疗安全管理工作人员。

二、质控模式

随着医学模式的转变和医疗需求的变化,医疗服务质量提上了前所未有的高度,广义的医疗质量定义是指诊疗过程中诊断是否正确、及时、全面;治疗是否及时、有效;医疗工作是否具有连续性和系统性;

医疗工作效率的高低;治疗时间的长短;医疗相关技术及检验检查使用的合理程度;有无因诊疗措施和管理措施不当给患者带来不必要(心理或生理)的痛苦、损害、感染和差错;患者的满意度等。针对医疗工作中的隐患、质控工作的难点和重点,积极借鉴质量管理方面的经典理论和先进管理方法,构建医疗质控管理模式。质控模式包括:内部机制构建、核心能力体系的提升、质量素养文化建设和外部机制监督。

1. 内部机制构建　医疗质量标准体系和评价体系反映了医院对于医疗质量的重视和管理能力。质控内部机制需要做到工作规范化、管理制度化,因此,医院需利用信息化建设,将医疗质量评价体系中的质量控制标准嵌入医院运营决策系统平台,开展信息化医疗质控模式,这样让医院管理者对现行医疗服务的质量进行监督或警示功能。

2. 核心能力体系的提升　医疗准入制度、技能实践培训和继续教育等可以提升核心能力。

3. 质量素养文化建设　制定医院的质量管理规定,通过多元质量工具运用,比如品管圈、PDCA、鱼骨头等工具方法,推行全员参与的质量改进活动,并定期举办质量成果展,使质量控制深入人心,做到质量管控人人有责。

4. 外部机制监督　国家等级医院评审、检验实验室鉴定、JCI、ISO 等外部评审机制为医院质量管理改进提供标准和依据,可以起到以评促改,以评促建的作用。

三、信息化质控标准

信息化质控标准,换言之就是将国家、国际的医疗质量标准信息化、固态化的过程,形成以患者为中心,监管医疗行为执行过程的安全性和程序设计合理性。

(一) 标准与规范

国家卫生健康委员会公布的《全国医院信息化建设标准与规范(试行)》明确指出对护理质量管理必须具备护理质控知识库设置、计划设置、考评点设置、整改计划设置、质控目标任务分解、质控监控规则设置、临床数据集成与调阅、质量考评结果统计分析、护理人员资质管理 9 项功能。具体护理业务监控包括以下几个方面:

1. 护理记录　包括护理记录、住院患者评估和出院随访等管理。要求:①具备护理记录智能录入、智能生成、入院评估、出院评估、住院期间评估、随访计划、随访量表制定、随访跟踪、随访记录、随访数据与临床数据整合、随访工作量分析、信息引用、输入项验证、电子签名、智能提醒、模板管理、护理病历质控整改、归档封存 18 项功能。②支持体温单、危重症护理记录单 2 种类型表单。③提供基本信息、检查检验信息、医嘱信息、临床护理知识库 4 项信息共享服务。

2. 非药品医嘱执行　要求实现检验、检查、治疗等非药品医嘱进行审核、执行、打印等进行全过程闭环管理。①具备患者身份确认、临床信息共享、医嘱核对、标本管理、执行确认、执行结果反馈、非药品医嘱审核知识库 7 项功能。②支持条形码、二维码、RFID 3 种识别方式。

3. 药品医嘱执行　要求保证用药安全,须通过患者身份及药品的核对,实现针剂、口服药、外用药等全过程管理。具备配药管理、标签管理、患者身份核对、药品查对、患者呼叫管理、患者及医嘱信息自动获取和比对、医嘱配伍禁忌审查、用药前后患者病情自动获取 8 项功能。

4. 输液管理　要求实现患者身份及输液药品的核对、输液过程全流程管理。具备登记管理、配药管理、标签管理、输液位置管理、患者身份查对、药品查对、患者呼叫管理、临床信息共享、智能提醒、医嘱校对知识库 10 项功能。

5. 护理信息提醒　要求规范护理相关信息提醒的内容、流程等。具备书写错误、内容完整性、书写及时性、内容重复、未执行医嘱、护理审核医嘱、检验结果、检查结果、检验危急值、检查危急值、费用、输液完成 12 项提醒功能。

(二) 评价标准

国家卫生健康委员会公布的《电子病历系统功能应用水平分级评价标准》对护理工作给予明确的等级要求,包括以下几个方面:

1. 患者管理与评估 要求：①入院评估须有智能模板，有患者入院、出院、转科、检查等跟踪功能；②能够查询患者在医院内其他科室诊疗活动记录；③有利用患者入出转记录、患者评估记录等信息进行护理质量分析的工具。

2. 医嘱执行 要求：①具备完成医嘱执行的闭环信息记录，执行过程中有患者、药品、检验标本等自动识别手段进行核对，以及可以对照患者诊断、检验结果等内容核对，重点考察记录数据整合性、数据及时性，如医嘱计划执行时间、实际执行时间、标本采集时间等；②对高风险医嘱执行时有警示；③医嘱执行过程能够随时了解和查询医疗机构外部产生的历史医疗记录、体征记录；④有利用医嘱执行记录进行护理质量管理的工具。

3. 护理记录 要求：①生命体征、护理处置可通过移动设备自动导入相应记录单，数据纳入医院统一的医疗数据管理体系；②有护理计划模版，护理记录数据可依据护理计划产生；③护理记录生成与临床路径相衔接，与医嘱紧密结合；④具有分块安全机制和访问机制，保障分组护理时信息的安全性；⑤有法律认可的可靠电子签名；⑥不良事件记录完整性，包括：发生时间、持续时间、不良事件类型、名称；⑦能够利用护理记录数据进行护理质量分析。

（三） 医院评审标准

国家卫生健康委员会公布的《三级医院评审标准》要求建立质量控制、安全管理信息数据库，确立风险数据和重大质量缺陷时应遵循三个原则：①定义风险指标并按其重要程度进行对比排序，确定主要的风险指标；②需要保证数据的完整性和质量；③确定合适的阈值。护理质量量化指标评估可包括：护理分级落实率、基础护理合格率、输血安全合格率、压疮发生率、跌倒发生率、坠床发生率、医嘱查对合格率、危重患者合格率、健康教育知晓率、手卫生执行率、急救物品完好率等。

第二节 闭环管理概论

一、可追溯性管理

可追溯性管理是指通过标识信息，追踪实体历史、应用情况和所处位置，其中实体包含多种含义，可以是人、产品、活动、措施、过程等。其目的是保证在实体运动过程中任何一个环节发生问题都可以进行时间、状态、责任人的有效追溯，获得完整的信息。

完整的可追溯性管理包括四个方面：①可追溯实体的识别与确定；②实体信息收集和记录；③操作环节的管理；④供应链内可追溯实体与对应的信息之间的沟通；实质就是找出可追溯实体运动所产生的物理流和信息流之间的逻辑关系，并将两者结合运用，这对信息系统的建设要求较高。

可追溯性管理原为产品质量安全管理的有效方法，在医院的运用主要是指所提供的医疗服务，包括医务人员、护理人员、医技人员及其他医疗服务构成的连续性服务。2008 年国家卫健委颁布《关于医院管理评价指南》，要求医院必须有基础护理、专科护理质量评价标准，进行定期与不定期的护理质量标准执行效果评价，建立可追溯机制，实现持续改进。护理服务是连续性医疗服务中的重要部分，采用可追溯性管理，做到"记你所做，做你所记"，实现护理服务与信息记录的匹配，能为医务人员和患者提供准确而详细的护理过程信息，发现护理质量问题时能够及时采取必要行动，挺高风险应对能力，明确问题责任与义务，有助于各部门之间的协助，提升整体医疗质量。

二、传统开环管理

传统的医院信息管理就是开环式的管理，其状况就是医院有几十个甚至上百个业务系统，互相通过点对点对接，由于业务系统的数据结构不同，导致数据不标准，业务流程不通畅，易形成数据孤岛，为数据采集、数据共享造成不便，很多情况下采用纸质手写记录进行交接。比如医技检查系统、检验系统、手术系统、移动护理系统与医院管理系统、电子病历系统脱离，床旁用药时间、实际执行时间等未如实反馈给医院管理系统、电子病历系统，临床医生及管理部门无法监控药物医嘱、治疗医嘱的状态及执行情况。

没有全过程追踪,一旦出现问题,进行结果追溯时,无法了解哪个环节出现状况,难以界定责任,无法有效监管医疗质量。

随着信息社会的快速发展,医院对医疗质量的重视程度提升,对患者安全理念的不断重视,并且医院信息化技术的不断创新,运用信息化手段重组和优化医疗流程,是普遍关注的问题,因此闭环管理被引入医疗行业,并应用在护理、药品、手术、检查、输血、会诊和交接等方面,使得医疗管理的过程从传统的事后、末端管理,走向事前、过程管理,最终实现由粗放式管理转向精细化管理。

三、闭环管理

闭环管理是《闭环式管理:从战略到运营》提出的理论概念,起源于 PDCA 戴明环理论,由综合闭环系统、管理的封闭原理、管理控制和信息系统等原理形成的一种管理方法。闭环管理的基本理念是把企业所有供、产、销的管理过程作为一个闭环系统,并把系统中的各类专项管理作为子系统,使系统和子系统内的管理构成连续封闭和回路且使系统活动维持在一个平衡点上,使得可及时解决矛盾和问题,以此制定相应的决策,进行控制、反馈、再控制、再反馈……不断循环,提高管理质量。

(一) 核心思想

闭环管理的核心思想是管理不仅需要"设计"和"执行",更需要"监控"和"完善"。在整个医疗过程中,要做到"所做即有所记录",利用信息技术对每一个环节进行全面监督和反馈,明确职责,从后果中查出各管理环节的原因,加以封闭改进,形成一个个闭环链路,最终实现临床过程可追溯、环节可控制,实现医疗质量持续改进。

(二) 关键步骤

闭环管理的关键步骤是梳理与改造原有的手工流程,分析问题发生原因、可能发生问题的环节,引进新的工具,形成新的解决方案,将宽泛的医疗管理制度逐一剖析、细化,落实固化为某一节点或某一操作,通过不同节点的措施,保证临床指令运行的合理有效,以质量提高作为闭环管理的重要检验方式。比如移动护理中,首要工作是患者身份信息识别,规章制度要求执行三查七对,但不会具体到个人操作,更多的依赖护士的自觉性,使用闭环管理,必须每次扫描患者信息来核对操作对象,确保患者正确,保证医疗安全。通过闭环管理的流程改造,可以有效地解决业务环节缺失的问题,做到所有业务点或操作点可追溯,并可规范医疗行为,提高医疗质量。

(三) 关键技术

信息化闭环管理的关键技术实现是物联网应用。物联网是指通过射频识别(RFID)、红外感应、定位系统、激光扫描器等信息传感设备,实时采集需要监控、连接、互动的物体或过程的各种信息,与互联网结合形成专门的网络,通俗地讲就是物物相连的互联网技术。关键技术包括:①患者主索引技术,在物联网环境内统一标识规划,保证同一个患者在不同系统中的个人信息采集完整性和准确性;②自动识别技术,如手腕带、条形码、电子标签等;③移动技术,如移动查房、移动护理、移动心电等;④自动化技术,如智能药柜、口服包药机、盒装摆药机等;⑤数据智能分析技术,如数据集成与融合技术、数据仓库与数据挖掘技术、数据展示技术等,可以针对具体应用,构建多种分析模型和分析算法,进行统计、预测、核算、预报预警、相关性分析、因果分析、图形展示等智能分析功能。关键技术的实现,可以不断完善医疗流程,规范医疗行为,提高医疗质量及管理水平。

第三节 医护信息闭环质量管理应用

医嘱是医疗机构诊疗全过程的主线,医生、护士、医技都围绕医嘱进行相关工作,医嘱执行的每一个步骤和环节都是医疗质量的重要部分。医嘱闭环管理指在医嘱生命周期内的各个执行环节上的监控与信息反馈。医嘱闭环管理系统指临床医生使用电子化手段开立、记录患者医嘱和处方的临床应用系统,医嘱和处方内容包括:药品使用、血液制品使用、检查检验申请,以及其他医技服务申请等。通过对医嘱执行过程的跟踪,及时获得医嘱执行过程中的相关信息,显著提高医嘱执行的及时性、准确性,降低医疗差错。

一、药物质量管理

（一）药物医嘱闭环管理

实现药物医嘱的闭环管理,需要医疗业务流程相关的各个业务系统互联互通,包括电子病历系统、HIS 系统、药房系统、自动摆药机、审方系统、PIVAS 系统等。

1. 药物医嘱闭环流程　在住院药物医嘱闭环管理中,口服药物闭环流程包括药品开立、核对、药师审方、发药、床边核对执行等环节。输液医嘱:医嘱开立、药师审方、PIVAS 摆药、核对药品、配液、取药、输液前核对、输液、巡视、执行完成等环节。具体过程介绍如下(图 17-1):

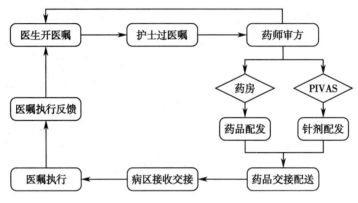

图 17-1　药物医嘱闭环流程图

（1）医嘱开立的过程:要求医生工作站须加入合理用药辅助系统,根据药物使用说明、相关配伍禁忌、超大剂量、过敏、相关检验检查结果等,设置提醒功能。

（2）药物准备过程:要求医生开立医嘱须经审方系统及药房药师审核确认通过后执行。利用药房的摆药机系统进行摆药、封装,药物包装袋标签必须包括医嘱的基本信息,通过扫描信息条形码与患者信息进行自动匹配及确认。

（3）护士执行过程:要求使用移动扫描设备识别患者腕带条形码和药品包装袋上的信息条形码,进行双条形码核对,信息核对正确后执行医嘱,执行时系统提示特殊情况,如滴速、避光等,在输液过程中,做到定时巡视,记录巡视时间及事项,完成操作后再次扫描条形码进行确认。

（4）医嘱执行反馈:也是用药记录过程,要求护士在床旁执行药物医嘱时,信息系统根据扫描操作自动记录执行情况,内容涵盖患者基本信息、药物名称、剂量、给药方式、执行人、给药时间、结束时间等。

2. 药物医嘱闭环质量管理　传统的药物医嘱开环管理中,容易出现用药错误的环节,比如医生开立医嘱时已有错误,护士未执行查对而执行,或者护士执行有遗漏,或者取药过程出现错误,或者药物使用过程中违反配伍禁忌、未严格执行三查七对、未根据患者及药物特殊情况调节输液速度等。

药物医嘱闭环的实施,可及时了解医嘱执行的相关信息,可实时监控医嘱执行的各环节及执行时间点,按医疗质量管理的相关规定跟踪医嘱执行的过程,有效防止医嘱无执行或重复执行造成的医疗事故。重点监控以下几个方面:

（1）系统提醒功能:为保证从开立医嘱时就开始对用药错误进行监控与预防,在信息系统中严格设置与诊断相关、特殊时期用药(如孕期、哺乳期等)、药物配伍禁忌、剂量、过敏、检验结果、检查禁忌等规则,实现提醒功能。

（2）医嘱执行:监控药品信息与患者信息扫描核对、医嘱计划执行时间、医嘱实际执行时间、医嘱实际执行人、医嘱执行对象、医嘱实际执行内容(具体用药情况)、不良反应登记及处理情况。

（3）护理工作效率:每个临床护士的实际工作量,如信息扫描率、输液巡视率、输液操作数量、药品发放次数等。

药物医嘱闭环管理,为医护人员了解患者病情、调整用药方案提供依据,保证医务人员将正确的药物在正确的时间以正确的剂量、正确的使用方法,给予正确的患者,并且可以提供药物执行的质量控制数据支持,及时发现问题,进行质量持续改进。

（二）科室基数药闭环管理

基数药品是临床科室根据临床实际需要,保证患者及时用药而储备的药品,包括抢救药品、特殊管理药品、科室周转药品、输液基数等。基数药品是一种不可或缺的临床供药途径,基数药品管理是保证临床用药安全有效的重要环节,也是医疗质量管理重要内容。基数药品管理得好坏,不仅会直接影响医疗安全,甚至会诱发相关的医疗纠纷。大多数医院的基数药管理模式是科室护士负责管理使用,但是护士缺乏药品管理的专业知识,极易发生药品贮存、养护方法失当等情况,造成药品管理不到位、用药安全不保证。因此需要建立一套严谨的闭环管理流程来保证药品质量,确保患者的用药安全,提高医护人员的工作效率,实现药品精细化管理。

1. 科室基数药闭环流程 科室基数药闭环涉及电子病历系统、审方系统、移动护理系统等。

科室基数药闭环流程包括科室申请、药房审核、药房拣药分装、药品交接、配送、科室入库、科室领用、扫描执行、基数药补领等。具体过程介绍如下(图 17-2):

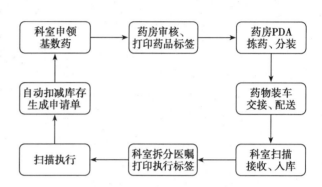

图 17-2 科室基数药闭环流程图

（1）科室申请流程:按照医生在电子病历系统开具医嘱原有模式下支持开具基数药医嘱,护士在护理系统上复核,自动生成申领单。

（2）药房审核流程:要求药房运用审方系统审核。审核不通过,通过系统反馈,病房重新申请;审核通过后,打印药品标签,生成药品出库单,同时信息传递药库。

（3）药房拣药分装过程:要求运用移动设备扫描药品,拣药下架,贴药品标签,分装打包。

（4）药品交接配送过程:要求移动设备扫描药品标签,装运送车,记录装车时间,责任人,扫描运送人员胸卡条形码,记录转运人,记录出库时间。

（5）科室入库过程:要求科室领药护士和收药护士实现双人核对,扫描药品标签上架,增加增加对应药品的科室库存,记录入科室库时间,扫描运送人员胸卡条形码,记录转运人,记录达到病区时间。

（6）科室领用过程:指根据临床实际工作,医生开具医嘱,护士核对拆分医嘱,打印医嘱标签,扫描医嘱标签拣药下架执行,记录取药人,取药时间,取药数量。

（7）扫描执行过程:按照常规的医嘱执行过程完成,扫描患者腕带、扫描医嘱执行标签,核对正确后,按规范执行,其中要观察记录相关不良反应等异常情况。

（8）基数药补领过程:要求完成医嘱执行后,自动扣减科室库存,低于设置的基数下限后,自动生成领药单。

2. 科室基数药闭环质量管理 科室基数药管理是医疗质量的重要部分,重点监控以下几个方面:

（1）管理落实:药品是否专人管理,是否专册登记,是否定量管理,是否定期查对,药品目录是否齐全,药品品种与基数是否合理、药品领用和补充是否及时,病区入库时是否双人核对。

（2）药品贮存和标识:药品是否分类合理摆放,设立高危药品柜、特殊药品柜、注射剂药柜、内服药柜等;特殊药品如需避光保存的药品,是否加防护措施;需低温保存的药品,是否严格控制温湿度,做好登记。

药品标签是否合乎要求,高危药品、麻醉药品、精神药品、易混淆药品等是否有专用标识;药品是否过期,近效期药品是否标识提醒。

（3）药品使用:基数药医嘱给药前是否核对药品及患者信息,保证正确的患者、正确的药品、正确的时间、正确的执行;出现不良反应是否及时上报不良事件。

二、急诊护理质量管理

静脉输液是门急诊常用的治疗手段,也是门急诊护理人员常用的一项操作。门急诊输液室是医院重要的服务窗口,每天需接待大量的患者及家属,人员流动性大,业务繁琐,药品种类繁多,输液环境拥挤嘈杂,这些因素都增加了医疗不安全的风险。因此,为保障医疗安全,门急诊输液管理须有效规避风险,通过信息化闭环模式,规范输液流程与操作,防范差错事故的发生。

(一)门急诊输液闭环流程

门急诊输液闭环管理,包括电子病历系统、HIS 系统、审方系统、药房系统、PIVAS、叫号系统等。

门急诊输液闭环流程包括药品开立、药师审方、计费、PIVAS 配药、接收核对药品、输液穿刺叫号、输液巡视、执行完成等环节。与药物医嘱闭环管理相似,要求门诊医生工作站加入合理用药辅助系统,设置事前提醒与警示,但是不同点在计费缴费与输液穿刺管理。具体过程介绍如下(图17-3):

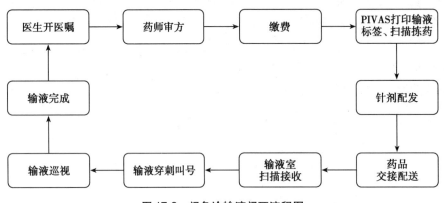

图 17-3　门急诊输液闭环流程图

1. 门急诊输液计费、缴费过程　要求系统自动计算药品费用,可以提供患者自助缴费的渠道与功能。

2. 输液穿刺管理过程　包括输液穿刺的叫号、穿刺前核对、特殊穿刺、患者呼叫等环节。患者利用诊疗卡号报到,护士在系统中查找处方,核对信息,调整药物标签顺序,发放患者序号,安排输液座位号,进行输液前准备。输液穿刺时,必须通过扫描匹配患者信息与药物信息,确认正确后方可执行穿刺。输液过程中,若患者有需求,可按座位上的呼叫铃,输液室的显示屏及护理移动设备上都可显示患者座位号及时间,保证及时处理;若有特殊穿刺或者重新穿刺,均须记录操作、穿刺人和操作时间。

(二)门急诊输液闭环质量管理

门急诊输液闭环记录了从开具处方、到输液配药、到患者接受输液及最终结束的全过程,要求按照管理规范提醒护理人员正确的操作顺序,避免因错误操作顺序导致护理质量问题的发生。闭环质量监控以下几个方面:

1. 信息核对　监控患者信息与药物信息核对匹配,即扫描率及扫描成功率。

2. 执行者资质　监管穿刺操作、特殊穿刺操作人员资质。

3. 输液过程问题处理情况　监控患者呼叫的处理时间、处理记录、处理后的一般情况;护士接瓶按规定扫描信息核对的情况、接瓶护士、接瓶时间、调节后的滴速、药物更换等情况;护士巡视过程情况的记录。

4. 护理工作效率　利用全流程电子化记录,实现输液全过程追溯,随时查询、监管输液室护理人员每人每班工作量,如静脉注射数量、更换输液数量、拔出输液数量等,做好护理工作考核指标量化,可迅速统计高峰时间段及情况,科学调配护理人员,保障人力支持,从而保证护理质量。

三、病区护理质量管理

（一）母乳喂养闭环管理

母乳喂养是世界卫生组织全力倡导的科学育儿方法,是确保婴儿健康成长的重要措施。母乳营养丰富有利于婴儿的消化吸收,适合婴儿生长发育的需要,有利于减少患儿发生感染、坏死性小肠结肠炎、早产儿视网膜病变、神经系统发育迟缓等疾病,因此母乳喂养是住院患儿喂养的首选方式。同时,国家卫健委发布《关于开展爱婴医院复核的通知》,明确要求医疗机构有母乳喂养的相关记录。如何保证母乳喂养时的正确性和安全性,可通过信息系统对母乳喂养进行闭环管理,即要确保正确的妈妈、正确的母乳、正确的患儿、正确的时间、正确的剂量。

1. 母乳喂养闭环流程 母乳喂养闭环管理包括了HIS、电子病历系统、移动护理系统等。

母乳喂养闭环流程包括母乳采集核对、母乳入库、消毒、母乳喂养医嘱开立、核对确认医嘱、核对分装、喂养执行、喂养量反馈等环节。具体过程介绍如下(图17-4):

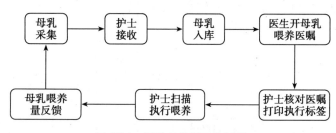

图 17-4 母乳喂养闭环流程图

（1）母乳采集过程:要求采集的母乳通过母亲确认,打印、粘贴母乳标示卡,确认的内容为与母亲对应患儿的基本信息,如住院号、姓名、性别、年龄、病区、床号、入院日期和母乳采集时间等。

（2）母乳入库过程:指护士将贴有标识卡的母乳袋放置专用母乳冰箱库,按着规定的温度保存,要求专人专盒,按接收时间先后顺序摆放,录入入库的冰箱编号,系统自动记录入库时间、入库操作人及入库详细信息等。

（3）开立母乳喂养医嘱过程:医生通过电子病历系统下达喂养医嘱,明确母乳使用的频率和单次用量。

（4）核对确认医嘱过程:要求护士在移动护理系统中打印"母乳喂养"执行标签,并贴在用于喂养的母乳瓶(空瓶)上,执行标签信息包括患儿姓名、年龄、性别、住院号、病区、床号、医嘱名称、频率、用量、计划执行时间。粘贴完成后,护士持移动扫描设备扫描母乳瓶上的执行标签条形码与母乳标识卡条形码,两者进行匹配,扫描设备提示"匹配成功",可根据医嘱按量将母乳倒入空瓶中;否则提示"该母乳与患儿信息不匹配",须重新核实,再进行匹配。

（5）喂养执行过程:要求护士床旁执行,扫描执行标签条形码和婴儿腕带条形码进行核对,查看母乳喂养计划执行时间及基本信息,若信息匹配无误,系统提示"匹配成功",可进行喂养母乳。若喂养患儿错误、喂养医嘱已停或喂养医嘱已执行等,系统将提示,"患者与医嘱不匹配""该医嘱已结束"或"重复扫描"等。

（6）喂养量反馈过程:即为喂养记录过程,要求记录喂养医嘱的状态、喂养量、频率、执行开始时间、执行结束时间、医嘱起始时间和停止时间。

2. 母乳喂养闭环质量管理 传统的母乳喂养流程需要护士反复书写母乳的信息和医嘱的内容,执行医嘱的过程需要人工核对,这些都容易出现差错。完整的母乳闭环通过使用移动护理设备扫描执行,包括入库、消毒、分装、核对、执行、反馈等环节。质量监控主要为以下几个方面:

（1）信息核对:扫描条形码,监控患者信息与母乳信息的核对匹配,追踪母乳喂养的各个环节,记录每名患儿母乳喂养医嘱的执行状态的信息,追踪每袋母乳当前的状态与去向,使患儿家长对母乳的流向放心。

（2）医嘱执行:监控母乳喂养过程中规范执行的情况;监控母乳喂养医嘱计划执行时间、实际执行时间、计划喂养量、实际喂养量;监控母乳不良反应,是否及时上报;统计分析母乳喂养率、母乳摄入量等,以数据形式进行监控从而有效地控制医疗质量,保障患儿的安全。

（二）临床输血闭环管理

输血管理是医疗质量管理中的重要组成部分,包括血液发放、交叉配血、临床用血等多个医疗过程。然而血液制品是稀缺资源,供不应求,如何优化血液资源配置,保证科学、合理、安全用血具有重要意义;并且输血信息必须可追溯,输血过程信息含量大,因此需要通过信息化管理手段提高临床输血的质量和效率。按照《医疗机构临床输血管理办法》的相关要求,结合医院的临床业务及输血管理规定,基于数据共享、合理用血控制、输血流程追溯的原则构建临床输血闭环管理系统,可科学合理的进行血液管理,确保临床输血安全。

1. 临床输血闭环流程 输血闭环管理包括 HIS、电子病历系统、检验 LIS、血库系统、移动护理系统等。

输血闭环流程包括血液制品知情同意书签署、输血医嘱下达、输血申请、标本发送、标本接收、交叉配血、发血、用血前核对、输血、巡视、执行完成、血袋回收、输血评价、不良反应记录等环节[12]。具体过程介绍如下(图 17-5):

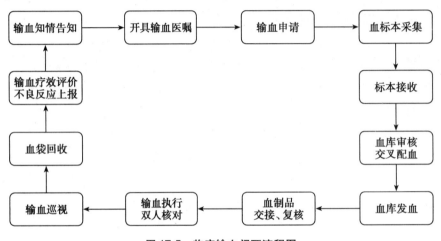

图 17-5 临床输血闭环流程图

（1）签署血液制品知情同意书过程:要求血液制品使用的完全告知,知情同意书的内容填写完整,必须医患双方完成签名,通过高拍或者电子签名,使知情同意书电子化后供临床医护及输血科审核与查看。

（2）临床输血申请:由于输血与患者的诊断、专科特点、既往史、过敏、检验指标等密切相关,输血申请过程要求:①构建合理用血知识库,依据知识规则与输血规范对患者指标进行分析和判定。如内科与外科使用血液品种不同,儿科与成人用血成分不同,检验项目的阈值根据患者的年龄、诊断、输血原因的不同进行合理性申请。②审批输血申请,根据临床用血过程的申请类型(常规用血、特殊用血、备血)、申请品种、申请血量、对比精度(本单申请血量、24 小时申请血量)按规定进行用血审批。

（3）标本发送与接收过程:要求护士必须扫描患者腕带,核对患者身份,采集血样后,将采集血样后试管上的条形码信息与腕带信息扫描匹配,核对采血时间、标本类型等内容,记录采血人员信息;在交接过程中扫描标本条形码、交接人员工牌,记录信息并传递给输血系统,实现标本运输交接过程跨系统的监控。

（4）交叉配血、发血过程:要求输血科人员扫描血样,自动录入信息,上传核对结果,系统自动验证配血结果,记录操作者、复核人、血型鉴定配血时间等,避免未配血液或不相符血制品发出,保证患者安全用血。

（5）用血核对过程:实则包括以下几个步骤:取血扫描、取血复核、输血执行双核对。取血扫描要求扫描取血单条形码、血袋条形码,核对患者信息、取血者信息与血袋信息,确认信息是否匹配,血袋是否完整、是否发生溶血、是否在有效期内。取血复核又为病区复核,另一护士再次对上述信息进行核对。输血执行双核对要求双护士扫描血袋与患者腕带核对信息,匹配正确后开始输血。

（6）输血巡视过程:要求护士定时使用移动设备记录患者输血执行情况,包括巡视、暂停、停止用血、结束用血,若出现异常或不良反应,需要及时备注记录。需要连续输注两袋及两袋以上的血液时,前一袋血完毕后,先扫描输液完成的血袋条形码,并冲洗输血管路,再扫描下一袋血液,再次进行相关核对方可继续输注,并记录巡视人和巡视时间。

（7）输血疗效评估:依据临床症状体征改善情况及血常规、血凝指标结果由临床医师或麻醉医师完成。

（8）不良反应上报过程:要求根据不良反应的相关情况,护士应在第一时间报告患者主诊医师,通过信息系统上报输血科工作人员,使用移动设备记录输血反应时间及反应类型(发热、寒战、荨麻疹、溶血、血红蛋白尿、其他),以便对不良事件及时处理,降低输血风险,保留血袋和输血器具以备查检。

（9）血袋回收过程:要求操作人员扫描血袋信息,填写回收登记表,按要求回传输血科,按医院感染管理的要求,将血袋按医疗废物回收处理。

2. 临床输血闭环质量管理　临床输血是一种特殊的、高风险的治疗手段,涉及临床医生、输血科检验师、临床输血护士等多部门、多环节。临床输血闭环管理使得血液追溯可以跟踪每一袋血液从入库一直到给患者输的任何状态和时间点,做到有据可查,有时可依。临床输血质量管理须监管以下几个方面:

（1）输血申请单:监控申请单信息填写是否完整,包括诊断名称、输血目的、输血成分、输血前应检测的项目如血常规、乙肝两对半、ALT、TURST、HIV、丙肝抗体等检查结果,同时核对检测或采样时间是否在输血前。

（2）标本接收登记:监控护士采集输血标本是否规范,采集标本时间,采集人。

（3）输血(配血)报告单:监控项目内容是否完整,配血、复核、发血、取血、核对、执行人签名是否符合规范。

（4）血液领取至输注时间、双方核对:监控血液领取至输注的时间消耗,要求≤30分钟,查看双签名执行情况。

（5）用血医嘱执行:监控用血医嘱开具时间、输血执行时间、输血执行人、输血完成时间等。

（6）护理记录:监控护理记录中是否记录:血液品种、数量、输血起止时间、滴速、输血15分钟生命体征、输血过程观察、输血方式、输血量与发血量是否一致等。

（7）输血科血袋回收记录:监控输血血袋返回输血科是否及时,返回前利器是否进行了规范化处理。

（8）输血不良反应回报及处理记录情况:监控输血不良反应是否及时上报,是否处理,处理情况是否记录,并且统计分析输血安全合格率。

（9）输血闭环管理须完成相关统计,实现输血信息快捷查询,相关人员能够及时了解业务处理情况,如各血液类型使用量、输血目的的分布情况,总结临床用血经验和预测临床用血趋势。

（三）手术交接闭环管理

手术安全与质量是医疗安全和服务质量的核心内容之一,手术是整个医疗业务中风险最高的环节,涉及科室众多,参与人员复杂。手术患者行手术过程中需要注射麻醉剂、镇定剂等,在交接过程中容易存在安全隐患。传统手术交接以口头交接为主,核查内容相对简单,不能很好地指引护士进行准确交接,如此以来容易造成护理风险增加、护理质量降低,甚至影响患者的安全及医患关系。运用信息化闭环管理,可优化手术患者转运交接流程,提高护理质量。

1. 手术交接闭环流程　手术交接闭环管理涉及HIS、电子病历系统、移动护理系统、手术麻醉系统等。标准手术交接流程分手术前、手术中、手术后三个时间段,有病房与手术室、手术室与麻醉复苏室、麻醉复苏室与病房三个交接过程,如图17-6所示。

手术交接闭环流程包括:手术申请、手术室排班、通知手术、患者病房转运至手术室、患者安全核查、术中信息采集、麻醉复苏、患者转运回病房等。具体过程介绍如下(图17-7):

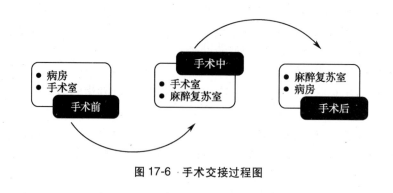

图 17-6 · 手术交接过程图

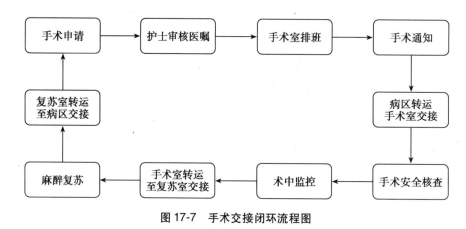

图 17-7 手术交接闭环流程图

（1）手术申请过程:要求做好术前谈话,签订手术知情同意书,填写手术申请信息,护士审核手术申请医嘱。手术申请内容包括患者基本信息、拟定手术时间、预计手术时长、术前诊断、手术名称、手术类别、切口等级、手术部位、主刀医生、是否急诊手术、体位说明、特殊器械、麻醉类型等。

（2）手术室排班过程:要求手术麻醉系统必须可同步获取手术申请单,并可进行手术间排班操作。同时,麻醉科根据手术数量、麻醉类型,为各手术间分配麻醉师。

（3）手术通知过程:要求电子病历系统可以查看手术麻醉系统给予的手术安排情况。

（4）患者病房转运至手术室过程:根据手术排班系统生成患者转运通知单,按通知单要求转运手术患者;病房护士扫描腕带确认患者身份,在移动护理系统中填写该患者生命体征、术中带药等情况,与转运者双方确认信息无误后,扫描转运者胸卡,记录转运者身份信息及手术患者出病房的时间;转运者将患者运送至手术室,手术室护士核对患者信息,确认无误后,对病房护士填写的转运信息作接收确认,记录入室时间。

（5）手术安全核查:要求主刀医生、麻醉师、手术护士通过手术麻醉系统对手术患者信息(患者身份核对、手术方式核对、麻醉方式、麻醉评分等)进行核对、确认、签名。

（6）术中信息采集过程:要求通过手术麻醉系统实时采集麻醉机、监护仪等设备产生的数据、记录手术期间各种信息,包括麻醉情况、用药情况、手术器械使用情况、护士看护情况等。

（7）麻醉复苏过程:要求手术结束后,由手术室护士在移动护理系统中填写患者生命体证、术中带药等情况,记录转出手术间的时间,运送至麻醉后监测治疗室(post anesthesia care unit,PACU);PACU护士核对患者信息,双方确认无误后,对手术室护士填写的转运信息作接收确认,记录转入PACU时间。

（8）手术患者转运至病房的过程:指麻醉恢复结束后,由麻醉医生开立转出病房医嘱,PACU护士在系统中填写患者手术名称、手术经过、生命体证、术中带药、麻醉恢复、导管是否通畅、引流液情况等,扫描转运者胸卡,记录转运人及转出PACU时间;转运者将患者送回病房,病房护士核对患者信息,确认无误后,对PACU护士填写的转运信息作接收确认,记录转入病房时间。

2. 手术交接闭环质量管理　手术安全是医疗质量管理的重要组成部分,手术安全质量体系建设,需要把手术分级管理、麻醉与手术风险评估、手术安全核查制度等引入信息化管理系统中,设置预警信息、质量缺陷提示,监控管理各项措施执行质量和规章制度落实情况,保证正确的手术患者、正确的手术部位、正确的手术方式。管理部门在线实时环节质控,可及时采集、储存、分析、处理围手术期流程各环节监控点所产生的质量数据,对手术日、手术室的合理调配等给予数据支持。手术交接闭环质量管理要求转运交接工作的职责和分工必须明确,信息采集可全程追溯,需要监控以下几个方面:

（1）术前交接:监控患者基本信息是否核对,手术知情同意书签署是否完成及完整,药物使用是否按规定交接(如术前使用抗生素或术中使用),是否术前配血,各类管道管理是否完善(如引流管是否夹闭),病区护士与转运交接时间、执行人等。

（2）手术安全核查:手术实施前,是否进行 Time-out 核对,是否有巡回护士、手术医生、麻醉医生三方核对患者信息,包括患者姓名、性别、年龄、住院号、科室、床号、术前诊断、手术日期、手术名称、手术部位等。

（3）术后交接:监控术中情况是否记录交接,内容包括麻醉方式、手术名称、生命体征、抢救用药、术中出入量、术后注意事项等;伤口情况是否记录交接;管道管理是否登记、交接,内容包括管道标识、数量、引流部位等。

（4）护理记录:监控记录项目内容是否完整,患者出入量等护理记录与麻醉记录是否相符,出入手术室时间与病房护士记录时间是否相符。

（5）转运交接:监控交接单内容填写是否完整,患者由某区域离开,到达下一区域,相关人员填写信息与患者实际情况是否进行复核,同时记录各环节的负责人、操作时间。

手术交接实现全流程追溯,可及时发现手术患者异常情况,及时处理,加强手术患者监管工作,可减少手术并发症的发生,确保患者转运工作的万无一失。

（李丽娟　曹晓均　李敏清　赵飞）

参 考 文 献

［1］ 李敏清,李丽娟,孙新,等.基于 HIMSS 标准的医疗质控体系的信息化建设实践［J］.中国卫生质量管理,2017,24（6）:5-7.

［2］ 陈革,唐健雄.腹壁疝治疗的质量控制工作［J］.外科理论与实践,2013,18（3）:295-296.

［3］ 叶志弘.护理质量可追溯管理的实践［J］.中国护理管理,2011,11（3）:8-10.

［4］ 刘丽红,林桂峰,张军,等.信息闭环管理助力医疗质量持续改进［J］.中国数字医学,2015,10（8）:40-45.

［5］ 张丽敏,于艳艳,刘亚平.用药闭环管理与医疗安全［J］.中国卫生质量管理,2016,23（3）:7-9.

［6］ 董军.HIMSS 从零到一［M］.北京:光明日报出版社,2016.

［7］ 郑西川,于广军,杨佳泓,等.基于物联网的智慧医疗信息化 10 大关键技术研究［J］.医学信息学杂志,2013,34（1）:10-14.

［8］ 兰鸿,陈鸿梅.基于等级医院评审标准规范管理科室备用药品的实践［J］.中国医药导报,2017,14（16）:150-153.

［9］ 陈俊.医院基数药品管理存在的问题及对策［J］.亚太传统医药,2011,7（10）:201-202.

［10］ 吉莉,孔旭,卢莉,等.信息化闭环管理在急诊输液中的应用［J］.当代护士,2017,7:12-14.

［11］ 熊颖超,吴晓英,王泠,等.利用现代信息技术实现母乳喂养的闭环管理［J］.中国护理管理,2015,15（8）,933-935.

［12］ 洪建,杜明超,周典,等.闭环合理输血管理系统建设的实践与探索［J］.中国数字医学,2017,12（8）:82-84.

［13］ 王宁,高晶.临床输血护理规范化管理与持续改进［J］.中外医学研究,2016,14（27）:51-52.

［14］ 王忠庆,邵尉,何苗.围手术期全流程闭环管理［J］.中国医疗设备,2015,30（8）:133-135.

［15］ 侯世珍.手术患者交接环节安全隐患的原因分析基防范对策［J］.黑龙江医药,2011,24（3）:517-518.

第十八章　互联网医院智能护理

我国人口数量庞大,如何解决广大居民的看病需求是我国政府长久以来重要的工作内容之一。医疗行业与居民健康息息相关,而互联网与医疗的深度融合应用为此提供了新的解决思路。"互联网+"、大数据、云计算等新一代信息技术已经成为各行业创新发展的助推器,近两年涌现出了越来越多的互联网医院,通过互联网等新兴信息技术为居民提供多种方便快捷的就医选择,形成了新的医疗服务模式。

第一节　互联网医院

一、简介

互联网深刻地改变着人们的学习、工作和生活方式,对社会的发展和进步产生了巨大的影响,已成为人们生活中不可或缺的资源。互联网对于医疗健康的变革是一种必然的趋势,对医疗体系"看病难""看病贵""信息不对称""医患关系紧张"等痛点展开多方位的创新和尝试。健康服务现在已不仅体现在医疗方面,而是涵盖了从家庭健康管理设置、初级护理、综合家庭服务中心、一二级医院、临终关怀等多个环节。互联网放大了医疗资源,大数据所提供的精准信息让流程越来越多,优质医疗资源下沉、服务半径扩大,基层医疗服务水平提升、服务成本降低,科学诊疗从治病延伸到预防和健康管理,也推动了政府深化医改的进程。

二、互联网医院发展背景

2015 年以来,国务院先后发布了《关于积极推进"互联网+"行动的指导意见》《关于促进"互联网+医疗健康"发展的意见》等文件,有力推动了"互联网+"在医疗领域的应用发展。2018 年 4 月,国务院发布的《关于促进"互联网+医疗健康"发展的意见》明确了两个核心内容:一是互联网医院得到国家认可,二是互联网医院有了明确规范。在国家政策的支持和推动下,越来越多大型医疗机构将建设互联网医院作为医院建设发展的重点任务,积极探索开展电子医嘱、电子处方、网络配药等互联网医疗服务。

（一）互联网医院的主要模式

目前运行的"互联网医院"按照成熟度从低到高可以分为信息化医院、网络医院、互联网医院，详见表 18-1。

表 18-1　我国三种主要的"互联网医院"办院模式

模式	信息化医院	网络医院	互联网医院
诊疗服务	线上挂号，院内问诊，院内局域网联通	网络预约挂号，实现在线问诊	网络问诊，远程诊疗兼顾提供线下诊疗服务（检查，影像，手术）
医疗资源共享	实现医院内部或者医联体之间远程会诊	以中心医疗机构为核心，区域内各级医疗机构医生联动	跨区域医疗资源共享，优化基层医疗资源使用率，重视家庭医生和全科医生团队建设
医药险闭环构建	限于单个医院内部医生	患者+医生+医院连接	初步实现医疗、医药、医保价值链形成，一个账号可享受药品配送、电子医嘱、医保对接、医疗保险等重要功能

（二）互联网医院的监督管理

国家卫生健康委员会和国家中医药管理局组织制定了《互联网诊疗管理办法（试行）》《互联网医院管理办法（试行）》《远程医疗服务管理规范（试行）》，所有开展互联网诊疗活动的医疗机构，要保证互联网诊疗活动全程留痕、可追溯，并向监管部门开放数据接口。在实施互联网医院准入前，省级卫生健康行政部门应当建立省级互联网医疗服务监管平台，与互联网医院信息平台对接，实现实时监管。重点监管互联网医院的人员、处方、诊疗行为、患者隐私保护和信息安全等内容。将互联网医院纳入当地医疗质量控制体系，相关服务纳入行政部门对实体医疗机构的绩效考核和医疗机构评审，开展线上线下一体化监管，确保医疗质量和医疗安全。

三、互联网医院下护理应用发展

传统护理信息化缺乏向病房信息的延伸，护士对于患者信息的了解、掌握，都必须通过护士站计算机获取，在查房过程中护士通过手工转抄的方式将患者床旁采集到的体征信息录入到计算机中，床边医嘱执行过程缺乏信息化管理，导致医嘱生命周期不可控，护士工作量相当大。医院护理管理部门在行政管理上依赖人为管理模式，对护理整体业务无法进行护理质量的实时监控，无法提供准确的护理绩效评估，无法规范护士行为，及时纠正一些遗漏和差错。

随着无线网络、PDA、患者腕带、物联网技术和二维条形码技术等应用到医院信息化建设中，互联网智能护理可以逐步解决传统护理信息化存在的弊端，并且提升患者服务、护理质量、绩效评价，有效形成一个符合快速响应、便捷服务、高效管理的护理服务闭环体系。

第二节　互联网医院的智能护理

智能护理是伴随智慧医疗应运而生的新概念，通过系统计算、云计算、物联网及数据融合等技术对医疗数据进行采集、存储、评估、分类、编辑及应用，以实现医疗资源共享，通过个人信息基本数据与公共共享数据进行比对，制定出最佳的临床决策、护理方案、健康管理方案，为患者提供"端到端"的护理服务。

一、互联网+护理管理

护理管理是医院管理的一大核心，如何推动护理管理水平、提升护理管理效率是医院管理的重大课题。随着信息化技术的快速发展和卫生部关于加强护理工作等各项要求，将互联网技术与医院护理管理有机结合，深入护理管理工作各个环节、协调相关方面，促进业务流程规范和优化，整合利用信息资源。保障医院在护士队伍的建设、加强护理的科学管理水平、提高护理质量和护理专业技术水平、保障患者安全、推进护理教育改革。"互联网+护理管理"的主要功能包括：

（一）护理人员及档案管理

可以从人事系统同步护理人员档案、课室病区信息,通过机构管理、日常管理、档案管理模块可实现电子化的"医院-科室-病区"三级垂直管理和可视化可监控的护理人员分级管理。

（二）护理人员调动

通过可视界面展示各科室病区人员信息,直接新建人员调动信息,调动后,护理人员档案所在课室病区信息自动更新,提供查询报表,从不同角度展示医院护理人员调动情况。

（三）护理排班

护理排班支持周排班、月排班、日排班等多种模式,支持床位数量维护,支持排班表导出和打印。对不同护士级别进行设定,结合所管床位数量,实时反映科室当前人力资源使用和管理情况;护理部、科护士长、护士长可随时查看相应科室护士值班和患者情况,有效进行三级调控,避免人力资源紧缺和浪费。

（四）护理质量控制

质量管理与考核方面,通过质量考核设定、各级质量考评、数据统计分析、整改反馈跟踪、质量标准化的 PDCA 闭环式管理,及临床护理操作、理论的培训与考核,并以护理安全评估和满意度调查模块为补充,从总体上控制不良事件和安全风险的发生率,提高患者和医护人员的满意度,推动临床护理质量安全的持续改进。主要包括：

1. 护理质量抽查考核　护士长通过电脑和移动 PDA 端,随时随地对护士各项工作进行考核,对所辖可是病区不同层级、不同岗位护士定期进行分级护理、为重患者管理、优质护理、医患满意度、应知应会等护理进行质控,提高护理质量。

2. 质量考核及问题分析汇总　提供分析工具,汇总护理质量抽查考核结果,全面展现各个护士护理水平,为护理绩效提供依据,方便对护士进行针对性的培训指导,提高护理水平。实现工作量和绩效指标自动采集,并以各类数据分析图表挖掘数据背后的问题或规律,支持管理者进行科学决策。

3. 护理不良事件管理　支持护士填写提交不良事件→科室护士长审核→护理部审核→科室整改→护理部确认的护理不良事件闭环管理流程。从总体上控制不良事件和安全风险的发生率,提高患者和医护人员的满意度,推动临床护理质量安全的持续改进。

4. 科室病区事物管理　将科室自查、行政查房标准、科务会、每周护理隐患讨论、持续质量改进项目、业务学习项目登记、疾病查房项目记录、年度工作计划、年度工作总结等业务电子化,集成到科室病区事务管理,供管理者使用。

二、互联网+护理教学

护理教学有常规培训和外出进修两种,受时间地点限制,成本高,加重护士工作量。借助移动互联技术,将培训和考核移到电脑和手机上,让护士利用碎片化时间在线参加培训和答题,实现高效的护理培训与考试。满足新形势下护理教学的需求,形成专门面向医院护士培训与考试的"互联网+护理教学"解决方案。"互联网+护理教学"的主要功能包括：

（一）课件资料管理

1. 提供上传课件功能,支持视频、PDF、PPT、Word 等格式文件。

2. 提供课件资料管理,支持查看、编辑、删除课件,形成课件资料库,供开设课程使用。

（二）题库管理

1. 将收集的试卷题目电子化,按试题形式和试题主题整理分类,提供试题库管理功能,支持查看、编辑、删除试题。

2. 支持试题创建和批量导入,题型支持单选题、判断题、多选题、填空题、问答题、公共题等,通过试题模板可将试题批量导入试题库。

（三）试卷管理

1. 提供试卷管理,分级显示试卷,支持编辑、删除、发布、分享试卷。

2. 提供在线创建试卷,支持从本院试题库、公共试题库中添加试题组建统一考卷;支持置试题范围组建随机试卷;支持设置试题分值,预览试卷。

3. 提供发布考试,支持设置考时间、时长、考试次数、考试离开次数、考生查看答案方式等场景设置;支持按层级、职称等多条件筛选快速匹配人员。

4. 提供调查问卷功能,支持医院所有护士自行创建问卷,问卷基本属性包括问卷标题、问卷描述、题目、选项分值等。支持单评、互评调查模式;支持实名、匿名调查。

（四）　培训课程管理

1. 提供培训课程管理,分级显示课程,支持编辑、删除、发布、分享课程。

2. 提供在线创建培训课程,支持从课件库中选择课程,本地上传课件并同步到课件库。

3. 支持从本院试题库、公共试题库中添加试题设置随堂测验,支持设置试题分值,预览课程。

4. 提供视频插题设置,支持在视频播放中插入试题,学员需回答正确试题才能继续观看视频。

5. 提供发布课程,支持设置培训有效期、测验次数、授予学分。

6. 支持按层级、职称等多条件筛选快速匹配人员;支持设置必修、选修学习人员。

7. 提供现场培训报名、签到、签退等场景设置。

（五）　在线培训

1. 根据不同培训课程设定,可实现必修课、选修课在线学习。

2. 提供培训计划,按照结束时间最近原则排序,查询未完成的培训。

3. 在线课程学习,支持视频在线播放、文档在线查看、视频播放过程中题、查看学习进度。

4. 提供随堂测验,支持试题、选项乱序,题卡检查,查看测验记录和报告。

5. 提供培训记录查看,支持复习课程、反复练习。

（六）　培训课程在线考核

1. 支持考生扫码入场考试,试卷支持多种题型（选择、判断、填空）、试题序号、选项乱序、显示考生姓名、考试剩余时间、监测考试过程中离开 APP 次数等多种防止作弊机制。

2. 提供查询考试记录,考试成绩及试题解析。

3. 提供错题练习,汇集考试答错的试题,支持移出错题。

（七）　护士规培

1. 提供岗前培训计划管理,支持查看、编辑、删除、复制计划。

2. 提供基地培训计划管理,自动接收轮转基地学员,支持查看、编辑、删除、复制计划。

3. 提供在线录入成绩,支持实时录入分数,补录成绩。

4. 提供规培人员列表,支持添加规培学员、查看学员个人简历、规培手册。

5. 提供学员基地轮转设置,支持设置轮转学地、学习时间,支持添加多个轮转基地,系统按顺序实现自动轮转、通知学员和基地老师。

6. 提供基地分类设置,基地培训项目所属分类,支持二级分类新增、修改和删除,并且支持设置分类占比。

（八）　考核结果和培训效果分析

1. 支持分级查看已发布的培训,支持撤消培训、增加/减少培训人员。

2. 提供学习情况查看,支持按科室、测验结果等条件筛选学习情况,支持按国家继教网、自定义导出培训结果。

3. 提供管理员手机端查看学习详情,支持查看培训基本信息、培训概要统计、学员签到和学习情况。

4. 提供考试统计,支持查看考试结果,按应参加/实际参加、合格/不合格人数进行实时统计,利用大数据手段,对考试整体情况,参考人员、病区、分数段与人员、分数段与层级等进行综合分析,帮助管理者掌控问题。

5. 提供发布考试,支持设置考时间、时长、考试次数、考试离开次数、考生查看答案方式等场景设置;支持按层级、职称等多条件筛选快速匹配人员。

6. 提供考试结束后查看考试结果,系统能对选择题、判断题、填空题等客观题型进行自动批阅,减轻管理员批阅试卷的负担,学员可立即查阅考试结果。

三、互联网+健康宣教

健康宣教作为医院的一项重要职能,是一种治疗手段,也是人们预防疾病、保持和促进身心健康的必要方法。传统的健康宣教主要通过发放纸质宣教品和口头宣教,宣教手段单一、知识零碎、内容固化,宣教内容难理解、难掌握,体验不佳;对于医院管理部门,宣教过程与结果难以测评、无法追溯、考核空白。

借助移动互联技术,将口头宣教、纸质宣教数据化,将宣教内容转变为图文、视频、音频、动画,以课程的形式进行健康教育。患者通过手机 APP、微信公众号获取健康宣教知识,易理解、易掌握,提升患者体验。同时,简化宣教工作,普及率高,极大减少护士工作量。宣教内容与知识在系统中不断积累、更新、完善与沉淀,形成高品质,具备专业性,符合医疗护理要求规范的内容,提升宣教品质,为医院考核护士宣教工作提供依据。宣教过程与结果自动记录、存档,可追溯,形成宣教闭环。"互联网+健康宣教"的主要功能包括:

(一) 制作宣教课程

支持全院所有护士制作课程;支持个人维护课程,包括编辑、删除等;支持将课程提交至院内审核。课程基本字段包括课程标题、课程内容、课程封面、院内科室分类、常规的宣教分类,课程内容支持图文、视频、音频等多种素材类型。

(二) 宣教课程管理

宣教课程可按照院区、科室、病区进行管理,并支持跨院区、跨科室、跨病区管理,适应医院不同管理模式的需求。

提供课程审核功能:本院已通过审核课程、未通过审核课程、待审核课程;管理员根据权限范围对本院课程进行维护;支持所有护士复制本院课程,进行二次制作;对于本院已审核通过课程,管理员可以设置课程在患者入院、出院时自动推送。课程详情页聚合患者疑问内容,以患者为出发点,帮助医院优化课程,提升课程品质。

(三) 调查问卷管理

支持医院所有护士自行创建问卷,问卷属性包括问卷标题、问卷描述、问卷分类、题目、选项分值等,支持单选题、多选题、问答题等多种题型。

实现管理员分层发布,将问卷发布到自身管理范围内的病区。设置问卷在入院、出院时定时自动推送问卷给患者。

医院自行维护与管理已发布问卷、未发布问卷、已停用问卷;支持问卷按分类检索,按问卷标题关键字精准搜索。支持医院、院区及问卷发布者编辑自动发送规则,包括发送时间和发送范围,停用、启用问卷。支持发布、编辑、删除、复制未发布问卷。

展示院内所有已发布问卷概要数据,包括发送量、回收量、回收率、平均满意度等。对每份问卷调查结果按问卷回收详情、问题分值统计、问题选项分析、总分贡献分析、反馈建议统计、科室使用情况等维度进行数据统计分析及报表导出;支持按科室、病区、自定义时间检索查。

(四) 门诊宣教

医院为门诊患者提供宣教课程:建立模块,按类目添加院内审核通过的课程和患者满意度问卷;医院可以自行维护类目,添加课程不限数量。模块生成对应二维码,支持打印二维码,放置在门诊台。患者用微信扫描二维码,可查看模块中各类目下的宣教课程,以及参与门诊满意度调查。

(五) 住院宣教

1. 患者入院 患者通过微信扫描病区二维码来关注宣教微信公众号或下载宣教 APP,通过录入基本信息,包括姓名、住院号、床位号等信息绑定患者身份,自动关联患者入院登记信息。

2. 在院患者管理 护士选择病区当前班次内自己的责任床位,宣教首页列表展示所有在院患者及患者基本信息,包括患者姓名、住院号、床位号、入院天数、疑问状态及课程阅读情况,并对不同身份患者进行标记,便于及时关注有疑问患者。

提供家属关注二维码,支持家属扫码关注患者及其治疗情况;关注后家属将同步收到推送的课程、满意度问卷、随访问卷,与患者同步。

以时间维度,展示每一天护士给患者推送的宣教课程、满意度问卷。显示课程推送时间及推送护士,标记课程已读、未读、有疑问、已明白等状态;对于有疑问课程,支持护士查看患者录入的疑问内容,执行线下解答。显示满意度问卷推送时间及推送护士,标记问卷已回收、未回收状态。

支持护士给患者推送本院宣教课程,护士可以按院内科室分类、常规宣教分类查询院内已审核通过的课程,选择并执行推送。提供病区常用课程列表,支持护士选择、推送,提高宣教效率,较少护士工作量。提供课程夹功能,支持护士创建私人课程夹或者科室、病区共享课程夹,将课程添加到课程夹中,以便快速选择、推送,提高宣教效率,较少护士工作量。支持护士按课程名称精准搜索课程,选择并推送。护士可给患者手动推送满意度问卷。

3. 出院患者管理　以时间维度,列表展示每天出院患者,展示患者基本信息,包括患者姓名、住院号、床位号。支持按月份检索患者,按患者姓名与住院号精准搜索患者。标记每位患者满意度问卷情况,包括已回收、未回收。

以时间维度,展示每一天护士给患者推送的宣教课程、满意度问卷。显示课程推送时间及推送护士,标记课程已读、未读、有疑问、已明白等状态;对于有疑问课程,支持护士查看患者录入的疑问内容,执行线下解答。显示满意度问卷推送时间及推送护士,标记问卷已回收、未回收状态。

（六）患者接收宣教

患者关注微信公众号,完成入院,公众号内对以下宣教事件进行消息通知:收到宣教课程、收到满意度问卷、收到随访问卷、满意度问卷即将到期提醒、随访问卷即将到期提醒、护士完成答疑通知、扫码入院消息、扫码门诊宣教消息。

查看护士推送的宣教课程,显示每篇课程的提问与解答状态,重点指引患者阅读未读课程,提高阅读率;阅读课程时,支持患者点赞、收藏课程;提供提问功能,患者对课程有疑问可以向护士提问,支持输入内容描述问题;提示未读课程,做强指引,提高阅读率。

提醒患者未完成的满意度问卷,指引去完成。建立问卷即将到期提醒机制,提高问卷回收率。

（七）护患互动

建立简单、轻便的护患互动机制,在不过度打扰护士工作与生活的基础上,提升护患体验与护士积极性,如支持患者向护士提问、护士为患者答疑、患者向护士表达感谢等。

（八）患者宣教评估单

医院自行配置宣教评估单各评估项。患者入院后,自动生成宣教评估单,具体包括宣教项目的宣教内容、宣教对象、教育方法、教育时间、教育者、教育评估、评估时间、评估者、再教育时间、再教育者等。

（九）宣教数据统计

支持按时间、院内组织架构等维度进行宣教业务相关数据统计,宣教业务相关数据:患者总数、在院患者数、课程数、原创课程数、优秀课程数、课程推送量、课程阅读量、课程阅读率、推送课程数、推送患者数、课程疑问量、课程答疑量、鲜花、积分等,支持统计图表导出。

支持以医院组织架构和时间维度,建立关键数据排行榜,如推送课程榜、鲜花榜等,表彰工作优秀的护士,提高护士积极性。

（十）按疾病智能推送

以疾病维度配置推送计划,根据患者入院时、在院中、出院后三个阶段配置课程,支持设置特定的时间点自动推送课程;"在院中"支持配置每一天推送的课程。匹配的课程来源于本院已审核通过的课程。

患者入院时,护士选择患者疾病;根据疾病对应的推送计划,在指定推送时间点自动推送课程,减少护士宣教工作量。支持医院自定义创建疾病,配置推送计划,以及后期维护。

四、互联网+远程监测

随着传感技术和制造技术的发展,原来大医院才有的监护设备逐渐走向社区、家庭和个人,并且逐渐小型化、便携化,为院外监测提供了可能。加上移动互联技术、物联网、体域网技术的不断发展,将移动通讯技术应用与卫生保健领域,提供远程健康监测服务,以"健康传感终端+移动通信平台+健康管理服务"为模式的"互联网+远程监测"系统应运而生。"互联网+远程监测"系统功能包括:

(一) 移动健康监护终端

移动健康监护终端是具备生理参数采集和联网上传监护数据的便携式监护设备,监测参数包括体重、血压、血糖、血氧、心电、睡眠质量等。设备本身可以连接互联网上传数据,或者可以通过蓝牙、红外等与手机或移动网关连接组成体域网,通过手机或移动网关上传数据。基于物联网的生命体征监护系统的示意图如图 18-1 所示。

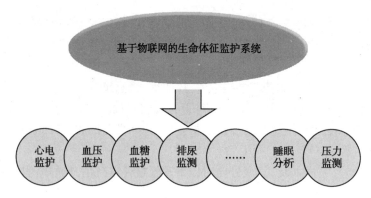

图 18-1　生命体征监护系统示意图

(二) 远程监护中心

移动健康监护终端采集到的监护数据通过互联网实时传送到远程监护中心,方便医院全科医生对居民测量数据进行及时分析,并且针对一些健康异常的居民给与及时的建议和干预,让居民防病于未然。

(三) 对居民健康持续跟踪和全方位分析

健康数据都会通过无线网络自动汇集到"远程监护中心"。医院的全科医生可以对每位居民所有的测量数据(包括血压、血糖、心电等)进行持续跟踪和全方位分析,并且将分析结果和建议方案反馈给居民。

(四) 根据分析结果为居民出具健康报告

全科医生对每位居民一段时间测量结果进行持续跟踪和分析,定期为居民生成全面的健康报告,在健康报告中还有医生对分析和建议意见,来指导居民提升自身健康。主要功能体现在实时监控功能,全科医生可以实时监控居民生理参数监测情况,并且可以和居民就健康情况进行实时交流,及时为居民健康提供诊断和咨询。

(五) 健康管理平台

实现居民地对自身健康进行全面持续的管理,建立统一的健康管理平台,让居民通过在线健康管理平台收集自身健康信息,通过平台分析居民健康,并且医生也可以通过分析结果为居民提供一些干预方案,持续改进居民健康。

1. 全面的居民健康档案管理　为居民建立全面的健康档案,主要包含:居民基本信息、联系信息、家庭成员、自身健康信息、遗传史和家族史、自身门诊记录和住院记录、用药史等。

2. 全方位居民健康数据采集　居民健康数据可以通过移动监护设备自动采集,也可以通过手工录入。所有测量数据都会自动采集到居民个人健康管理平台;同时居民可以在健康管理平台上填写各种问卷来提交个人健康信息。

3. 科学的健康评估　健康管理平台通过科学和标准的健康评估模型,对采集到的居民健康数据进行多维度评估,生成评估报告。

4. 主动的健康干预　全科医生会通过居民的健康评估报告,专门为居民定制健康干预方案,并指导居民逐步提升自身健康。

5. 医患之间即时互动　居民可以通过即时互动平台向医生咨询自身健康情况,医生也可以即时给予建议方案和一些相关健康知识。交互平台集成了网络即时消息、视频、电话、短信等多种方式,以满足医生和居民之间任意时间任意方式的沟通。

五、互联网+专科护理

专科护理是指临床各专科特有的基础护理知识和技术,包括各种专科疾病护理,各种手术患者的护理技术,以及各种功能试验、专项治疗护理技术。与普通护理相比专业性强、操作复杂、知识更新快。

目前,我国"互联网+"技术在专科护理的应用主要集中在专科护师的人才培养管理、护理管理和护理专科门诊三个方面。

（一）互联网+专科护理管理

在"互联网+护理管理"的基础上增加对专科护理的管理。主要体现在:

1. 建立专科护理技术操作规范和标准流程。针对专科护理、专科疾病患者的护理建立专科化、标准化护理技术操作规范;发展专科重点护理技术,创新特色护理标准流程。

2. 制定专科护理临床实践指引。针对护理专业问题,结合专科特点及临床疑难、多发、常见护理问题,编写专科护理临床实践指引系列手册,为临床提供标准的、统一的规范,为患者提供优质、安全的护理服务。

3. 专科护理的质量控制专科护理质量控制实行护理督导组(高层质控)、护理总值班(中层质控)、护理会诊小组(基层质控)三级质控网络控制。

（二）互联网+专科护理教学

在"互联网+护理教学"的基础上,针对专科护理设置培训课程,重点突出各专科护士的基础理论和临床操作技能,每年制定培训计划,确定培训内容。对护士进行分层培训,N1级护士以培训基础理论和基本技能为主,N2级护士以培训重症患者护理为主,N3级护士以培训教学及责任制整体护理理论为主,N4级护士以培训护理研究、护理管理及专科护士为主。

（三）互联网+专科护理门诊

"互联网+专科护理"门诊依托现代信息技术和互联网平台构建慢性病医护患交互管理系统,进行慢病患者的全流程精准健康管理,专科护士做专职健康管理并分级按需推送和绑定结对患者,配合医生制定并完成药品调整、营养搭配、合理运动、心理关注、体征监测、交互随访、生活指导七大处方的个性化精准健康管理工作,同时完成传统专科护士的患者面对面复诊系列工作。在传统专科护理门诊基础上通过信息化技术,针对各专科疾病特点的特殊数据和患者进行全流程健康管理,作为医院管理系统的重要补充,有效协助专科护士进行慢病管理和患者自我管理。

第三节　互联网+居家养老

将"互联网+"融入到居家养老服务中是创造养老产业新业态的重要举措。从目前我国智慧城市发展现状来看,依然存在很多瓶颈问题需要解决,实现互联网与居家养老服务的融合要突破政策、平台、技术以及服务商四大壁垒。"互联网+居家养老"服务平台的功能示意图如图18-2所示。

一、政策要求

国家卫生健康"十三五"规划中明确养老是一项重要任务,要求:

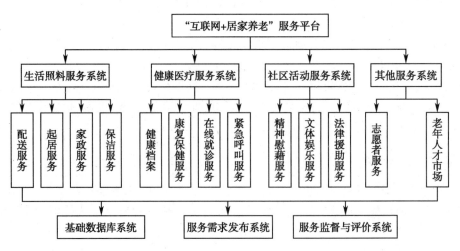

图 18-2　平台系统功能

完善基于居家养老的医疗护理服务体系。按照分级诊疗制度和医疗联合体建设要求,落实各级各类医疗机构功能定位,建立不同级别医院之间,医院与基层医疗机构、接续性医疗机构之间科学合理的分工协作机制。通过鼓励和推动社会力量举办护理机构或者部分一级、二级医院转型等方式,激发市场活力,扩大老年护理、残疾人护理、康复护理、母婴护理及安宁疗护等服务供给。三级医院主要提供疑难、急危重症患者护理服务,加强护理学科建设和人才培养;二级医院等主要提供常见病、多发病护理;护理院、护理中心、康复医疗中心、安宁疗护机构、基层医疗机构等主要提供居家护理、日常医疗护理、老年护理、残疾人护理、康复护理、长期照护、安宁疗护等服务。

健全健康养老服务网络。鼓励有条件的地区统筹整合医疗、护理、康复和养老服务资源,逐步形成有序共享、功能合理的健康养老服务网络。居家养老护理中基本涵盖了慢病护理。鼓励二级以上医院与养老机构建立合作机制,接续性医疗机构、基层医疗机构实现与养老机构的紧密对接,为老年人提供护理、康复、慢病管理、中医保健等服务。

大力加强辅助型护理人员(以下简称护理员)的培养和培训,提高人员从业服务能力。鼓励有条件的院校、行业学会、职业技能培训机构等,积极开展护理员培训,提高其对病患、特别是慢患者群、老年人、残疾人、母婴生活照护从业技能,扩大护理服务业人员队伍,拓宽社会就业渠道。

逐步推进延续性护理服务。鼓励有条件的医疗机构对具有较高再入院率或医疗护理有较高需求的出院患者提供延续性护理服务,将护理服务延伸至社区、家庭。接续性医疗机构和基层医疗机构要积极为上级医院诊断明确、病情稳定的术后康复患者、慢性病患者、晚期肿瘤患者以及失能失智、完全不能自理的老年患者及残疾人等提供接续性护理服务。

合理调整护理服务价格。科学核算护理服务成本,合理制定和调整护理服务价格,逐步理顺护理服务比价关系,体现护士技术劳动价值。推动研究核算居家护理服务、长期照护服务等服务成本,合理确定服务价格,为加快发展护理服务业提供政策支撑。

鼓励发展商业护理保险。鼓励有条件的地方积极支持商业保险机构开发长期护理商业保险,以及与老年护理服务相关的商业健康保险产品。

二、互联网+居家养老的趋势

我国已经快速进入老龄化时代,在有多年养老服务经验的发达国家,例如美国、日本等地建立居家照顾服务体系,是养老工作最为重要的一个环节,提供科学管理、资源整合等不同模式,整体提升老年人生活质量。养老服务涉及老人数量大、服务种类多、服务人员多,如果仅由各类机构提供服务,从服务人员数量及服务内容均无法满足需求,社会化服务的建立势在必行。我们需要政府出台各类政策进行指导,政府、医疗机构、企业也在一直积极探索各种适合居家服务的模式,互联网模式的资源整合及技术优势是其他模式所不具备的,"互联网+健康医疗"的居家护理服务模式是一种创新并有效的探索。

通过整合问诊、体检、送药等医疗健康垂直领域,构建移动医疗健康生态服务闭环。结合居家智能硬件建立智慧养老社区,以及以大数据为基础,为全生命周期人群提供定制化的健康解决方案,以社群、交流、居家等社区模式提供服务。未来将多渠道获取用户,进一步的提升居家养老服务专业性、专业服务多样化的平台发展,以此更好地为老人服务。

三、互联网+居家养老的机制及考虑的风险

美国成功的互联网养老创业公司的平台模式:

1. Honor 模式 Honor 是一个类似滴滴或者优步的平台,目前在美国做得比较成功。但是目前在国内很难复制,因为国内的专业照护人员太少,这就像滴滴如果创立在 20 世纪 90 年代,当时持有驾照的司机数量不多,它也很难成功。

2. Carelinx 模式 一般护理是人对人的服务(C2C),而 Carelinx 采用的是 C2P2C,是护理人员和平台的匹配。平台从评估,匹配,服务监督等多方面全过程介入。

这两个平台的成功是基于对美国医疗护理及护理资源的有效配置。在美国,养老护理员行业协会是成熟的,行业标准和护理人员的数量、执照、市场需求的认知度都是非常成熟的。从美国医疗护理的资源配置中发现,以居家养老为主的慢性期护理工作主要是由社区及专业的康复护理机构来承担。

国内对护理认知程度低,加上中国传统家庭受儒家文化的影响,长期照护家庭的护理工作主要是由非正式照护者(家庭成员)承担。因为缺乏专业的护理知识,造成居家养老中的长者身体受到二次伤害;另外,俗语说"久病床前无孝子",也使子女与其受照顾的长者心理造成伤害。但如何引导中国居家养老的受众接受如此服务,则需从思想上教育,方式、方法上宣传,让长者与其子女认同专业事情专业做,并且让其了解服务是受监管及可投诉管理,如护士上门有专业团队评估护士是否具备上门条件,上门之后会通过 APP,由护士用户出示相关资质,签订知情同意书,进行护理并观察。这整个流程都通过了 ISO 认证。有时候一些老年人去三级医院是不收治,基层医院不会提供服务高效的相关服务,因为现在基层医疗的人员还是比较紧张,出现"互联网+居家养老"服务之后,护士基本上在大城市两小时之内都能到达用户家里。

对于"互联网+居家养老"服务,还是需要线上线下结合,其标准、培训、监管须配套执行,未来还要继续平台化,打造产业生态圈。"互联网+居家养老"服务不光是 2C 端,还有更多的 2B 端,对药企和第三方检验机构和医院进行服务,而服务护士须拓展护士服务,包括健康管理,包括其他的康复等服务。同时要做好整体管理的环节,要面向护士服务、药企服务、智能器械厂商服务,面向"互联网+"的受众服务,最终面向整个社会服务。

需方有风险,供方也有风险。随着市场规模扩大,面对风险的概率也会增加,再加上有"碰瓷"现象以及服务市场的第三方保险制度还存在缺口,如何将风险降低是每家养老服务机构、企业都需要考虑的问题。护士上门的风险控制、质量控制可通过风险控制模型等一系列风险防控机制,包括评估和整体闭环管理的环节;维护适合"互联网+居家养老"中各用户的利益,可考虑保险,如综合意外险、第三责任险、还有医责险等。

四、互联网+居家养老的问题

某"互联网+健康医疗"企业总结出现行业特点:

(一) 国内居家护理存在的六大难点

中国居家护理的六大难点中,有三点是市场发展存在的问题:

1. 缺乏行业规范标准。

2. 市场消费认知度不够。

3. 评估支付体系尚未完善。这些不是企业就能解决的,但随着长期护理险的推出,相信会推动市场加快成熟。

4. 一线护理人员的赋能低。

5. 运营能力低效、小规模,传统的模式大多以中介方式运营,存在服务瓶颈,很难形成规模化、跨市场的运营能力。

6. 服务风险的社会保障不足,则需要多机构或团体通过自身体系的完善来解决。

(二) 传统运营模式存在的问题

服务技能不匹配(因双方服务需求不对等导致换人增加运营成本);服务者状态不清晰(垂直模式下的用人模式不清晰、用户体验差);无法按需选择服务项目(很难定制产品套餐价来满足不同客户需求);平台下单优势不明显(没有完善的线上线下互通记录,如服务时长、成长体系等);缺少共创互动空间(缺少服务者与用户之间的共创交流、互动性极低);对外接口不标准(不能将服务转化)。

五、互联网+居家养老的前景及发展方向

"互联网+居家养老"这个市场受到很多政策影响多个产业(如保险、医疗机构、药企、智能设备商、医疗器械商、护理人员等供方、需方的利益),包括支付等各种条件的约束,政府、社会群体(包括医疗机构)及企业也在寻找未来的发展方向。在寻找发展方向的同时,也在分析怎么能通过服务获得更多的市场回报。其中病后的市场(部分属于慢病护理范畴),包括专科疾病居家愈后的服务和康复医疗,以及慢病护理和亚健康。说起健康管理,现在很多医疗健康管理都是被动,未来要发挥护士在这方面的优势。

健康管理很大的环节就是收集数据,非常多的企业做智能硬件,实际上缺少一个环节就是服务。智能硬件收集来的数据不仅是一个大数据的问题,更多是指导它如何进行管理和有效合法的利用。智能硬件厂商提供接口,通过"互联网+居家养老"平台监测用户健康指标,"互联网+护士"进行管理:通过技术使几名护士就会管理周边几千名甚至更多的用户的健康情况,达到整合资源小人力创造大管理、大服务,管理理念作指导、技术作支撑、医护人员作专业。通过远程医疗等技术和上级的家庭医生甚至一些三级医院的专科医生进行互动,由护士作为一个衔接的点。未来的服务是护理站结合智慧养老社区、地产,护理环节非常重要。"互联网+居家养老"通过护理站的形式建立了人员比较密集的地方,为企业提供健康管理服务。未来的另一模式是和医院合作的院外的延展护理。

第四节　互联网+慢病管理

一、慢病的概述

我国社会经济不断发展,工业化、城镇化、人口老龄化进程加快以及受不健康生活方式等因素影响,近年来中国慢性病发病呈快速上升趋势,2015 年发布的《中国居民营养与慢性病现状报告》显示,中国高血压人数约 2.7 亿,18 岁以上居民高血压患病率为 25.2%,心脑血管、恶性肿瘤等慢性病已成为主要死因,导致的疾病负担占总疾病负担的近 70%。政府推动积极探索慢性病防治新机制、新举措,建立了"政府主导、部门协作、动员社会、全民参与"的慢性病防治新的工作机制,开展了国家慢性病综合防控示范区建设,截至 2014 年,已建成 265 个国家级示范区,542 个省级示范区。慢病防治逐步形成上下联动、防治结合、中西医并重的慢性病防治工作格局正在形成,着力构筑慢性病与营养监测网络,不断完善慢性病防治策略措施。

慢病与常见病、多发病与生活方式有着密关系,具有"一因多果、一果多因、多因多果、互为因果"的特点。慢性病发病率高,知晓率、治愈率、控制率均较低,并发症发病率高、致残率高、死亡率高,病因、病情复杂并且是终生性疾病,预防和治疗难以明确界线,需要长期的护理。根据国务院及相关部委颁布的《关于推进分级诊疗制度的指导意见》和《全国慢性病预防控制工作规范》,提出了充分利用互联网资源实现 O2O 线上线下一体化的慢病管理模式。以城市为单位,建立慢病管理中心,慢患者群通过互联网即可获取医疗资源,享受健康服务,定制个性化的慢病管理方案。这使得社区的主管医生、专业护理人员在院前患者发病的潜伏期和院后患者的康复保养期发挥重要作用。

二、慢病护理的概述

（一）慢病护理的定义

慢病护理是指针对慢性病患者治疗与康复过程中提供全周期、全方位、照顾式的护理方式,除了治疗与康复过程中的常规护理外,还包含了患者生理、心理上和社会性的护理。

（二）慢病护理的现状

让部分慢病患者得到相关的医疗服务,但从整个国家人口老龄化的发展趋势及人民对美好生活的希望上来看,目前形式是完全不足以满足的。随着科技的发展、人类疾病谱的改变,慢性病发病率呈上升趋势,慢性患者数在明显增加,对这些慢性病护理是长期的任务,需要医院、社区及家庭多方位的护理。同时,拓展纵深领域发展,包括专科单病种的康复护理、专业评估、全科医生及专科护理的指导、资源整合及精细化的运营管理加以技术支撑。

（三）慢病护理的服务形式

1. 家庭护理　目前慢性病发病率在增高,且许多慢性病患者多为老年人,他们由于各种原因不能住在医院里。这部分人需要家庭护理,他们在疾病、生理、心理及社会生活方面有广泛需求,尤其是老年人的自身平衡受到疾病、社会、心理、文化及环境因素的影响,其健康状况或很快恶化或改善。护理者应能对患者的现状及行为进行综合性评价,这就需要护理者具备多学科的知识。因而家庭护理没有专业护理知识,使家庭护理对护理者心理、被照料者身体造成二次伤害。

2. 康复护理　卒中、外伤残疾后的功能锻炼、骨折的修复等越来越引起人们的重视,康复护理与家庭健康保健有一个共同的目标即使患者独立和自护,二者均是在对患者照顾的前提下,培养患者的独立性,增长其自我照顾的能力。

3. 社区护理　社区护理集医疗、预防、保健、康复于一体,面向各种人群及家庭,建立社区保健网络对慢性病康复有积极意义。社区护理是人群健康需要的产物,有一些慢性患者、晚期癌症患者、伤残康复期患者以及院内急性患者经治疗病情稳定后,均可在家中由社区保健(护理)人员提供治疗和护理,由此减轻家属的负担。社区护理主要是筛查所辖区的慢性病患者,进行卫生宣教、家庭访视,提供必要的治疗、护理等。

4. 互联网+慢病护理　通过"互联网+健康医疗"的智能监测设置与智能诊断系统等了解患者的情况,及时发现病情变化,并通过智能护理指导与远程护理查房并安排有资质的专业护理人员上门服务等形式,完成患者的护理目标。"互联网+慢性护理"可为患者大大节省医疗费用开支,为医疗护理机构及患者家属减轻负担。

（四）护理业务服务改革与发展政策性要求

现阶段我国已经进入到人口老龄化社会,并且在未来的20~30年,老年人数及占比还将进一步增长。在人数众多的老年人当中,患有高血压,糖尿病,呼吸系统疾病,心脑血管等慢性疾病的人占绝大多数。慢病防治已不仅是医疗卫生行业的问题,而演变成了整个社会急需解决的问题。其中要求:

1. 护理服务体系健全完善。以机构为支撑、社区为平台、居家为基础的护理服务体系基本建立,覆盖急性期诊疗、慢性期康复、稳定期照护、终末期关怀的护理服务格局基本形成。护理服务业快速增长,护理产业规模显著扩大。

2. 护理服务供给更加合理。医疗机构护理服务有序合理,分工协作更加紧密。护理院、护理中心、康复医疗中心、安宁疗护机构等接续性医疗机构数量显著增加,康复护理、老年护理、残疾人护理、母婴护理、安宁疗护等服务供给不断扩大。社区和居家护理服务得到进一步发展。护理服务的发展、完善使慢病管理有了供方。

3. 护理服务能力大幅提升。优质护理服务全覆盖,护理学科建设得到加强,专科护理水平不断提升。康复护理、中医护理、老年护理、母婴护理、居家护理和安宁疗护等服务能力有效提高,群众获得感显著增强。

4. 鼓励各地通过相关科技、建设专项资金和产业基金等,支持开发和创新适合不同人群特点的护理、康复、生活照料等相关产品用品、设备设施等。结合实际和特色优势,培育一批护理产品用品、设备设施等相关产业,满足人民群众多元化健康需要。

(五)"互联网+"技术在慢病管理的应用

借助大数据、云计算、物联网和移动通讯等信息技术的快速发展,大力推进护理信息化建设,积极优化护理流程,创新护理服务模式,提高护理效率和管理效能。推动护理领域生活性服务业态创新,改进服务流程,积极发展智慧健康护理等新型业态。市场上"互联网+慢病管理"应成为良性、可持续发展的生态圈,改变以往重销售、忽略服务、专业技能(如护理)等问题。

医院要充分利用信息技术,创新护理服务模式,为患者提供全流程、无缝隙、专业便利的智慧护理服务。对住院患者全面实施责任制整体护理,为患者提供高质量护理服务。"互联网+慢病护理"解决了出院患者与护理服务"最后一千米"的问题,让医院医生下达院内或院外医嘱、护理人员设置离院随访计划、护理服务,安排必要时的双向转诊。当然也有很多医院作出有益及有效的尝试,如广东省某三甲医院 E-Health 中心(慢病管理中心)、暨南大学某附属医院的"互联网+"糖尿病慢病管理。

2015 国务院印发了《关于推进分级诊疗制度建设的指导意见》,提出以提高基层医疗服务能力为重点,以常见病、多发病、慢性病分级诊疗为突破口,2015 年重点做好高血压、糖尿病分级诊疗试点工作。基层首诊、双向转诊、急慢分治、上下联动的分级诊疗模式逐步形成,基本建立符合国情的分级诊疗制度。

从政策的方向来说,这无疑正确的,但是基层的实际情况也不容乐观,存在缺医少药、信息收集难、人才缺乏、基层动力不足等问题。从慢病治疗的本质以及慢病管理的主要内容看,"互联网+慢病管理"是非常好的衔接,充分发挥了患者、专业医护人员及企业在需求、作用、效率等方面的优势。这样做的都是医疗资源的增量供给,可以减少国家的投入,因此从国家的角度来说,并不存在利益冲突,因此慢病管理也一下成为了互联网公司争夺市场、逐利试水的尝试。

三、互联网+慢病护理的实施

(一)通过"互联网+"构建跨体系的个人健康档案体系

凭借"互联网+"将个人健康档案(如医院的病历、化验信息、体检机构的体检数据,健康管理机构的健康档案,以及各种智能硬件采集上来的健康数据)汇集到一起,形成一套可持续发展、共享的个人健康档案,使慢病管理实现各医疗机构、各系统之间的无缝配合衔接。

(二)智能硬件装备普及

"互联网+健康医疗"在慢病管理通过可穿戴设备自动采集数据,将用户监控数据由单点变成连续数据进行统计,结合云端的人工智能将数据趋势的分析和大量相关特征匹配,发现用户的体征波动规律,而慢病管理的云平台通过总结归纳性的分析研究和全局性的诊疗探索,建立了一套完善的基于全科医生、家庭医生、护理人员的慢病分级诊疗管理体系。

通过"互联网+健康医疗"的智能硬件装备,医疗机构、社区健康小屋及相关公益或盈利团体可以方便的对患者的各项健康数据进行收集、存储、分析、传输,大大简化基层慢病管理工作,提高基层数据化决策水平。随着智能硬件装备的发展,数据的采集将更加方便,数据的准确度将大大提高,同时更适合社保、商业保险的介入及理赔,但承建方要有前期周详思考、细致计划及良好的谈判合作。"互联网+健康医疗"为药店的慢病管理提供了线上下结合的机会,其服务功能涵盖发短信、用药提醒、健康知识、电话回访等方式,及卖药、合理用药的服务中心。其中,健康小屋服务流程如图 18-3 所示。

(三)以"互联网+健康医疗"构建分级诊疗,优化配置医疗资源

目前我国所谓的看病难、看病贵的问题,本质上不是医疗资源不足,而是因为医疗资源分布不均造成的。我们可以通过"互联网+"让优质医疗资源下沉,实现基层医生与上级医院之间的双向转诊,将慢病管理落实到社区,同时可与小区物业管家、网约护理人员联系落实。

以糖尿病为例,患者的需求包括血糖监测、血糖调节、并发症治疗、预防保健等,预防保健与部分血糖监测可以教育患者自我管理;血糖谱评估与血糖调节需求可以由药店承担服务;并发症治疗可以由医

院承担;社区则建立患者教育组织,在专业医生、社区护理人员指导下开展疾病初级预防教育及自身护理保养。

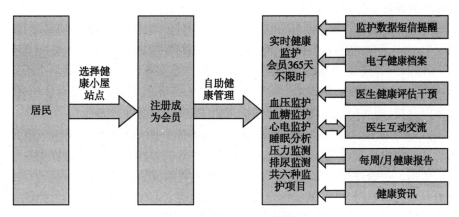

图18-3 健康小屋服务流程图

(四) 通过"互联网+"解决基层缺医少药问题

通过"互联网+"让医生实现多点执业、在线咨询,为医生提供知识教育、临床辅助决策,通过药品、器械电商将慢病药物直接配送到患者家里,由营养师、健康师在互联网提供营养与运动解决方案(这可由网约护理人员完成),最后引导用户在基层医院做好定期检查,完成整个慢病管理下沉到基层的过程。另外,通过医药电商解决慢病用药,是比较完美的搭配,因为慢病用户变化少,复购率高。比起感冒发药这种一次用药来说,慢病用药更适合医药电商营运。

另外,慢病管理很关键的一点是患者的依从性问题,依从性离不开医生、专业护理人员,从医生、护理端驱动是最容易也是阻力最小的,所以药店做慢病管理不仅要有药厂参与,更要有医生、专业护理人员参与。

与家庭医生签约式服务相结合的健康管理方式,能够大力发挥家庭医生、患者自我能效,是有效防控居民慢性病的重要方法。但由于目前信息化系统的普及度、相应标准应用、提醒和辅助健康管理功能普遍较弱,社康中心与综合性医院未实现医疗信息互联互通,慢性病分级诊疗和家庭医生签约服务处于起步阶段等因素的影响,患者参与健康管理的热情低,缺少自我管理的监督机制,医、护、患之间缺乏良好的沟通平台,导致高血压、糖尿病、心脑血管疾病等慢性病防控效果不理想。这就需要慢病管理中心的介入。

以高血压为例,以可穿戴的24小时动态血压设备和远程智能血压计的组合,实现医疗级别的居家监测,患者每周测量2次血压,数据实时上传与共享,家庭医生或者护理人员实现有效的远程监护,并根据血压的控制效果对高血压患者进行分类管理。该项目的开展将能明显提升患者自我管理效能,改善卫生行为,促进医患沟通,能有效提高家庭医生的工作效率,同时也丰富了家庭医生签约服务的内涵,同时延伸了护理服务。

在建立的"互联网+高血压管理"的云平台上,提高患者对高血压知识的知晓情况,也改善了他们的生活行为,服药比过去更规律了。近年来国家陆续建设胸痛中心、卒中中心等,筛查也是其中的一项重要工作,虽然各个医疗机构在加大对相关慢性病的筛查力度,但都是各自为政,信息和管理碎片化,对于慢患者员的服务缺乏持续性和针对性。慢病护理的加入,无疑在实际应用中提供了一定的解决方案,探索和总结出了运用"互联网+"技术开展慢病健康看护的新模式和技术流程。

工作人员根据慢病系统的信息对患者进行定期回访,维护常见慢性病的种类和分级,慢病管理方案基础模板,患者的自测项及生活习惯采集模板。对主管医生和慢病医生进行考核,对基层首诊、双向转诊、分级诊疗的情况作出自我评价,对患者病历资料进行大数据分析,把各地人口慢性病的预防、发病、治疗、康复的情况提供给医疗机构、患者和卫生行政主管部门进行参考。

以国外一流药店的慢病管理经验可以发现,虽然它们以销售药品为主,但在他们的慢病管理系统中,医生都是其团队中非常重要的一员。沃尔格林的康复诊所配备了专科认证护士和助理医师,为患者提供了快捷便利的慢病康复计划;CVS 也拥有一分钟快捷诊所,向患者提供顶级医疗服务。

（五）　存在的问题与不足

尽管"互联网+健康医疗"前景广阔,但由于患者缺乏相应的专业知识,对各项身体指标也无法进行准确的测量与反馈,线上问诊容易误导医生;现在真正精准的可穿戴设备还不多,且标准不一,应用受到一定的限制;对于慢病患者来说,疾病诊断、给出治疗方案与确保患者坚持治疗是两个不同的业务,目前还缺乏良好机制,但如能引入慢病护理加以巩固是保证他们的无缝对接以取得最佳的效果。让护理人员监督治疗方案的落实,因而广泛宣传应用慢病护理使多方共同参与的课题。

通过建立"互联网+慢病管理"大数据平台,使大医院的优势医疗资源得以下沉,减轻了大医院的门诊压力。慢病患者的健康信息、每次的就诊记录、及自我管理的数据均存入慢病管理系统,为大数据分析提供了有力的依据。各级各类医生皆可以分享此平台的资源,也有利于执业医生诊疗水平的提高。

未来可以更好地与物联网、可穿戴设备相结合,与较早建立起的区域卫生平台相融合,把诊疗行为从医院延伸到家庭,将患者病发后才到医院被动治疗的老方式改变为早预防且主动治疗慢病护理的新方式。"互联网+慢病管理"系统的应用符合新医改的目标,使基层首诊、双向转诊、急慢分治、上下联动的分级诊疗模式逐步形成,完全可以达到降低发病率、死亡率,减少医疗费用和住院次数的目的,提高整体健康水平。

（连万民　陈翔）

参 考 文 献

[1] 孔祥溢,王任直."互联网+医疗"重构中国医疗生态圈的现状与思考[J].医学信息学杂志,2016,37(3):46-52.

[2] 国家卫生计生委网站.强化区域卫生规划意义重大-国务院发展研究中心、国务院医改专家咨询委员会委员葛延风解读《全国医疗卫生服务体系规划纲要(2015—2020 年)》[J].中国卫生监督杂志,2015,(2):105-106.

[3] 尹庄."互联网+"优化医疗服务模式的实践与思考[J].现代医院管理,2016,14(4):75-77.

[4] 纪磊,刘智勇,袁玉堂,等.互联网医院发展态势分析与对策研究——乌镇互联网医院剖析[J].中国卫生信息管理杂志,2018,15(01):105-110.

[5] 薛冰妮."互联网+大众医疗"如何提升群众获得感——访广东省第二人民医院院长田军章[J].人口与计划生育,2017(03):20-23.

[6] 徐国."互联网+"的慢病管理新模式[J].中国药店,2015(11):36-38.

[7] 徐国,张勇,高弘杨,等.慢病管理走进 E 时代[J].中国药店,2015(11):34-35.

[8] 逄增志.E 时代慢病管理四大问题——评《慢病管理走进 E 时代》[J].中国药店,2015(13):16.

[9] 周毅,梅芝雨.基于互联网模式的慢病管理系统设计与实践[J].中国数字医学,2018,13(1):38-40.

[10] 熊瑶.综合医院医务社会工作在慢病管理中的干预与对策[J].解放军医院管理杂志,2016,23(1):95-97.

[11] 田石宝,岳明,张恒,等.慢病管理系统的设计[J].中国病案,2014,15(4):49-51.

[12] 杨阳,刘绍燕,樊新容,等.基于慢病管理的移动医疗产品构成要素分析[J].中国数字医学,2015,10(8):19-20.

[13] 李胜旭.基于物联网的远程慢病监护数据网络设计[J].软件工程师,2015,18(2):14-16.

[14] 冯阳,冯益国.基于移动互联的慢病管理诊疗平台的建设研[J].软件产业与工程,2016(2):39-42.

[15] 杨龙频.依托物联网及云计算技术提高老龄慢病管理服务质量[J].中国数字医学,2012,7(7):22-25.

第十九章　社区与居家护理

　　智能社区与居家护理,是以云计算数据中心为平台,以社区为依托,通过物联网、移动互联网、云计算、大数据、传感器、广电网等技术把居民、社区、企业和政府机构的资源整合到数据中心,采集居民信息、分析居民需求、提供居民护理服务、监督服务质量、汇集服务反馈,形成线上线下互动的、专业化的衣食住行、医疗、保健、康复、社交等方面的数字化服务。

　　本章从我国智能居家护理的现状、模式、存在问题,对策建议及国内外社区居家护理发展对比等进行探讨。通过云计算、物联网、传感器、人工智能、移动护理、"互联网+"等拓展社区居家护理发展的新模式、新技术,进而提出构建智能化社区服务方式,以推动社区智能护理应用的持续健康发展。

第一节　社区与居家护理概述

一、社区、居家护理的概念

（一）社区护理

1. 社区护理定义　社区护理(community health nursing)一词源于英文,也可称为社区卫生护理或社区保健护理。根据美国护理协会的定义,社区护理是将公共卫生学及护理学理论相结合,用以促进和维护社区人群健康的一门综合学科。社区护理以健康为中心,以社区人群为对象,以促进和维护社区人群健康为目标。

2. 社区护理的特点

（1）以促进和维护健康为中心:社区护理的主要目标是促进和维护人群的健康,所以预防性服务是社区护理的工作重点。

（2）面向整个社区人群：护理的对象是社区全体人群，即包括健康人群和患病人群。

（3）社区护士必须具有高度的自主性：在社区护理过程中，社区护士往往独自深入家庭进行各种护理，故要求社区护士具备较强的独立工作能力和高度的自主性。

（4）社区护士必须和其他相关人员密切合作：社区护理的内容及对象决定社区护士在工作中不仅要与卫生保健人员密切合作，还要与社区居民、社区管理人员等相关人员密切协调。

3. 社区护理的内容范围

（1）社区保健服务。

（2）社区慢性疾病患者的管理。

（3）社区急、重症患者的转诊服务。

（4）社区康复服务。

（5）社区临终服务。

（6）社区健康教育。

（二）居家护理

1. 居家护理定义　居家护理就是在有医嘱的前提下，社区护士直接到患者家中，应用护理程序，向社区中有疾病的个人，即出院后的患者，或长期疗养的慢性患者、残障人、精神病患者，提供连续的、系统的基本医疗护理服务。

2. 居家护理目的及特点

（1）为患者提供持续性医疗护理，使其出院后仍能得到全面照顾。

（2）降低出院患者再住院率及急诊的求诊频率。

（3）减少患者家属往返奔波医院之苦。

（4）减少家庭经济负担。

（5）扩展护理专业领域，促进护理专业的发展。

（6）缩短患者住院日，提高病床利用率。

3. 居家护理服务范围　居家护理服务是社区服务的一部分，因此服务内容需与社区的需要相匹配(图 19-1)，每个社区的人口学结构、环境设置、文化习俗、经济条件、社区资源等不同，居家护理服务需求亦有差异，因此居家护理服务应根据当地社区需求而发展不同重点的居家服务内容。一般来说，居家护理服务应包括治疗性服务、支持性服务和预防性服务。

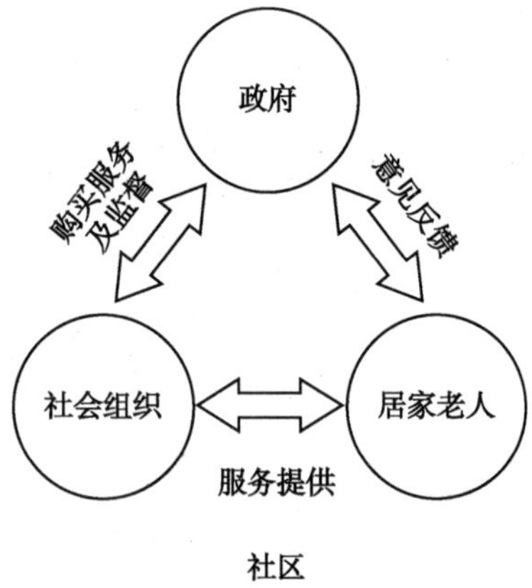

图 19-1　社区居家护理关系图

二、智能社区居家护理

（一）概述

智能社区居家护理，是以云计算数据中心为平台，以社区为依托，通过物联网、移动互联网、云计算、大数据、传感器、广电网等技术把老年人、社区、企业和政府机构的资源整合到数据中心，采集老人信息、分析老年人需求、提供老年人服务、监督服务质量、汇集服务反馈，形成线上线下互动的、专业化的衣食住行、医疗、保健、康复、社交等方面的数字化服务(图 19-2)。在智能社区护理服务系统、平台、产品等方面，有专家设计了社区智能养老服务系统，该系统利用家庭接入网关将环境、护理监控信息和人体监测信息汇总到社区服务中心，同时提供了这些信息的实时查询。还有专家设计的智慧社区养老体系架构分为物理终端层、网络层、数据处理层和应用层，物理层终端设备将采集的信息通过网络传送到社区信息管理平台，利用数据挖掘和智能算法对用户需求信息进行分析和处理，并根据结果提供养老服务。

（二）智能社区居家系统的构成

1. 智能社区居家护理的核心理念　以人为中心，以社区居民为基础，以提高居民的生活质量为核

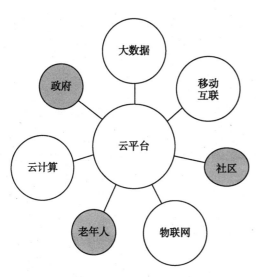

图 19-2　智能社区居家养老关系图

心,不局限于满足居民的一般生活或疾病的需求,更在于利用多样化的智能设备及互联网平台,最大可能地满足社区居民多样化、多层次的需求。

2. 智能社区居家护理服务系统的构建

(1) 构建远程医疗监护体系:社区居民通过携带智能产品如穿戴式智能设备(智能手表、智能腕带)、智能硬件产品等,与社区信息管理平台以及互联网终端的互通互联,可为空巢老人提供便捷利民的服务,同时老人的基本信息以及相关需求也会同步到家属的智能手机中,以便子女了解老人的信息。通过远程医疗监护系统智能测血压、血糖、心率、GPS 定位防走失、一键呼救、智能医疗等,社区人员及空巢老人子女能够及时准确追踪监测老人的生活和身体状况,并且将信息及时反馈到社区服务系统中,一旦发生意外情况,能够第一时间提供救助,提高救治效率。

(2) 搭建智能护理服务平台:智能护理信息管理平台的建设,可以通过建立社区居民基本信息、服务信息、健康档案、社会化服务资源四大基础数据库,以实现本社区人口统计数据查询、养老服务需求评估、审批各类补贴管理等功能。互联网操作服务平台与物联网技术、信息数据技术、通信技术、云技术等结合,将更多的资源信息、服务机构融入智能化服务系统,达到实现社区居家服务的多样化需求,使其生活更智能化、快捷化。

(三) 智能社区居家护理的意义

智能社区居家护理是互联网技术与养老行业的深度融合,其通过改变信息交流传递方式、强化资源配置整合力度、提升服务管理效率等手段对现有社区养老存在的问题予以破解,势必给社区养老的发展带来革命性的改变。

第一,使养老供需更匹配,解决信息流通不畅的问题。现有的社区养老因信息传递的滞后性导致服务供给与服务需求不能有效对接,从而发生服务资源浪费现象,在“智能社区养老”模式的运作下,则通过资源共享与信息及时传递系统,实现服务资源的最大化利用。

第二,优化资源配置方式,可以解决社会化程度低的问题。智能化养老对资源配置的优化,既体现在设施共享方面,也体现在服务共享方面。

第三,增强服务管理效率,解决服务人员欠缺的问题。养老服务管理的效率决定了老人享受服务的舒适度与满意度,也影响社区养老的整体发展水平。在“智能社区养老”模式中,养老管理中心通过计算机系统准确掌握老人信息,及时发布服务指令,并可借鉴打车软件的操作模式,增强养老服务人员的服务主动权。

此外,由于信息渠道的畅通、资源配置的优化以及管理效率提升,“智能社区养老”还能在丰富老年人精神生活、提高医疗保健水平方面发挥重要作用:①社区活动参与,在“智能社区养老”的状态下,活动组织更便捷;联络更方便,可获得更多精神满足;②建立老年网络社交平台,让老年人彼此分享,相互鼓励,增进交流,获得更多精神心理慰藉;避免心里空虚;③健康状态动态监测;为老人配备健康手环等智能设备,利用 GPS 技术和物联网技术,随时监测老人的身体指标变化情况,并有针对性地向老人发送按时吃药、开展锻炼或到医院就诊的服务信息;④保健知识宣传;可利用移动交互平台和社区养老服务平台,定期发布健康教育专报,普及医疗保健知识,并根据老人的咨询和疑问给予解答,对重点患者进行健康指导,提高老人自我预防和疾病控制的能力。

第二节 智能社区居家护理发展现状

一、我国社区居家护理的服务需求及特点

根据马斯洛的需要层次理论,人类最基本的需要是生理需要,其次是安全需要,再次是社交需求,之后是尊重需求,最后是自我价值实现的需要。与此对应,社区居民对服务的需求也是从低层次到高层次的,分别是:生活照料、医疗服务、心理慰藉和老年临终关怀(图 19-3)。

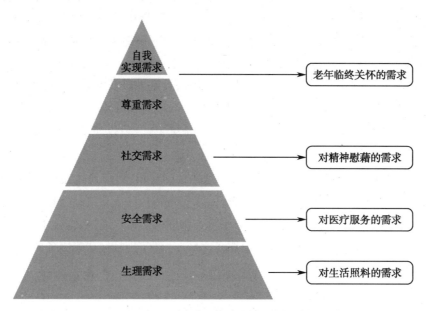

图 19-3 依据马斯洛需求层次理论形成社区居民服务需求图

1. 对生活照料的需求 当人类进入老年期后,衰老成为不可逆转的变化过程。伴随着这一过程,老年人的身体状况通常也会发生变化。这些变化首先体现在身体机能方面,包括关节的灵活性降低,行动能力逐渐迟缓,听力和视力不同程度减退,记忆力和认知能力减弱等。身体机能的变化使得老年人难以完成许多生活琐事,比如做饭、洗衣、打扫房间、购物等,这使得生活照料成为老年人最基本的服务需求,通过生活照料服务,老年人能够维持基本的生理需要。随着生存环境及医疗水平的提高,我国高龄老年人越来越多,而与此同时,日常生活不能自理,需要照料的老年人数量也越来越多。2020~2050 年,未来 30 年间,我国需要上门照料的老年人数量呈急速上升趋势,到 2050 年将有 7659.2 万人需要上门护理,这将给我国老年服务事业带来巨大挑战。

2. 对医疗服务的需求 伴随着身体机能的下降,免疫能力也会逐渐下降,随着年龄的增高,患病概率将大幅度增加,医疗服务成为老年人的第二大需要。根据 2012 年卫生部的调查,我国老年人慢性病比例较高,60 岁以上人口慢性病的患病率为 43.8%,城市是 53.2%,农村是 38.9%,城市高于农村。老年人主要的慢性病患病率依次是高血压、脑血管病、糖尿病、慢性阻塞性肺疾病、类风湿关节炎和缺血性心脏病。慢性病具有患病周期长、病情易反复、需要长期护理等特点,这也使我国老年人对医疗服务不但需求量大,而且要求更便捷、更高效。

3. 对精神慰藉的需求 除了基本的生活和医疗服务需要,老年人还有精神慰藉的需要。精神健康和生理健康相互影响、相互促进,身心的健康才是真正的健康。老年人的生理健康一旦出现问题,精神健康自然也会受到影响。离开熟悉的工作环境回到家里,老年人会一下子丧失生活的重心,造成巨大的心理落差,遭遇疾病的侵袭,被病痛折磨,老年人会感到无助与恐惧,面对生理机能的下降和活动受限,老年人会感到孤独和寂寞。这些不良的情绪会使老年人出现情绪低落、心理抑郁等,并直接影响老年人的心理健康,因此老年人需要更多的精神慰藉,也就是精神服务。老年人需要与他人沟通、交流,以满足

社交需要;需要家人的陪伴和关心,以满足被尊重的需要;需要参与文体活动或其他力所能及的社会公益活动,以满足自我实现的需要。我国第三次老年人口情况追踪调查的结果显示,2000年、2006年和2010年,空巢老人占老年人口比例分别为38.9%、41.3%和49.3%,增幅非常明显。城乡空巢老人比例的增加对生活照料和精神需求都提出了新的要求。空巢老人与和子女同住的老年人相比,亲情慰藉比较欠缺,更容易感到孤独,因此容易感到悲观厌世、精神空虚、情绪抑郁、记忆力减退等,专家称其为"空巢综合征"。因此,空巢老人更需要生活照料和精神慰藉服务,包括家政服务、心理咨询和陪同外出购物等。

4. 老年人对临终关怀的需求　死亡是老年人最后要面临的一段过程。濒临死亡的老人身心均会承受巨大的痛苦,包括生理上会感到呼吸困难,身体各处疼痛;精神上会感到痛苦、悲伤、恐惧甚至是愤怒。老年人生命的最后阶段,犹如油尽灯枯,任何的治疗都没有实际意义,反而使身体徒增痛苦,增加自身的恐惧和压力,也是医疗资源的浪费。在死亡来临之时,老年人更需要改善以时日计算的生命最后时光的质量,需要减轻生理痛苦和心理痛苦,需要平静、舒适而有尊严地走完人生的最后一程。在这一阶段,需要更有针对性、更为个性化的生活照料、医疗服务和心理慰藉,也就是临终关怀服务。随着人们文化水平的提高和对死亡的认识更为客观,老年人对临终关怀的需要也将更普遍、更迫切。

二、智能社区居家护理的发展瓶颈

(一) 智能社区居家护理的主要问题

1. 智能信息化和智能化程度偏低　现代信息技术智能设备的开发与应用还处于初级阶段,在信息和数据的应用、整合和处理等方面,还无法实现数据信息的充分采集、有效分析、整合处理以及开放共享;智能居家产品目前也过于单一,一般仅为便携式手环或智能手机,不能满足社区居民多样性和个性化需求;同时信息数据和智能设备开发往往落后于护理服务发展,不能实现与护理服务的有效对接,难以满足社区居民的实际需求。

2. 智能产品的"智慧性"不足　智慧产品设计没有体现出以客户需求为本的理念,许多产品并未真正实际考虑到客户的使用能力与生活习惯,学习起来十分复杂,操作也很烦琐,导致客户无法熟练使用,很多最终都会放弃使用智能终端产品,不仅造成了资源的浪费,也并没有达到服务于客户的目的。

3. 智能产业发展仍很稚嫩　国内的智能产业仍然没有形成集约化的商业模式,服务成本偏高,两极分化较严重;经营管理上缺乏科学高效的模式,资源利用率不高,服务严重碎片化;新兴的智慧居家服务没有形成真正的产业链,经营缺乏规模效应,可持续发展能力弱。

4. 智能产业缺乏统一标准　目前国内制定的涉及智能居家服务标准的政策文件并不多,已出台的相关文件制度多为建设性或指导性的意见,往往以语言性描述为主,缺乏科学性说明和操作标准,对服务实践的指导作用不强。智慧养老产业更是没有系统性制度或规范进行指导,缺乏统一的行业标准和有效的行业监管,造成智慧养老服务的质量参差不齐。

5. 智能服务忽视精神层面需求　国内的社区居家护理服务一般都是着重于生活照料、健康医疗以及便利服务,往往忽视居民的精神需求,老年人缺乏人际交往、情感交流、文化娱乐以及知识再教育,价值再创造更是无从谈起,稳定社区的老年人之间缺乏互动式交流与互助分享,精神层面无法得到真正的慰藉。

6. 信息管理不规范　目前国内个人信息管理极不规范,存在个人信息不准确、统计数据模块标准不统一以及个人信息泄露严重等状况,老年人由于对个人信息重要性和管理方式认识不足,个人信息整体状况十分混乱,导致数据信息无法充分采集、有效分析以及科学整合处理,个人信息泄露的情况更是屡见不鲜。

(二) 对策及建议

1. 倡导以人为本　就是倡导尊重以人的实际需求为根本,提供全方位服务和管理,针对不同层次人群的实际需求,提供多样性、个性化的服务,特别是让残疾,失能、半失能的人群获得优先护理服务。这就要求政策的制定者、产品的设计者和服务的提供者都要做到以尊重服务需求为前提,了解不同层次人群的实际需求,使人们从心底接受智慧社区居家服务和使用智能居家产品,而不是使之成为眼下为数不少的闲置资源。

虽然目前国内社区居家服务质量和水平较为落后,但是随着国家及社会重视程度的不断提高,智能产品和智慧服务的不断推出,智能服务体系的逐步建立,我们有理由相信智慧社区居家服务必将发挥后发优势,满足不同人群,个性化服务的物质和精神层面的双重需求。

2. 建立完善的制度体系　智慧居家护理需要有完善的制度体系和科学统一的标准为基础保证。目前国内整个智慧居家服务市场仍然没有规范性的制度体系和统一的指导标准,更没有行之有效的监管保障。倘若各个部门或机构的标准"各自为政",必然会出现标准重叠的现象,也必会造成资源浪费。因此,在各地开展试点工作的基础上,不但要立足地方实际、提炼工作经验和教训、制定切实可行的具体标准,更需要注重顶层设计、完善制度体系、制定统一标准,强化宣传落实,使制度和标准在实践中不断修订完善。

同时,还要建立科学健全的监督机制和保障体系。抓紧建立与智慧行业发展相配套的服务监督和评估机制、法律保障机制等制度规范,在制定标准、全面落实的同时强化质量评估和监督检查,保证智慧居家产品行业标准的落实和完善,实现制度体系和标准规范运行的系统性、有效性和可持续性。

3. 扶持智慧产业快速发展　民政部门在定期采集各种大数据的基础上,应用现代信息技术,通过智慧养老平台,将涉及社区居家相关信息进行全面处理,深度挖掘数据信息的有效性,为智慧居家护理产业提供更可靠的数据支持和解决方案。居家信息大数据的深度挖掘还可以为智慧养老产业的需求和服务指引明确方向,为社会资本进入居家护理提供准确切入点,使之在智慧社区居家领域有所作为,从而推动整个社区居家服务行业的不断发展。但在信息采集处理方面,还应注意信息保密性,预防私人信息泄露等问题。

三、国内外智能社区居家护理发展对比

居家健康系统是针对行动不便无法送往医院进行救治的病患,在家庭环境下利用可穿戴设备,借助智能手机、电脑等智能终端,通过云服务器将生理数据实时传送至健康管理数据库,以实现慢性病、老幼病患、残疾、传染病等特殊人群的健康监测和远程照护。

(一) 系统结构比较

智慧健康系统结构分为三层:感知层、网络层和应用层(图 19-4),感知层主要是医疗设备、人工智能、传感技术等健康信息产生端口;网络层主要是云计算、互联网和物联网等信息交换设备;应用层主要负责具体的业务,如健康档案管理、慢性疾病管理、健康服务系统、健康自助服务、健康体检管理、预约系统、远程会诊以及社区医护系统等功能模块。

不同的国家有不同的智慧健康体系,我国智慧健康体系以电子健康档案为核心,通过移动健康设备和网络接口让家庭、社区和医院形成互联互通的健康管理系统,推动医疗服务管理的科学化和精确化。家庭智慧健康系统主要包含四个部分:智能穿戴设备、智能终端设备、云服务器、数据库服务器,可穿戴设备实时采集用户生命体征数据,通过手机 APP 或电脑终端经云服务器传送至健康数据库。

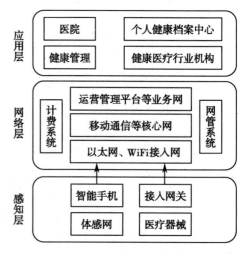

图 19-4　智能健康系统层次结构图

美国的智慧家庭体系由智能穿戴设备、智能终端设备、云服务器、数据库服务器和家庭医生终端组成。智能穿戴设备采集各种生命体征数据,并通过手机 APP 将文字、语言和图片信息自动上传至云服务平台,经服务器发送至家庭医生 APP 或电脑界面,医生依据用户的健康数据,将健康管理和干预信息反馈给用户,实现个人健康闭环可持续管理。

（二）服务功能比较

居家智慧健康服务系统的功能框架包括基础服务功能和应用服务功能,以用户的健康档案为基础,结合各种智能终端所采集到的数据,如体温、血压、脉搏、体重和心电图等,对用户的健康危险因素进行监测和管理。家庭智慧健康服务系统具体功能设计包括:居家养老系统、健康档案管理、慢性疾病管理、健康服务系统、健康自助服务、健康体检管理、预约系统、远程会诊以及社区医护系统等。表 19-1 列出中美家庭智慧健康系统的功能比较。

表 19-1　中美家庭智慧健康系统的功能比较表

我国系统名称	系统功能	美国系统名称	系统功能
居家养老系统	跟踪定位,用药提醒,跌倒报警服务等紧急救助和生活帮助	智能居家养老系统	跟踪定位,用药提醒,跌倒报警服务,饮食健康干预,紧急呼叫等
慢性疾病管理	自动提示用药时间,服用禁忌,剩余药量、养生康复信息推送等	慢性疾病管理	用药提醒服务,健康监管。健康干预等服务
健康档案管理	健康评估,疾病风险评估	动态健康档案	健康评估,疾病风险评估
健康服务系统	服药提醒,体检数据导入	健康干预系统	用户健康信息统计分析,健康分析报告
预约系统	就医通道	预约系统	家庭意思预约服务
健康体检系统	生命体征数据自动上传	健康体检系统	生命体征数据自动上传
社区医护系统	电话求助社区医生和护理人员	远程会诊系统	电话、视频等远程医疗服务方式

（三）业务模型比较

居家智慧健康系统服务模式为线上和线下相结合,线上服务包括日常生活资讯、健康管理、健康数据分析、实时安全监控等服务;线下服务主要涉及社区护理和照料,老人、残疾人随身健康监护和精神慰藉等上门服务。中国养老服务以传统的家庭养老为主,社区或福利院养老为辅;美国养老服务模式包括互帮互助型和照顾护理辅助型。与国内相比,美国智慧健康家庭系统业务模型已将能够实现盈利,自我健康监测网站 Lumos Labs 盈利模式:提供免费的健康测试服务,但用户需付费来获得自己的数据和分析报告。此外,美国健康监测系统比国内发展成熟,Fitbit 在美国是比较有名的健康监测系统,产品包括随身监测器,无线信息收发器,还有手机 APP,能够全方位监测用户睡眠质量,每天步行的里数,卡路里的摄入和消耗等健康状况。国外家庭智慧健康系统更重视日常生活大数据的科学研究分析。

第三节　智能社区居家护理体系的构建

一、云计算、大数据下的社区电子档案系统应用

（一）云计算/大数据的概述

1. 云计算(cloud computing)　是基于互联网的相关服务的增加、使用和交付模式,通常涉及通过互联网来提供动态、易扩展且经常是虚拟化的资源。云是网络、互联网的一种比喻说法。云计算提供的服务类型大体可分为基础建设服务、软件服务和平台服务等。

2. 大数据(big data)　是指无法在可承受的时间范围内用常规软件工具进行捕捉、管理和处理的数据集合。在维克托·迈尔-舍恩伯格及肯尼斯·库克耶编写的《大数据时代》中大数据指不用随机分析法(抽样调查)这样的捷径,而采用所有数据进行分析处理。大数据的 4V 特点:volume(大量)、velocity(高速)、variety(多样)、value(价值)。

3. 云计算/大数据的关系　大数据的重点是数据,大量的数据,需要将大数据成功的分析出应有的价值,大数据提供的是分析价值,云计算是将很多东西利用云端集合起来,提供一个让很多人都能用的

服务。云计算提供的是使用价值。两者是密不可分的,云端产生的数据量非常巨大,要想让庞大的数据产生价值就需要大数据分析。

(二) 电子健康档案管理系统

1. 电子健康档案　电子健康档案(electronic healthrecords,EHR),是人们在健康相关活动中直接形成的具有保存备查价值的电子化历史记录。它是存储于计算机系统之中、面向个人提供服务、具有安全保密性能的终身个人健康档案。EHR 是以居民个人健康为核心,贯穿整个生命过程,涵盖各种健康相关因素、实现多渠道信息动态收集,满足居民自我保健、健康管理和健康决策需要的信息资源。

2. 电子健康档案的云计算应用　云计算是一种全新的网络服务方式,它将以往传统的本地服务信息转为互联网为核心的信息存储,通过互联网实现自身的需求。根据电子健康档案的发展方向和建立目标,用户所处理的健康档案资料并不存储在本地设备中,各类健康档案信息均保存在互联网上的数据中心服务器里。作为提供云计算服务的机构负责管理和维护所有电子健康档案数据的存储和日常管理,保证云计算技术下的电子健康档案的调阅、建立、转移、修改等操作。与传统的单机模式应用相比,云计算应用于电子健康档案的管理优势十分明显(图 19-5)。

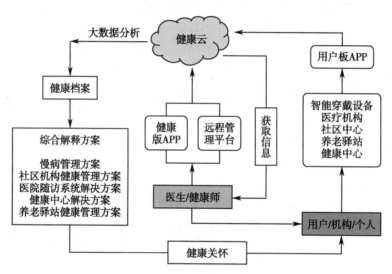

图 19-5　云计算应用于电子档案示意图

3. 云计算应用于电子健康档案的特点

(1) 云计算提供的服务是将用户的信息及登录入口存放在终端,将大量的电子健康档案信息数据存储在服务器中,通过相应的应用程序来调取服务器中所需的数据。在这个过程中,我们无须担心数据安全和数据库中信息的准确性,这些均由提供云计算服务的团队通过先进的数据中心进行存储,严格的信息读取方式和管理权限保障了信息的准确性和实效性。

(2) 如果我们需要登录应用云计算的个人电子健康档案,我们需要的仅仅是一个能够连接互联网的平台。在网络环境下,通过电脑、手机等终端验证个人信息后即可登录存储档案的数据库。根据分配的权限浏览个人电子健康档案数据或者进行编辑及软件操作,使用十分便捷。这种远程服务的最大好处是无须考虑设备的安装和软件的升级,也无须担心病毒及网络攻击等问题的困扰,这些烦琐的操作均可交由云计算服务的提供者去解决。

(3) 根据不同用户的需要,云计算提供的电子健康档案的服务对象可以是一个人,也可以是医院、社区、企业等。这些面向的对象可根据实际情况进行分级管理,如医院的电子健康档案的管理者就可以调取本级权限范围内的健康档案信息,对各类健康档案数据进行分类、汇总和统计;个人以独立用户身份进入电子健康档案系统后,仅可对个人信息进行浏览和查阅等;而政府、社区等可以通过分配的登录入口,对本地区群众电子健康档案的数据进行调查、统计和分析,方便快捷地实现了信息资源共享。

(4) 传统的健康档案的存储无法实现庞大的电子健康档案数据存储功能,这取决于本地存储设备的局限性。云计算可以说是将电子健康档案的存储空间进行了无限制扩容,并随着数据量的增大提供强大的应用程序和计算功能。电子健康档案的数据存储可能远在天边,当我们需要进行数据查阅时,仅仅几秒钟,最新、最准确的电子健康档案就已按照我们的要求呈现在电脑屏幕上,数据信息近在咫尺。从这个角度来理解,用云计算来进行命名就十分形象和贴切。

（5）云计算技术大大节约了建立电子健康档案的硬件成本、管理成本。通过简单的培训和学习,多数工作人员可以成为各服务终端的管理员。无须设立专属部门或多个岗位进行管理和维护,大大节省了人员开支。此外,云计算模式使得电子健康档案中的独立信息不再成为沧海孤岛,通过安全的资源共享,可以充分发挥信息资源的利用率;同时云计算提供的管理方式和节能技术也极大地降低了整个社会建立电子健康档案的总体成本。

二、物联网技术在社区居家健康促进的解决方案

社区健康促进是基于管理理论和新健康理念对社区健康人群、疾病患者群的健康危险因素进行全面监测、分析、评估、预测、预防、健康指导的全过程。物联网技术应用方案包括 5 个关键要素,即:可接入网络的智能设备、无处不在的有线或无线的宽带网络、数据管理设备、数字化管理设备以及应用支撑和运营平台。

基于物联网技术的健康促进管理系统利用无线传感网、互联网完成对患者各类生理参数的实时数据读取、信息交换、远程控制等,结合计算机网络体系结构 OSI 参考模型,构建了健康促进物联网整体架构图(图 19-6),具体分为 4 个层次。

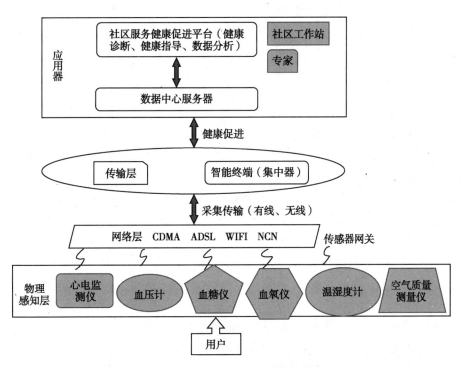

图 19-6　健康促进物联网整体架构图

1. 物理感知层　用于感知、识别特定物体信息,主要通过传感器节点获得监护对象的生理信号或所在环境的信息。利用包括各类医用传感器、终端、摄像头、传感器网络等设备完成对患者各类生理指标数据以及居住环境湿度、温度、空气质量指数等相关环境参数的实时数据收集。传感器可以部署在任意位置、任意环境之中,可得到人体关键生物及生化指标的动态变化数据,如心电图、血压、血糖、血氧以及环境参数,这些数据可通过网络传输到社区服务平台供专家和医护人员监测评估。

2. 网络层　通过无线通信网络(蓝牙、WiFi、卫星网)、广电网、宽带互联网将感知的信息发送到集中器。该层结构的标准化程度最高、应用最成熟。由于该层承上启下,因此在设备选择、体系建设、管理

和技术支持等方面有着较高的要求。

3. 传输层 可以看作是透明的信息传输通道,负责与外部网络进行通信。集中器将监测、收集、整理测量的数据通过汇聚节点或网关设备发送到数据中心的服务器中。

4. 应用层 为居民和专业医师、专家等提供应用服务。专业医护人员通过监测数据进行统计分析、健康诊断、健康指导、紧急救治等,患者可以通过登录服务平台查询其各项体征信息和对应的健康咨询信息。该模式为社区医生与居民提供了快速便捷的沟通、反馈渠道。应用层的关键算法和软件系统是物联网系统的主体,特别是在应用管理软件方面,需要引入稳定、可靠的网络应用平台软件。

图 19-6 中的物联网基础架构存在 2 个关键的核心节点:一个是感知层和网络层之间标准化、规范化的物联网嵌入通信模块和网关产品。如何使通信网络能够对物联网感知终端进行识别,从而获得具有 QoS 保证的服务和安全性,是需要把握的问题;另一个是传输层和应用层之间的技术服务平台,其通过标准化的网络协议与物联网通信模块和集中器进行通信。在这一过程中,重点是平台与终端接口、平台与应用接口的标准化。

三、传感器在社区居家智能护理的应用

(一) 传感器的作用

利用物理效应、化学效应、生物效应,把被测的物理量、化学量、生物量等转换成符合需要的电量。简言之,传感器的作用就是对自然界各种物质的信息进行采集。可以把传感器比作人的五官,但在诸如高温、高湿、深井、高空等环境及高精度、高可靠性、远距离、超细微等方面是人的感官所不能代替的。

(二) 传感器在社区居家护理中的应用

1. 传感器在智能穿戴设备上的应用 近几年各种智能穿戴设备兴起,其中智能手环、腕表甚至是智能服装的形式也是多种多样。但究其根本,在于传感器的不同。

可穿戴设备中的传感器根据功能可以分为以下几类:

(1) 运动传感器:包括加速度传感器、陀螺仪、地磁传感器或者说电子罗盘传感器、大气压传感器(通过测量大气压力可以计算出海拔高度)等。这些传感器主要实现的功能有运动探测、导航、娱乐、人机交互等,其中电子罗盘传感器可以用于测量方向,实现或辅助导航。生命在于运动,运动是生命中不可或缺的重要组成部分。因此,通过运动传感器随时随地测量、记录和分析人体的活动情况具有重大价值,用户可以知道跑步步数、游泳圈数、骑车距离、能量消耗和睡眠时间,甚至分析睡眠质量等。

(2) 生物传感器:包括血糖传感器、血压传感器、心电传感器、肌电传感器、体温传感器、脑电波传感器等,这些传感器主要实现的功能包括健康和医疗监控等。借助可穿戴技术中应用的这些传感器,可以实现健康预警、病情监控等,医生可以借此提高诊断水平,家人也可以与患者进行更好的沟通。

(3) 环境传感器:包括温湿度传感器、气体传感器、pH 传感器、紫外线传感器、环境光传感器、颗粒物传感器或者说粉尘传感器、气压传感器、麦克风等,这传感器主要实现环境监测、天气预报、健康提醒等功能。

当今世界,人们经常会处于一些对健康有威胁的环境中,比如空气/水污染、噪声/光污染、电磁辐射、极端气候等。更可怕的是,很多时候我们处身于这样的环境中却浑然不知,如 PM2.5 污染,从而引发各种慢性疾病。利用此类的传感器的可穿戴产品可以实现环境监控,守护健康,让我们减少或减轻恶劣环境的影响。

可穿戴设备是一种可以安装在人、动物和物品上,并能感知、传递和处理信息的计算设备,传感器是可穿戴设备的核心器件,可穿戴设备中的传感器是人类感官的延伸,增强了人类"第六感"功能。随着生物科技的发展,以及传感器小微型化与智能化方向的发展,可穿戴设备也许将会进化成植入人体的智能设备。

2. 传感器在智能家居中的应用 智能家居与普通家居相比,不仅具有传统的居住功能,还兼备信息家电设备自动化、提供全方位的信息交互功能。而这些功能的实现几乎都需要大量的传感器作为支持。

传感器在智能家居中的应用包括：居家安全与便利，如安防监视、火灾烟雾检测、可燃和有毒气体检测等；节能与健康环境，如光线明亮检测、温湿度控制、空气质量等。

（1）传感器在居家安全方面：市面上即将推出的传感器有，小米公司的小米门窗传感器和 Loopabs 公司的"notion"传感器。前者可以监控门窗的开关状态，后者可以识别门的开关与否，同时还能监听烟雾警报以及门铃。

（2）传感器在居家节能与健康环境方面：智慧云谷推出系列智能检测出精确数值的家用无线自动组网空气质量传感器，能够检测损害健康的甲醛、苯、一氧化碳等十几种气体及家中的温湿度并实时显示，且可以根据检测的结果对通风、加氧，除湿等进行自动调整。

四、移动互联用于社区居家老人延续护理的开展

（一）基于常规通信软件的延续护理

利用常规通信软件为老年患者提供延续护理是最基本的延续护理网络干预方式，目前已广泛用于老年患者延续护理干预中。智能手机的移动医疗伤口监测概念模型，是运用智能手机远程监测设备对老年患者实施术后延续护理，通过手机聊天软件实现患者与医务人员的沟通交流，帮助出院后患者早期识别伤口并发症。目前我国大部分互联网用于老年患者延续护理采用腾讯即时聊天工具（QQ）、微信等最基本的常规通信软件进行。如张强国等创建 QQ 群实现患者和医护人员的交流，管理老年糖尿病患者；张天璟等运用 QQ、微信、微博、微视等现代通信软件对 COPD 稳定期患者实施出院后的延续护理，积极指导并督促患者坚持呼吸康复治疗以促进患者肺功能恢复；南昌大学第二附属医院从 2011 年开始利用网络 QQ 群为更多的患者提供服务。

（二）开发移动健康应用程序

相对常规通信软件而言，近几年兴起的移动健康应用程序（application，APP）更具有疾病针对性。为提高老年 COPD 患者对疾病的自我管理能力，开发了针对老年 COPD 患者的移动健康 APP，内容包含"症状日记""远程自我监测——动脉血氧饱和度""数据回顾和自我管理"以及一些多媒体（如视频、文本和图像）健康教育和自我管理资料，可向患者传授诸如戒烟、饮食、呼吸技巧、雾化吸入器使用等知识。我国韩斌如等组建延续护理小组，开发移动健康 APP 对帕金森病术后患者实施新型延续护理，该 APP 初步分为患者端和医护端，患者端包含用户注册、护理咨询、量表自评与护理计划、健康资讯、社区论坛、个人信息、健康档案和反馈等模块，医护端包含用户注册、资格认证、平台咨询、私人咨询、药典、疾病库、我的收藏、我的回答和建议等模块，实现了居家护理需求的快速响应，通过对疾病知识的了解、健康状况自我监测及针对性护理计划，满足了患者对专业护理的迫切需求。

（三）网络平台应用于延续护理

基于网络的远程综合护理系统，提倡多学科协作和信息共享以实现对术后患者进行持续监测、报警和照护者健康教育指导，为居家环境中病情严重的患者提供了一个新的长期评估途径。将生物传感器与综合电子健康信息记录系统结合，通过生物传感器对居家老年患者生命体征和运动状态的及时监测与反馈，实现了居家老年患者健康状态的远程监测，并提高了护理协调性。我国姚祚星基于常识模式和自我效能两种理论，提出了延续护理的网络全息护理干预模式，并将其应用于老年糖尿病延续护理网络平台的构建，通过档案管理、随访管理、交流沟通 3 个环节来实现医务人员与患者之间的互动。

（四）医院联合家庭及社区的患者管理模式

现阶段以医院为主体的管理模式已经不能满足老年患者的需求，医院、家庭、社区多方的卫生信息共享是当今时代发展的主流和必然趋势，针对社区屡弱老年人、非专业照护者（如家属）和初级卫生保健专业人员，创建了基于互联网的延续护理电子健康信息记录与交流系统，包括基本信息、沟通平台、健康教育 3 部分，实现跨学科专业人员间及专业人员与患者、照护者间的信息共享（图 19-7）。我国曾洁等构建医院联合社区的压疮管理网络，成立压疮管理督导小组与随访小组，建立信息沟通交流平台，实现所属辖区内随访护士获取和共享压疮高危者的出院资料、住址、联系方式、基本病情信息；还有学者通过医院-社区-家庭三位一体化延续护理，将患者个人健康信息由医院、社区、家庭三方共享。

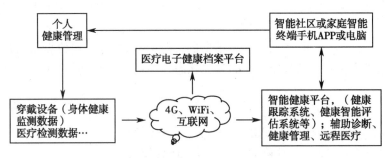

图 19-7 智能健康社区系统架构图

五、人工智能背景下的社区健康预防保健

(一) 人工智能在养老行业的应用

养老服务业人工智能的应用主要体现在以下几方面：

1. 日常助手型 例如家居扫地机器人、家居厨师。对于一些行动不便的老人而言，很多事情是难以甚至无法独立完成的。看护人做这些事情，一方面这是一个很大的工作量，另一方面老人也会感到因麻烦他人而无奈。基于此，日本开发出了一款 Robear，如其命名"机器熊"，它可以将老人抱起来，并协助其站立和坐下。而美国佐治亚理工学院则利用机器人对人体皮肤的触觉而控制接触力度，成功地将礼服穿到了人身上。

2. 医疗看护型 老年人面临的最大问题来自疾病的威胁，尤其是心血管方面的疾病。而 AI 在医疗方面的探索也将体检列为了重要的阵地。在这方面，来自滑铁卢的一个研究小组最近发现，通过将可穿戴传感器和人工智能结合起来，能够评估有氧反应变化的数据，这在未来有可能预测一个人是否会经历呼吸系统或心血管疾病的发作。此外，日本的一款 Remeo 则可以实现提醒老人吃药等日常必要功能。

3. 情感陪伴型 相比于生活问题的解决，老人尤其是空巢老人的孤独情感状态更值得关注。国内此前也有过空巢老人自杀的相关报道。在这方面，一款名叫 Paro 的机器人则可以充分发挥自己的特点。其身上安装了许多传感器，以便于与人互动的时候可以作出一些兴奋、撒娇等情感反应。并且事实证明，其对降低老人的孤独感确实有效果。另外，AI 市场上比较火爆的智能音箱也可以凭借其语言交互的优势来和老人聊天。

(二) 人工智能在社区居家健康管理应用

智能健康管理是将人工智能技术应用到健康管理的具体场景中。目前主要集中在风险识别、虚拟护士、精神健康、在线问诊、健康干预以及基于精准医学的健康管理(图 19-8)。

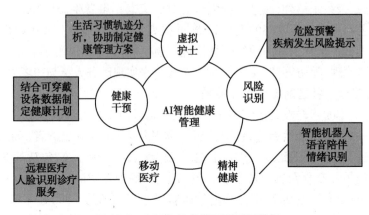

图 19-8 人工智健康管理应用场景图

1. 风险识别　通过获取信息并运用人工智能技术进行分析,识别疾病发生的风险及提供降低风险的措施。

风险预测分析公司 Lumiata,通过其核心产品——风险矩阵(riskmatrix),在获取大量健康计划成员患者的电子病历和病理生理学等数据的基础上,为用户绘制患病风险随时间变化的轨迹。利用 MedicalGraph 图谱分析对患者作出迅速、有针对性的诊断,从而使患者分诊时间缩短30% ~ 40%。

2. 虚拟护士　收集患者的饮食习惯、锻炼周期、服药习惯等个人生活习惯信息,运用人工智能技术进行数据分析并评估患者整体状态,协助规划日常生活。

NextIT 开发的一款 APP 慢性病患者虚拟助理(almehealthcoach),"AlmeHealthCoach"是专为特定疾病、药物和治疗设计配置。它可以与用户的闹钟同步,来触发例如"睡得怎么样"的问题,还可以提示用户按时服药。这种思路是收集医生可用的数据,来更好的与患者对接。该款 APP 主要服务于患有慢性疾病的患者,其基于可穿戴设备、智能手机、电子病历等多渠道数据的整合,综合评估患者的病情,提供个性化健康管理方案。

美国国立卫生研究院(NIH)投资了一款名为 AiCure 的 APP。这款 APP 将手机摄像头和人工智能相结合,自动监控患者服药情况。

3. 精神健康　运用人工智能技术从语言、表情、声音等数据进行情感识别。

2011 年,美国 Ginger. IO 公司开发了一个分析平台,通过挖掘用户智能手机数据来发现用户精神健康的微弱波动,推测用户生活习惯是否发生了变化,根据用户习惯来主动对用户提问。当情况变化时,会推送报告给身边的亲友甚至医生。Affectiva 公司开发的情绪识别技术,通过网络摄像头来捕捉记录人们的表情,并分析判断出人的情绪是喜悦、厌恶还是困惑等。

4. 移动医疗　结合人工智能技术提供远程医疗服务。

Babylon 开发的在线就诊系统,能够基于用户既往病史与用户和在线人工智能系统对话时所列举的症状,给出初步诊断结果和具体应对措施。

AiCure 是一家提醒用户按时用药的智能健康服务公司,"其利用移动技术和面部识别技术来判断患者是否按时服药,再通过 APP 来获取患者数据,用自动算法来识别药物和药物摄取。"

5. 健康干预　运用人工智能技术对用户体征数据进行分析,定制健康管理计划。

Welltok 通过旗下的 CaféWellHealth 健康优化平台,运用人工智能技术分析来源于可穿戴设备MapMyFitness 和 FitBit 等合作方的用户体征数据,提供个性化的生活习惯干预和预防性健康管理计划。

六、知识库引导下的社区居家健康管理平台

社区居家健康管理平台主要包括两大系统:健康管理知识库及智能专家系统,同时还包括相应的健康数据传输、安全、系统管理等配套保障系统(图 19-9)。

(一)　健康管理知识库系统

健康知识库就是对一些常见的特种病、慢性病等建立知识库系统,利用该系统,老人可以通过多种手段(如移动手机平台,互联网平台等),采用检索的方式就可以查询到相关问题。医护人员借助于知识库系统提供健康咨询,着重帮助患者解决如何在患病的情况下更好的生活,克服患病所致的身体和情绪方面的问题,提高患者自我管理的知识技能和信心等,从专业角度解决老人与基层医护人员的信息不对称问题,提升老人对于健康知识和健康管理理念的认识程度,对相关疾病预防等知识进行普及,提升基层医护人员的服务能力和服务水平。健康管理知识库采用基本医学本体技术,对健康知识进行有效组织,从而为自然语言检索提供重要的基础环境支持。

(二)　智能专家系统

由于老人很多与健康相关的体征信息需要长期监测,随着时间的延长,这种体征信息越来越多,老

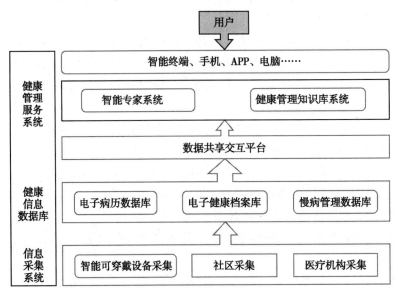

图 19-9　社区居家健康管理平台

人本身有限的医学知识很难从众多数据中判断自己是否具有某种疾病或疾病隐患。智能专家系统将充分利用健康检测数据分析与报警算法,复杂的推理模型和判断规则处理等对健康数据进行综合分析和处理,给出一个综合的评判意见,供老人参考,从而大大提高了老人健康监测数据的利用效率。该系统的设计理念相当于通过模拟医疗专家的人脑思维,根据一些特征信息,给出健康诊断情况,并给出合理的建议,从而实现了智能化专家诊断和个性化健康促进服务相结合。

同时,该系统还充分利用个性化智能推荐服务技术,对老人的各种指标体系,如年龄、性别、职业、血压、血糖、爱好、饮酒、吸烟、血型等信息进行挖掘、聚类、分析等,并综合运用各种环境信息,结合老人健康计划,综合分析老人的历史数据,以及可能的环境变化(如天气变化、节假日)等,对老人的健康状况进行评估,并通过电子邮件等手段实时、准确、有针对性的提供健康知识给相关老人,如针对亚健康老人输入的自测健康状况和相关的工作环境等信息,提供有针对性的健康促进改善方案等。

举例来说,比如一个高血压患者,运用智能生理参数传输仪系统测量了自己的血压信息后,这个数据就可以通过互联网上传到后台的知识库,知识库拥有海量的关于高血压方面的数据信息,可以通过结合该患者输入的其他辅助信息,如年龄、体重、职业等相关信息,进行计算推理,给出一套有针对性的健康指导方案及对应的健康促进建议。这就类似于一个自动化的智能专家,通过知识库及专家系统构建的一套专业的科学规范的模型系统,按照科学的依据总结归纳与推理出来的结论。

关于健康知识的数据库建设是一个不断更新,动态发展的过程,通过整合中华医学会健康管理学分会大量有医学知识和丰富经验的中国医学专家资源,结合知识推理与知识检索方面的深厚技术积累,可以保证健康管理知识库及智能专家系统的建设是集专业性、规范性、标准性与科学性于一体的动态更新的系统,因此能够为老人提供全方位、专业的、实时的健康评估与健康促进指导。

七、信息技术在社区居家护理领域的应用

(一) 互联网+社区护理的核心理念

互联网的理念是开放、便捷、分享、免费,这使得其能进入任何传统行业。从本质上来说,互联网模式是一种新的商业模式,它主要以人为中心,充分考虑用户需求,从产品到营销都围绕用户展开。互联网行业的蓬勃发展,尤其是在电子商务、电子金融等方面已取得的突破性、变革式进展,使人们看到了互联网所蕴藏的巨大潜力,"互联网+"的概念应运而生。

"互联网+"的含义就是要充分发挥互联网在生产要素配置中的优化和集成作用,把互联网的创新

成果与经济社会各领域深度融合,产生化学反应,放大效应,大力提升实体经济的创新力和生产力,形成更广泛的以互联网为基础设施和实现工具的经济发展新形态。

互联网可以"+"上任何传统行业。对社区养老而言,不仅要求社区构建起全方位的服务体系,尽可能地满足老人的所有需求,使其"有所养",而且要求老人的需求能得到及时满足,社区所提供的服务结果能使人满意,即实现"养有质"。同时,互联网在信息交换上具有极大优势,而且通过与物联网的结合,能在老人日常生活照料、医疗保健服务提供以及精神娱乐活动等各个方面发挥作用,从而提升社区养老的运行效率和服务质量。因此,社区养老需要引入互联网技术予以创新发展,"互联网+"思维的运用也能有效解决当前社区养老存在的问题。但是,"互联网+社区养老"并不是两个行业的简单相加,不是说建立了网站,开通了微信功能或者应用了物联网技术就叫"互联网+",真正意义上的"互联网+",按照全国科学技术名词审定委员会刘金婷的说法,"+"至少有三层含义:首先是建立连接,将互联网和传统行业连接起来,建立可以合作的通道;其次要取长补短,要充分利用好两方的优势,发挥各自的特长,探索合理的共同发展模式;第三要深度融合,建立完善的共同发展模式,进而带动全行业发展。互联网是以用户为中心,这与社区养老以人为本的原则不谋而合,因此,"互联网+社区养老"的核心理念是立足于服务老人,通过互联网技术的运用,探求更多养老对象所需的服务产品,尽力满足老人需求,促进社区养老事业发展。

(二) 互联网+社区护理实现路径

"互联网+社区养老"在发挥社区养老经济便捷、服务多元的基础上,通过网络的互联互通和信息共享功能,使社区养老变的智能化、人性化、便利化,带来了养老事业发展变革的机遇,但如何实现仍有赖于系统的规划和政府、企业、社会各方的共同探索及创新。

社区智能服务中心、养老服务层子系统和便携腕带、是互联网+社区智能养老服务体系运转的基础,要想真正实现该系统的运转,还需要建立以物联网为核心技术的社区智能养老服务系统架构模型,通过物联网技术,动态地接入各种养老服务层子系统,以此来提供各种智能养老服务。与物联网的架构一样,社区智能养老服务系统也由三层组成,分别为感知层、网络层和应用层(图19-10)。

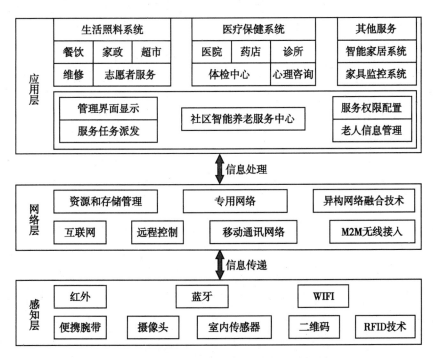

图 19-10　社区智能养老服务系统架构模型图

1. 第一层是感知层　感知层作为物联网和外部世界交换信息的第一站,是网络层和应用层发挥功能的基础。感知层的核心技术是射频识别技术 RFID 和传感器技术。射频识别技术 RFID 能够标识物品、读取信息和发射信号,主要用来对老年人身份进行标识;传感技术能够感知热、力、光、电、声、位移等信息,主要用来采集老年人及环境的信息。通过这一层,老年人的实时状况能够被全面感知。

2. 第二层是网络层 网络层是信息传输层,主要作用是通过各种网络将从感知层获得的有关老年人的海量信息进行汇集、交换和分析。它使信息在感知层和应用层之间上传下达,起到连接纽带的作用。网络层的核心技术是网络技术与通信技术,通过这两个技术能够实现数据信息快速、安全和高效地传递。

3. 第三层是应用层 也是建立养老服务物联网体系的最终目的。通过应用层能够将各种服务终端接入,从而满足老年人各种服务需求。应用层包括了社区智能服务中心和服务层子系统,社区智能服务中心包括各种智能软件,记录和存储老年人的资料,并接收来自网络层的信息。通过对信息的挖掘、处理、分类、分析实施智能化的决策。最后,服务层子系统的各种服务机构通过服务中心的指令为老年人提供相应的服务,家属也能够通过服务中心了解老年人的情况。

(韩蕊 周毅 翁子寒)

参 考 文 献

[1] 刘红华,黄莹,王娟,等.基于"互联网+"下空巢老人智慧养老模式的研究[J].齐鲁护理杂志。2017,23(15):74-75.

[2] 马云超.社区智能养老服务系统的构建[J].西安财经学院学报.2017,30(1):97-103.

[3] 张雷、韩永乐.当前我国智慧养老的主要模式、存在问题与对策[J].社会保障研究.2017(2):30-37.

[4] 孟伟花,向菲,金新政.中、美智慧健康系统对比研究[J].智慧健康杂志.2016(6):12-17.

[5] 范超.云计算在电子健康档案建设中的应用研究[J].中国新技术新产品.2015(12):28.

[6] 李秀敏,雷国华,王希杰,等.物联网技术在社区居民健康促进中的应用[J].医疗卫生装备,2013,34(8):88-90.

[7] 朱琴颜,巧元.互联网用于老年患者延续护理的研究进展[J].中华护理杂志.2016;51(10):1221-1225.

[8] 潘峰,宋峰.互联网+社区养老:智能养老新思维[J].学习与实践.2015(9):99-105.

实 例 篇

第二十章　创惠智能护理系统实例

第一节　标本管理标准规范

一、基于ISO15189管理体系提高标本质量

在护士的工作中为患者进行血标本采集和送检是护理技术操作中最常见工作,患者的检验结果是医生病情判断和疾病诊治的重要依据,因此,加强对血标本采集和运送过程的质量控制,保障检验结果的真实性和准确性显得尤为重要。ISO15189管理规范中所提到的《医学实验室·质量和能力的专用要求》是由国际标准化组织发布并经中国实验室管理标准,其核心就是为了加强实验室质量管理,其中包括实验室分析前的质量控制,即检验分析前的采集、保存与运输等环节。标本分析前的质量直接影响分析结果。据相关研究显示,检验分析前的误差65%与护理工作有关。国外血液样本不合格率为0.13%~0.70%,国内血液样本不合格率在不同医院为0.63%~10.06%,我国医院在血液检测样本质量控制方面与国外医院存在一定的差距。对标本采集人员进行依据ISO15189质量体系的培训后可降低标本不合格率,如表20-1。但还是会有一些无法避免的因素导致标本不合格。

实施依据ISO15189质量体系的培训后,虽然血标本不合格率由0.72%下降至0.37%,提高了血标

表 20-1　ISO15189培训后标本不合格类别分析

血液标本不合格类别	不合格血标本	血液标本不合格类别	不合格血标本
溶血	455(21.98%)	试管与条形码错误	113(5.46%)
标本信息错误	398(19.23%)	标本放置时间过长	78(3.77%)
标本量错误	247(11.93%)	标本污染	75(3.62%)
采血时间段错误	273(13.18%)	其他	32(1.55%)
采血部位不当	233(11.26%)	合计	2070(100%)
凝血	166(8.02%)		

本的采集质量,但从结果显示来看,干预后不合格血标本类别排名中溶血、电脑系统错误、标本量错误、采血时间段错误、试管或条形码错误、标本放置时间过长等,很大程度上是无法避免人工管理中产生的误差,因此,需要通过科学的管理模式、信息网络管理手段、物联网技术,将 ISO15189 管理体系中强调的对实验室的人、机、料、法、环进行全方位管理。

1. 标准流程管理(SOP) LIS 系统将检验标本的检验申请、采集、运送、签收、上机、审核、结果发布、存储、销毁等工作流程进行标准化闭环管理,将科室主任、组长及其他管理人员从日常繁杂事务中解放出来回归自己的本位。

2. 标本质量保障 智能采血系统根据患者检验医嘱信息自动进行试管选择、粘贴标签并留出标本量刻度线与观察视窗、自动给出标本采集注意事项提示,从而确保标本在采集时能够保质保量,避免护士在繁复的标本采集工作中产生的人为误差并提高服务质量。又因为不同项目对血液标本的要求不同,LIS 系统在护士进行血液标本采集时,根据不同的检验项目在标本采集时进行相对应的注意事项提醒,从而保障血液标本采集质量。

3. 标本流转时间节点管理(TAT) 标本检验全流程监控,使得标本整个流转过程都能够通过移动平台与自动设备进行实时记录,记录的内容包括标本对应操作者的信息、时间、标本处理状态等。

ISO15189 质量体系在实验室管理运行的过程,是一个 PDCA 的循环过程,应该通过运行的过程对管理过程进行不断改进,从而保障体系切实有效的发挥其作用。从而规范护士标本采集业务流程,能有效提高血标本的检验质量,对检验结果的准确性具有重要的意义。

二、以 JCI 标准提高医疗服务体验

(一) JCI 与其他国际认证体系

JCI 标准和 ISO 标准都属于国际认证标准,区别在于 ISO17025/15189 只适用于检测、校准实验室和医学实验室。不适用于医院整体服务质量的评估。美国病理家学会(college of american pathologists,CAP)被公认为是医学实验室质量保证的领导者,其认可内容包括实验室分析前、分析中和分析后的质量保证;是世界公认的医学实验室认证机构之一。而 JCI 标准则是专门用于医疗机构认证的国际医疗行业标准,用于医疗机构所有服务项目的认证。

(二) 质量管理和持续质量改进体系的建立

JCI 标准主要关注的是医院的医疗质量、患者安全及其不断改进和提高,注重总体服务质量。JCI 标准对于医疗质量,患者和员工安全的管理非常细致具体,要求医院所有这方面的管理政策都建立在这个标准之上,且所有的工作都有书面的政策作为指导,并要协调统一。因此,将 JCI 标准融合入信息管理系统体系中采用科学方法对标本质量、医疗质量与患者信息安全进行改进提高。实施改进方案如下:

1. 精准核对患者信息 标本采集时患者通过自助取号系统取号时,系统通过 LIS/HIS 信息接口自动核对患者身份信息,确保患者存在已收费检验医嘱。在护士采集标本时,护士扫描排队号票系统自动进行信息核对。

2. 标本采集处设立关爱窗口 在患者进行采血排队取号时,系统可根据患者的年龄、诊断、就诊科室自动对老患者、残疾人、儿童、孕妇等需要关爱人群进行判断,并将此类患者分配至关爱窗口优先进行标本采集。

3. 标本采集注意事项 实验室信息管理系统通过患者检验医嘱自动生成条形码,条形码上明确标识出患者的身份信息、采集容器、标本类别、检验项目、检测专业组等信息,同时信息系统中标识检验标本采集时的注意事项,如特定采集时间、采集部位、送检温度等,以保障标本的质量。

4. 检验标本全程监控 从标本检验医嘱生成、条形码打印、标本采集、标本送检、标本签收、结果发布、标本存储、标本销毁等全过程采用信息系统进行监控,确保检验结果能够及时发出,并记录全程标本各节点操作人员、操作地点、操作时间等,以便回溯管理的需要。

5. 危急标本信息管理 当标本在仪器检测时输出为的结果为危急值时,系统自动进行检验师尽早审核并发布危急值结果。并通过客户端应用、短信、微信等多种途径提示主治医生及分管护士,并记录

发布时间与确认时间和相关人员信息。确保危急值能够准时,闭环的进行精准管理。

三、HIMSS 评审促进标本管理信息化

JCI 的核心是患者安全、质量、持续改进,而 HIMSS 是实现安全指令目标的最有效措施。HIMSS 评审是将已经实施的 JCI 标本、医院规章制度和诊疗流程通过信息化手段来固化的过程。

HIMSS 全称美国医疗信息与管理系统学会(healthcare information and management system society,HIMSS)始建于 1961 年,总部位于美国芝加哥,是一家全球性的、以理念为基础的非盈利性组织,旨在通过信息技术提高医疗水平,保证患者安全。HIMSS 在 2006 年建立了电子病历应用模型(EMR adoption model,EMRAM)。HIMSS EMRAM 根据实现功能的不同将电子病历应用水平分为 0~7 级共 8 个等级。HIMSS 电子病历应用水平的评估侧重于对临床系统的信息处理功能,其中检验部门系统功能在等级评估中占有重要的地位。HIMSS 电子病历应用水平等级说明,见表 20-2。

表 20-2　HIMSS 电子病历应用水平等级

等级	简述
7 级	全面实施电子病历,使用医疗连续性文书(CCD)交互进行数据共享,数据仓库,急诊、日间医疗、门诊等数据连续性
6 级	医生文书(结构化模板),完整的临床决策支持系统(变异与依从性提示),用药闭环管理
5 级	全面实施 PACS,彻底取代胶片
4 级	计算机医嘱录入,临床决策支持(临床指南)
3 级	护理、医疗文书(流程表),临床决策支持系统(差错),放射科意外的 PACS
2 级	临床数据中心(CDR),受控医学词汇,初级临床决策支持系统,可使用文档影像系统,医疗信息交换(HIE)能力
1 级	三大辅助科室(检验、放射、药房)系统上线运行
0 级	三大辅助科室(检验、放射、药房)系统均未安装

（一）闭环管理

闭环管理是 HIMSS 评审的重点之一。在 HIMSS7 级医院评审的推动下,检验科先后完成了标本闭环、检验结果管理闭环、危急值管理闭环、质量控制管理、仪器设备管理等多个闭环管理,基本包含检验全流程管理。并且,闭环管理与 PDCA 管理理念大致相同,同样包含计划(plan)、执行(do)、检查(check)、调整(action)四个循环改进的闭环管理过程。比如危急值管理闭环,其中包括仪器报危急值提醒、危急值发布、临床危急值提醒、危急值确认反馈、危急值登记记录等各个环节的工作流程,最终实现危急值及时发布、精准送达、准确反馈的大闭环管理。

（二）检验数据中心

依据临床数据中心(CDR),建立检验数据中心,实现检验数据即时共享和利用。一方面可实现患者、医生、护士、检验师以及其他医护人员通过多平台直接查询患者的检验信息,改变过去需要登录多个系统或局限于某些平台查询患者检验信息的困扰;另一方面,通过检验数据中心可以快速进行检验结果对比分析与多维度比对,对于患者治疗方案的确定具有重要意义。于此同时为科学研究提供有利的数据工具与资源,为智慧医疗的发展奠定坚实的基础。

（三）检验信息无纸化与完整性

检验标本从检验医嘱、标本采集、标本送检、标本签收、标本上机、标本存储、标本销毁等全流程进行无纸化改造。当患者进行采血取号时,自助系统通过患者诊疗卡上信息,自动从 HIS 系统中抓取检验相关医嘱并生成排队号。采集标本时检验系统自动生成条形码标签信息,并将标本采集、送检、签收、上机等操作时的时间、操作人、地点等进行记录。当结果发布后,对标本的存储与销毁相关信息也通过系统记录。将原手工记录单据如危急上报、岗位交接班、仪器维护保养等记录全部通过实验室信息系统统一管理。

第二节 门诊智能采血管理

一、门诊采血管理的问题

作为医院最常用的辅助检测项目,血液采集成为医院门诊最繁忙的工作之一。某些大型三甲医院门诊采血处日均采血近 1000 人次。原有排队叫号系统没有考虑费用及检验医嘱控制功能,导致常出现重复取号、抢号、占号等情况。这就使得很多急需采血化验的患者长时间等待,加上很多抽血项目要求早上空腹,患者常要忍饥等候采血,特别是年老体弱者等待时间过长,容易发生不适及焦躁情绪。护士采血时需要进行人工选管、贴管、核对信息等一系列繁复工作,导致工作效率低,差错时有发生,埋下了医疗差错和医患纠纷的隐患。血液标本采血中存在的问题如图 20-1 所示。

护士压力大　　　　标签易出错　　　　标本易损坏　　　　患者体验差

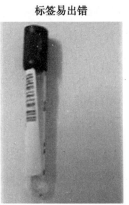
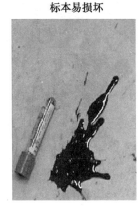
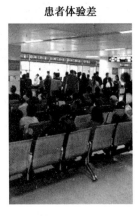

图 20-1 采血存在的问题

二、智能采血管理系统流程

智能采血管理系统可有效解决采血中存在的问题,其流程如下:

1. 采血患者交完检验费用后,在自助取号机上刷卡或输入诊疗卡号、身份证号码等方式取号。智能分诊系统自动核对费用并打印出号票,同时提示患者当前所在队列位置,患者自助取号界面如图 20-2。

2. 取号后,患者只需要在门诊采血大厅内休息,等待语音系统呼叫其号码到指定窗口采血即可,采血大厅设置有排队叫号显示屏,如图 20-3。

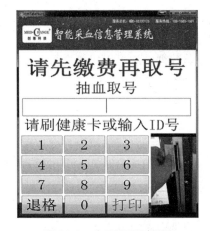
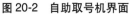

图 20-2 自助取号机界面

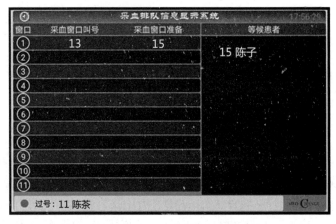

图 20-3 排队叫号显示界面

3. 当排队叫号显示系统呼叫患者时,对应的采血窗口显示屏上会有提示,并告知下一位采血患者做好准备,如图 20-4。

4. 患者来到相应的采血窗口并将就诊卡给护士。护士刷就诊卡核对患者信息后,系统通过自动贴管机准备试管与回执单,试管上自动贴好患者采集的项目、姓名、性别、年龄、日期、条形码及 ID 号、检验科室。采血完毕后,患者只需按回执单上的时间在自助取报告机上刷就诊卡,采血的检验结果就会自动打印出来。

图 20-5 是创惠智能采血管理系统的流程优化示意图。

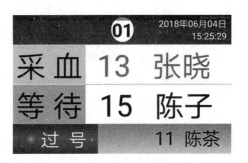

图 20-4　采血窗口显示屏界面

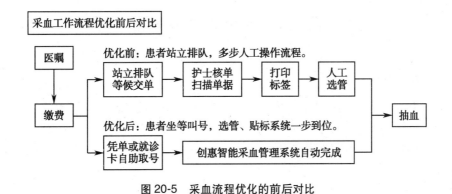

图 20-5　采血流程优化的前后对比

三、智能采血管理系统功能

1. 智能采血信息管理系统　该系统与医院 HIS、LIS、收费系统等无缝对接,接口协议支持用户个性化订制,并支持 HL7 信息集成平台对接,确保了交互信息的安全、可靠、完整。

2. 采血智能分诊系统　系统支持多种排队规则的要求,如预叫号、特诊患者、过号管理、根据检测项目自动分配窗口等。

3. 叫号语音提示系统　系统支持对接各类 LED 屏与大屏幕液晶电视并支持多种语言提示。

4. 采血管贴标系统　采血管贴标系统支持高达 10 种类型试管自动粘贴,可沿着刻度线全覆盖原试管标签,并且支持非血类标本标签打印,系统主体设备如图 20-6。

5. 标本自动收集系统　以往标本收集都需要派专人每个窗口逐个收集完成采集的标本,现在通过标本自动收集系统,护士直接将完成采集的血标本放入采血台上的轨道中变可完成收集,这样确保了标本送检的时效性。

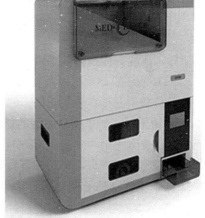

图 20-6　自动贴管机

四、智能采血管理系统特点

智能采血管理系统全面启用后,收到就诊患者及医护人员的一致认可。其特色如下:

1. 杜绝了未缴费就取号排队的情况,避免患者排到号时抱怨未提早解释说明,也缓解了医患矛盾。

2. 改善了采血等候区环境,让患者对于排队情况实时掌控,轻松候诊。

3. 采血管贴标系统保证粘贴采血管标签更为准确。因在采血过程中需根据不同的项目,需要的血液成分,所用的采血管也不尽相同,传统的方式基本都是护士手工选管粘贴条形码,不仅要核对项目,还要核对采血管,这样难免操作失误,粘错采血管,导致差错。采血管贴标系统是由机器自动完成上述操作,不会出现粘贴错试管的情况,也使得护士工作更为简便,并为检验检测全自动化提供基本保障。

4. 采血智能管理系统可节约患者就诊时间。患者手中的回执单,标有检验报告发布时间以及取报告地点,患者可通过扫描回执单的微信公众号,及时查询到检验结果。

5. 标本自动收集系统在标本收集盒装满时可报警提示,大大缩短了标本运送时间,确保了检验结果的及时性,且避免了标本在人工运送过程中遗失损坏的情况发生。

6. 智能采血管理系统改善了就医环境,就医变得更人性化。采血智能管理系统使得就医更有秩序,采血处等候大厅干净整齐,给患者提供更舒适的就医环境,使医院门诊采血更加规范化国际化。

智能采血管理系统在门诊的全面应用,不仅使护士采血工作效率提高60%,并减少了操作不当的误差,也改善了医院门诊采血环境,缩短了患者就诊等候时间,让患者能在更为舒适的环境下完成采血,充分体现医院以患者为中心的服务理念。

第三节　病房和体检智能采血管理

一、床边智能采血应用方案

患者的信息与标本信息错误是造成采血无效和引起医疗差错的源头。为了确保患者血液标本信息的安全,结合智能化采血系统对流程进行改造,并对采血全流程进行信息管理,从而达到标准规范和及时性,整体系统组成部分包括小型化智能采血管贴标机、PDA、移动标本信息管理系统。

(一) 系统组成

系统整体采用小型化智能贴标机、临床信息管理系统、检验信息管理系统。

(二) 操作流程

1. 检验医嘱确认执行　根据临床医生开具的检验医嘱信息,护士对医嘱进行确认,并在检验申请单中选择检验条形码打印,完成检验申请确认。

2. 智能贴管机自动备管　护士站的智能贴管机接收到备管信息后,便自动开始备管选择患者采血对应的试管及标签打印粘贴,完成自动备管。同时打印出一张带有患者信息、ID 号与备管数量、类型的标签,便于采血护士进行信息核对。

3. 已备采血管打包　护士将每位患者的采血管进行分包,并将备管信息标签粘贴在包装上,采血及确认标本流程时扫描标签即可。

4. 采集前注意事项　系统在完成备管时,会提示该患者采集标本时注意事项,以便护士在标本采集时提前告知患者标本采集时间,采集部位,采集前注意事项如保持空腹等信息。

5. 床边采样　护士将已备好的试管放置在移动护理车上,护士通过 PDA 上的移动标本信息管理系统中扫描患者手腕带上的条形码与试管包上的条形码进行信息自动核对。采集完成后再次扫描试管包上的条形码进行该患者整包试管批量采集确认。

6. 标本签收　护士完成采集后,如标本送检超时,系统会根据设定标本送检时间对护士进行送检提示,确保标本能够按时达到检验科。检验师将送检的血液标本倒入智能分拣系统中自动进行标本签收及分类。

(三) 实施后效果

该系统的应用避免了护士逐个核对患者信息和项目、打印条形码、选择不同类型试管、手工粘贴条形码等繁琐的采血前准备工作,让护士更加专注于采血工作本身,减少错误的发生,提高工作效率,从而降低标本的不合格率。系统启用后由于采血试管类别错误、标签信息错误、标签无法识别等原因导致的不合格标本回退率大大降低,从当初的回退率从 0.43% 降至 0.01%,与此同时,减少了床边护士对患者重复采样的情况,提升了患者的满意度。另一方面,条形码贴歪贴斜等不规范的现象也减少了,以往因此原因检验仪器读取失败的情况减少,并且可按照不同仪器标签扫描位置进行标签粘贴提供识别效率。

二、体检智能采血应用方案

体检智能采血管理系统由体检智能分诊系统、智能采血管贴标系统、自动收集系统、采血工作站管理系统组成。体检智能采血管理系统的组成和功能与门诊智能采血管理系统基本相似。

（一）体检智能分诊系统

在客户在进行签到时，系统自动生成体检指引单，根据体检项目进行智能排序，可按照各类检查科室的队列情况，进行最优队列排序，当采血处人员较少时，系统则自动将客户安排至采血队列中，避免长时间等待，改善客户体检服务体验。

（二）采血工作站管理系统

在客户达到采血处时，护士进行叫号，通过外部屏幕显示客户采血位置信息，护士通过扫描客户体检指引单，进行自动核对客户信息。

（三）智能采血管贴标系统

该系统实现自动对客户的采血管及体液标签精准、高效、零差错的准备工作，其中包括试管选择、标签打印、自动粘贴，避免采血流程中发生的误差，也提高了检验流程中总体效率。

（四）采血管自动收集系统

护士可通过自动机械传送装置将完成采集的采血管送达至标本收纳柜，收纳柜装满时系统自动提示更换试管抽屉，避免人工运送采血管时遗漏试管的情况发生，系统同时支持标本采集后自动采集确认。

第四节　智能采血整体解决方案

一、智能血液标本采集

随着国家"工业 2025"战略规划的制定和实施，医疗智能化的已成为继医院信息化之后的又一热点，国内越来越多的医院将智能化最新技术应用到医院实际业务工作中，从而提高医院服务水平与核心竞争力。

临床检验中，标本采集，储存，转运，前处理和分析过程，任何环节的失误都可能导致检验结果的错误。据国际临床化学和检验医学欧洲联合会研究表明，标本前处理不当引起的检验错误率占比高达68%。因此，如何利用医疗智能化系统规范标本前处理流程，提高标本采集效率，保证标本质量安全，已成为检验科当务之急的重要任务。

与此同时随着信息技术的高速发展，国内越来越多的医院将医院信息化整体建设作为医院发展的重要决策，从而提高医院服务水平与核心竞争力。本着服务于社会，方便于患者的初衷发出。检验管理中引入智能信息采血平台，通过该技术的应用不仅提升了采血护士的工作效率，杜绝了人为贴标所产生的漏洞，更提高了患者满意度和信任度，无形之中树立了医院的以科技服务于患者的形象。

1. 营造良好的医疗环境　以往患者需要自己拿着检验检查单据凭证，在采血处排队等候。对于病重患者排队等待很难承受，采用智能采血系统后，患者可以提前在医院微信公众号上进行抽血预约，到医院后进行签到，便可进行排队。患者可以在休息区等待叫号采血。

2. 让患者实时心中有数　以往患者必须实时在采血处等候，关注队列变化情况，采血智能采血系统后患者可以实时通过微信平台、队列提示屏、叫号语音实时监控队列情况。便可以合理安排等候时间，可以根据队列合理安排其他检测项目，例如采血队列过长可先做其他检查治疗后再进行采血。

3. 采血前注意事项提示　在采血时经常会有患者因被问到是否空腹时，表示已吃过东西护士告知患者餐后采血结果不准确只能等到第二天再来抽血，这对患者就诊及时性与诊疗计划都会有影响。智能采血系统中的微信平台通过患者不同采血项目可为患者推送采集前需注意事项，避免重复采血或改期采血的情况发生。

4. **标本采集导航指引** 通过微信平台患者可以根据对应的检测项目实时关注队列的情况外,还可以通过导航系统指引定位采血处位置,并且可以计算步行距离及时间,方便患者寻找采血处也可灵活安排对应检测的时间。

5. **检验结果实时追踪** 患者完成标本采集检验检查后,可以在检验结果模块实时查询标本的状态和位置,无须像以往一样通过咨询护士,护士通过查询系统等烦琐操作才知道报告进度。让患者有个更好的就诊情绪。

6. **检验结果互动咨询** 患者通过智能采血系统中的微信平台查询到检验结果异常时,可以通过系统的专家知识库查询对应的异常结果相关专家建议。对于需要详细咨询的结果,可以通过平台留言进行咨询,相关专业医生也会对结果进行解释并给出健康建议。

二、标本立体输送方案

检验科工作质量的保障取决于对标本质量的保证,标本从临床医生申请医嘱开始到标本的检测销毁经历许多环节。涉及医生、护士、护工、检验师等各个医护工作者之间交接流转,这不仅是标本流转的过程更是信息交互的过程。LIS 系统只能做到对标本分析中心的信息与质量管理,无法做到标本分析前、后的标本流程管理,特别是标本分析前信息监控与管理是无法管理到位的,对检验标本的质量与检测结果有相当大的影响。因此,引入标本立体输送系统对标本的整理流程进行全程监控。

1. **标本自动采集确认** 相比之前护士需要逐个标本进行条形码扫描确认进行采集确认,智能采血系统中标本收集系统通过轨道收集血液试管标本,并且对试管进行逐个扫描并记录扫描地点和时间进行标本确认,如标签异常则报警提示。异常标本护士可以及时处理,避免到检验科后回退将检验结果给出时间拉长。并且通过该系统自动管理可以对标本数量进行精准核对,避免人工确认时遗漏标本,以满足三甲评审要求报告单上具备准确的标本采集时间。

2. **标本自动送检管理** 以往护士或护工需要在每个采血处进行标本收集,收集时难免会有标本收取送检不及时的或标本遗漏的情况发生。人为操纵问题造成检验标本未能及时准确的提供给临床医生,影响患者诊疗过程质量。立体输送利用试管提升、水平输送、转弯输送、试管下降等机器自动化输送装置,将标本实时准确的送检至检验科。并且整个流程通过信息管理系统进行标本流转时间(TAT)管理,系统支持设置标本从采集到输送至检验科该阶段送检时间范围,当超出范围上限时系统进行报警提示。确保标本能够按照规定时间内送达至检验科进行检测。

三、标本智能分拣方案

标本送至检验科后,为了方便各个项目对应专业科室进行检验科内二次送检,需要将标本进行分类。以往都是采用人工分拣归类的方式,当出现分错的情况发生时,常常是标本已经上机检测后才发现,标本需重新检测时发现标本量不够或是检测结果不对。导致结果发布时间拉长,使用全自动化标本智能分拣系统可以通过信息系统与自动化设备相结合的方式,替代人工分拣。标本智能分拣设备如图20-7 所示。

人工分拣一般只能按照检验科专业组别分拣,如按照仪器或检测项目进行分类则较为复杂,人工无法准确高效的完成。需要送至检验科对应的专业组后,专业组的检验师进行二次分拣。若采用标本智能分拣系统,系统可以根据专业组、仪器类型、检测项目、是否急查、标本类型等多种分拣规则要求进行高效分拣。

以往标本送至检验科后,需要对标本进行签收确认并进行检验相关收费确认,时常会有反馈标本未进行签收确认或者收费漏收。智能分拣系统在标本进行扫描时,自动进行标本签收确认并记录确认时间,也同时通过与 HIS 收费系统接口进行标本检测费用确认。

四、标本智能上机方案

在目前大部分检验仪器进行检测前需要按照要求放入指定试管架,又因为有些仪器需要读取试管

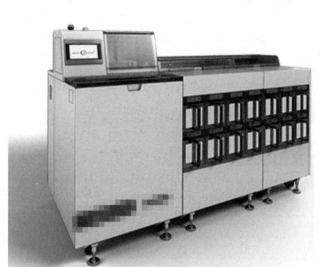

图 20-7　标本智能分拣设备

条形码则必须将试管条形码旋转到试管架指定位置。因此,检验师需要花费大量时间进行试管上架并且条形码摆放位置不准确时,仪器无法读取到需要重新调整,同时也会影响仪器检测效率。若通过智能标本上架系统则可以根据不同的项目及条形码位置,按照系统设定的要求利用智能机械手进行试管上架操作。

五、智能血液标本后处理

以往标本后处理,需要人工将标本进行分类、整理、归档、存储、销毁等,若需要进行复查则需要在数量繁多的标本中通过人工选择记录并挑出试管进行复查。若需要销毁也需要人工通过查找记录的方式进行逐个销毁,常常会有一些需要销毁的标本因为遗忘占用存储空间。因此,需要通过智能化后处理系统结合信息管理与机械自动化进行自动分类、归档、存储、销毁。

采用机械手对标本进行逐个分类,并自动进行归档上架。确保标本存储的及时性和准确性,避免了人为操作的交叉感染。复查标本时可以迅速定位到标本位置,找出标本进行复查。标本销毁自动提醒,并且可批量销毁标本,确保标本按时销毁,也避免了人工销毁时的职业暴露与生物污染等问题。

第二十一章 和硕智能护理系统实例

第一节 系 统 概 述

融合"大数据""云计算""人工智能""智能识别""机器人""互联网"和护理标准化技术,围绕"临床护理、护理管理与延续护理"工作,基于护理循证学和最优用户的体验,统一建立标准化护理数据,形成管理运维常规护理、专科护理、护理管理、统计分析领域的智能决策导引,将护理工作形成事前预警干预、事中过程化规范控制、事后智能化分析与预警的持续改进中。

智能护理系统通过护理程序与智能决策导引,将护嘱与护士日常工作按照时间序列推达,并落实执行反馈,形成临床工作的自动化。智能护理系统集成数据采集、常规护理、专科护理、质控指标上报及指标分析等微应用为医院提供连贯的护理解决方案,融合护理程序实现过程化质控、同质化护理方案的服务,从而大量减轻护理人员工作量,为患者提供不同症状的护理专案,促进护理质量的持续改进。同时通过开放 API 吸纳更多的三方开发资源来提供更丰富的护理微应用来满足医院持续业务需求。

一、数据定义模式

护理信息标准化包含护理术语标准化、护理工作流程标准化、护理数据标准化等,数据标准化主要体现在对数据信息的分类和编码。对数据信息的分类是指根据一定的分类指标形成相应的若干层次目录,构成一个有层次的逐级展开的分类体系。数据的编码设计是在分类体系基础上进行的,数据编码要坚持系统性、唯一性、可行性、简单性、一致性、稳定性、可操作性和标准化的原则,统一安排编码结构和码位。数据标准是数据共享和系统集成的重要前提,数据标准化可以节省费用,提高效率和方便应用,有利于系统推广应用,实现数据共享,减少数据采集费用。

数据标准化(图 21-1)是医院对数据的定义、组织、监督和保护进行标准化的过程。数据标准化分为开发(D)、候选(C)、批准(A)、驳回(R)、归档(X)几个环节,从而完成临床知识中数据的自动重组、清洗和自我完善的控制。

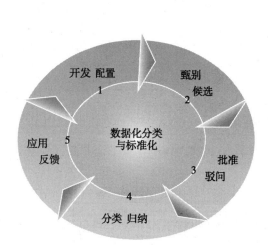

图 21-1　数据分类与标准化

1. 开发（D）　根据信息化建设的标准、业务模式的标准，形成临床知识库的基本数据集。

2. 候选（C）　在基本数据集的基础上，经过临床实践的积累，标准化数据开始按照数据采集的算法，进入专项专科疾病的候选字符集中，这是一个数据集自我完善的机制和过程控制。

3. 批准（A）　候选后的数据集不准自动化进入基础数据集，经过严格的审核与标准化定义，自动分类编码，进入基础数据库。

4. 驳回（R）　候选后的数据集不准自动化进入基础数据集，对于不能经过审核的数据驳回形成模糊匹配，对于对类别的匹配进行智能化分辨、归拢，规范化数据集。

5. 归档（X）　将数据按照监测、评估、措施、宣教、医嘱、管理、会诊等归类定义，以便直接应用于照护过程。

二、标准术语分类应用

现代护理是基于南丁格尔模式使用医学分类方法来组织护理工作，随着护理诊断的提出和护理知识建构的开展，护理分类问题已在日程。如北美护理协会的诊断系统（the north american nursing diagnosis association，NANDA）、护理措施分类系统（nursing intervention classification，NIC）、护理结局分类系统（nursing outcome classification，NOC）、奥马哈系统（Omaha system，OS）、临床护理分类（clinical care classification，CCC）、围手术期护理数据集（perioperative nursing dataset，PNDS）、国际护理实践分类（international classification for nursing practice，ICNP）等，均可规范术语使用和产生护理记录，进行沟通合作和知识积累，但我国护理界对上述有利因素使用存在不足，亟待信息系统统一使用。

为了促进数据集的规范应用，和硕按照国家信息标准（卫计委《三级综合医院评审标准》（卫医管发 2011 33 号）、卫计委印发的《医院信息系统基本功能规范》（卫信息办发［2003］002 号）、卫计委印发的《电子病历系统功能规范》（国卫通〔2016〕12 号）等）和国际标准（JCI 第五版评审标准等）将智能护理体系按照不同的护理场景，使用了不同的标准化术语及分类，将主流的奥马哈系统、临床护理分类（CCC）、围手术期护理数据集（PNDS）、国际护理实践分类（ICNP）等融合到护理业务模型中（图21-2）。

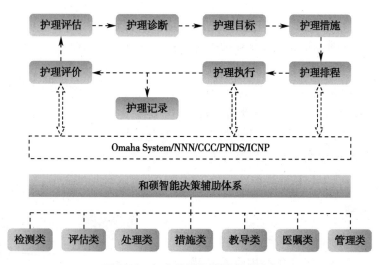

图 21-2　标准术语与护理程序融合

三、护理业务模型

护理业务模型(图21-3)分为五个步骤,即护理评估、护理诊断、护理计划、实施、评价。

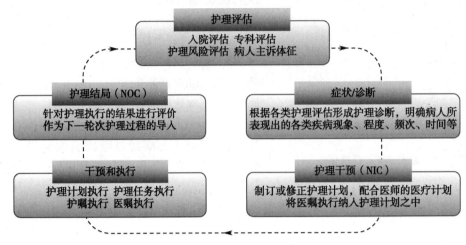

图 21-3 护理业务模型

(一) 护理评估

评估是护理程序的开始,是护士通过与患者交谈、观察、护理体检等方法,有目的、有计划、系统地收集护理对象的资料,为护理活动提供可靠依据的过程。在护理程序实施的过程中,还应对患者进行随时评估,以便及时确定病情进展情况,发现患者住院期间出现的新问题,及时调整护理计划。因此,评估贯穿于整个护理过程之中。

(二) 护理诊断

护理诊断的概念护理诊断是关于个人、家庭或社区对现存的或潜在的健康问题或生命过程反应的一种临床判断,是护士为达到预期目标(预期结果)选择护理措施的基础,整理而预期目标(预期结果)是由护士负责制订的。护理诊断的组成护理诊断由名称、定义、诊断依据以及相关因素四部分组成。

(三) 护理计划

护理计划是针对护理诊断制订的具体护理措施,是进行护理行动的指南。制订计划的目的是使患者得到个性化的护理,保持护理工作的连续性,促进医护人员的交流,并利于评价。一般分四个步骤进行。

(四) 计划实施

实施是为达到护理目标而将计划中的各项措施付诸行动的过程。实施通常发生在护理计划之后,但对急诊患者或危重患者则应先采取紧急救护措施,再书写完整的计划。

(五) 护理评价

评价是将患者的健康状况与预期目标进行有计划、系统地比较并作出判断的过程。通过评价,可以了解患者是否达到了预期的护理目标。评价虽然是护理活动的最后一步,但评价实际上是贯穿于护理活动的全过程之中。

四、持续改进机制

智能护理系统将指标分解指标类型和相关因子,根据公式将指标因子形成指针化松耦合自动采集,智能化的推演护理措施执行,自动完成指标呈现

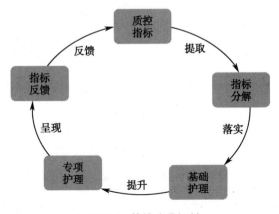

图 21-4 持续改进机制

和反馈,形成完善的持续改进与分析机制。同时在临床护理、护理管理与延续护理领域中植入持续改进(PDCA)项目,持续改进过程中在植入 PDCA,完成持续的改进与跟踪(图 21-4)。

第二节 智能临床护理实例

一、智能临床护理概述

智能护理系统是以知识库为核心,借助护理临床分类模型形成智能决策导引体系,将知识库置于大数据的护理实践分析体系,完成护理知识库的自我学习,同时将持续性改进、风险决策、循证理论融合到护理程序实现过程化控制、个案专护、同质化护理的实践大数据,同时开放性的决策支持和核心知识库引入各种智能设备形成指令,如:护理机器人具有知识库和决策体系(等同人具有心脏和大脑);PDA 设备具有的排程指令(引导护士按照时间点完成相应的工作);智能病房服务可以按照知识库,患者感应与反馈完成环境的适应调整,医护人员可以触手可及的信息服务等。

二、智能化护理建设内容

和硕智能临床护理系统(图 21-5)由临床护理管理系统和智能医护终端系统组成,用全新的智能护理路径为引导,以患者评估为基础,以国际通用的标准语言,将护理行为从被动引向主动,实现同质化护理,逐步完善护理知识体系。

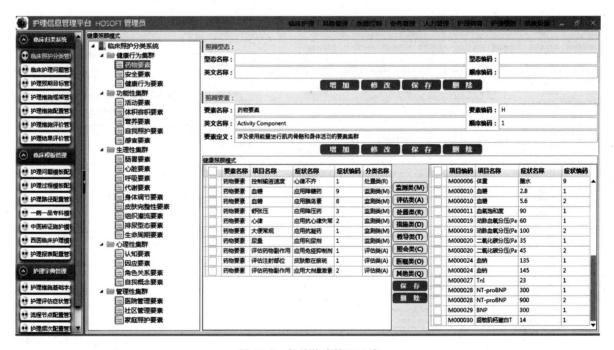

图 21-5 智能临床护理系统

(一)数据的定义、归类、关联

通过数据的定义,按照功能、生理、心理、健康行为及医院管理归类,涵盖了 21 个护理要素集群。形成临床决策的数据基础,按照护理程序完成模板的管理。同时融合一病一品、护理路径、中医辨证施护方案等。

(二)护理看板

护理看板整体显示患者信息,如图 21-6。

1. 不同颜色区分护理等级、各种风险评估的透视、预警提示。

2. 不同标志区分新患者、过敏、隔离、性别、危重、手术、新医嘱、保密设置等。

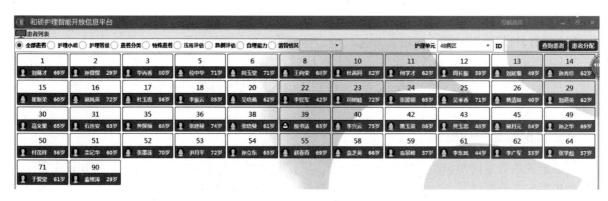

图 21-6 护理看板

3. 支持患者分组和自动认领功能,自动关联电子排班系统。

4. 支持护理工作和医嘱状态的实时提示。

5. 支持患者床位等级管理和颜色警示功能,可以与电子床头卡联动。

6. 结合病区护理文书、医嘱等信息,自动显示在院患者数、新收患者数、出院患者数、转科患者数、病危患者信息、手术患者信息、特殊病情患者信息、过敏患者信息;显示跌倒、压疮、管道滑落、跌倒等评估高、中、低危患者,CVC、PICC 管道患者;显示护理工作提醒;质控提醒、消息通知等。

(三) 护理评估管理

护理评估一般包含入院评估、身体评估、十大系统评估和专科评估内容(图 21-7)。

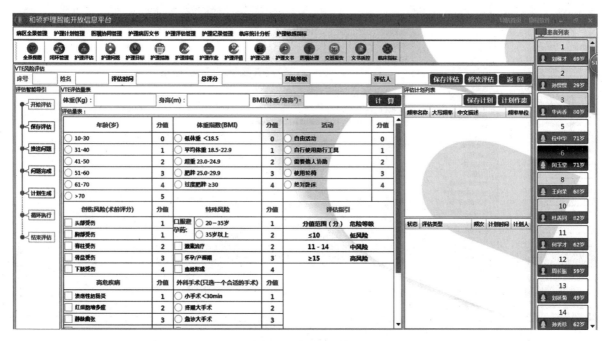

图 21-7 护理评估管理

1. 根据患者的状态,智能引导护理评估的任务,完成评估自动化提示。

2. 支持身体评估、系统评估的自由加入,一般来说:按照病情可以实现周期评估介入。

3. 支持专科评估的自由模式和任务提醒模式。

4. 支持护理评估症状的自动采集,完成护理问题的生成决策引导。

5. 入院评估、身体评估、专科评估和十大系统评估会根据患者的病情、症状和各种管理制度,自动产生护理任务,且支持单个评估流程化智能化导引。

(四) 护理计划管理

护理计划管理涵盖护理问题(诊断)、护理目标、护理措施、护理评价;护理问题的主要功能主要是:

1. 生命体征和化验体征的采集实时导入。

2. 医嘱与专项评估后实时问题导入,护理计划的制订与管理。

3. 护理评估后,自动汇集护理症状,智能推导护理问题产生。

4. 支持历史护理问题的导入和管理。

5. 支持手工模式导入护理问题;支持症状和各种小结的汇集。

护理目标及护理评价的主要功能:

1. 支持按照模板手工选择,并调整护理目标、护理评价的修正。

2. 支持按照症状推导目标、评价的智能显示。

护理措施主要功能:

1. 支持根据护理问题和症状,智能护理方案的智能推荐,支持护嘱的调整。

2. 支持一病一品、护理路径及中医辨证施护的植入,满足不同科室的需求。

3. 支持护理措施的自动排程和手动安排管理,确保每一个措施有完备的执行记录。

4. 支持医嘱系统的整合　医嘱可以自动整合到护理排程计划中。

（五）护理作业管理

护理任务按照时间点自动产生作业,医嘱协同、护嘱过程化联动处理:

1. 护士按照护理时间点直接关注护理工作的进度。

2. 护士长通过时间点变化直接透视每日的工作量变化。

3. 支持护理循证理念,量化措施和医嘱的执行,实现时效、内容的质控。

4. 支持用药情况的护理风险的介入,完整护理措施的自动化推演。

（六）护理记录的自动化生成

护士完成护理过程中任务的执行,系统会自动完成护理表单的自动化产生(包含描述性的内容)。如:护理文书、专科病历、护理评估、护理记录等文书。护理文书一般是体温单、生命体征记录、护理记录单等全院统一的表单,专科病历是指儿科、妇科等专科单,各种护理评估单及护理记录单。

1. 支持护理记录单的各种自定义,用户可以自由设置需要的表单模式。

2. 人体图上实时显示不同的标注,呈现不同的风险部位情况。

3. 表单名字上根据数据自动汇聚情况,实时显示内部数据呈现状态。支持数字和颜色的呈现。

支持上述护理记录数据的表单的汇聚和分类呈现,后台可以自由设定与授权。

（七）以循证为基础确保护理安全

护理任务严格按照时间点时间参数控制,对于超过参数区域的需要上级护士或管理人员实现不执行原因、延迟执行原因的采集,实现任务前审核,任务执行确认,过期双审核管理。从而实现文书记录时效控制和内容管理,同时协同实现护理工作量的统计采集。

（八）以患者为中心整合人体图标准化录入

针对各种护理专项形成护理闭环微应用,按照人体图、颜色卡等工具实现部位、颜色、性状的标准化录入,如:出入量按照颜色卡比对,防止护士描述的不一致性,部位按照人体图切割,自由选择部位及协助,自动完成各种指标采集。

1. 护理微应用的闭环管理和跟踪。

2. 护理敏感指标的松耦合自动采集,形成专项的分析报告(图21-8)。

（九）临床指标的自动化采集

将指标分解成因子,因子通过松耦合的指针绑定,完成指标的自动采集,且支持按照不同的统计模板完成数据统计展现,支持各种图形的呈现,如趋势图、柱状图、柏拉图等;支持环比、同比的分析方式(图21-9)。

（十）SBAR 模式护理交班

1. 用 SBAR 交班模式,可以按照选择项动态形成交接嘱托;使用人体图和记录方便关联所有体征、医嘱、护理记录、检查、检验等信息。

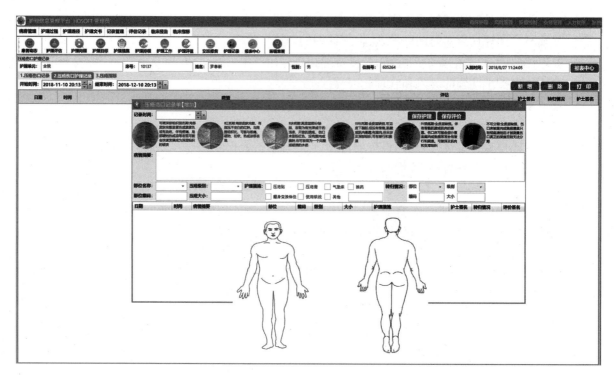

图 21-8 专项分析报告

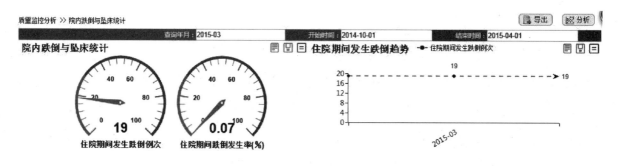

院内跌倒与坠床统计

序号	指标类别	住院总床日数	高风险患者患者例数	跌倒坠床患者人次	住院患者跌倒发生率(%)	高风险患者跌倒发生率(%)
1	住院患者跌倒	24168		19	0.07	
2	因健康状况跌倒					
3	因治疗药物麻醉跌倒					
4	因环境危险因子跌倒					
5	因其他因素跌倒					
6	跌倒造成伤害程度					
7	跌倒伤害严重度一级					
8	跌倒伤害严重度二级					
9	跌倒伤害严重度三级					
10	再次发生跌倒					

图 21-9 自动化采集

2. 统计白班、小夜班、大夜班各个时间段的原有患者数、现有患者数、特级护理、一级护理、二级护理、三级护理、病危、病重、分娩、手术、转入、转出、体温异常、血压异常、血糖异常人数。

3. 并能按上述分类分别查看该类患者的床位、姓名、年龄、诊断、描述和备注。自动关联班次间患者的危急项目、阳性体征、护理问题及护理措施的执行,形成完备的护理过程。支持未完成和注意事项的委托部分,模板化导入功能。

4. 支持 CASE 评估与转床原因的导入功能;可以直接导入危重患者、患者异常体温和不良反应。记录单个交班时长的功能。

5. 实时汇总患者当前的现状情况：基本资料、诊断、生命体征、管路情况、检查报告、检验记录、处置与会诊记录、治疗记录、检查信息等。

6. 支持支持单个或整体交班模式；需求包括：交班信息登记、分类统计、病区交班、特殊类型交班。按照 APN 三班方式交接，可自定义选择班次时间。

7. 眉栏自动按班次分类统计死亡、出院、转科、入院、转入、手术、病危、化疗等，并支持自定义项目，支持选择患者体温记录、护理记录、评估记录是否写入交班。

8. 病区交班　按照患者分类的顺序，按床号先后进行交班。支持单患者交班、小组患者交班与科室交班三种模式。

三、系统应用价值体现

智能临床护理系统彻底告别表单模式，成为一个临床使用的工具；颠覆性的把临床知识、管理、流程等转换成内容，完成护理知识的传承；采用全新的智能护理路径为引导，以患者评估为基础，以国际通用的 CCC、NNN、Omaha System、PNDS、ICNP 等为标准语言，将护理行为从被动引向主动，实现同质化护理，逐步完善护理知识体系。

1. 智能护理路径引导，大量减轻工作量　以患者为中心，从各项护理评估出发，综合评估结果，实时自动计算并生成相应的后继护理措施，并结合医嘱生成护理计划。主动引导护士针对每位患者进行个性化的护理，彻底告别为表单服务的被动护理，大量减轻护士工作量。

2. 同质化护理和标准引入，规范护理行为　在智能护理路径引导下，即使针对不同患者，护理人员均可提供相同质量的服务；同时采用国际通用的标准语言来识别、区分、定义护理任务，规范化护理工作、流程管理。

3. 自我完善的知识体系，护理教育传承融到护理作业中　经长期积累与实践，和硕已形成一套特有的知识库作为判断护理问题与相应护理措施的基准；护理评估后台自动计算生成护理计划，无须额外操作，任何患者异常，直接触发相应的护理措施，并添加至相应护士的护理计划中。

4. 完整的闭环管理、丰富的报表模板和定制服务　根据医院的实际情况建立完善的闭环管理；可根据各医院实际情况配置引导参数，定制引导路径；自动化生成各种报表，完善质控管理。护理文书的时效质控、内容质控实时融合到护理过程中，护理指标自动化完成采集，减轻护士质控、采集的工作量。

5. 本地化服务和标准融入护理工作，持续性改进　符合国内外医疗行业对医院业务的标准化要求；符合国家卫生部最新的护理规范；对移动终端的合理运用，将数字化业务拓展到每个角落。

第三节　智能护理管理实例

一、智能护理管理概述

智能护理管理系统（图 21-10）涵盖了人力资源管理、护理排班管理、制度建设管理、不良事件管理、护理质量控制、病区事务管理、护理教育管理、护理科研管理和护理绩效管理各项功能，满足各级护理管理人员日常管理工作需求。智能化护理管理系统的应用将从根本上改变了传统的护理管理的工作模式，将护理质量管理由定性管理向定量管理转变，由经验管理向科学管理转变，并以数据资料为依据，数字化体现全院及分科室护理质量，对护理质量的管理从模糊估算到量化可比，实行对个人、科室、全院护理工作绩效考评，使护理管理更加严谨规范，使管理工作变得更加主动有序。

将持续改进（PDCA）和护理管理各个环节深

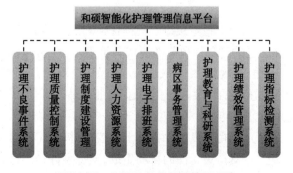

图 21-10　和硕智能化护理管理系统

度融合,涉及环节:护理风险前瞻性管理、不良事件的管理、类事件的管理、护理质量管理(抽查、夜查、行政查房)、持续质量改进、品管圈管理、护理工作计划、会议纪要、护理隐患管理、满意度管理、护理教育管理、护理制度建设等,同时常用的护理工具植入,如:QCC、HFMEA、HVA、RCA、鱼骨图、决策树等。

二、智能化护理管理建设内容

(一)护理不良事件管理

风险管理是指对现有和潜在的医疗风险的识别、评价和处理,以减少医疗风险事件的发生及风险事件对患者和医院的危害及经济损失。医疗风险管理指医院有组织、有系统地通过对医疗风险的发现、评价并寻求其对策的管理科学。

1. 风险识别与预警 各类风险评估模型(成人压疮、儿童压疮、坠床/跌倒、导管滑脱、自理能力、误吸窒息等),自动汇总风险分数和等级,根据护理风险等级和病种自动提供选择的知识库护理措施(详细见智能临床护理评估功能),风险因子和不良事件的因子统筹计算,形成不同区域的预警。根据 SCA 风险矩阵、FMEA、HVA 机制,自动完成单个事件、类事件、区域的预警管理和 FMEA 持续项目的前瞻性管理(图 21-11)。

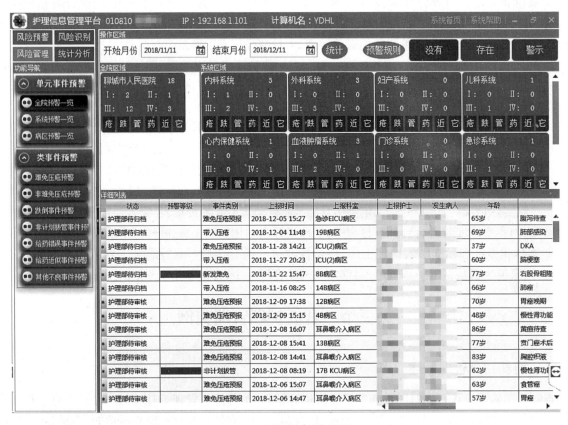

图 21-11 风险识别与预警

2. 风险上报与跟踪 根据评估和风险的识别,护理人员进入风险预报跟踪环节,通过悉心的护理,持续改进的管理使风险消失或者治愈。发生护理方面(压疮、跌倒、拔管、给药错误、给药近似错误、饮食、输血、药物外渗、输液反应、护理其他事件)事件后,点选上报模式;支持临床护理的智能化导入,形成不良事件的持续过程化跟踪,上报流程节点可以根据风险等级自动重组,形成不同的护理流程管理微应用。

(1)支持不良事件各种上报表、审核意见的自动生成和导出。

(2)支持鱼骨图的自动生成,支持事件描述过程的模板化生成。

(3)支持各种分析报告生成;支持各种移动设备的跟踪。

（4）支持与临床护理微应用自动组合,形成完备的护理管理。

3. RCA分析与持续督导　对于发生的压疮、跌倒、拔管、给药错误、给药近似错误、饮食、输血、药物外渗、输液反应、护理其他的事件,经主管科室判定等级为一级、二级的进行根本原因分析,导入PDCA项目的持续改进,支持改进前后数据的对比分析;支持单事件的分析报告的自动生成(图21-12)。

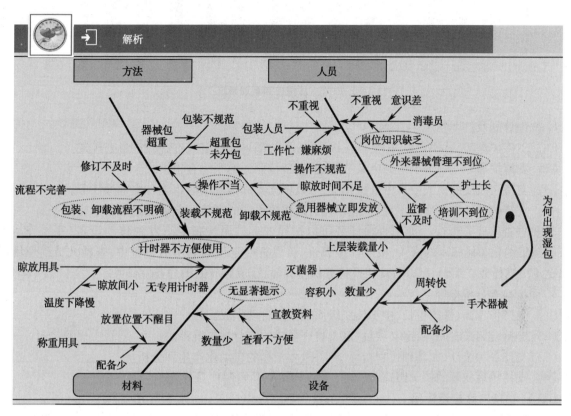

图 21-12　RCA 分析与持续督导

4. 各类统计分析

（1）按照国家标准,自动汇集压疮、跌倒等指标的自动生成和分析。

（2）支持环比、类比、趋势分析方法,支持分析报告的自动产生。

（3）支持各种结果指标的采集,将PDCA融合到指标监控中,实现常见的柏拉图、指标对比模式的定义。

（4）支持按照月度、季度、年度或自定义时间模式,支持按照单事件、类事件、全部事件的汇总和分析,支持计划目标指标、国内标准、省内标准和实际标准的指标对比分析。

（二）护理质量控制管理

护理质量控制管理系统(图21-13)是按照医院的护理三级质量管理模式,使三级质控能每周、每月落实,减少差错并杜绝事故隐患,使质量保证体系充分发挥作用。护理部和科护士长可以对护士长执行计划的及时性进行实时监控,全盘掌握全院、科片的问题及整改情况,并对具体问题的处理进行指导、评价,使各科室与护理部之间的沟通交流更加密切。

系统加强了护理环节质量控制,由粗框型管理为实施具体分析,改变了以往凭月、季、年报表事后指导工作的弊端,变被动汇报式管理为主动用数据指导工作,减少工作中的盲目性。通过各级行政查房、各类质量检查等途径发现的问题,在护士长的工作平台上都会即时呈现,方便护士长了解病区当前存在的问题并进行及时整改;没有整改解决的问题会反复提醒直到解决,规避了日常工作中护士长由于工作繁忙可能造成的遗漏。针对问题建立PDCA的持续改进体系,确保各项问题最终都落实到具体的管理并加以改进。

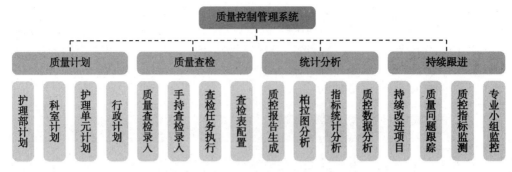

图 21-13　质量控制管理系统

1. 护理计划及进度管理

（1）支持护理部、科护士长、护士长三级质控模式，都可以指定联查、夜查、自查模式。

（2）支持护理专项管理小组的定义和管理，支持按照固定小组查检模式。

（3）支持三级质控模式中自由查检模式，可以根据实际情况临时组建自由查检任务。

（4）支持护理任务进度的呈现，护理单元可以按照不同的颜色区分进度显示。

2. 护理查检任务执行　护理查检任务可以按照任务的属性智能下发到移动设备（手推车、PAD等），支持集约化智能病房的嵌入，按照任务属性，可以智能定位到病房的设备中，查检人员到现场后，使用设备扫描任务二维码，可以自动切换任务执行界面，完成对应的护理查检任务。

3. 质量检查分析报告

（1）支持护理部、科护士长、护士长三级质控报告自动生成。

（2）支持自定义时间段、定义项目、定义检查模式的综合报告统计。

（3）支持各种统计，如基础过程指标、专科过程指标的自动化产生和分析。

（4）支持护理问题的持续跟踪和管理，支持 PDCA、品管圈项目导入。

（三）护理制度建设管理

建立护理制度文档中心，实现卫生部、卫生厅、护理部及各科室相关的护理制度文档的规范化管理，并根据权限开放给各级护理人员下载查阅，便于护理人员共同遵守、统一衡量考评。同时护理制度和临床知识库关联，实现护理制度的量化落实和持续改进。

（四）护理人力与电子排班管理（图21-14）

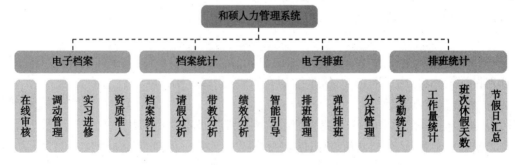

图 21-14　和硕人力管理系统

1. 全面、动态的护理人力资源管理　实现全院各类护理人员的统一管理，建立全面的护理人员专业技术档案，包括护士基本信息、教育经历、职称职务、在读学历、工作经历、学术会议、业务学习、科研成果、考核成绩等各项内容，使管理者可以便捷地掌握护理人员业务技术信息、工作表现、个人业绩以及技术能力测评情况，从而为选拔护理骨干提供了绩效考评的准确数据。

2. 护理排班电子化管理，依据工作量进行护理人员的合理调配　系统实现护理排班的电子化管理，并与考勤和年休存休管理实现无缝对接，简化医院各科室的排班工作。院领导和护理部随时掌握各科室的护理力量分布情况,并及时根据各个科室的收容和危重患者情况进行合理的调整,从而降低护理差错的发生率。

（1）支持按照月、周和自定义的排班模式,可以设置应急、听班的机动管理。

（2）支持护理人员排班后自动关联患者,实现工作量的统计。

（3）支持公休假汇总统计,支持在线护士考勤管理。

（五）护理病区事务管理

护理病区事务管理将医院护理管理的要求条目化,并结合时间周期要求来实现了护士长工作的快速导航,使护士长可以一目了然了解本病区目前需要完成的工作任务,以及需要解决的问题。护士长电子工作手册减少了因为护士长个体管理能力差异而造成的病区整体护理质量风险,通过主动引导式的应用加强了护士长工作的计划性,有助于规范护士长的管理行为,提升护士长的管理能力(图 21-15)。

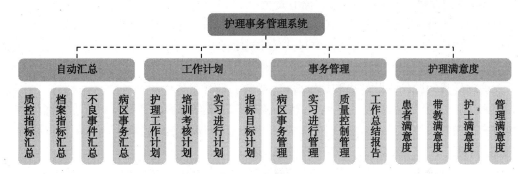

图 21-15 护理事务管理系统

（六）护理教育管理系统

护理教育管理系统帮助医院实现护士教育工作的网络化管理,形成一个及时更新的护理人员专业技术数据中心和教育管理沟通平台。全面、实时、准确提供医院的技能和教育信息,为护理管理人员针对人才的决策提供辅助支持,为医院技能和开展护理科研提供便捷的服务(图 21-16)。

1. 护理在线考试 护理管理人员可以根据学习情况,实时安排在线考试,也可以集中理论考试;支持护理操作现场考核评定,自动导入护理专业技术档案。

2. 护理教育查检计划

（1）按照护理能级下发学习计划,支持在线实时监控学习情况。

（2）按照学习情况,进行教育查检计划,实现计划的持续跟踪和评定,规范护理教育落实情况。

（3）将护理技能操作融合到临床护理操作中,实现寓教于工作的理念。

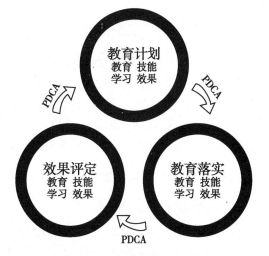

图 21-16 护理教育管理系统

（4）支持教育效果自动评定完成教育统计分析(如柏拉图、趋势分析、对比分析)。

（5）支持教育分析报告的自动化生成,支持指标的归类自定义分析。

3. 护理科研管理

（1）护理科研管理系统是以科研管理为核心,可实现全院级管理应用的信息管理系统,并可与医院综合运营管理其他信息系统进行融合。

（2）帮助医院对科研项目的管理实现网络化、无纸化、标准化、科学化管理。医院护理人员可以通过登录科研管理系统进行课题申请、论文提交、科研成果和科研奖励等信息的管理。

（3）科研管理人员在线审核课题、论文、学术著作、科研成果等,检查课题进展、课题经费状况,在线答复咨询。

（4）自定义报表提供多方位查询,简单快捷。

三、系统应用价值

智能临床护理系统彻底实现数据驱动模式,基于护理管理的定义和归类自动完成指标因子的嵌入,智能化实现 QPS 指标的监测、JCI 指标的采集、国家标准中需要指标的生成。

1. 前瞻性风险侦测,过程化事件处理,完善的 RCA 分析,结果指标的自动采集与分析。

2. 全面、动态的护理人力资源管理,使管理者可以便捷地掌握护理人员业务技术信息、工作表现、个人业绩以及技术能力测评情况,从而为选拔护理骨干提供了绩效考评的准确数据。

3. 护理排班电子化管理,依据工作量进行护理人员的合理调配并及时根据各个科室的收容和危重患者情况进行合理的调整,从而降低护理差错的发生率。

4. 护理制度的规范化管理和共享利用,便于护理人员共同遵守、统一衡量考评。

5. 护士长工作手册电子化,通过主动引导式的应用加强了护士长工作的计划性,有助于规范护士长的管理行为,提升护士长的管理能力。

6. 实现护理质量问题的跟踪解决和持续改进,规避了日常工作中护士长由于工作繁忙可能造成的遗漏。针对问题建立 PDCA 的持续改进体系,确保各项问题最终都落实到具体的管理并加以改进。

7. 构建护理三级质控体系,实现护理全面质量管理,变被动汇报式管理为主动用数据指导工作,减少工作中的盲目性。

8. 智能化的辅助分析功能,使管理者可以轻松获得及时、准确的管理信息,使管理决策更富前瞻性,降低管理成本,提高工作效率,减少决策风险。

第四节 集约化智能病房实例

一、集约化智能病房概述

和硕集约化智能病房在于优化病患住院照护体验,简化医护工作流程。集约化智能病房提供的服务病房、护士站、移动设备与远程会诊管理,整合各种设备、机器人、传感器的信息服务平台,让病患的需求迅速传达到医护终端,而医护人员也能透过系统实时视频对接,提高护理工作效率。集约化智能病房的设计以患者和家属为中心,所有功能透过触手可及的触摸机完成,有助于提高住院满意度。针对护士站也提供电子白板和医护移动查房系统,降低人力负担。同时针对医院经营管理提供大数据分析支持。

二、集约化智能病房建设内容

（一）床旁医护信息终端

1. 以多媒体方式,清楚呈现病患诊疗计划与健康宣教,降低护理人员工作负担。

2. 一键求助与紧急联络功能,整合医生、护士、患者三方可视化通信。

3. 提供多样化娱乐功能,如电视/游戏/上网等,强化服务满意度。

4. 专为病患与家属需求量身打造,创造优质住院环境。

5. 支持按照班次二维巡视码的动态产生,确保护理巡视落实到位。

6. 整合完成医生查房、护理照护管理,提供医护触手可及的服务。

（二）床头电子床头卡系统

1. 图文并茂,方便患者实时查询住院费用和数据。

2. 无纸化、电子化,提升病房的管理效率,降低纸张消耗。

3. 简易后台管理,支持二维码医护巡视。

4. 现代化病房必须设备。

（三）护士站大屏电子白板

电子白板系统要求实时连接病患需求,提供精准的医护。电子白板取代传统护理站白板,实时监控护理计划或任务的执行状态,透视护理工作量,提高照护效率与品质。系统要实时通报病床信息、通知、快速传达病患需求;定时提醒交班、检查、手术等信息,实时汇总患者分类情况等,从而使护理人员对患者动态、特殊病情和护理项目予以观察,并进行监控。

支持输液监控的连接,完成患者实时在线监控,支持 PDA 在线状态对设备的监控管理。

（四）交班室触摸大屏 SBAR 交班系统

1. 用 SBAR 交班模式,可以按照选择项动态形成交接嘱托;使用人体图和记录方便关联所有体征、医嘱、护理记录、检查、检验等信息。统计白班、小夜班、大夜班各个时间段的原有患者数、现有患者数、特级护理、一级护理、二级护理、三级护理、病危、病重、分娩、手术、转入、转出、体温异常、血压异常、血糖异常人数。

2. 并能按上述分类分别查看该类患者的床位、姓名、年龄、诊断、描述和备注。

3. 可以直接导入危重患者、患者异常体温和不良反应。

4. 支持 CASE 评估与转床原因的导入功能;记录单个交班时长的功能。

5. 支持图形识别、指纹识别、人工智能设备的使用,可以实时完成交班汇总。

（五）集约化智能病房管理系统

1. 方便护理人员系统化管理病患需求,也便于护士长稽核病房绩效。

2. 方便护理姑与病房之有效沟涌平合,集中显示护理车、电子白板与床头卡信息。

3. QPS 指标实时监测,方便管理人员决策。

4. 结合电子白板和智能交班功能,整合度高。

（六）支持整合智能设施与设备

1. 平台开放、融合、标准,便于第三方系统集成。

2. 整合智能设备,完成医疗、护理工作的自动化。

3. 融合智能语音控制,整合智能家居,完善就医环境。

三、系统应用价值

和硕集约化智能病房是建立在护理临床和管理数据化的基础上,使用可视化设备(如电视、触摸大屏等)优化病患住院照护体验,简化医护工作流程,提供医护触手可及的信息服务。整合各种设备、机器人、传感器等最新技术完成数字化可视病房的连接与改造。

1. 落实病房无纸化,加强信息整合,优化病患关系。

2. 提供患者全程病历,整合信息还给患者知情权,强化患者安全。

3. 提高照护需求分级,提高照护响应效率,优化病房服务。

4. 整合病患需求,提供精准化医护服务,快速传达医护需求,为医护人员实时提供手术、排程、交班等信息和贴心服务;减少交班时长。

5. 实现医联体远程同质化管理,指标、数据的远程监测管理,方便启动远程会诊管理。

第五节　精准化社区护理实例

一、延续护理概述

智慧医院(图 21-17)已经拥有了一些高尖端的医疗技术,医院内部管理工作、远程医疗机器人手术治疗都达到了一定水平,但是存在一个医疗资源无法被广泛应用的问题,集约化智能病房可以作为智慧医院的一个出口,针对失能与老年人口的增加,复健、长期照护、高端照护的需求;延伸至未来之社区或居家照护。和硕集约化智能病房系统与医院紧密衔接,让集约化智能病房走进老百姓的家中。

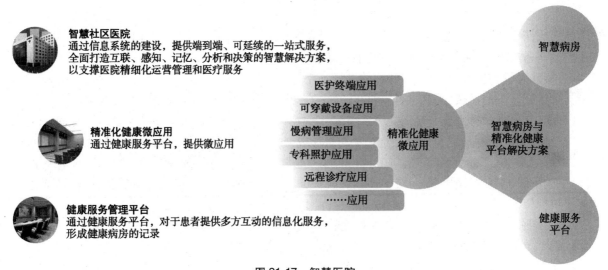

图 21-17　智慧医院

以患者为核心,打造疾病防治为主医疗为辅的健康管理平台,让护士走向前台,运用专业知识和技能为群众提供医学照顾、病情观察、健康指导、慢病管理、康复促进、心理护理等服务,体现人文关怀。按照医联体和区域中心的定义和模式,打造病源服务多级联动,疾病准确定位与治疗的医联体新模式;构建一个覆盖健康服务、医保、商保和健康云数据的互联网医疗健康的全生态链,实现家庭及社区保健服务、健康风险管理、长期护理服务等服务,打造一个维护健康、修复健康、促进健康的产品生产、服务提供及信息传播等活动的健康服务平台。

二、精准化社区建设内容

精准化社区护理系统(图 21-18)是在健康中国、互联网医院、护士多点执业的环境下产生,立足于护理团队资源的下沉,实现专业知识和专业技能的照护、病情观察、健康指导、慢病管理、康复促进、心理护理等服务;实现家庭及社区保健服务、健康风险管理、长期护理服务等;同时针对医联体完成协作后病患无法转回情况,通过护理专案的知识库共享,打造病源服务多级联动,疾病准确定位与治疗的医联体新模式。

护理专案管理是打通院内、院外的服务体系,根据患者的病症形成智能的精准化推送管理,将智能引导的护理专案延伸到社区、家庭;同时持续性的护理质量评价,引入营养、心理、复健、护理、治疗、药师、病患之间交流等促进患者康复管理。由于护理专业团队的多点执业,确保安全执业的同时,将专业知识分享或现场服务模式,联通社保和补贴服务。

支持智能设备、传感器的采集,完成远程生命体征的实时监控。支持结果、结构、过程面的综合统计和分析管理。

三、系统应用价值

精准化社区护理系统实现院内、院外一体化护理照护的管理,缓解护理人员不足、促进优质护理资源下沉。通过开展护士多点执业,推动护理专家、专科护士从三级医院向基层医疗卫生机构流动,推动护理服务向基层医疗卫生机构及社区、家庭流动。

实现"医养结合",把生活照料和康复关怀融为一体的新型模式。用"医养一体化"的发展模式,集医疗、康复、养生、养老等为一体,把老年人健康维护服务放在首要位置,将养老机构和医院的功能实现同质化照护和管理。

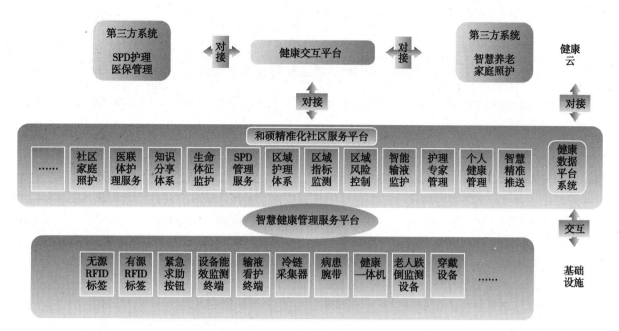

图 21-18 精准化社区建设

第二十二章　华为智能护理系统实例

第一节　系统概述

一、基于移动医疗的敏捷分布式无线架构

近两年医疗行业最关注的信息化技术和手段:"无线医疗"。目前虽然大部分三甲医院已经建立了比较完备的医疗信息系统(如 HIS、PACS 等),医护人员可以通过有线网络来访问、修改、输入患者信息、诊断报告和治疗方案。但是有线网络存在局限性是信息点固定,制约了医疗信息系统发挥更大的作用,因此 WiFi 承载的无线医疗正在迅速发展。

基于医疗生态自身的一些特点,如应用软件系统鲁棒性差,无线终端老旧等特点,这对 WiFi 网络漫游性能有非常苛刻的要求。医院方面需要保证手持终端进行病房巡视(包括输液核对、药物核对、输液巡视、生命体征录入等业务操作)时业务不中断,所以希望 WiFi 网络能够提供一种既能屏蔽终端差异、让终端不感知,又能保证尽可能少丢包、甚至不丢包的漫游性能。

华为推出的同频网(same frequency network,SFN)漫游方案是基于敏捷分布式架构:在敏捷分布式架构下,不同的 RRU 使用相同的信道组网,不同 RRU 之间协同由中心 AP 实现,哪个 RRU 来接收和发送也是由中心 AP 统一控制协调。相对于传统的由终端触发的主动漫游技术而言,这种方案具有漫游终端无感知,显著优点是切换丢包少等,非常适合于医疗这种对移动漫游的平滑性有较高要求的场景。

在传统漫游技术中,不同 AP 是彼此独立工作,发射的 WLAN 信号的 BSSID(相当于有线设备的MAC 地址)也是不同,也就是说:终端非常清楚的知道哪个 WLAN 信号是由哪个 AP 发射,终端如果要发射无线信号,也需要明确指出目的 BSSID 以发射给具体的 AP。此时当终端在不同 AP 间漫游时,由终端自行触发漫游流程,从一个 AP 动态的切换到另外一个 AP 上。

当终端在移动过程中,虽然收发信号的 AP 发生了变化,但如果 BSSID 不变,则终端就完全感知不到漫游的存在,也就不会出现传统漫游切换方案中的重关联、重认证、重密钥协商流程,可以达到漫游切换下数据转发不中断,少丢包的目的,如图 22-1 所示。

基于敏捷分布式架构为上述这种方案的实现提供了一个先决条件,不同 RRU 之间协同是由中心AP 实现,由哪个 RRU 来接收和发送也是由中心 AP 统一控制协调。对每个无线终端而言,每个 RRU 使用信道和 BSSID 都一样,在任意一个 RRU 接入后,在 RRU 对应的中心 AP 范围内都保持不变,完全不能

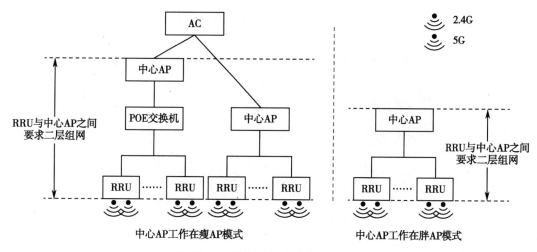

图 22-1 敏捷分布式架构部署示意图

感知到漫游的存在。

当中心 AP 为瘦 AP 时,敏捷分布式架构是一种三层架构;当中心 AP 是胖 AP 时,敏捷分布式架构是一种二层架构。WLAN 的业务模型在这两种架构下的部署模式也是不同的。

1. 中心 AP 为瘦 AP(三层架构) 与传统的 AC+AP 的 WiFi 架构相比,三层敏捷分布式 WiFi 改变了网络的架构层次,业务模型也在不同层次的网元上进行了重新部署与分配。当中心 AP 为瘦 AP 时,各自网元的业务部署模型如下图所示,如图 22-2 所示。

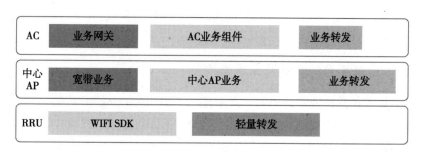

图 22-2 中心 AP 为瘦 AP 部署模型

在这个全新的业务部署模型中,各个网元的功能如下:

(1)RRU:RRU 本质上是从传统 AP 上剥离出来的一个远端射频模块。它只负责处理 802.11 相关的空口报文,其与中心 AP 进行通信是通过 CAPWAP 隧道。不同 RRU 之间是独立的射频,不存在共享射频的问题。RRU 将从空口收到的 802.11 报文直接转换成 802.3 的报文上送到中心 AP 进行处理或者将来自中心 AP 的 802.3 的报文转换成 802.11 的报文从空口发送出去。

(2)中心 AP:中心 AP 保留了原来 AC+AP 架构中 AP 的功能(除了射频部分),并且增加了部分 AC 的功能,比如终端关联控制,中心 AP 内切换等功能。同时还增加了对 RRU 的管理功能。其他的传统 AP 中仍存在部署的 QoS,ACL 等宽带业务相关的功能和业务转发相关的功能。其与 AC 之间仍然通过 CAPWAP 隧道进行通信,与 RRU 之间也是通过 CAPWAP 隧道进行通信。

(3)AC:AC 部署了 AP 管理,用户管理等 WLAN 组件相关的业务。同时部署了作为业务网关时的功能如 NAC,DHCP 等。另外还部署了业务转发相关的功能。

三层架构下引入的中心 AP 是一个关键的角色。向上,中心 AP 帮助 AC 处理了部分业务,分流了对 AC 业务的处理需求,分担了 AC 的负载。向下,传统 AP 释放了 RRU 的处理能力,把转发、频谱分析和统计数据采集等功能上移到了中心 AP,RRU 仅承担处理射频的角色。同时,中心 AP 还负责对 RRU 的管理,在网络层次变成三层的情况下,仍然保持配置管理上为两层的扁平架构。中心 AP 提供了天然的平台为 RRU 间的协同,也为一些先进特性功能的创新创造了条件。总的来说,中心 AP 的引入并没有让配置管理变得更复杂,但却提升了整体包括组网能力和创新能力的网络能力。

2. 中心 AP 为胖 AP(二层架构) 当中心 AP 为胖 AP 时,敏捷分布式架构是一种二层架构,仅涵盖中心 AP 和 RRU 两部分,业务部署模型如下图所示,如图 22-3 所示。

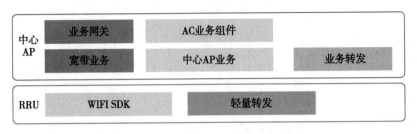

图 22-3 中心 AP 为胖 AP 部署模型

各个网元的功能如下:

(1) RRU:RRU 与中心 AP 是瘦 AP 时的功能是一样的,请参考瘦 AP 为中心的描述。

(2) 中心 AP:中心 AP 是胖 AP 时,在原来中心瘦 AP 功能的基础上增加了原来 AC 的功能。相当于中心胖 AP 等于中心瘦 AP+AC。

二层架构的敏捷分布式 WiFi,组网不再依赖于独立的 AC,中心胖 AP 充当了 AC 的角色,可实现自组网、自管理。中心胖 AP 集成了业务网关,可以为用户提供网关等相关功能。中心胖 AP 还集成了交换端口,提供交换端口和 PoE 供电等能力。另外,中心胖 AP 还保留了丰富的综合业务演进能力。

中心 AP 是瘦 AP 场景下,AP 上线涉及中心 AP 和 RRU 的上线。这两个网元的上线存在先后顺序,即先中心 AP 上线再 RRU 上线,并且 RRU 的配置是从中心 AP 上获取的。中心 AP 是胖 AP 场景下,只涉及 RRU 上线。

二、基于无线多业务平台的物联网无线架构

物联网被称为是世界信息产业革命的第三次浪潮,"Next Big Thing"。从第一台联网的 ATM(自动取款机),到第一台联网的笔记本电脑,再到第一个联网的移动电话、第一台联网的汽车、第一只联网的电表…越来越多的设备通过蜂窝网、NFC、RFID、蓝牙、Zigbee 和 WiFi 等连接方式连到网络上。根据华为的预测,到 2025 年将有超过 1000 亿个物(不包括个人宽带用户)被连接起来。任何物体,在任何时间和任何地点都能连接到网络上,物联网正在深刻地影响着人们的生产和生活,如图 22-4 所示。

在物联网中,各种传感器将从物理世界获取到的信息,通过泛在的连接和软件定义的网络传送给各种

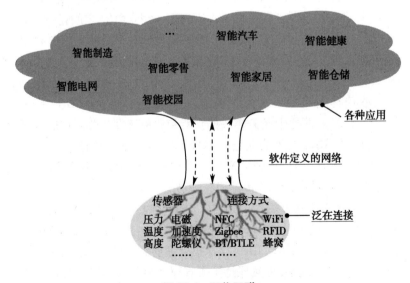

图 22-4 万物互联

智能的应用进行信息加工和决策,智能应用将决策的结果施效到物理世界里,将关注的对象控制在预期的运动状态。在这个过程中,泛在的连接充当了非常重要的角色,尤其是处于网络边缘的网络产品,它们需要支持多样性的连接方式。可穿戴设备包罗了如蓝牙、Zigbee 和 RFID 等各种无线连接方式,一般都是通过个人的智能手机或者 PAD 接入控制。能不能给这些可穿戴设备提供一个统一的入口,方便可穿戴设备的统一接入和控制,是需要解决的一个问题,也是大规模推广智能手表手环的企业级应用的关键。为了解决统一入口的问题,华为推出了物联网 AP,在已经广泛部署和成熟应用的 WiFi 产品上,提供蓝牙、Zigbee 和 RFID 等其他连接方式。华为的物联网 AP 方案在 WiFi 的基础上,实现了其他各种物联网连接方式在 AP 上的共站址、共回传、统一入口和统一管理,并具有灵活可扩展等特点。图 22-5 为物联网 AP 技术架构图。

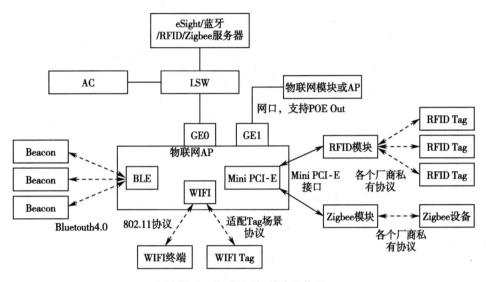

图 22-5　物联网 AP 技术架构图

在华为的物联网 AP 上保持了原有的 WiFi 模块,可以为 WiFi 终端用户提供 WIFI 接入服务,同时 WiFi 模块也可以为 WiFi Tag 提供定位服务。物联网 AP 内置蓝牙 4.0 模块,可以通过 Bluetooth4.0 的协议与 Beacon 通信,提供蓝牙定位服务。另外物联网 AP 还提供了 3 个外置的标准 Mini-PCI-E 扩展槽位,可以插入满足 Mini-PCI-E 接口标准的物联网模块。物联网 AP 还提供 2 个 GE 口,其中一个 GE 口可以提供 POE OUT 能力,能够为符合 802.3af 标准的 PD 设备进行供电(小于 10W)。支持网口接入的物联网模块,可以通过网口接入到物联网 AP。通过扩展槽或者网口接入的各个厂商的物联网模块,通过其私有的协议与物联网终端设备进行通信。对物联网 AP 来说,AP 不需要处理各个厂商私有的协议,AP 只需要将各个模块处理后的数据做数据转发即可。物联网 AP 提供的主要接口如图 22-6 所示。

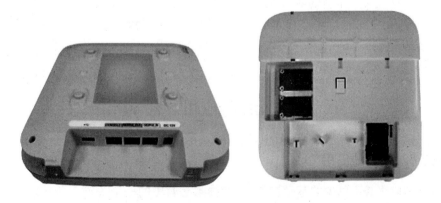

图 22-6　AP 设备接口说明

这些接口的主要用途如表 22-1 所列。

表 22-1　AP 设备接口用途

编号	接口	用　　途
1	Default	缺省按钮,长按超过 3 秒恢复出厂缺省值并重启设备
2	USB 接口	连接 U 盘设备用于扩展存储,对外输出最大功率为 2.5W
3	Console 口	控制口,连接维护终端,用于设备配置和管理
4	GE1/PoE_OUT	10/100/1000Mbit/s,用于有线以太网连接。支持 PoE 电源输出
5	GE0/PoE_IN	10/100/1000Mbit/s,用于有线以太网连接。支持 PoE 电源输入
6	DC 12V	直流电源接口,用来连接 12V 电源适配器
7	Lock 设备锁接口	用于保证设备的防盗安全
8	IoT 槽位	用于插入 IoT 插卡,提供 RFID 定位等物联网功能
9	射频接口	通过射频线缆,连接 IoT 插卡和天线

无线网络在部署时,需要考虑无线站点的站址选择,有线链路回传和站点供电等问题。当使用不同无线技术的不同物联网同时出现在一个物理场景下时,如果每一种无线技术都独立的进行站址选择、回传和供电,这对成本、施工和环境美化都会带来挑战。华为物联网 AP 在为用户提供 WiFi 接入的基础上,还可以提供蓝牙,RFID 和 ZigBee 等其他连接方式,实现了 WiFi、蓝牙、RFID 和 ZigBee 的不同无线技术方案的统一入口。这种不同无线技术共站址、共回传和共电源的方式可以明显的降低成本、减少施工量和减少对周边环境的破坏。

物联网 AP 可以为用户带来统一管理的便捷,主要体现在以下几个方面:

1. 回传网络的统一管理　不管是物联网 AP 中内置的蓝牙模块还是通过扩展槽外置的 RFID 模块或者 ZigBee 模块都可以实现与 WiFi 的共回传。共回传意味着只需要部署一套有线网络,也就意味着只需要统一管理一套有线网络。

2. 站点的统一管理　物联网 AP 内置的蓝牙和通过扩展槽外置的 RFID 模块或者 ZigBee 模块实现了物联网站点的统一。统一的物理站点意味着只要管理和维护一个物理站点就可以实现对 WiFi、蓝牙、RFID 和 ZigBee 不同的无线技术的站点管理和维护。

3. 设备的统一管理　华为 esight 网管可以实现对 AP 设备的管理和对物联网无线模块的统一管理。比如在蓝牙定位场景下,eSight 网管既可以对 AP 设备进行管理和维护,也可以实现对蓝牙 Beacon 进行的管理和维护:例如,参数配置、蓝牙模块电量信息或者以及蓝牙模块在线状态监控等。

物联网 AP 除了本身的 WiFi 功能和内置的蓝牙模块,还提供了丰富的外置接口,这些接口包括支持 POE Out 的以太口,USB 口和三个 Mini-PCI-E。这些接口为网络建设的不同阶段提供了灵活的可扩展性。比如,在网络建设的早期只需要提供 WiFi 覆盖,随着用户的增加需要增加 AP,这个时候可以使用 POE Out 的以太口来连接一个新的 AP,无须增加接入交换机。当网络发展到需要建设物联网阶段时,AP 内置的蓝牙模块、外置的 USB 口和 3 个口 Mini-PCI-E 又为物联网的建设提供了不同技术类型和规模上的选择。这里需要说明的,物联网 AP 上硬件接口虽然 Ready,但由于不同厂家物联网模块的差异,在软件上可能仍然需要做适配的开发。

第二节　无线的应用效果分析

一、无线在移动医护的应用

无线是移动医护应用必不可少的基础技术,漫游技术是其中的一个关键。传统的漫游技术是由终端触发的主动漫游,本节介绍一种新兴的基于敏捷分布式架构设计的 SFN 漫游技术的应用。

基于敏捷分布式架构的 SFN 漫游方案,中心 AP 可以实现不同 RRU 之间协同,统一控制协调由哪个 RRU 来接收和发送。相对于传统的由终端触发的主动漫游技术而言,具有显著优点是漫游速度快,终端无感知,切换丢包少。非常适合于各种对移动漫游的平滑性有较高要求的场景。实际测试结果表明,SFN 特性能够完全满足无线医疗场景下对无线 WiFi 网络漫游性能的要求。

但在使用过程中,需要注意以下的一些约束:

SFN 特性开启后,仅支持加密网络,包括 PSK,802.1x,Portal 认证+PSK。

SFN 特性,不支持跨中心 AP 漫游,如果跨中心 AP 之间漫游,则走普通漫游流程。

整个中心 AP 范围内,开启 SFN 特性后,单频段(2.4 或 5G)上支持的同频漫游终端数不超过 128 个,单频段内其他各 VAP 上终端数总和不超过 128 个。

开启 SFN 特性后,必须所有 RRU 需配置在同一个信道。

5G SFN 网络部署时,必须将信道配置在非雷达信道。

配置 SFN 特性时,与以下特性互斥:①信道调优;②信道扫描;③智能漫游。

二、无线在资产定位的应用

建设医院无线库房管理系统、移动固定资产管理系统,可以实现从物资进货、入库、领用、使用登记、收费和收回等各个环节进行严格的监控管理。利用 RFID、无线网络、移动计算、智能耗材柜等技术,提升医院的物资管理水平,提高医院的社会效益和经济效益。

本部分介绍 WiFi 结合传统 RFID 的资产管理系统。整个系统选型、软硬件设备的配置均符合高新技术的潮流,采用目前全世界最新的 WiFi RTLS 技术。采用先进、成熟的技术来架构构建各个子系统,能使其安全平稳的运行,有效的消除各系统可能产生的瓶颈并通过合适的设备保证各子系统具备良好的扩展性。

人员资产定位管理是由监控中心主计算机在系统软件支持下,通过数据传输接口和医院内铺设的通讯光/电缆,无间断、即时地对医院内安装的无线数据采集器进行数据信息采集,无线数据采集器将自动采集有效识别距离内的标识卡的信息,并无间断、即时地通过传输网络将相关数据传送至监控中心。数据信息经分析处理后,将工作人员(或资产等移动目标)动态分布在主计算机界面中得以实时反映,从而实现医院现场安全状态在中心数字化管理的目的,如图 22-7 所示。

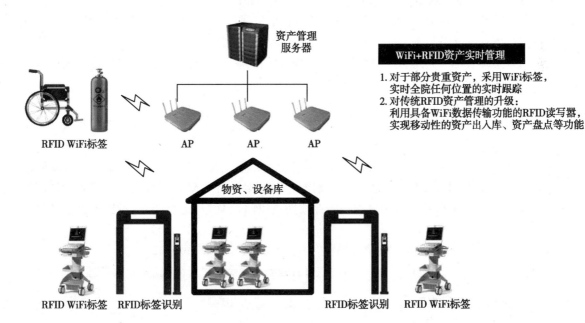

图 22-7　WiFi 与 RFID 技术应用

库房里的 PDA 和其他 RFID 数据采集终端接入到无线网络(无线网络作为医院有线网络的延伸和补充),与后台服务器实时进行数据交互。

科室工作站利用医院有线网络可对数据库进行查询和信息录入。

病区放置智能耗材柜,连接医院 LAN。对智能耗材柜进行操作,后台数据库服务器能实时更新。

服务器端包括前置应用服务器和医院原有的物资管理数据库服务器,通过中间件技术实现两者数据的共享和交互,并保持数据同步(可以按包括智能耗材柜数据、器械库数据、办公用品库数据、营房库数据、固定资产数据分类操作和查询)。

库房入库时,物品必须贴上条形码、RFID 标签,在后台映射已建立的数据。

库房出库需要科室、病区通过网上申领,填写领用物品名称、数量(一般以一周为单位进行领用),如直接领用需要填写领料单。库房管理工作人员在 PC 上查看科室领用计划,根据领用计划准备材料。出库后,可以将领用物品保存在智能耗材柜,如图 22-8 所示。

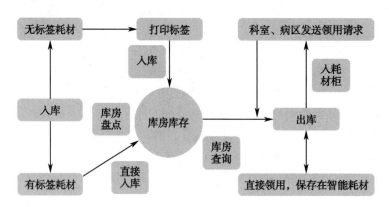

图 22-8 RFID 标签应用资产管理流程

1. 系统管理 主要包括基础代码维护、货架维护、产品类别维护、字典维护、供货商维护、科室维护及用户权限管理、楼层区域管理、定位设备分类管理等。

2. 条形码及 RFID 标签管理 主要包括条形码标签的生成、打印、查询等。对于物品条形码标签管理,提供四种方案,并在系统初始化使用时,提醒用户进行设定。

3. 定位跟踪管理 采用 RFID 标签对贵重物品进行定位跟踪,明确设备当前具体位置与工作状态。

4. 定位查找管理 支持扫描、输入编号进行快速查询设备位置情况。

5. 行为轨迹追踪管理 利用 RFID 标签,按照设定时间周期性反馈设备状态信息,方便人员对设定时间段内的行动轨迹查询。

6. 多种报警方式 为保证 RFID 资产定位标签信号的实时性以及安全性。

7. 采购管理 主要包括预算管理及申报、请购单(可以通过网上申料)、招标管理、合同管理、项目管理等。

8. 入库管理 主要包括普通入库、赠送入库、调拨入库、盘盈入库、固定资产登记等。入库管理可建立与采购计划和到货计划的接口,从资产入库到检验和上架进行严格的流程控制。采用自动识别技术加快入库操作,并可根据既定的规则对物料的存放地点(库位、货柜)进行指定,做到器械设备的有序存放。

9. 出库管理 主要包括普通出库、调拨出库、报废出库、盘亏出库、固定资产折旧等。

10. 库存控制管理 主要包括账目库存查询、库存盘点、实际库存查询、盘盈盘亏处理等。

三、无线在输液监控的应用

在医院日常工作中,"输液安全"问题是一个相当烦人的难题,一直困扰着医护人员、患者及家属。护士每天有大量的输液操作,当患者出现输液并发症、接瓶不及时等情况,护士很可能就是被责怪的对象,而事实上很多时候他们是完全不知情的。近年来,由于医院输液过失已引发过不少医疗事故、医患纠纷,所以输液中的这些情况已经暴露出了普通一次性输液器在输液操作方面的一个先天性安全缺陷和隐患。

　　基于输液中易发生的安全隐患,仅仅将输液的安全意识依靠患者的主动性操作,往往会存在疏漏,输液过程中的安全不能很好的保证,可靠性不高。在医护市场上需要一种护士和患者双向互动的方式,来达成病区临床护理各个环节的有效整合,解决输液安全问题,让其成为医院信息化建设的典型。

　　本部分介绍一种无线物联网的移动输液监控系统。关键技术上利用无线全覆盖,RFID 移动识别技术来实现了一个先进、创新、完善的监控系统,为医院病区的输液护理带来了可靠性、安全性、方便性、实用性,如图 22-9 所示。

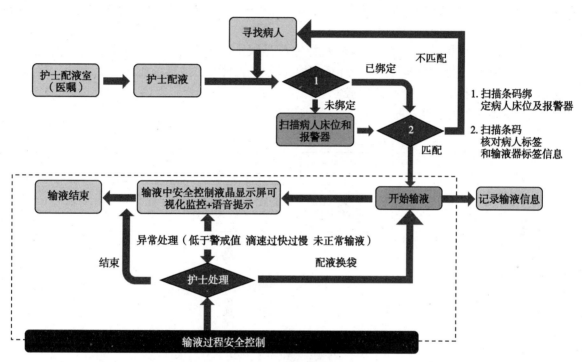

图 22-9　输液监控流程

　　在输液监护管理系统中,物联网 AP4050DN-E 支持 802.11ac wave 2 标准,让多用户接入性能有大幅提升,整机速率达 867Mbps(5GHz)+ 400Mbps(2.4GHz)即 1.267Gbps。AP4050DN-E 具备上行双网口,其中一个网口即可做上行也可做下行使用;用作上行时可保证数据冗余备份,下行时可提供 Poe Out 功能,可以与第三方物联网模块集成对接,使物联网方案扩展更加的灵活,如图 22-10 所示。

　　AP4050DN-E 自身内置蓝牙模块的同时,提供三个 Mini-PCI-E 接口。其内置蓝牙配合华为 eSight 网管的蓝牙定位方案可以实现 1m 精度的定位。通过 Mini-PCI-E 接口可以扩展 ANT 插卡并可实现蓝牙、RFID、Zigbee 等物联网模块扩展,并且支持不同插卡混插,也支持单 AP 同时插多块相同协议的插卡,在后续物联网扩展时可以根据实际使用场景不同灵活选择。

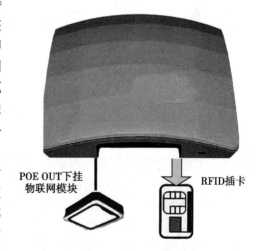

图 22-10　输液监控核心模块

　　本系统结合全无线覆盖和 RFID 移动识别技术,对整个输液安全实现有效、高效的管理。

第三节 应用实例分析

一、系统架构

某医院床位数量750张,其中重症监护室床位107张。是一所集医疗、教学、科研、预防、保健、急救和康复于一体的大型现代化三级医院。

医疗物联网在新建医院过程中备受关注。医疗物联网统一承载移动查房、婴儿防盗、人员定位、资产管理、输液监护等业务的应用,极大提升了医疗效率,减少医疗差错。通过统一的物联网平台,让医院可以轻松应对后续物联网需求平滑升级。

医疗物联网应用从数据类型可以分为两大类,一类是跟位置信息相关的,如婴儿防盗、资产管理,行为分析等;另一类是纯数据类型的,如生命体征监护、温湿度管理等。按照场景分为院前急救、院内人员资产管理、医疗安全管理以及院外恢复监控。

图22-11为本实例的物联网的架构。

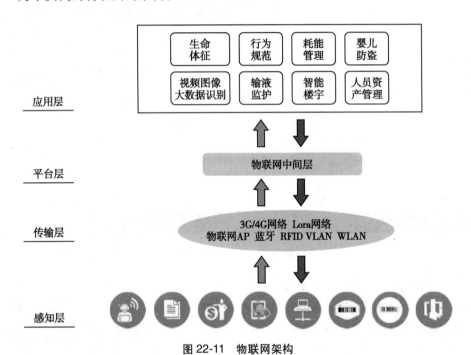

图 22-11 物联网架构

二、系统应用

(一) 院前急救

患者在院前急救的过程中,救治时间对挽救患者生命十分珍贵。借助物联网传感器,可以将患者实时的心电图、脉搏、体温等生命体征信息,以及其他检查结果实时通过4G网络传回医院。在来医院的路上,医生可以提前完成会诊,等患者来到医院直接安排治疗工作,争取更多救治时间。

(二) 院内人员资产管理

医院内部的医疗设备,如监护仪、呼吸机等设备会在不同科室间移动,在使用设备的时候经常出现设备找不到,甚至丢失的问题。借助于物联网标签以及物联网定位技术,可以实时确定设备位置、状态等信息,快速找到设备。同时,结合报表系统,能够统计汇总出设备的使用情况以及盈利情况等信息。

(三) 输液监控、生命体征管理

医院输液一旦漏针,会造成严重医疗事故,通过输液泵的红外传感器和重力传感器系统,能够监测输液速度,并在漏针或者液体输完的时候,自动关闭输液,防止医疗事故的发生。通过心率、体温等传感器,可以在不打扰患者休息的情况下,完成生命体征测量,并自动记录到医疗系统中,既提高服务效率,又改善就医体验。

（四）　医疗安全管理

在妇产科,婴儿被盗、抱错等事故常有报道。借助医疗物联网技术,可以实现母婴配对,当母亲标签和婴儿标签靠近时,如果匹配则通过认证,否则告警;利用电子围栏技术,在病区门口,通过近距离定位器结合门禁系统,能够在未授权婴儿靠近出口的时候报警,并完成门禁自动落锁功能,防止婴儿被盗。在感染科,SARS 等严重感染患者者是禁止私自外出的。通过电子围栏技术,同样可以防止重感染患者私自外出问题。

（五）　院外疾病管理

糖尿病、心脏病等慢性病管理,需要在院外长时间的监控患者相关指标。一方面,可以长期跟踪患者生命体征情况,在必要的时候可以通知患者复查或者住院治疗;另一方面,在突发情况下,如心脏病突发,医疗物联网系统会及时通知患者家属或者医院,采取急救措施,防止意外的发生。

三、应用特色

建设医疗物联网管理应用平台,可以提高医院经济、社会效益,提高医院可行管理水平,精细化管理医院。

物联网射频信号,作为连接传感器和有线的载体,在信号覆盖方式上与 WiFi 网络类似,越来越多的医疗机构在建设 WiFi 网络的时候,考虑在 WiFi 网络的基础上扩展物联网射频信号,避免在后期重复施工布线造成的浪费。

现阶段医疗物联网硬件和软件是强绑定关系,不同厂商之间的硬件和软件系统是不能天然融合的。为了打造覆盖全院的物联网信号,选择物联网 AP 需将无线接入点设备内部集成 WiFi 射频,同时支持标准的蓝牙 4.0,通过 PCIE 插槽扩展 RFID 433Mhz、125kHz 射频,插卡通过内置的方式集成在产品中。这种方案的优点是能够一套网络满足多套信号的覆盖,在建设上可以避免重复投资、浪费资源。

该方案同时支持 POE OUT 功能,用 AP 对物联网网关进行供电,完成基于 WiFi 网络的物联网射频升级。该方案不仅在扩展方式上是开放的,没有厂商壁垒;同时,升级成本低,不需要任何定制化开发。

在医疗物联网的建设中,基于 WiFi 的移动医疗是医疗物联网最基本的要求,同时也是方案的核心。在 WiFi 信号的覆盖中,需要先建设完成无盲点的 WiFi 网络。在 WiFi 网络的设备选型中,考虑在每个房间、过道,以及门诊和会议室等开阔区域保留开放的物联网升级接口,满足在各种场景下的医疗物联网平滑升级。

华为提供医院全套有线无线网络,合作伙伴可以在华为无线网络的基础上,平滑扩展物联网信号,满足全院物联网业务需求。在本次案例中,华为联合合作伙伴在智慧医院建设中采用全新的面向物联网的架构技术 TOA 解决了由于 IoT 网络的复杂化和多元化而导致系统设计、开发、维护相对困难的问题。同时开发了基于 TOA 的面向物联网通信的中间件 TOC,实现低成本、高可扩展性、可维护性的面向 IoT 的医疗智慧解决方案。通过智能识别技术应用来构建医院患者、药品等信息的主索引,通过条形码扫描和 RFID 技术,为智慧医院提供精确的信息确认和识别系统,从而杜绝传统人工判断和识别所产生的差错事故。

医疗物联网技术的应用,可以帮助实现医院治疗、管理、服务过程的智能化、信息化,通过建立一体化的管理系统、护理体系、服务体制,可以帮助医院提高服务水平,优化了各项资源配置,从而提高了医院的工作效率,从而为患者提供更加人性化的服务。医疗机构需要结合自身业务需求,做整体和统一的规划,摸索出一套适合自身需求的建设模式,循序渐进的推广。

第二十三章 京颐智能护理系统实例

第一节 系统概述

随着自然语言识别、数据挖掘、机器学习、智能算法等技术的不断发展以及医疗需求的纵深拓展，护理人员及相关管理人员的专业化业务需求越来越需要智能化手段的支持。诚然，各类护理临床信息化系统（如移动护理人员工作站系统、护理文书系统、护士站公告系统、护理管理系统等）已经在各个医院得到了成熟的应用，并极大优化了临床作业与管理流程、提高了工作效率、提升了医疗服务质量、保障了医疗安全。但是随着技术的发展，医疗需求可以通过更好的实现方式得以满足，只有充分利用智能技术、充分整合业内最佳实践、以智能化作为产品迭代的核心，才能够让系统更好地遵循护理人员及相关管理人员的思维和工作习惯，从而更好地满足客户需求、引领行业发展。因此，京颐先后推出了智能护理照护系统、智慧病区大屏交互系统、智能护患一体化系统等各类智能化系统，并在国内多家医院取得了良好的应用效果。

第二节 智能护理照护系统

护理程序包括评估、诊断、计划、实施和评价五个步骤，如图 23-1 所示。

护理评估是护理过程的第一步，也是护理服务中最重要的一部分。护士需要收集患者完整的、相关

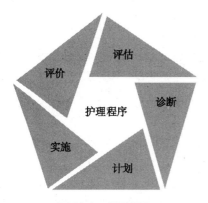

图 23-1　护理程序

的以及可靠的信息,以作为护理干预的重要前提。潜在功能缺陷的及早发现、患者护理需求的及早明确能够极大辅助护理人员制定个性化、最优化的干预策略。对于患者来说,基于护理评估的早发现、早诊断、早预防和早干预能够更有效地提高患者的功能状态,使其最大程度地保持生活自理。

护理诊断是护理过程的第二步,护理人员对评估患者所获得资料进行分析、归纳与判断,作出护理诊断。

护理计划是护理过程的第三步,护理人员根据评估资料进行分析、归纳与判断,作出护理诊断,进而计划出要提供给个人、家庭及社区,以解决患者健康问题的一整套护理处置。

护理措施执行是护理过程的第四步,在这一步中,护理人员将护理计划内容付之行动,以达成护理目标。

护理评价是护理过程的第五步,主要目的是了解患者在护理人员执行护理措施(处置)后是否达到目标、护理活动是否有效。需要注意的是,护理评价是一种动态的评价过程,而非护理过程的最后一步。

为了保证护理服务的同质化、精准化,护理照护系统的设计重点在于护理评估与后续护理步骤的智能化关联,以帮助护理人员提供个性化的全周期护理服务。具体而言,智能护理照护系统的业务流程如下:

一、评估

患者入院之后,护理人员通过在智能护理照护系统进行快速点选,为其进行首次身体整体评估(包括但不限于皮肤黏膜系统评估、内分泌系统评估、运动系统评估、口腔评估、眼耳鼻喉系统评估、血液系统评估、消化系统评估、神经系统评估、循环系统评估以及呼吸系统评估),见图 23-2 所示。

二、诊断

评估完成之后,系统通过内置的智能算法分析,告知护理人员患者潜在的护理问题。

三、计划

护理人员点击、确认相应的护理问题,系统即可获取该患者最近一次的风险等级,自动关联出护理目标、护理措施,供护理人员自主选择。如,当患者经评估被发现有跌倒低风险时,护理人员可以选择护理目标"防止患者发生跌倒",并在一系列护理措施建议(如使用床档、预防跌倒安全教育、注意防滑标识、拖地后避免不必要的走动、穿着合适衣裤和鞋子等)中进行酌情选择。同时,护理人员还可以为护理措施附加相应的执行频次等信息。

四、实施

系统可根据护理人员的设置实时、自动生成该患者的护嘱,护理人员只需要每天点击执行,即可为每日的护理工作留下可追溯的详细记录。

入院评估	每日评估	护理问题	护理措施	护理评价	患者转归
(一) 呼吸系统		□ 正常		☑ 异常	
(二) 循环系统		□ 正常		☑ 异常	
(三) 神经系统		□ 正常		☑ 异常	
(四) 消化系统		□ 正常		☑ 异常	
(五) 泌尿系统		□ 正常		☑ 异常	
(六) 血液系统		□ 正常		☑ 异常	
(七) 生殖系统		□ 正常		☑ 异常	
(八) 眼耳鼻喉系统		□ 正常		☑ 异常	
(九) 口腔		□ 正常		☑ 异常	
(十) 运动系统		□ 正常		☑ 异常	
(十一) 内分泌系统		□ 正常		☑ 异常	
身体外形改变:		□ 无		□ 有	
皮肤黏膜疾病:		□ 无		□ 有	
头颈部疾病:		□ 无		□ 有	
四肢脊柱异常:		□ 无		□ 有	
多尿 (>2500ml):		□ 无		□ 有	
多饮:		□ 无		□ 有	
痛风石:		□ 无		□ 有	
血糖值异常:		□ 无		□ 有	
(十二) 皮肤黏膜系统		□ 正常		□ 异常	

图 23-2　护理评估系统界面

五、评价

在每日执行的过程中,护理人员可对当前的护理结局进行护理评价,也可根据患者的病情变化情况,随时回到护理评估界面进行进一步评估。

六、统计

在患者出院时,系统统计患者在院期间存在的既往护理问题和现存护理问题,自动形成护理问题的出院指导。

智能护理照护系统在某医院上线后,实现了护理评估的标准化、服务流程的便捷化、服务内容的个性化以及护理质控的精准化,更好地保障了护理服务的效率、质量、规范性、安全性,提高了被服务对象的满意度,同时也提高了护理服务监管及决策的科学性、合理性。

第三节　智慧病区大屏交互系统

除了护理评估,护理措施也是护理服务中的重要一环,直接影响着患者能否能在正确的时间、由相应的人员提供正确的服务。因此,精确了解病区动态、实时知晓护理任务是护理人员一直以来的需求。然而,传统的手写白板及电子公告屏由于手写潦草、信息展示空间有限、信息更新延时、医嘱开立习惯的多样性、临床计算规则的复杂性等诸多因素,难以让护理人员轻松便捷地实现对病区动态的精确了解和对护理任务的实时知晓,而通过自然语言识别以及机器学习等智能技术,智慧病区大屏交互系统能够较好地解决上述问题,并已取得了良好的应用效果。

具体而言,该系统具有以下八大特色功能:

一、智能分析嘱托类医嘱并建议

系统支持自动分析嘱托或文字类等非结构化医嘱,通过关键字匹配和语义识别技术智能给出护理任务建议,辅助临床人员决策护理任务,并且支持自动学习医护人员的决策行为并后续自动生成相应护理任务。如当医嘱开立"注意事项 周五下午出院 PET 结账后 ST"时,系统能够智能识别医嘱信息,将其处理为结构化的"出院/ST/明天",护理人员结合医嘱原文进行确认后,系统即可形成对应的护理任务。图 23-3 是系统的界面。

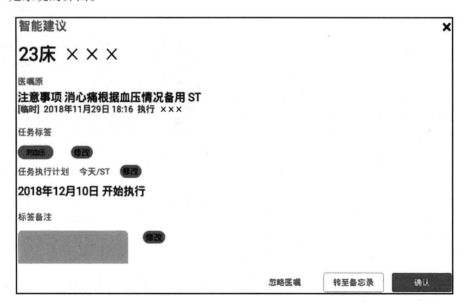

图 23-3　系统界面

二、倒计时显示护理巡视任务

系统支持倒计时动态圆环直观显示巡视任务进度,并在任务快到期时进行呼吸灯提醒,帮助护理人员保障护理安全。如护理人员在 PDA 端执行 15 床输液医嘱并设定巡视后,智慧大屏上可自动增加巡视任务并开始倒计时,在输液快结束时及时提醒。

三、精细化显示护理任务进度

系统支持任务进度的精细化显示,方便护理人员查看各个护理任务的总任务量和完成进度,实现病区护理任务的及时掌握。如护理人员在 PDA 端录入 2 床患者的体温后,智慧大屏可自动更新任务进度,全部执行完后,任务从大屏上自动消失。

四、即时反映护理评估的完成

系统支持护理评估任务产生时即时出现,任务完成后即时消失,助力护理人员对任务整体情况的高效把控。如对于护理评估任务,任务建立时即在智慧大屏上出现,护理人员在 PDA 上完成评估后,大屏上的对应任务即可立即自动消失。

五、智能分类患者方便病区交班

在患者一览卡信息化基础上,智慧大屏支持根据患者的护理等级和病情的分类查看、分层展示,也支持刷 RFID 工卡(或人脸识别)查看自己关注的患者,方便护理病区交班。图 23-4 是患者一览卡界面。

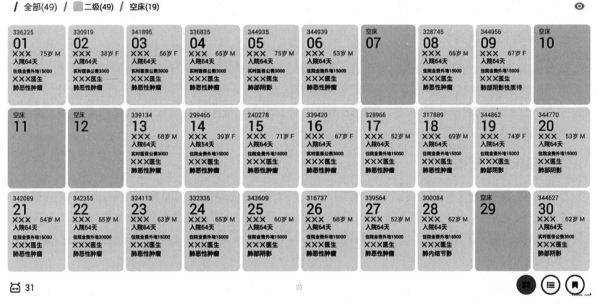

图 23-4　患者一览卡界面

六、结构化设计实现智能备忘

系统支持护理人员在书写备忘时结构化录入患者并设定备忘的有效期,从而做到在患者转科、出院或备忘有效期结束时,备忘能够智能化自动消除(护理人员也可在智慧大屏上手动消除)。系统同时借助微信小程序实现护理备忘的移动管理,让护理人员随时随地轻松管理备忘。

七、和谐医患的患者生日提醒

根据系统中的住院患者信息,智慧大屏会自动提示今天过生日的患者,方便护理人员适时的给予患者问候,从细微处和谐护患关系。当病区有安卓电视时,系统还支持直接推送祝福动画到病区。

八、数字化力量实践民主评价

系统可动态获取统计周期内的 PDA 扫描次数、患者服务满意度评价分数等,借助数字化力量尝试民主评价的实践,从各维度给予优秀护理人员公开肯定,激发护理人员积极性,创新团队管理。

智慧病区大屏交互系统在某医院上线后,实现了智慧、规范、友好、高效的病区管理,通过护理信息的高效提取、动态可视与智能建议,搭配全新触控交互方式,有效提高了护士的工作效率,保证了护理措施的及时、全面执行。

第四节 智能护患一体化系统

随着"以患者为中心"的理念深入人心,患者在医疗过程中不可替代的特殊作用逐渐得到认可。作为医疗活动最直接的利益相关者,患者的角色从医疗卫生保健的被动接受者向主动参与者转变。早在 2008 年,时任卫生部长的陈竺先生就曾在不同场合多次解释和强调 4P 医疗模式的重要性,即预防性(preventive)、预测性(predictive)、个体化(personalized)和参与性(participatory),可见患者参与不仅是目前的一种医疗需求,更是未来卫生保健领域的一种发展方向。

在此背景下,智能护患一体化微信小程序应运而生,该系统充分借助互联网技术以及微信小程序,完成患者从被动等待向主动查询的转变,有效扩大患者的参与度与知情权,同时减轻护理人员的工作量,助力实现护理质量的及时、有效管控。具体而言,该系统具有以下三大智能化功能:

一、智能化健康宣教

患者入院后,系统能够自动识别出今日入院患者,及时推送入院宣教至患者的微信小程序。患者查看后可根据其理解情况进行反馈。PC 端能够对患者的查看、反馈情况进行智能统计,护士人员可以随时查看患者已经阅览的以及尚未完全理解的宣教内容,帮助护理人员有的放矢地完成进一步宣教。患者离院时,系统也可以自动在其微信小程序上推送离院宣教内容。

二、临床数据智能同步

患者可以通过微信小程序自助录入其个人尿量、大便次数等信息,PC 端能够对相关数据进行实时同步及可视化展示,以便护理人员及时了解、评估患者情况。如,患者在微信小程序记录一天的个人尿量信息后,该信息自动同步到护士系统,形成 24 小时出入量。系统同时支持患者满意度信息的实时同步。

三、智能推送生日祝福

系统可以自动将温馨的生日祝福推送至患者的手机,助力医院打造情感化的病区管理。

智能护患一体化系统在某医院上线后,实现了自助、直观、可重复的智能宣教,大大改变了护理人员的工作模式。系统把护理人员从重复性的背诵、询问行为中解脱出来,把这些时间花到给患者的精细化照护中。

第五节 智能输血闭环系统

输血治疗是医院治疗的一个重要组成部分。对于血液这一特殊、稀缺的资源,安全有效的输血已成为全社会和各级卫生行政部门关注的焦点。HIMSS 6 级评审中提出,要采用信息技术手段管理血液和血制品的使用,HIMSS7 级评审中明确提出,要建立输血闭环管理。由于输血过程信息量大、信息可追溯性要求高,国内不少医院已经通过信息化管理来提高输血管理的质量和效率。针对临床用血错误发生率,我们利用根本原因分析(root cause analysis,RCA)的方法确认,用血管理信息闭环的缺乏是导致临床用血事件多次发生的最重要的系统失误因素。

传统的输血业务采用手工交接、单据转抄、人工核对的模式,工作效率低、安全性不足、资料查找难、统计工作量大、信息无法在各业务系统间共享,护理人员难以精确掌控和实时监督血制品去向,一旦出错难以回溯和定责。尤其是在临床用血量大的情况下,出入库频繁、日常工作繁琐,如不采用现代信息技术打造闭环式的输血管理体系,临床用血将成为医疗事故发生的潜在因素。

智能输血闭环系统的建设可以全面支持从血样采集、送检、备血、取血、入科核对、输血、巡视、血袋回收的全流程,护理人员可以在输血闭环的各个环节通过 PDA 扫描试管、患者腕带、输血袋等条形码信息进行快速核对,从而避免手工录入和交接环节的失误、有效减少工作量、实现无纸化管理。更重要的是,系统还可以通过智能提醒,保证输血安全及用血流程规范:通过关键节点的设置,系统可对输血闭环各环节进行全程监控,防止差错的发生。如血库备好血制品后,相关信息可实时推送到 PDA 及 PC 端,提醒护士尽快取血,PDA 的语音提示及震动方式可确保提醒有效接收。护理人员不必再频繁往返于血库与病区之间,节省出的时间可以更多地用于对患者的护理。智能提醒功能的背后是护理知识库的建设,通过工作流控制、电子文档自动生成、业务协同平台实现患者输血规范的固化。图 23-5 是输血闭环流程。

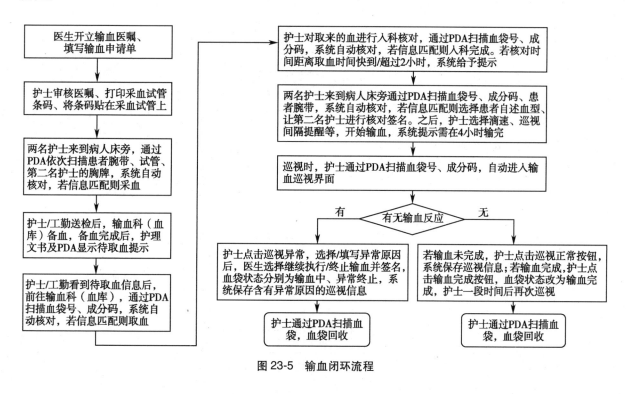

图 23-5　输血闭环流程

第六节　智能标本采集闭环系统

标本采集是护理临床业务的重要组成之一。标本管理从医嘱下达开始,经过采集、转运、处理、检测、归档和销毁等多环节,涉及医生、护士、护工等多工种,业务环节多、流程长、复杂度高,对整个实验质量有较大影响。

目前,由于缺乏信息化手段,国内医院在标本管理流程上往往面临着以下问题:患者身份的人工核对难以确保准确,易出现身份与检验项目匹配错误,护士工作量及工作压力也较大;标本采集缺乏规范,转运环节缺乏管理,容易发生漏转、错转现象,且追踪无迹可寻;工勤送检缺乏管理,缺乏信息数据支持,无完整流程的记录。

智能标本采集闭环系统可以从护士接到采集任务到报告发布的各个环节进行全流程记录,形成闭环管理,确保全程可追溯(图23-6)。智能核对充分利用PDA的工业级扫描核对功能,若信息不匹配则给出相应提示,确保医嘱执行的准确性。智能提醒功能可以对于闭环中的各种角色(医生、护士、工勤)进行自动提醒,例如对工勤进行标本转运任务提醒,工勤可以及时扫描取标本,确保标本安全;标本采集时,系统按照医院规范用图示展示采集试管的颜色顺序,提醒护士依次排列需采集的检验项,顺序发生错误给出相应提示,对各试管的摇匀次数也进行充分提醒(图23-7);标本采集后,系统自动发送送检请求,若超出设定时间则进行智能提醒;发布检验报告后,系统可以对指标异常值进行醒目标识,提醒医生和护士及时关注。

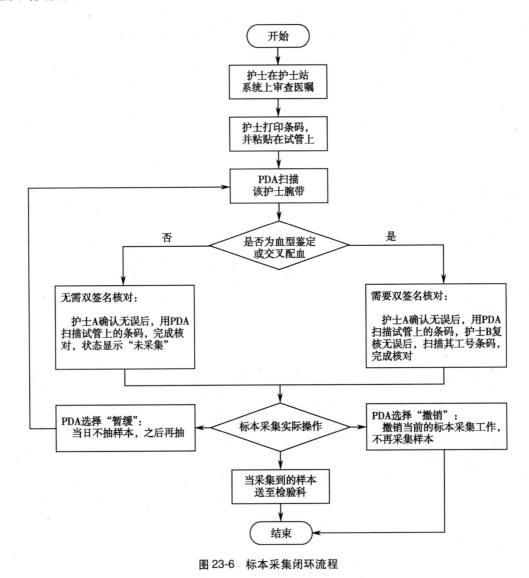

图23-6 标本采集闭环流程

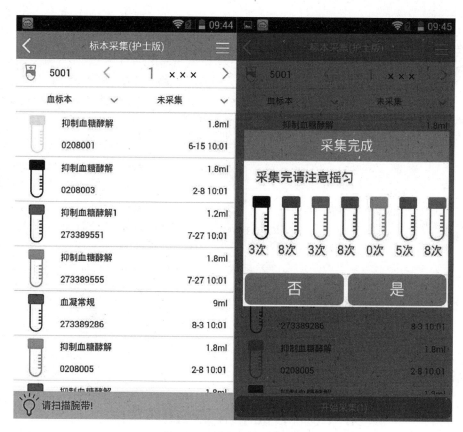

图 23-7　标本采集智能提醒

第七节　智能母乳喂养闭环系统

国家卫生计生委在《关于开展爱婴医院复核的通知》中提出,要求医疗机构有母乳喂养的相关记录。而 HIMSS 在 6 级评审要求中提出,医疗机构需采用信息技术手段实现母乳的母婴匹配,在 7 级评审中特别强调医疗机构需建立母乳喂养闭环管理。目前,大多数医院建成的医院信息系统解决了医嘱下达的问题,但在母乳接收、转运、审核和医嘱执行的环节没有管理控制,护士为患儿执行母乳医嘱喂养的操作没有足够的信息数据支持,缺乏执行人、执行时间及结果的记录,是整个医嘱业务流程中的缺口环节。

目前,由于缺乏信息化手段,国内医院在母乳喂养上往往面临着以下问题:

一、信息手工填写

传统的母乳喂养流程需要护士反复书写母乳的信息和医嘱的内容,这样不仅增加了护士的工作量,而且还造成工作效率低下,且难以确保信息转抄的正确性与准确性。

二、转运缺乏管理

转运环节由于缺乏管理,容易发生漏转、错转现象,且后续追踪无迹可查。

三、关键环节缺乏监控

母乳从登记、转运、核对及执行等多个环节,业务环节多、流程长、复杂度高,缺乏信息数据支持,全程无记录。

智能母乳喂养闭环系统在医院上线后,取得了良好的效果。一方面,系统的实施不仅在接收母

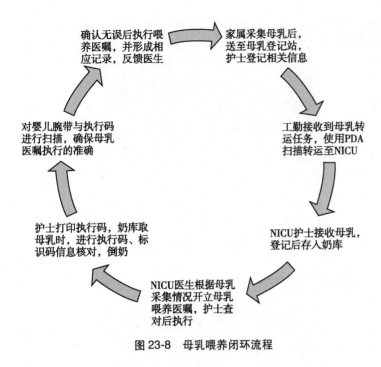

图 23-8　母乳喂养闭环流程

乳时减少了护士手工书写相关信息的环节,极大缩短了护士书写的时间,而且在执行医嘱时不用护士手工书写医嘱执行签,极大提高了护士工作效率。另一方面,系统实时记录转运时间和护士,有利于母乳喂养的追踪和统计,有效确保了转运环节的安全(图 23-8)。更重要的是,系统的智能化功能实现了对关键环节的智能控制与监控。例如,由于后台实时更新记录母乳状态,系统可以在双人核对母乳信息时,用语音智能提醒核对成功、母乳已过期等关键信息;护理人员用 PDA 扫描标识卡、腕带及执行签后,系统可以以语音提示执行成功或不匹配,确保正确的母乳和正确的患儿;系统还可以智能拆分医嘱信息,如一日多次类医嘱,有效辅助护理人员计划、执行每一步工作。

第八节　智能手术交接闭环系统

有研究报道称:手术交接缺陷是仅次于技术缺陷导致手术不良事件的第二大原因。JCI 标准 ACC.2 中明确要求"医疗机构要设计和实施相应程序来保证医疗服务的连续性和医务人员间的协调。"手术患者交接涉及部门多、人员多、内容多、日均例数多,而任何一个环节疏忽都有可能酿成严重后果。

目前,由于缺乏信息化手段,国内医院在手术交接管理流程上往往面临着以下问题:

1. 手术患者转运时要检查和填写的信息多,医务人员工作强度大、精神压力大,容易造成手术患者与病例不符、所带的围手术期抗生素与医嘱不符、护工或护士由于粗心将手术患者送错手术室等问题。

2. 手工信息转抄问题。院手术患者从病房送到手术室进行手术交接时往往采用手工核对患者和登记的方式,相关科室的医护人员还必须带上患者的纸质病历、检验检查报告单等供手术室医护人员查阅,最后的交接确认单再手工签名,大量的手工转抄容易增加失误风险。

3. 交接内容在 HIS 系统中基本都有,若打印出来既浪费纸张,又容易漏打。如果用纸质病历交接,需整理的纸张多,交接耗时较长。

智能手术交接闭环系统通过实现对各个交接环节的科学化管理与监督,为科室间的交接节省时间,同时确保手术患者的安全(图 23-9)。系统的智能核对功能可以通过接受状态、患者姓名、住院号、手术时间、手术名称、术前诊断等各类信息,有效防止一些错误的医疗行为发生在患者身上。护理人员可以通过 PDA 进行术前、术后的智能化评估,及时掌握患者交接前后的状况。同时,系统能够智能提取患者的各类信息,自动形成电子交接单,实现患者动态信息的实时、准确显示,减少手动录入的错误。

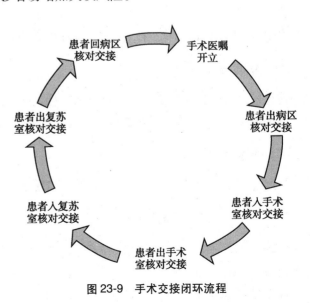

图 23-9　手术交接闭环流程

第九节　智能老年干预系统

国家卫生健康委员会在三级医院综合评审标准(5-3-4-1)中要求三级医院"有针对危重患者病情变化的风险评估和安全防范措施"。考虑到危重患者中很大一部分往往是老年人,国内一些医院已经开始意识到建设老年干预系统的必要性。老年干预包括患者筛查、老年综合评估(CGA)、护理措施、护理结局评估、老年综合评估报告单五个阶段。

一、患者筛查

此阶段为老年干预系统的筛查阶段,智能老年干预系统以 HIS、护理文书中可靠完整的信息为筛查源、针对系统预先设置的年龄、科室等条件在后台进行实时监控动态分析,将符合条件的患者纳入老年干预系统。

二、老年综合评估

老年综合评估(CGA)是现代老年医学的核心技术之一,是筛查老年综合征的有效手段。中华医学会老年医学分会组织相关专家制订了《老年综合评估技术应用中国专家共识》,以期为开展老年综合评估工作提供指导意见。老年综合评估包括一般情况评估、躯干功能状态评估、营养状态评估、精神心理状态评估、衰弱评估、肌少症评估、疼痛评估、共病评估、多重用药评估、睡眠障碍评估、视力障碍评估、听力障碍评估、口腔问题评估、尿失禁评估、压疮评估、社会支持评估、居家环境评估十七个方面。护理人员可以从现状评估得到的信息中,分析威胁老年人健康的原因和危险因素,根据不同人群、不同环境、医疗保健服务等特点,确定哪些因素是可以进行改善的,制订优先干预计划。

通过智能老年干预系统(图 23-10),护理人员可以根据系统的智能提示、结合临床实际情况进行主动评估,系统通过同步信息自动完成部分评估工作。之后,系统后台利用临床数据和评估结果进行数据分析,自动计算危险等级并进行评估提醒,生成护理措施。

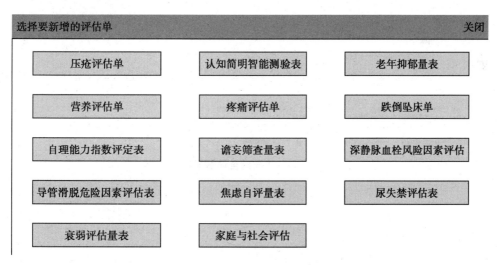

图 23-10　老年综合评估单

三、护理措施

此阶段主要是护理人员完成老年评估结果的执行,达到预期护理目标。系统可以根据老年人现状和危险因素的评估结果,按照教育预防、环境改善、工程学、强化执法和评估的"5E"原则,智能生成老年干预的集束化护理措施供护理人员选择。完成后,系统会生成相关护理任务,提醒护理人员进行护理措施的执行。

四、护理结局评估

该步骤的主要目的是了解患者在护理人员执行护理措施后是否达到目标、措施是否有效,为后台集束化措施的生成提供理论依据。主管护师、护士长、护理管理人员可查看护理措施的记录,系统能够显示执行时间、执行人员、执行次数和评估分数趋势图。据此,护理管理人员可了解到病区的详细评估情况,并针对执行结果进行结局评估。根据措施指导计划,护理管理人员可落实老年人干预措施、宣教指导、规范护理措施等,给予老年人针对性的护理,从而减少或避免老年人危险情况的发生。如当老年综合结果为患者压疮高风险时,若护理人员在实行每2小时翻身和保存皮肤清洁干燥两项措施后,结局评估为改善,系统在患者发生压疮后会优先建议这两项措施,通过这种智能学习的方式实现老年干预措施的智能化。

五、老年综合评估报告单

在此阶段,系统将自动生成干预项的结果统计报表,为老年干预系统提供全流程数据记录结果。通过记录所有的风险因素、执行措施、措施落实计划等方面,护理管理人员可以整体评估老年的住院情况,根据智能化的统计分析结果逐步提升干预的手段和效果。图23-11是老年综合评估报告单。

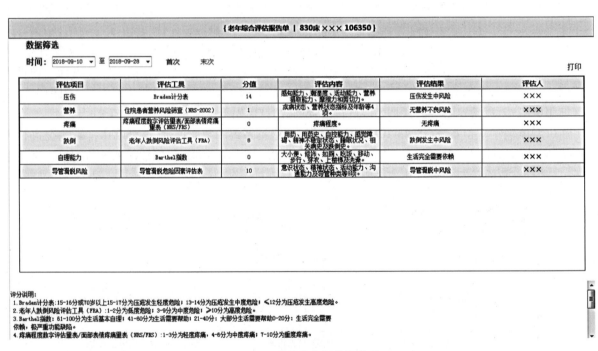

图 23-11　老年综合评估报告单

第二十四章　诺博智能护理系统实例

第一节　系 统 概 述

一、全院级智能药品全闭环管理平台

全院级智能药品全闭环管理平台应用于医院的供应链管理领域,采用软硬相结合的方式,通过智能化锁控、智能检测识别技术、条形码/RFID 技术等达到药品从医嘱开立、准备、配送到患者使用的全流程监控和管理;将中心药房/库房延伸至患者床边,解决人工出差错、药品成本管理高、工作效率低的问题,提高药品精细化管理。将药师从药品调剂、药品申领、补充、库存管理等的机械重复性劳动中解放出来,将主要精力用于合理用药审核及指导临床用药,做到以患者为中心;将护士的时间还给患者,提高护理管理质量,实现医院优质护理服务,从根本上提升医院服务质量。该平台以院内物联网为基础,采用智能硬件技术、人工智能技术、大数据分析技术、云平台技术等将药品供应商、配送商、医院药库房关联起来,为医院提供完整软硬件一体的解决方案,实现药品院内院外的全闭环管理;对药品申请、采购、配送、领用等数据进行筛选、整合,形成医疗大数据;为药品管理提供辅助决策,降低管理成本,提高医疗安全质量。

二、闭环管理模式

"开环"以及"闭环"概念来自于自动控制领域,"环"指代的是信息的路径。医嘱管理过程是一种信息流程管理,开环和闭环模式将产出不同的信息管理模式。

1. 开环模式　传统流程中医嘱由医生下达后,计算机系统传送给主班护士进行核对处理,形成各种单据后由临床护士具体执行,主班护士处理完毕后,信息系统的管理就到此为止,信息的传递开始通过各种纸质单据传递。临床执行环节既没有计算机记录及监控,也没有反馈机制,这种模式被称之为开环模式,这种模式中认为控制医嘱执行和患者身份核对等,服错药打错针的情况时有发生。

2. 闭环模式　在整个医疗过程中,通过信息技术对医嘱从下达、转抄、校对,知道执行、执行结果监督及反馈,使医嘱过程成为一个闭环的信息环路,形成闭环医嘱管理模式。这种模式对医嘱的全生命过程实现可追溯管理,对医疗质量的控制有着积极的意义。

三、国内外医院闭环管理概况

美国是医疗信息技术相对较发达国家,美国 HIMSS 的电子病历采用采纳模型非常重视医嘱的闭环管理,并在第 6 级评级上要求做到医嘱的闭环管理,2012 年第一季度,全美达到第 5 级的医院只有9.4%,而加拿大实现医嘱闭环管理的医院只占 0.3%。我国卫生部把医嘱闭环管理放在电子病历应用分级评价标准的第 6 级,能达到这一级别的医院并不多。

目前国内大多数医院的药品管理仍然使用人工管理的方式,普通药品人工盘点核对,效期批号均为人工管理;手术室、病区毒麻药品均为手工核对,人工管理。这不但大大增加了药师、护士等医务人员的劳动强度,同时剥夺了很多本应用在患者身上的时间和精力,而且无形中增加了发生人工错误的可能性。药品在转运过程中缺乏全程追溯,科室备用药品使用开放式管理,无形中增加了用药风险。财务方面,由于医院仍然以中心库房的进销存管理为主,故会出现使用、需求和财务不同步的现象,无形中增加了库存风险。

四、医嘱闭环管理的实现

如何应用信息技术使医疗信息实现闭环管理,从而减少医疗差错,提高医疗质量,这是一个新课题。目前,大多数医院将自动识别、移动医疗、物联网、自动化等技术与医院医疗流程相结合,在患者的整个医疗过程中的任何一个节点进行"过程"控制。

住院患者在住院登记时就根据患者的诊疗卡信息生成患者腕带;医生查房时通过移动查房扫描患者腕带确认患者信息,并在床边开具医嘱;根据医生下达医嘱的频次、类别、给药途径等信息,有信息系统对长期医嘱进行拆分和分类,形成药疗、输液、治疗等执行清单,取代传统的纸张执行单;在药房,自动包药机为每个单剂量包装自动打印含有患者及药品信息的条形码,静配中心为每袋药品打印出患者及药品标识的条形码;床边给药时,护士通过移动终端扫描患者腕带与药袋或输液袋上的条形码,由信息系统自动与医嘱进行核对、签名,系统对不匹配信息进行提醒,确保了给药的正确性。

第二节 原理与功能

一、建设目标

1. 降低医院药品管理成本,药品结算点定义为终端设备的出药口,使用后计费,无须管理药品库存,智能设备内的药品库存全部交由供应商管理。

2. 通过移动查房、移动护理等工作,将护士的时间还给患者,提高护理管理质量,实现医院优质护理服务,助力智慧医院建设。

3. 实现药品分类管理、统一药品管理、建立信息采集共享机制等方式推进药品流通体制改革及药物政策体系的改革。

4. 通过智能识别技术、条形码技术、指纹识别技术进行智能取药、患者用药、核对异常时进行人工干预等方式降低用药错误的风险。

5. 实现药品全流程闭环管理,从医嘱开立、备药、患者用药等各个环节进行全流程信息可追溯,规范药品管理流程,做到有据可依。

6. 通过科室备药,护士直接在药柜取药的方式减少护士去药房取药的频次,降低护士的取药成本,让护士更多的时间投入到照顾患者。

7. 通过病区智能药柜备药及取药实现由"人等药"向"药等人"的思维模式转变,为医院提升药品精细化管理水平做重要保障,最终达到建设智慧医院的目标。

二、系统规模

某医院总用地面积 253.13 亩,建筑面积 40.38 万平方米,总投资 34 亿元。编制床位 1000 张,其中重症监护床位 132 张(成人心血管外科重症监护床位 60 张、儿童心脏中心重症监护床位 30 张、冠心病重症监护床位 24 张、综合重症监护床位 18 张)。开放病区 34 个,设有百级层流手术室 20 间、导管室 15 间。配备 3.0T 磁共振、开源 CT、显微 CT、ECT、智能机器人等高端前沿医疗科研设备。

该院于 2016 年引进诺博医疗全院级智能药品闭环管理系统,配置智能床旁给药车 120 台,智能转运车 30 台,病区智能药品管理系统 45 套,手术间药品智能管理系统 23 套,手术室集中药品管理系统软件 1 套,智能药品管理系统 1 套,全院级药品闭环管理平台 1 套。

三、系统组成

(一) 智慧病区药品全闭环系统

1. 智慧病区转运及床旁给药系统　从中心药房/PIVAS 到临床科室的床旁最终患者用药的全流程监控和管理,使用智能终端设备及信息系统,对整个流程和环节进行自动记录,减少人工操作和核对,减少中间环节,搭建从药房直接延伸患者床边的药品管理系统。将医院药品管理的思想建立在信息化、自动化、智能化的技术基础之上,以患者的用药安全和医疗质量为核心,集成医院药品的管理流程和信息流程,围绕着提高药房工作人员的工作效率、防范用药差错保证安全、提升患者满意度和医护人员满意度提供系统化的技术支持。图 24-1 是病区床旁给药系统的应用场景。

2. 智慧病区药品管理系统　智能病区分布式药品智能管理,分布在各临床科室病区的智能药柜。智能药柜与 HIS 系统联网,需要用药时,具有资质的医生提交医嘱后通过有资质的护士指纹开柜取药并留存记录,之后药房根据记录补足备药,保证药品充足。智能化的药品动态管理,保证医嘱

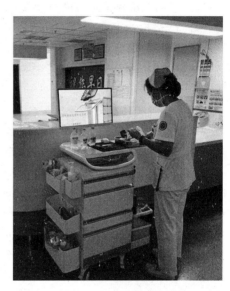

图 24-1　病区床旁给药系统

执行时效,保证用药安全,尤其是对高危、毒麻、管制药品的把关,记录留存方便质控自查以及流程追溯。图 24-2 是智慧病区药品管理系统的应用场景。

(二) 智慧手术室毒麻药品管理系统

智能毒麻药品管理系统及分布在各手术室及手术间智能药品管控柜,连接医院信息系统,通过信息化手段管理病区用药的管理模式。这种模式能很大程度上解放病区和手术室的医护专业人员用于病区

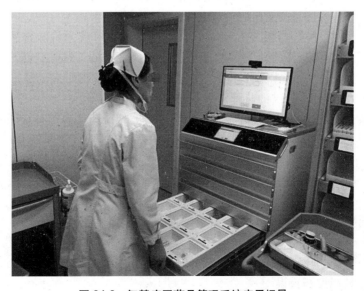

图 24-2　智慧病区药品管理系统应用场景

药品的申领、补充、上架、盘点和记录等药品管理工作,使得医护人员有更多的时间专注于临床患者的治疗效果。这种理念的根本思路是将药房直接延伸至手术室及手术间、门急诊药房、中心药房等;用智能化的设备终端管理和记录每个手术间的终端用药及毒麻药品智能管理,实现全程药品流通和应用的监管,直接关注到患者的用药安全。对毒麻药品进行系统的严格管控,严格执行五专管理,保证手术室药品管理规范,降低药品管理风险。图24-3是内科ICU智能药品管理系统应用场景。

(三) 全院级药品闭环管理平台

智能药品全闭环管理平台建设以中心药房/PIVAS为起点,床旁患者/手术间

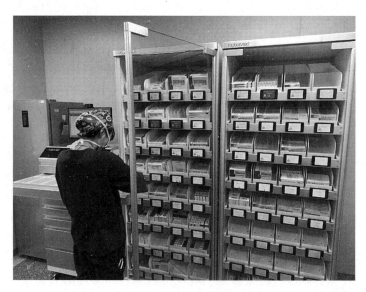

图24-3　内科ICU智能药品管理系统应用场景

为终点,采用该平台,提供药品的申请、入库、配送、出库、使用等服务;通过数据无线传输、智能化识别等关键技术进行入库、出库、盘点等;后台同时进行数据管理;持续收集药品数据进行分析,提供辅助决策,优化药品管理工作流程、提升医务人员的工作效率,降低用药错误的风险,提高医疗质量及患者满意度;实现医院药品管理和优质护理的高效协同、科学决策以及持续改进。智能药品全闭环管理平台为医院打造了一个医用的物联网,帮助医院实现对药品智能化的管理工作。

第三节　特色与效益

一、系统特色

(一) 药品储存合法合规

各个智能药品管理系统中都配备了智能监控单元,实时监测医护人员操作情况。在院内,难以确保医护人员每一次取药、补药操作动作正常,因人为疏忽导致药品库存信息有误的现象仍会发生。监控单元能够180°全景自动摄像,当意外情况发生时,具备权限的医护人员能够通过查看摄像,回顾全程操作,找出引起问题的根源,快速找到对应的负责人作出应对措施。

此外,对于毒麻药品、高值等药类,智能药品管理系统中设有对应的特殊药品存储单元。该存储单元与其他单元相比,采用更为严格的锁控保存,有效确保该类药品的储存安全性。特殊药品储存单元专设有权限,只有被授权的医护人员才能打开单元格并按提示正确取出对应药品。取药前的身份确认能够将各操作对应到个人,起到了较高的监管作用。

除了对毒麻药品、高值药品采取特殊药品存储单元格外,智能药品管理系统还能够根据实际情况对各类药品进行等级划分,并设置对应权限落实药品分级管理。过去,医院并没有对医护人员取药设限,一旦发生药品丢失、库存信息对不上等情况时,容易产生"互相推脱"情况,使药品安全问题难以从根源上杜绝。智能药品管理系统的药品分级管理功能,通过用户多级权限这一功能,医护人员及其级别范围内能接触的药品对应,有效避免药品信息模糊等情况。

(二) 覆盖全剂型的识别功能

市面上药品种类众多,规格也当各不相同。为满足医院存储各规格、各剂型药品,智能药品管理系统中设有不同规格的药盒,确保自动计数功能落实到位,适应需求。

(三) 双重提示杜绝取药错误

智能药柜反应迅速,能够在0.5秒内识别取药动作。发生取药错误情况时,药柜屏幕界面会将错误

取出的药品名称以红色标出,同时还会及时发出语音提示取药错误。智能提示功能有效减少人工差错,提高工作效率。

(四) 自动生成各类报表

无论是取药、退药或是补药,系统都会自动记录所有操作,真正做到药品全流程可追溯,有据可依。意外情况发生时,能够及时调出对应操作数据,快速找出引发问题的根源。系统自动生成各类报表,免去繁琐的抄写、人工盘点等效率较低的方式,便于相关医护人员从整体上把握患者用药情况及药品信息,优化工作流程、提高工作效率。

二、效益分析

智能药柜将药品管理延伸至病区,药品信息清单及所有操作数据均可以通过后台系统进行追溯。通过在病区使用智能药柜,可有效降低病区艺术的调剂时间,减少医嘱的退药量,大大节省药品调剂和退药过程中部分低附加值劳动。

以该医院内科ICU、冠心病重症监护室(CCU)及普通内、外科病房的实际使用情况,比较智能药柜使用前后的基数药品种类数、药师调剂临时医嘱的时间,结果见表24-1。

表24-1　智能药柜使用前后的基数药品种类数、药师调剂临时医嘱的时间对比

指标	使用期	内科ICU	CCU	外科病区	内科病区A	内科病区B
基数药品种类数	使用前	74	68	57	65	65
	使用后	199	177	145	122	145
调剂时间,min	使用前	35	30	22.5	17.5	17.5
	使用后	5.2	5.8	6.1	6.8	5.2

表24-2为智能药柜使用前后的临时医嘱平均退药次数。

表24-2　智能药柜使用前后的临时医嘱退药次数(次/月)

时间	内科ICU	CCU	外科病区	内科病区A	内科病区B
2015年7月	356	321	75	131	231
2016年7月	38	28	15	18	10
2015年8月	349	302	78	128	217
2016年8月	33	23	17	19	11
2015年9月	363	163	81	135	204
2016年9月	41	19	16	24	8

由两个对比表中可知,使用智能药柜后病区药品基数药品种类大大增加,降低了往返药房的概率,同时临时医嘱调剂时间也大大降低,与2015年7、8、9月相比,2016年同期临时医嘱平均退药次数分别从222.8次下降到21.8次,由218.4次下降到20.6次,由189.2次下降到21.6次。根据尉俊铮等研究发现,使用智能药柜之前,ICU护士每天用于基数药品的清点、检查、核对、补充、使用登记的平均时间为40分钟,使用智能药柜后,护士只负责药品的取用,平均每次耗时约为20秒。以上诸多数据告诉我们使用智能药柜后,不但提高了药事管理的精确性,同时药师、护士往返药房与病区取药送药所耗费的时间大大减少。药师可以将更多时间聚焦于患者的药学服务,护士可以从繁琐的药品管理事务中脱离出来,将时间还给患者,实现以患者为中心的优质护理服务。

第二十五章　神州视翰智能护理系统实例

第一节　系 统 概 述

一、智慧病房信息系统

智慧病房信息系统(ward information system,WIS)是一套专为住院患者、护士、医生提供病房内信息化服务的综合一体化解决方案。该系统将病房内若干子系统融合一体,实现统一管理。系统设计重在提升医疗服务质量,减少医疗护理差错,优化医护人员工作效率,改善患者就医体验。

WIS 助力医院满足患者和医护人员三方的信息化需求:①患者在医疗服务、健康教育、信息查询、生活服务、娱乐服务、随访服务等信息化需求;②护士在巡视查房、护理服务、治疗服务、信息查询、患者教育、呼叫响应、交排班管理等信息化需求;③医生在巡诊查房、信息查询、医嘱查询、病历查询、患者教育、查房教学等信息化需求。

WIS 是一套能够实现系统统一管理、统一服务的医院信息化服务平台,具备良好的扩展性,满足医院未来信息化的发展要求。WIS 具备良好的松耦合度,医院可根据自身实际需求灵活选择配置相应的系统及功能,真正的帮助医院打通医护患三者之间的通道。

二、WIS 主要功能

WIS 为患者、护士、医生提供的服务功能如下:

(一)住院患者服务

医患对讲、医嘱信息提醒、患者病症健康宣教、患者入院告知、患者信息查询、满意度调查、病区生活服务、电视收视、信息查看、紧急呼叫。

(二)护士服务

新人患者告知、患者信息查询、医嘱查询、医嘱执行、体征记录和查询、护理评估、药品核对、护理服

358

务记录、患者专科教育、医生增援呼叫、护士定位。

（三）医生服务

医嘱查询、病历查询、检查和检验报告查询、查房教学、患者教育。

三、WIS 系统组成

WIS 是由电子病房卡子系统、病房电视子系统、护理管理子系统、呼叫对讲子系统、IPTV 子系统、护士看板子系统、云随访子系统、云点餐子系统 8 个子系统构成，如图 25-1 所示。

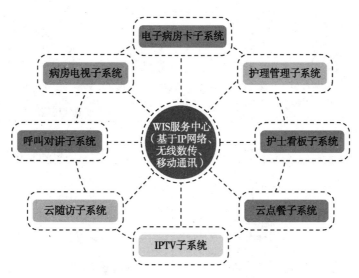

图 25-1　WIS 由 8 个子系统组成

以上 8 个子系统基本覆盖了病房信息化业务，子系统之间实现了统一管理并全面融合，也可根据医院情况，按需相互独立地部署在各级医院病房内。

四、WIS 的特色

1. 医疗信息可视化　WIS 将医嘱及护理信息、患者提示信息等全面按需显示，有效提升了医护人员的工作效率和工作质量。

2. 信息交互临床化　WIS 将护士站、医生站前移至每一个病房，医护人员的交互信息操作在病房内床旁即可完成。

3. 患者服务自助化　WIS 为患者提供了院内信息查询、点餐等自助服务业务，提升了陪护及患者的就医体验。

4. 呼叫对讲信息化　WIS 将呼叫对讲系统与患者电子床头卡自动绑定，护士第一时间即可通过电子病房卡看到患者护理信息。

5. 信息发布自动化　WIS 实现 7 * 24 小时不间断地、按需显示各类医疗服务信息，实现了全自动无人值守下的病房消息服务机制。

6. 健康教育数字化　WIS 采用电子化健康宣教手册，将教育内容数字化，并在病房电视上自动播出，缓解了护士工作压力，健康教育质量也得到提升。

7. 多系统管理统一化　子系统全面统一管理，极大提升了系统管理质量、降低了运维成本、提高运营效率。

8. 系统模块耦合化　子系统可以根据医院投资规模、实际需求，自行选择部署，并可渐进发展，最终实现保护医院投资的目标。

第二节 WIS 子系统

一、电子病房卡子系统

（一）系统结构

电子病房卡子系统拓扑图如图 25-2 所示。

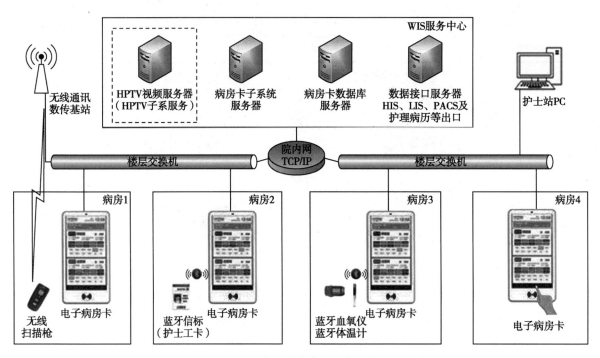

图 25-2 电子病房卡子系统拓扑图

（二）系统功能

电子病房卡子系统是 WIS 的核心子系统，即可与 WIS 其他子系统联合使用，也可独立运行，实现以下功能：

1. 面向护士的功能

（1）患者信息管理：全天大屏显示患者信息，包括：基础信息、诊断结果、护理等级、入院天数、手术天数、护理标识等；实现患者标识图形化，直观看到患者的过敏、发热、异常等信息。

（2）临床待办事件提醒：根据医嘱、交接班、护理文书要求，自动提取其中必要且重要的事件提醒信息，实时在病房内大屏幕显示，如事件执行完毕，提醒自动消除。

（3）体征录入、查询：根据科室、护理等级不同，自动设定录入内容、录入时间、当日录入次数，支持病房内多床体征项目的批量录入；支持体征三测单直接调用显示，滑动变化天数。当有物联网检查设备，如体温计、血氧仪等时，系统支持屏幕按时自动显示，提示患者自助采集体征，完成后自动上传。

（4）医嘱查询、执行：根据医嘱频次拆分成可供多次执行的数据，并按照服药单、注射单、输液单、治疗单、护理单等对需执行的医嘱进行分类。当日未执行医嘱实时显示及提醒，一键实现医嘱查询，可查询的医嘱包括：已执行、未执行、暂停、取消、临时等各类医嘱。支持在执行医嘱时，进行双码核对（输液瓶签或服药袋的二维码/腕带二维码），保证患者的给药安全，扫描或一键完成医嘱已执行确认。

（5）护理评估：在部署在病房内的电子卡终端上一键调出各类评估单及记录单，如入院评估、压疮评估、跌倒评估、滑脱评估、自理能力评估、疼痛评估、普通患者护理记录单、危重患者护理记录单、GLS评分单、DVT评分单等，大屏显示与纸质结构一样的评估单样式，可快速方便地触摸点选，完成评估记录。

（6）护理措施：实时记录对该病房各床患者采取的护理措施，保证护理质量。

（7）临床专科教育：根据需要，护士点选提前导入的专科教育内容，病房卡终端自动进行文档翻译并实现多媒体自动播放，当有HPTV子系统时，系统还可将内容投射到病房智慧大屏上进行播放。

2. 面向医生的功能

（1）检查、检验报告查询：与LIS、PACS建立数据接口后，病房卡终端可为医生实时提供患者入院后所有检查、检验报告单的查询，已生成的各类报告单可以在屏幕上显示，显示效果与原纸质效果一致，方便医生查阅。

（2）医嘱、电子病历查询：医生可在病房内随时通过病房卡终端查阅该病房内所有患者的电子病历、医嘱、体征三色单、评估单等各类医疗信息。

（3）临床查房培训：专门为主任专家、主治医生等提供的有效培训工具，病房卡终端可以与WIS中的HPTV子系统结合，将需要分享、展示的数据或单据直接投屏到智慧大屏上，可以让更多的医生、学员、患者共同更清晰地看到需要学习和分享的内容。

3. 面向患者的功能

（1）科室专家：患者可通过终端查询本科室或全院的医疗专家的详细介绍，可对医院有更全面的了解。

（2）医护团队：患者可通过终端，查询医院为自己组织的医护团队，包括责任医生、责任护士、护士长等相关信息，让患者对医疗服务建立信心。

（3）健康宣教：患者进入医院后，对患者的健康教育已经与治疗摆在同等重要的地位，终端提供了高效简洁的健康教育手段；它可让患者自助点播健康教育内容，宣传效果更佳，同时减少了护士的宣教工作量。

（4）每日清单：患者输入住院单号后，即可查询自己的住院医疗费用明细，包括汇总每日费用、医保报销费项目及自费项目等。

（5）今日诊疗：患者及陪护输入住院单号后，可查询今日的各个治疗项目，自我及时做好准备，从而帮助医护人员提高治疗效率。

（6）问卷调查：患者可在终端上对医院医护人员服务质量、住院环境、医疗服务设施等进行多维度的服务评价，后台可将结果汇总生成报表，给医院管理者提供一手数据。

（7）手机点餐：患者及陪护，可通过扫描病房终端屏幕上的点餐二维码，实现点餐。此功能需要部署在医院营养科的WIS云点餐子系统支撑。

（8）出院随访：患者出院前，可通过扫描病房终端屏幕上的出院随访二维码，即可在出院后，享受最便捷的出院后随访及治疗的服务，此功能需要WIS云随访子系统支撑。

4. 护理文书系统软件功能　护理文书系统软件装载在每一个病区的护士站电脑上，实现护士的各类文档电子化管理，具有各类文档模板化，所见即所得的特点。功能如下：

（1）护理文书生成：包括患者床头卡、体温单、生命体征记录、入院评估单、健康教育记录单、护士交班报告、危险因素评估单、评分趋势图、护理医嘱记录等护理文书的生成和管理。

（2）护理文书查询：包括患者体征、护理记录、护嘱、患者基本信息、病历、检验检查报告、病区信息、患者过敏信息、手术安排、患者出院等护理文书相关信息查询。

（3）护理文书打印：包括患者腕带、一般护理记录单、执行单、瓶签等护理文书相关表单打印。

（4）护理文书信息统计：支持对护理文书中的相关信息进行分类统计和分析。

（三）系统应用

1. 电子病房卡工作状态描述　病房是患者接受治疗和休息的场所，病房内的信息化设备须应符合场所的要求，不能对患者的休息造成影响，同时又要方便操作。为此，病房卡终端设定了特定的工作状态。

2. 电子病房卡的状态切换　终端在白天开屏、晚间关屏期间，通过触摸、呼叫、护士识别、医疗消息提醒等，可以实现状态切换，进入不同场景的工作界面：

（1）患者及陪护：触摸终端屏幕，即可进入患者服务界面。

（2）护士及医生：医护人员带有蓝牙信标工卡，工卡进入房间，该蓝牙信标即激活终端内置的接收装置，屏幕界面及时切换到当值医护人员的工作界面，该名医护人员即可看到针对其本人的待办事项提醒信息。终端同时支持 RFID 模式的 ID 认证，医院也可为医护人员配备 RFID 工卡，实现身份认证。

当有对患者的提醒信息，或电子病房卡融合呼叫系统时，医疗消息、呼叫信息也可实时更换终端的屏幕界面。

在夜间屏幕关闭时，如遇以上任何触发机制，屏幕在启动显示对应的服务界面。业务完成后，屏幕自动进入关闭状态。

3. 应用特色　与其他的方式比较，电子病房卡子系统具有支持业务较为完善，屏幕尺寸较大，安装、操作、使用方便，适用性好，可扩展性强和性能价格比高等特点，适用于各类型医院。

（四）系统软件

电子病房卡子系统的软件配置如表 25-1 所示。

表 25-1　电子病房卡子系统的软件配置

序号	名称	软件功能	配置数量
1	电子病房卡管理系统	负责系统内所有病房卡终端的管理及患者服务后台数据处理及调度服务	部署在系统服务器上
2	病房护理系统	医护护理服务的后台数据处理及与其他各系统的数据接口调度服务	部署在系统服务器上
3	终端患者客户端软件	提供患者服务的各项业务	预装在每一个病房卡终端内
4	终端护士客户端软件	提供护士、医生服务的各项业务	预装在每一个病房卡终端内
5	护理文书系统软件	护理文档电子化管理，所见即所得	预装在每一病区的护士站电脑内
6	无线通讯系统	实现短数据的无线射频网络下的实时交互通讯及控制，纯 B/S 架构，支持网关漫游管理。支持 UDP\TCP\MQTT 等多种不同的网络协议	
7	接口软件	与 HIS、LIS、PACS、电子病历接口	

二、病房电视子系统

（一）系统结构

病房电视子系统拓扑图如图 25-3 所示。

（二）系统功能

病房电视子系统可依托 WIS 其他子系统，也可独立运行。主要功能如下：

1. 健康宣教　患者健康宣教包含护士发起的规定性宣教和患者点播宣教。

（1）规定性宣教：护士发起的健康宣教一般用于患者或者家属的规定性宣教。健康宣教可以作为计划任务，由护士长编制对应患者的健康宣教任务，要求患者收看。病房电视子系统的健康宣教，可以实现按科室，按患者制定特定的健康宣教计划任务。

终端可自动识别系统录入的各类 Word 文档，如入院须知等，并配音朗读，屏幕同时对应字幕着色自动显示，方便患者清晰理解内容。

（2）患者点播宣教：医院所有科室患者可通过患者点播宣教功能，实现对相关病症的知识查询、点播收看，从而提高患者对疾病的认知，为医院医疗服务提供了更好的辅助帮助。

点播节目内容，通过后台设置可以实现按科室、按病区划分。不同病区患者只能点播不同的节目内容，满足不同科室对需求节目的差异性要求。

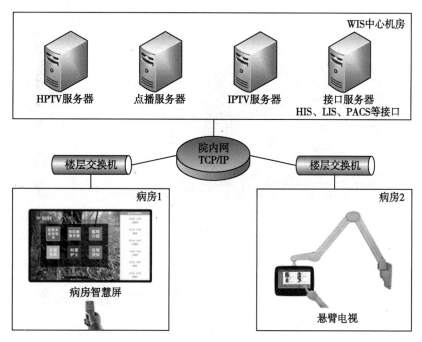

图 25-3　病房电视子系统网络拓扑图

2. 医嘱消息提醒　通过 HPTV 系统的病房智慧屏,为患者提供最为实时、明显的信息提醒服务,其中,医疗消息提醒服务是最为主要的内容,它包括:护理服务提醒、检查检验前准备提醒、用药提醒、手术前预备提醒等;同时还有各类生活提醒如:吃饭时间提醒、休息时间提醒、探视时间提醒、晚间休息提醒等。

3. 病房示范教学　医疗教学功能是三级以上医院,尤其是三甲医院所必须的。结合 WIS 中电子病房卡子系统,主任或者更高级别医生可以在查房过程中,随时通过病房智慧屏的大屏幕调阅并展示患者检查检验单、电子病历、医学影像,方便对随行的医生进行现场病房教学以及患者病情分析及健康教育。

4. 医院品牌宣传

(1) 开机动画:院方可以根据自己的需求定做开机视频或者启动画面。开机视频可以个性化到科室。科室可以根据自己的实际情况,结合心理辅导内容,设置不同的启动画面或者开机提示,给患者一个优良的就医环境和好的心理状态。

(2) 医院、医生、护士介绍:患者直接使用电视遥控器进行选择,即可查看了解到所在病区的专家、医生、护士和医疗技术特色,让患者直观的了解医院与所住病区的基本情况和医疗特色。

5. 电视节目收看　电视节目收看是病房电视子系统的基础功能之一,结合 WIS 中的 IPTV 子系统,患者可以使用病房智慧屏收看电视节目。电视节目内容源由电视信源决定,医院还可增设多个院内自办台,为患者提供特色服务。

(三) 系统配置

1. 病房悬臂智慧屏　悬臂电视屏是新一代工业控制一体机,实现了过去 PC 电脑所能提供的大多数服务功能。与传统电脑模式相比,它具有功耗低、响应速度快、软件安全性好等优点,通过内置主板,在外观整洁性方面大幅度提高,如图 25-4 所示。

智慧屏遥控器采用平面设计,按键内藏,遥控器整体采用抗菌塑料制造,可以直接用酒精消毒擦拭。

2. 悬臂支架　悬臂支架和悬臂智慧屏一对一配套使用,一床一台,悬臂主体采用中空金属设计,铺设线路隐藏在悬臂内,为院方解决线路外露烦恼。支持 POE 供电,安全防触电。悬臂采用人体工程学设计,采用悬摆臂方式,电视可以悬停在支架延展到的任意位置,屏幕视角可调整,完全符合患者卧床操作习惯。悬臂支架具有独创的卸力功能,杜绝因力距过大导致的悬臂损坏和设备故障,从而避免危及人身安全。图 25-5 是悬臂支架结构图。

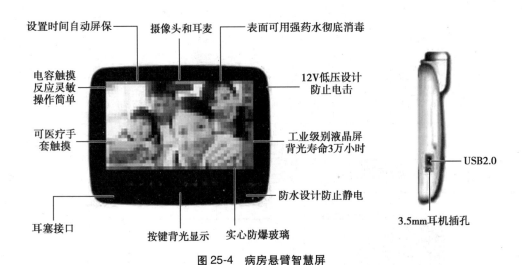

设置时间自动屏保　摄像头和耳麦　表面可用强药水彻底消毒

电容触摸反应灵敏操作简单　　　　　　　12V低压设计防止电击

可医疗手套触摸　　　　　　工业级别液晶屏背光寿命3万小时

耳塞接口　按键背光显示　实心防爆玻璃　防水设计防止静电

USB2.0

3.5mm耳机插孔

图 25-4　病房悬臂智慧屏

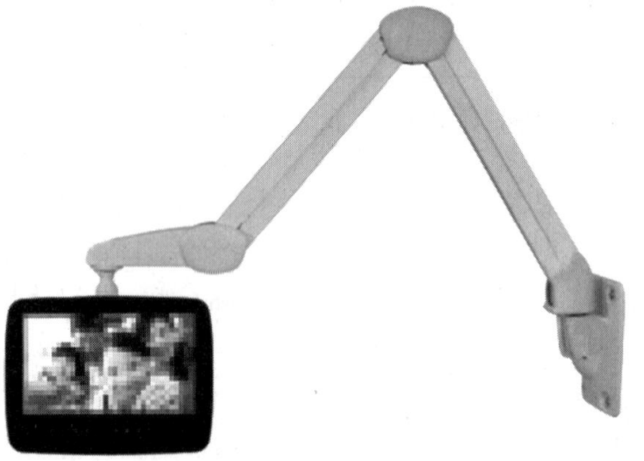

图 25-5　悬臂支架结构

三、呼叫对讲子系统

（一）系统结构

呼叫对讲子系统拓扑图如图 25-6 所示。

（二）系统功能

1. 呼叫、对讲功能　部署在床头的三键呼叫器及其悬挂的呼叫手柄,均支持按键呼叫、停止功能。手柄、床头呼叫器均设有 MIC,哪个设备触发呼叫,由哪一个设备的 MIC 进行对讲拾音。床头呼叫器配有喇叭,而手柄则不配喇叭。融合呼叫系统可以将每一次呼叫的相关信息显示在病房节点设备的显示屏上,实现呼叫信息可视化。

2. 卫生间紧急呼叫　卫生间呼叫器装有按键即拉绳,方便患者在紧急状况下呼叫护士,卫生间紧急呼叫为优先呼叫,将排列在护士站呼叫主机的首位,同时,门灯也同步实现不同颜色的显示。

3. 床头增援呼叫　床头呼叫器设计有增援键,专用于医护人员使用,呼叫其他医护人员增援。

4. 护士定位　当护士需要在某病房内长时间停留时,可按动床头呼叫器上的定位键,本病房的门灯点亮,显示护士在此病房内,方便其他医护人员及患者寻找护士。

5. 语音广播　护士通过护士站主机,可对办公区、病区或全区(办公区+病区)进行语音广播,广播方式可以是实时对讲广播,也可以是文字留言后,选择文字系统自动进行语音播报。

6. 呼叫托管　科室可以根据需要,设置为:1 个病区由 2 个以上的护士站管理,也可设置为多个病区由 1 个护士站管理,支持护士站主动、被动下线托管服务,从而保证晚间在护士数量少的情况下,仍能兼顾所有病区,为晚间呼叫患者提供及时服务。

（三）系统配置

1. 呼叫对讲子系统软件

（1）呼叫对讲系统软件:安装在呼叫对讲服务器上,实现对子系统的通讯、监控、调度、应答、管理,具体功能如表 25-2。

（2）病房呼叫前端软件:该软件的功能包括:与下联呼叫设备的交互通讯应答,呼叫音频编解码后的上下传、呼叫信息即时显示。

（3）护士站主机管理软件:该软件安装在护士站主机上,主机开机后自动运行该软件;该软件的具体功能为:病区床位显示、呼叫信息显示、呼叫信息应答、呼叫语音编解码、实时语音广播、话机控制。

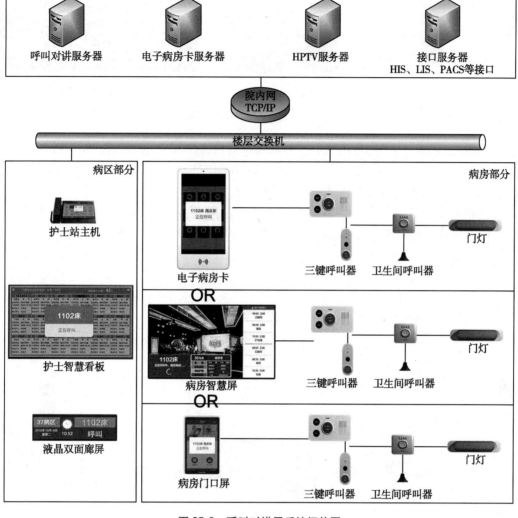

图 25-6　呼叫对讲子系统拓扑图

表 25-2　呼叫对讲系统软件功能列表

功能模块	功能说明
呼叫按钮呼叫	支持通过床头三键呼叫器的呼叫按钮发起呼叫
呼叫手柄呼叫	支持通过与床头三键呼叫器物理连接的呼叫手柄发起呼叫
语音提示	床头三键呼叫器可根据护士的响应状态,提供不同的语音提示
紧急呼叫	支持患者通过卫生间呼叫器呼叫护士站
增援呼叫	增援呼叫在服务的状态下才能激活
护士定位	显示护士在病房内,方便其他医护人员及患者寻找护士
语音广播	护士通过护士站主机,可对办公区、病区或全区(办公区+病区)进行语音广播
呼叫管理	支持护士在护士站主机对患者的呼叫进行接听、服务、挂断等操作
呼叫托管	在护士较少的情况下,一个护士站主机可管理 2 个以上病区

2. 呼叫对讲子系统硬件　呼叫对讲子系统硬件配置如图 25-7 所示。

(1) 床头三键呼叫器:床头呼叫器采用三键设计(呼叫/取消、增援、定位),扩展外挂单按键手柄,内置麦克风拾音器、喇叭。

(2) 门灯:根据需要显示不同的颜色,并且能够闪烁、门灯亮起不同颜色时,代表的含义可由医院自定义。安装,采用磁吸式设计。

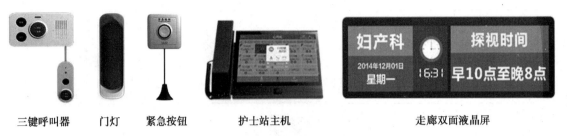

| 三键呼叫器 | 门灯 | 紧急按钮 | 护士站主机 | | 走廊双面液晶屏 |

图 25-7 呼叫对讲子系统硬件配置

（3）紧急按钮：用于卫生间、浴室的紧急呼叫，简单易用，防水设计，配置呼叫拉绳。

（4）护士站主机：放置于病区护士站桌面，用于护士响应患者呼叫。采用电容触摸屏设计，语音对讲采用电话听筒模式，支持护士实时对病房的可视化监看。

（5）走廊液晶双面屏：液晶双面屏采用双面 2×2 液晶屏，集成双路控制板，网络接口，220V 电源。液晶双面屏的安装可采用吊装方式，依据病区走廊情况，一般每 30m 左右部署一台。

四、IPTV 子系统

（一）系统结构

IPTV（交互式网络电视）子系统拓扑图如图 25-8 所示。

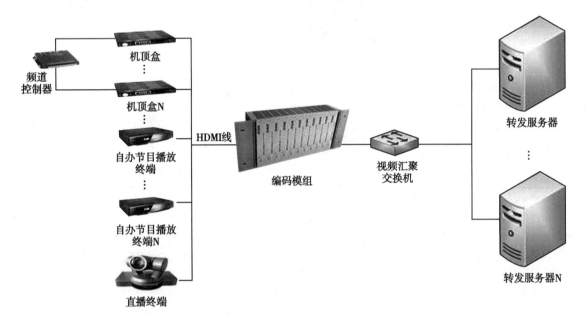

图 25-8 IPTV 子系统拓扑图

（二）系统配置

1. IPTV 子系统软件

（1）IPTV 系统管理软件：该软件安装在各个转发服务器上，多个模块的具体功能见表 25-3。

表 25-3 IPTV 系统管理软件列表

软件模块	功 能 说 明
电视直播	直播信源管理，包括广电、卫星、电信、自办、直播等，实现单播、组播地址的分配及名称定义 节目 EPG 管理，实现节目单管理 节目录制功能，支持直播节目的录制，包括定时录制和按照 EPG 节目单录制
设备管理	编码模组管理，对系统中每一路编码器进行管理，包括编码启、停，编码参数设置，单播流管理等 服务器管理，实现系统内所有转发服务器的配置和集群管理

软件模块	功能说明
频道控制	频道控制,实现频道的定义、频道编号设定、频道的收视权限设定,频道的转发服务器设定等
节目转发	接收编码机发来的节目流,实时复制,内存管理 根据客户端需求,按需转发控制,网络缓存管理 根据客户端需求,对节目流同步转码,实现双流输出
负载均衡	根据服务器、客户端数量匹配负载,支持按照网卡流量平衡负载,按照连接数平衡负载,按照物理连接规划平衡负载

（2）编码控制软件:该软件以嵌入式内核软件形式存在,预装在每一块编码主板上,实现硬件编码控制管理的各项功能,包括:编码通道管理、编码参数设定、编码内存管理、实时数据流生成及传输等。

2. IPTV 子系统硬件

（1）编码模组:表 25-4 列出 IPTV 子系统编码模组的参数。

表 25-4　IPTV 子系统编码模组参数列表

参数	指标
视频编码速率	1500kbps 至 15Mbps
视频数据编码模式	CBR/VBR
编码路数	1~5 路
输入接口	HDMI、VGA、Composite 复合、模拟有线电视输入,可以自定义频道名称,频点
视频制式	PAL、NTSC
物理特性	标准 5U 机架式设备,AC 220V,整机功率 30W 自然通风冷却,无风扇设计

（2）频道控制器:表 25-5 列出 IPTV 子系统频道控制器功能。

表 25-5　IPTV 子系统频道控制器功能列表

按钮	功能说明
1	通过专用设备学习到某类型电视节目机顶盒的红外发射码值
2	将读取到的码值存储在 MCU 的存储器中
3	通过单片机 USB 口读取 U 盘选台文件
4	单片机上电时,通电根据选台文件,解析其中协议,并按需发送到指定 IR 上,发送对应的红外码值,实现远程的模拟调谐功能

（3）汇聚交换机:根据编码模组的数量以及转发服务器的数量,确定该交换机的网络端口数量。通常百兆交换机即可达到要求,对该交换机性能要求运行可靠,平均无故障工作时间长。

五、护士看板子系统

（一）系统结构

护士看板子系统拓扑图如图 25-9 所示。

（二）系统功能

1. 护士排班表　支持登录系统手动编辑排班信息,也可通过接口,显示由护士管理子系统生成的护士排班表。

2. 患者信息一览表　可根据科室不同,医院不同,自定义调整、显示本病区患者信息。

3. 手术信息表　可根据科室不同性质,定制科室最为关心的专业报表进行显示。

4. 护理综合信息表　显示病区日常护理工作项目,提供快速、方便的数据接口工具,实现各科室护理信息的快速定制。

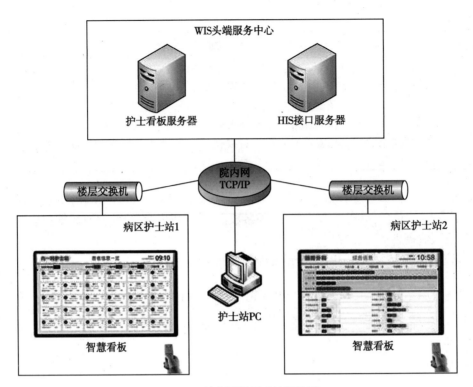

图 25-9 护士看板子系统拓扑图

（三）系统软件

护士看板子系统软件功能见表 25-6。

表 25-6 护士看板子系统软件功能列表

软件模块	功 能 说 明
护士看板显示终端软件	支持护士看板数据接收、显示
护士看板系统软件	支持护士看板内容的调用、数据传输
	支持显示模板的设置制作
	支持护士、患者、医生、病区公告、交接班等信息的录入、修改、删除
软件接口设计	与 HIS、护理文书系统、护理管理子系统建立接口，获取患者信息、医嘱信息、护士排班信息等

六、云点餐子系统

（一）系统结构

图 25-10 为云点餐子系统的拓扑图。

（二）系统功能

1. 订餐 提供订餐界面，患者可选择餐次、餐品等，确定后添加到订餐车。

2. 配、送餐单打印 订单提交后，营养科打印送餐单和配餐单。配餐单传递给厨房，送餐单则由送餐人员携带，送餐时经点餐患者收餐签字后带回。

3. 订餐信息查询、统计 供患者查询订餐信息，管理人员查询和统计订餐相关信息。

4. 配置 系统管理人员可根据本单位供餐情况，对云点餐子系统进行配置。

（三）系统软件

表 25-7 列出云点餐子系软件功能。

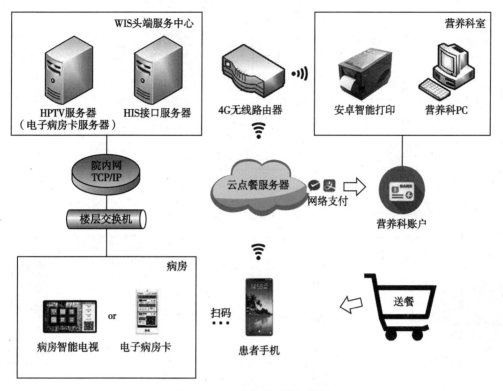

图 25-10　云点餐子系统拓扑图

表 25-7　云点餐子系软件功能列表

关键模块	功能说明
智能打印端软件	支持日期、时间、温湿度、天气等信息显示
	支持按日期显示相应菜品并对菜品数量进行增、删、减,对菜品价格进行维护
	支持订单打印、查询、汇总
后台维护端软件	支持菜品信息批量导入
	支持菜品营养成分设置
	支持医院、科室、病床、患者信息录入

七、云随访子系统

(一) 系统结构
图 25-11 为云随访子系统的拓扑图。

(二) 系统功能
1. 电子病房卡或病房智能电视在患者出院前会自动显示随访二维码,供出院患者用微信扫描加载云随访患者手机端,经认证识别患者信息,在微信小程序菜单中生成随访小程序。

2. 云随访医生端,供医生可与患者即时沟通。

3. 医生在手机端点击患者头像,即弹出患者信息,并显示患者二维码。医生通过医生站端的扫码枪扫描该二维码,医生即可在医生站电脑上查阅患者详细病案信息。

(三) 系统软件
表 25-8 列出云随访子系软件功能。

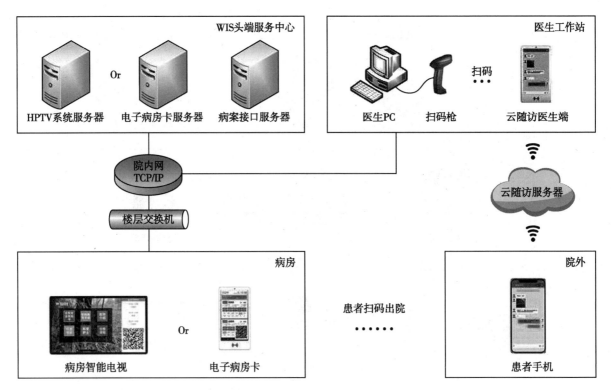

图 25-11　云随访子系统拓扑图

表 25-8　云随访子系软件功能列表

关键模块	功能说明
云随访系统软件	支持患者、主治医师、医院、科室、病床信息资料的调用
	支持文字、语音、图片、视频等发送接收
	支持奖励红包功能
云随访医生端软件	支持文字、语音、图片、视频等发送接收
	支持显示患者信息二维码
HIS 接口软件	与医院的病案系统建立接口

八、护理管理子系统

护理管理子系统包括 7 项主要功能：

（一）护理档案管理

1. 基本信息　护士基本信息档案包含：护士的职责、编制、广为、学历、能级、工作年限等。

2. 工作履历　护士在不同单位（医院）的工作情况记录。

3. 岗位管理　对不同岗位护士进阶管理，岗位职责的管理。

4. 调拨平台　护士在医院中轮转管理，分为借调和直接调拨管理。

5. 教育培训　护士在医院组织的各种培训记录，考核成绩，能力提高等各个环节。

6. 绩效考核　图标和图形组合显示，固定报表和自定义报表形式，自动生成管理措施，辅助管理决策。

（二）护理质量控制

1. 质量行政督查　国家质量控制标准库，PAD 现场实际督查，督查结果整改分析。

2. 不良事件上报　正常流程上报，事件匿名上报，与 HIS 系统接口。

3. PDCA　督查问题自动汇总，鱼骨图、甘特图自动绘制，自动形成 PDCA 报告。

4. 质控数据分析　行政督查数据，不良事件上报数据，图形图表形式展现。

（三）**智能护理排班**

1. 自动排班　①班动人不动:在班次分组时,选择排班规则;②人动班不动:设置个人组套的方式,循环班次;③固定班次:常白班,人员班次自动排。

2. 结构化班次　护理部统一各个科室班次,从岗位、班次时段、班次功能等几个方面,实现全院所有科室排班管理。

3. 自主排班　护士通过手机 APP 和电脑移动终端,可以申请请假、休班和调班,自动提示护士长,进行审批,并且进行记录。

4. 公示假期自动计算　①平台假期(年假、放射假);②差异性工时,加班早退;欠休、补休、工时等。

（四）**教学管理**

1. 资料库　根据各个科室情况,拥有丰富的知识库,护士可以随时随地的进行网络学习。

2. 网络考试　网络考试,利用信息化手段简化培训考核流程。

3. 三级培训　护理部级、区域级、科室级培训,平台任务自动下达。

4. 目标管理　实现快速提升护士的素质能力,缩短脱教时间,达到独立上岗工作水平,护理部实时管控和调查护士的工作和能力情况。

（五）**绩效考核**

1. 公示框架

(1) 年度绩效分配:考勤*能级系数*科室系数*360 度考评+科研论文加分。

(2) 季度绩效分配:考勤*能级系数*科室系数+护理部质控结果。

2. 岗位评价

(1) 年度考评:360 度考评结果等级得分+科研论文得分。

(2) 季度考评:根据护理部质控结果加减分。

(3) 月度考评:学历、职称、能级、工作年限、红线事件、不良事件得分。

3. 多级权限

(1) 定岗:梳理全院岗位框架。

(2) 定编:按照科室不同设定每班次各岗位编制,与排班表班次对应。

(3) 科室分类:赋予不同科室系数。

（六）**护理信息全景展示**

1. 护理部　可对临床科室人员配比分析、科室工作情况监控、科室教育培训情况监督、科室质量控制情况分析、不良事件上报情况分析。

2. 科室　涵盖科室工作情况、患者情况展示、预警措施提醒。

（七）**统计分析**

1. 预警监控　包括垂直监控管理、临床工作预警、日常工作提醒、医疗数据采集。

2. 护理措施　具有护士长手册、单病种护理措施、管理方案指导。

3. 临床工作指导　辅助决策、护理管理流程规划、规范临床护理标准。

第三节　WIS 系统运维

一、统一用户管理

实现 WIS 对医院整体组织结构布局设计,管理分级以及权限的划分及管理。管理范围从系统管理员细化到各个科室护士站及并病区内各病房关联的床位。

二、统一终端管理

实现 WIS 的所有硬件设备,包括服务器及各类终端的统一管理,包括终端的部署管理、配置管理、嵌入式软件升级管理、监控管理等。

三、统一应用管理

IWS具备业务跨越科室应用,多子系统合成等统一应用功能,实现WIS各类子系统的医疗业务的统一调配和管理,具备单业务/多系统共同应用的参数配置和应用管理。

四、统一维护管理

WIS的所有终端可实现统一维护、统一监控,系统可实时记录终端的故障情况,并具备报警服务功能。

五、统一内容发布

WIS使用者可根据需要统一发布信息,实现多个科室、多个子系统同步实时信息展示。

第二十六章 宝康智能护理系统实例

第一节 系 统 概 述

一、宝康智能社区居家护理管理平台

宝康智能社区居家护理管理平台,是以信息技术为基础,以社区为依托,通过物联网、移动互联网、云计算、大数据、传感器、广电网等技术把患者、医护人员、医疗保健机构、社区、企业和政府的资源整合到数据中心,采集个体信息、分析个体患者需求、提供护理服务、监督服务质量、汇集服务反馈,形成线上线下互动的、专业化的衣食住行、医疗、保健、康复、社交等方面的数字化服务。

社区居家护理平台建设利用互联网+社区护理的核心理念:开放、便捷、分享、免费,这使得其能进入任何传统行业,对社区养老而言,养老不仅要求社区构建起全方位的服务体系,尽可能地满足老人的所有需求,使其"有所养、有所医",而且要求老人的需求能得到及时满足,社区所提供的服务结果能使人满意,即实现"养有质"。同时,互联网在信息交换上具有极大优势,而且通过与物联网的结合,能在老人日常生活照料、医疗保健服务提供以及精神娱乐活动等各个方面发挥作用,从而提升社区养老的运行效率和服务质量。

社区养老需要引入互联网技术予以创新发展,"互联网+"思维的运用也能有效解决当前社区养老存在的问题。但是,"互联网+社区居家护理"并不是两个行业的简单相加,不是说建立了网站,开通了微信功能或者应用了物联网技术就叫"互联网+",真正意义上的"互联网+",至少有三层含义:首先是建立连接,将互联网和传统行业连接起来,建立可以合作的通道;其次要取长补短,要充分利用好两方的优势,发挥各自的特长,探索合理的共同发展模式;第三要深度融合,建立完善的共同发展模式,进而带动全行业发展。互联网是以用户为中心,这与社区养老以人为本的原则不谋而合,因此,"互联网+社区居家护理"的核心理念是立足于服务老人,通过互联网技术的运用,探求更多养老对象所需的服务产品,尽力满足老人需求,促进社区养老事业发展。

二、宝康智能社区居家护理管理平台特色

借助信息化,利用"互联网+社区居家护理"在发挥社区养老经济便捷、服务多元的基础上,通过网络的互联互通和信息共享功能,使社区养老变的智能化、人性化、便利化,带来了养老事业发展变革的机遇。

社区智能服务中心、养老服务层子系统和便携腕带是互联网+社区智能护理服务体系运转的基础,要想真正实现该系统的运转,还需要建立以物联网为核心技术的社区智能养老服务系统架构模型,通过物联网技术,动态地接入各种养老服务层子系统,以此来提供各种智能养老服务,实现全方位的居家护理服务体系。利用互联网、大数据、通信、物联网等信息技术,可以实现对社区居家护理干预与管理,全面的对社区群体进行服务。同时使用医疗大数据应用对社区居家护理进行智能支持。

社区居家护理平台主要功能有:网络医院、紧急救援、人员定位、视频通话、服务网点监控、社区健康档案建立、社工支持、护理评估预警、护理干预、穿戴设备应用、生命体征动态监测等。

第二节 智能护理服务平台

一、社区网络医院系统

社区卫生服务中心为老百姓的健康全程把脉,没有大医院细分专科的限制,由全科医生来判断签约居民的身体状况。同时,全科病房将避免让病患和家属多跑路,通过紧密医联体请到各科专家一起会诊。这样的全科医生模式正逐步在我国基层医疗卫生服务机构落实推广。全科医生,能让大夫更了解病患身体情况。从一位病患的角度说,小到长期口腔溃疡、大到心脑血管疾病,都可以找同一位大夫,大夫也更容易帮病患把关。但是对于居家患者,全科医生无法全部上门问诊,实时监控病情。这时候社区居家护理人员就发挥他们的作用。

社区居家护士上门进行基本的生命体征采集,用药指导,导管护理,心理疏导,健康教育。对于有情况的患者及时报告签约的全科医生。使全科医生能够更清晰、及时的了解到患者的病情,及时应对,避免病情延误。

可以说社区居家护理模式的出现,帮助社区卫生中心的全科医生,打造了一个无边界的网络医院,使全科医生的触角能够深入到每个家庭,每个患者。这种模式的建立,充分体现了医护共享,信息共用的优势。节约人力,最大程度发挥彼此的优势。网络医院是公众需要的互联网医疗平台,集中优势资源,连接社区医疗机构,为百姓提供预约挂号、在线问诊、远程会诊等一站式医疗健康服务。借助互联网医院平台技术构建起辖区内医生资源网络。

社区卫生中心统一了慢性疾病诊疗和管理规范、护理技术操作规范。这能确保医疗护理质量和安全,让居民在家就能享受到与大医院同质化的诊疗服务。让社区居家护士扎根基层,打造一个好的团队是根本,提高团队的整体医疗护理服务能力和医学素养也是关键。社区卫生中心的护理团队,在康复技术,慢病管理,慢病跟踪,护理技能、心理疏导等方面将充分发挥优势,辅助全科医生,打造无边界的网络医院,服务大众。

二、社工居家护理服务系统

社工工作者作为一支重要力量,他们对居家护理人群进行心理支持,社会支持,医疗资源支持等工作。社工对于辖区的人群进行重点排摸,根据个人的心理,教育,经济情况进行评估,重点人群纳入监管范围。需要医疗救助的,转介给对应医院。需要心理疏导的,转介给心理医生。尽可能的帮助居家护理人群。

社工工作平台建立了完善的评估、转介、接案、干预、结案、随访的社会救助体系。社工工作人员对居家护理人员进行服务,并同时进行服务记录。如图 26-1 社工服务记录。

服务记录
_____

【服务时间】
2018-06-13 15:50:09　服务时长：20分钟
【审签时间】

【服务地点】
患者床边
【服务目的】
评估近期疼痛、睡眠及饮食情况
【服务内容】
1. 跟进评估近期疼痛、睡眠及饮食情况；
2. 向患儿指出生理症状改善，鼓励其继续坚持有益行为。
_____

【主观资料】
患儿不时表示"饿死了"，提出想吃"好吃的"。
睡眠情况尚可，未表示中间有被噩梦惊醒情况。
患儿今日曾下地行走，但诉腿疼。
患儿父亲表示近期腿疼、睡眠，以及血糖情况均有好转。
【客观资料】
患儿已停用胰岛素，只需进食前测血糖即可。
【评估】
患儿能够逐渐开始行走，体现其改变动机增强，需认可其进步，继续鼓励。
_____

图 26-1　社工服务记录

社工服务人员在进行服务的过程中可以根据照护患者情况，制订社工服务计划，设定采取的措施。最大程度上保证照护人员的安全。如图 26-2 社工服务计划制订。

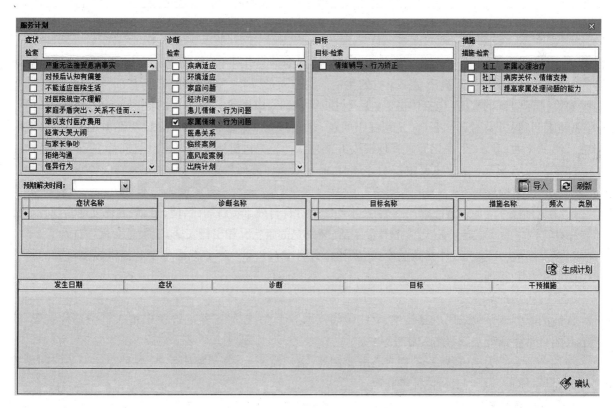

图 26-2　社工服务计划制定

所有的干预记录完成后，社工服务平台自动生成患者的社会服务档案，供平台进行调阅。如图 26-3 社工档案首页。

对于离开医院居家的患者，医护人员可以制订随访计划。定时进行随访。保证患者居家安全。

三、社区智能居家养老系统

社区智能居家养老系统利用移动通信网络和 GPS 定位技术以及物联网技术应用，在居家养老的过

<table>
<tr><td colspan="7" align="center">病人社会心理档案首页</td></tr>
<tr><td colspan="7">基本信息</td></tr>
<tr><td>门诊号</td><td colspan="6"></td></tr>
<tr><td>姓名</td><td></td><td>年龄性别</td><td></td><td>出生日期</td><td colspan="2"></td></tr>
<tr><td>病人费别</td><td>自费</td><td>民族</td><td>汉族</td><td>身份证号</td><td colspan="2"></td></tr>
<tr><td>职业</td><td></td><td>婚姻</td><td>未婚</td><td>国籍</td><td colspan="2"></td></tr>
<tr><td>单位名称</td><td colspan="6"></td></tr>
<tr><td>籍贯省市</td><td></td><td>单位电话</td><td></td><td>单位地址</td><td colspan="2"></td></tr>
<tr><td>出生省市</td><td></td><td>家庭电话</td><td></td><td>家庭地址</td><td colspan="2"></td></tr>
<tr><td>户口省市</td><td></td><td>户口地址</td><td colspan="4"></td></tr>
<tr><td>联系人员</td><td></td><td>联系关系</td><td></td><td>联系电话</td><td colspan="2"></td></tr>
<tr><td>联系地址</td><td colspan="6"></td></tr>
<tr><td>医生诊断</td><td colspan="6">系统性红斑狼疮</td></tr>
<tr><td colspan="7">社工信息</td></tr>
<tr><td>转介信息</td><td colspan="6">转介时间：2018-06-22 12:20
转介人：
转介描述：患儿因激素冲击治疗后体重过重，对于疾病适应有困难；患儿情绪低落。
转介目的：
转介原因：疾病适应 患儿情绪、行为问题</td></tr>
<tr><td>接案评估</td><td colspan="6">2018-06-22 13:30:00 提供社工部的联系方式：患儿再次入院时根据患儿及家庭需求提供心理社会支持服务。</td></tr>
</table>

图 26-3 社工档案首页

程中,运用科技力量,为老年人搭建紧急救助和生活帮助信息化平台,使得老人可以不受时间和地理环境的束缚,在自己家中过上高质量高享受的生活。医疗人员以客户的健康档案为基础,结合各种智能终端所采集(监测)到的数值(包括体温、血压、脉搏、体重和心电图等),对客户的健康危险因素进行监测,(发现健康问题)并及时告知客户(认识健康问题),随后,提供健康管理改善指导及干预意见(解决健康问题),出具全面、专业、个性化健康管理解决方案,同时,还提供健康管理专家远程问诊。

社区智能居家养老系统主要由技术、终端产品和服务三方面构成。

（一）技术构成

1. 物联网技术　通过智能感知、识别技术与智能计算打破了传统思维,使人们最大程度地实现各类传感器和计算网络的实施连接,让老人的日常生活(特别是健康状况和出行安全)能被子女远程查看。

2. "云技术"　基于云计算商业模式应用的,为居家养老和社区养老服务中心提供成熟可靠的信息化手段的服务和管理。

（二）终端产品

智能居家养老系统采用电脑技术、无线传输技术等手段,在居家养老设备中植入电子芯片装置,使老年人的日常生活处于远程监控状态。

终端产品一般为感应器设备,现有心电监测器、血压监测仪、老年智能手表、各种穿戴设备能够检查老人的血压、体重、血脂、生命体征等状况。

（三）服务构成

老人通过携带智能产品如穿戴式智能设备(智能手表、智能腕带)、智能硬件产品等,与社区信息管理平台以及互联网终端的互通互联,可为空巢老人提供便捷利民的服务,同时老人的基本信息以及相关需求也会同步到家属的智能手机中,以便子女了解老人的信息。通过远程医疗监护系统智能测血压、血糖、心率、GPS定位防走失、一键呼救、智能医疗等,社区人员及空巢老人子女能够及时准确追踪监测老人的生活和身体状况,并且将信息及时反馈到社区服务系统中,一旦发生意外情况,能够第一时间提供救助,提高救治效率。

图 26-4 是利用患者在居家护理过程中,穿戴可穿戴设备后采集的数据,汇总到远端数据中心后,形

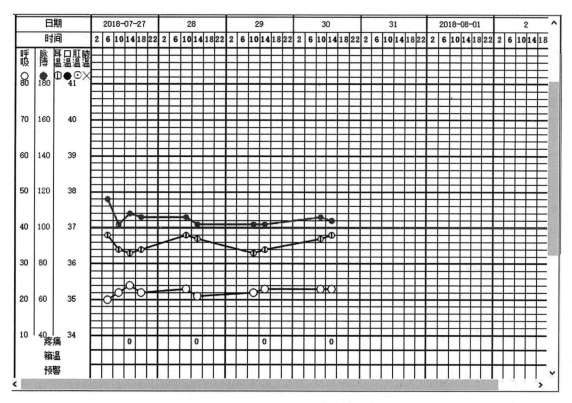

图 26-4　生命体征记录图

成的动态的生命体征图。

利用远程采集过来的数据为居民和专业医师、专家等提供应用服务。专业医护人员通过监测数据进行统计分析、健康诊断、健康指导、紧急救治等,患者可以通过登录服务平台查询其各项体征信息和对应的健康咨询信息。该模式为社区医生与居民提供了快速、便捷的沟通、反馈渠道。应用层的关键算法和软件系统是物联网系统的主体,特别是在应用管理软件方面,需要引入稳定、可靠的网络应用平台软件。

四、社区居家护理监测系统

利用信息技术构建远程医疗监护体系,全程对社区群体进行跟踪。智能健康管理是将人工智能技术应用到健康管理的具体场景中。

目前主要集中在风险识别、虚拟护士、精神健康、在线问诊、健康干预以及基于精准医学的健康管理。

（一）风险识别

通过获取信息并运用人工智能技术进行分析,识别疾病发生的风险及提供降低风险的措施。通过其核心产品风险评估产品,在获取大量的健康计划成员患者电子病历和病理生理学等数据的基础上,为用户绘制患病风险随时间变化的轨迹。利用医疗图谱分析对患者作出迅速、有针对性的诊断,从而对患者进行快速干预,提供就诊警示。

（二）虚拟护士

收集患者的饮食习惯、锻炼周期、服药习惯等个人生活习惯信息,运用人工智能技术进行数据分析并评估患者整体状态,协助规划日常生活。通过开发患者慢病跟踪 APP,对慢性疾病进行全程管理。是专为特定疾病、药物和治疗设计配置。它可以与用户的闹钟同步,来触发例如'睡得怎么样','是否吃药'的问题,还可以提示用户按时服药。这种思路是收集医生可用的可行动化数据,来更好的与患者对接。"该款 APP 主要服务于患有慢性疾病的患者,其基于可穿戴设备、智能手机、电子病历等多渠道数据的整合,综合评估患者的病情,提供个性化健康管理方案。患者可以利用手机 APP 进行自我评估。

第三节　智能护理管理平台

智能社区居家护理是互联网技术与养老行业的深度融合,其通过改变信息交流传递方式、强化资源配置整合力度、提升服务管理效率等手段对现有社区养老存在的问题予以破解,势必给社区居家护理的发展带来革命性的改变。护患协作,通过信息技术,构建安全稳定的患者监管服务。

一、居家护理管理系统

居家护理平台从运营管理人员到服务对象(老龄人群)可划分为以下几个层面:

(一) 系统管理层

主要是对信息化系统的软硬件设备及系统本身进行管理的,基本上由负责维护平台运行的专业技术人员管理并进行操作。

(二) 业务管理层

也可称为信息管理层。主要是针对养老服务体系的构建及服务过程进行规范和管理提供信息化的解决方案。具体包括以下部分:

1. 养老档案电子化管理系统　实现养老服务对象的电子化档案建设及基础业务管理,主要功能包括:

(1) 以政府为主导的多级信息采集及填报,建立适合养老服务开展的老人信息档案(涵盖子女信息、社区信息、卫生医疗信息及病史、自救方式、收入来源、特长及爱好等)。

(2) 服务(内容及补贴)标准的制定及审批、公示等管理工作。通过该系统,政府及主管单位可以对辖区内的养老服务对象进行摸底建档,为养老服务的开展提供基础的管理工具和数据支撑。

2. 服务机构及社区义工管理系统　通过该系统,可以通过多级管理模式,分片(最小到社区或者养老服务站)完成服务机构及社区义工的发展、审批、入网、管理等工作。为社区居家养老的开展提供服务种类多样、覆盖区域广泛的服务保障。

3. 养老服务券电子化管理系统　为了体现政府对老年人的关爱,可以对高龄老人或是孤寡老人提供免费服务卷。一般不要直接补助现金,因为发放现金补助,可能存在老年人舍不得购买服务,或被子女领走等问题,而老人得不到免费服务。因此,发放养老电子服务卷是比较实用、有效的办法。

在养老档案电子化管理和服务机构(义工)管理系统的基础上,可以建立一套电子化的针对居家养老服务券的业务管理系统。养老档案管理系统、服务机构及义工管理系统、养老券电子化管理系统这三个部分整合到一起,即可实现养老券的生成、印制、发放、兑换结算、回收等管理功能。系统可灵活的支持多批次、不同性质、不同面值和有效期限的养老券的电子化网络化管理。

4. 服务对接及工单管理系统　在建立了完善的服务对象及服务机构信息化管理的基础上,通过建立呼叫中心及养老服务网站,将老龄人员的服务请求集中到一个呼叫中心平台上,由坐席人员完成服务接受、整理成订单后派发给能提供该服务项目的服务机构或者社区义工(派单三原则:种类匹配、就近服务、优质优先);并按照惯例要求对服务构成进行监督和回访,保证老人的请求得到很好的满足。

服务种类可以灵活的设置和分类,订单(工单)的流转形成管理闭环,并可生成一系列管理报表,导出和打印,为运营提供决策和管理依据。

各地可结合实际情况,搞好规划,整合资源,按照高效、便捷和广覆盖的原则,以区为单位建立居家养老信息和呼叫服务网络,积极打造一个设施配套,服务健全、方便快捷、惠及广泛的? 居家养老服务网络中心平台,为居家老年人提供更多更好的服务。从而实现以社区为依托,老龄人群为服务对象,企事业服务机构为网点,社区义工为补充,为老服务网络中心为支撑,建立全方位的信息化的居家养老服务体系? 的工作目标。真正做到让老人生活的舒心、安心;让老人子女放心、省心,从而推动家庭和谐、社区和谐、社会和谐。

随着科技的进步,以无线网络技术和射频识别技术为核心的监控系统纷纷建立,医护人员借助医疗信息管理系统和RFID腕带进行护理服务管理。护士使用手持设备来读取佩戴者的RFID腕带信息,再根据RFID腕带信息通过无线网络自动调出老人的个人信息及医嘱信息,接着通过移动终端记录健康状况情况及医嘱执行的具体信息,实现了动态实时的护理服务,并将护理工作延续到社区居家和出院后的延续护理上。

通过移动健康APP对居家患者实施新型延续护理,该APP初步分为患者端和医护端,患者端包含用户注册、护理咨询、量表自评与护理计划、健康资讯、社区论坛、个人信息、健康档案和反馈等模块,医护端包含用户注册、资格认证、平台咨询、私人咨询、药典、疾病库、我的收藏、我的回答和建议等模块,实现了居家护理需求的快速响应,通过对疾病知识的了解、健康状况自我监测及针对性护理计划,满足了患者对专业护理的迫切需求。患者根据远端医护人员给出的每日工作任务进行自我管理,自我评估。患者进行自我评估以后,后台可以实时获取患者的情况。可以有针对性的对患者进行指导。

二、慢病管理系统

社区居家护理平台包含强大的健康管理知识库,该知识库对一些常见的特种病、慢性病等建立知识库系统,利用该系统,老人可以通过多种手段(如移动手机平台、互联网平台等),采用检索的方式就可以准备查询到相关问题。医护人员借助于知识库系统提供健康咨询,着重帮助患者解决如何在患病的情况下更好的生活,克服患病所致的身体和情绪方面的问题,提高患者自我管理的知识技能和信心等,从而从专业角度解决老人与基层医护人员的信息不对称问题,提升老人对于健康知识和健康管理理念的认识程度,对相关疾病预防等知识进行普及,提升基层医护人员的服务能力和服务水平。健康管理知识库采用基本医学本体技术,对健康知识进行有效组织,从而为自然语言检索提供重要的基础环境。

患者可以通过手机上的慢病管理APP,将自己每日的身体状况、感觉和病情进行记录,并发送给社区居家护理平台的医护人员。

健康咨询着重帮助患者解决如何在患病的情况下更好地生活,克服患病所致的身体和情绪方面的问题,提高患者自我管理的知识技能和信心等。同时,也帮助没有生病的人群普及健康理念与健康知识,帮助其预防疾病发生。同时也可以与具有相同疾病的患者进行交流分享经验。

第四节　居家护理智能应用

一、社区居家健康档案数据融入健康云平台

电子健康档案是人们在健康相关活动中形成的具有保存备查价值的电子化历史记录。它是存储于计算机系统之中、面向个人提供服务、具有安全保密性能的终身个人健康档案。电子健康档案是以居民个人健康为核心,贯穿整个生命过程,涵盖各种健康相关因素、实现多渠道信息动态收集,满足居民自我保健、健康管理和健康辅助决策需要的信息资源。

健康档案管理包括个人健康档案、家庭健康档案、社区健康档案三部分,其中个人健康档案是用来建立社区内居民的健康资料信息,它是整个系统的起始点。个人健康档案包含了个人基本资料、个人健康史、个人行为习惯和健康问题目录等;家庭健康档案是以家庭为单位来管理社区内每个家庭的情况和每个成员的健康的工具,它包括成员列表、家庭评估、健康问题、家庭信息等方面;社区健康档案是用来对本社区内的人口按各种构成方式进行统计,并用图形和列表等方式显示,社区健康档案主要包括人口结构、疾病谱、主要健康问题、死因谱和人口金字塔等内容。

可以说没有患者居家护理健康数据的健康档案系统是不完整的。社区居家护理信息管理平台的建设,正好可以弥补该缺陷。可以通过帮助建立老年人基本信息、养老服务信息、健康档案、社会养老服务资源四大基础数据库,以实现老年人口统计数据查询、养老服务需求评估、审批、养老补贴管理等功能。该系统的数据融入到患者的健康档案数据中,形成了患者完整的健康档案数据。

根据电子健康档案的发展方向和建立目标,用户所处理的健康档案资料并不存储在本地设备中,各

类健康档案信息均保存在互联网上的数据中心服务器里。作为提供云计算服务的机构负责管理和维护所有电子健康档案数据的存储和日常管理,保证云计算技术下的电子健康档案的调阅、建立、转移、修改等操作。与传统的单机模式应用相比,云计算应用于电子健康档案的管理优势十分明显。利用现有的云计算技术大大节约了建立电子健康档案的硬件成本、管理成本。通过简单的培训和学习,多数工作人员可以成为各服务终端的管理员。无须设立专属部门和多个岗位进行管理和维护,大大节省了人员开支。此外,云计算模式使得电子健康档案中的独立信息不再成为沧海孤岛,通过安全的资源共享,可以充分体现信息资源的利用率;同时云计算提供的管理方式和节能技术也极大地降低了整个社会建立电子健康档案的总体成本。

居民健康云系统完成社区卫生服务的预防、保健、医疗、康复、健教和计划生育六位一体的业务功能,实现社区卫生的连续性、综合性服务。实现各社区卫生服务站的健康档案管理,基本诊疗管理为基本目标。实现社区居民的健康管理,真正的体现居民预防保健管理的系统性、综合性和连续性。能够把居民的健康管理、社区卫生服务中心和站的日常事务管理、行政管理三方面的信息融为一体。实现双向转诊。包括转入、转出。实现上传数据的汇总统计。同时可以对社区群体进行健康教育,主要宣传健康教育、预防、保健、康复、社区诊疗、计划生育指导。

二、社区居家护理平台风险预警及在线分析

人工智能是利用数字计算机或者数字计算机控制的机器模拟、延伸和扩展人的智能,感知环境、获取知识并使用知识获得最佳结果的理论、方法、技术及应用系统的一门新的技术科学。它是计算机科学的一个分支,它试图了解和探索智能的实质,并以人类智能相似的方式作出反应的智能机器,人工智能主要研究包括机器人、语言识别、图像识别、自然语言处理和专家系统等。

社区居家护理平台利用人工智能技术,对患者的护理等级进行动态的评估。给出最实际的护理分级。分级护理:是指患者在居家期间,社区护理人员根据患者病情和生活自理能力,确定并实施不同级别的护理。

另外患者在居家的过程中,家属或者本人进行自我评估以后。平台会根据人工智能技术,动态分析患者的情况,根据规则给出相关预警。

三、社区居家护理平台辅助医联体内部实现分级诊疗

卫生部早在几年前就提出在全国范围内推广分级诊疗制度,鼓励基层医院实行"首诊制",实现"小病在社区、大病进医院、康复回社区"的就医新格局。分级诊疗就是要按照疾病的轻、重、缓、急和治疗的难易程度进行分级,将大型医院承担的一般门诊、康复、护理等工作分流到基层医疗机构,节约更多医疗资源,为急危重症和疑难复杂疾病的患者提供更好的诊疗服务。

以医院为主体的管理模式不能满足患者的需求,医院、家庭、社区多方的卫生信息共享是当今时代发展的主流和必然趋势,针对社区羸弱老年人、非专业照护者(如家属)和初级卫生保健专业人员,利用互联网技术,创建基于医联体的延续护理电子健康信息记录与交流系统,实现跨学科专业人员间及专业人员与患者、照护者间的信息共享。

通过构建医院联合社区的压疮管理网络,成立压疮管理督导小组与随访小组,建立信息沟通交流平台,实现所属辖区内随访护士获取和共享压疮高危患者的出院资料、住址、联系方式、基本病情等信息;还可以通过医院-社区-家庭三位一体化延续护理,将患者的个人健康信息由医院、社区、家庭三方共享。

分级诊疗制度是深化医药卫生体制改革、建立中国特色基本医疗卫生制度的重要内容,是合理配置医疗资源、促进基本医疗卫生服务均等化的重要举措。社区居家护理可以实现合理配置资源,充分发挥基层医疗的作用,实现为患者的全方位服务。家庭健康责任团队与社区居民建立契约式服务关系,引导居民主动到社区卫生服务机构接受基本医疗服务,促进社区首诊制度落实。引导患者进社区。医联体已建立医院、社区一体化的"康复联合病房"和"慢病联合门诊",同时各社区分别建成糖尿病、高血压、慢病综合、康复、肾病、中医药、老年护理中心等特色专科,方便患者在基层医疗机构就诊康复。

　　建立上下信息互通的医护平台,在分级诊疗模式下,建立了区域医疗平台,实现医联体内医疗单位间系统高效互通,有力支撑了跨单位医疗事务的开展。

　　患者首诊在社区,信息存储于区域医疗平台,全科医生诊断后,如需将患者上转,社区医生可直接通过信息系统在上级医院预约挂号。患者凭挂号单在指定时间到上级医院就诊,医生可通过区域医疗平台查看患者健康档案和相关就诊信息。当患者病情平稳后,可下转到社区医院进行后续康复治疗。上级医院医生在电子病历中填写转诊单下转患者,社区接诊该患者时,能通过区域医疗平台查看所有就诊信息,包括病历文书、医嘱和检验检查数据等。

　　图 26-5 是分级诊疗平台的架构图。

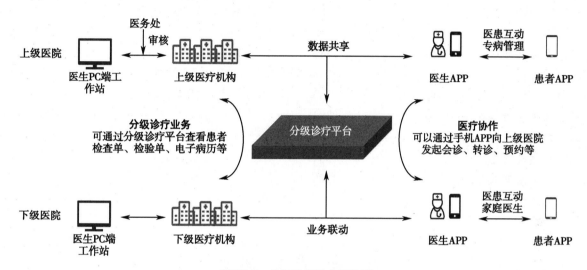

图 26-5　分级诊疗平台架构图

第二十七章 医利捷智能护理系统实例

第一节 系统概述

一、需求分析

随着社会及科学技术的快速发展，人们的健康需求日益增长，世界范围内护理专业的内涵也随之在广度和深度上有了很大的拓展。以美国护理信息系统发展为例，相继出现护理信息学教育、职业护理信息师，其中职业护理信息师主要负责护理信息学工作，形成智能护理信息系统。系统的建设使护理人员将大部分的时间用于和患者的沟通之上，实现以患者为中心的护理模式，为患者提供个性化护理，保障患者安全，促进医疗服务的公平性，使不同人群都能够得到优质护理服务。

我国的护理信息化起步相对较晚，自20世纪90年代中期开始，国内陆续开发出一些大型一体化医院信息系统，涵盖病房床位管理、医嘱处理计费等护理工作，在一定程度上提高了护理文书的处理效率，后续在护理信息化方面有了一进步的发展，但时至今日在护理信息化服务体系、护理信息化人才以及统一标准方面仍有欠缺。

2015年国家卫计委发布《关于进一步深化优质护理、改善护理服务的通知》，通知中指出三级医院和二级医院要全面推行责任制整体护理的服务模式，建立健全护理服务体系及护理服务标准规范，对住院患者提供全程规范化护理服务，提高护理质量。诸多地方性的护理事业发展规划纲要也明确指出要加快护理信息化建设及应用，以提高护理工作效率及护理质量为出发点，面向三级医院，建设智能化一体化医院护理信息系统，提升临床护理水平，为患者提供更好的服务。

二、存在问题

当前，我国医疗资源匮乏，服务手段落后，医护人员无法全面满足患者的要求，医护水平有待提升，致使医患矛盾与日俱增。医疗护理存在的问题主要体现在医疗业务流程、服务质量以及安全等方面，对医护人员而言，由于工作量庞大，工作相对繁琐，致使重复工作、工作差错的状况时有出现。对护理管理人员来说，由于缺少智能化、信息化手段支撑，致使护理质量检查、追踪及监控的及时性、连续性难以得到保证。同时，医院的护理信息系统大多是基于某一业务建设起来的，缺少统筹规划，在数据共享、系统集成、标准等方面也存在很大的问题,致使护理数据分散、数据质量不高、数据利用难度大等弊端,无法为管理决策及临床科研提供有效支撑。

如何利用信息化手段解决上述问题则成为医院护理信息化建设的重点,一体化临床护理信息系统因此应运而生。

三、系统特点

医利捷一体化临床护理系统通过软件开发、条形码和移动终端的应用,革新了传统的护理工作模式,涵盖了临床护理的各个方面的工作。

医利捷一体化临床护理系统可实现管理信息和临床信息的高度一体化和共享,对一线护理人员来说,能够大大提高护理工作效率,通过对护理医嘱执行全流程跟踪,可以大大减少医疗差错发生,保障患者医疗安全,为患者提供优质的护理服务。对护理管理人员而言,可实现对护理人员信息的即时查询与统计,以便及时掌握护理人员工作状况,为绩效考核及运营管理提供精细化的数据支撑。

医利捷一体化临床护理系统提供一个以患者为中心的管理平台,实现对护理工作的信息化管理,建立并完善医院护理管理体系,提高护理管理的整体水平,增强护理管理人员统筹协调的能力。

1. 设计思路方面　系统采用一体化的设计理念,基本涵盖临床护理工作的各个业务场景,打破了当前各护理系统分散建设、功能不全面的弊端,系统的建设实现了护理信息的集成,打造一个高效的临床护理一体化工作及管理平台。

2. 标准方面　系统采用 HL7 等国际先进的标准,建立针对医疗数据的特有数据模型,支持各种技术环境下的数据交换。

3. 功能方面　系统具备丰富的功能,全面涵盖从护理人员管理、护士排班管理、护理医嘱执行闭环、护理绩效管理等,实现医院临床护理工作的全面信息化、科学化管理。

4. 应用方面　将移动终端应用与临床护理工作中,将医护工作站延伸到床旁,实现移动化办公。借助手持护理终端,实现对患者数据采集和录入,同时可实现条形码读取以及医嘱执行过程的记录。PDA 支持在线和离线的工作模式,满足不同环境下的工作需求。借助条形码技术,内嵌患者身份信息,通过扫码核对,确保患者身份的一致性,保证输液的安全。

5. 数据库方面　采用目前国际主流的 SQL Server 关系型数据库作为内核,为关系型医疗数据和结构化医疗数据提供了更安全可靠的存储功能,支持本地数据库,兼容公有云、私有云及其混合模式,具有良好的扩展性和可伸缩性。

第二节　一体化临床护理系统建设

一、应用分析

众所周知,护理工作人员是医院临床信息管理的主体部分,他们是位于医生、患者和健康信息系统之间接口信息连接的主要角色,借助信息化系统完成临床实践、管理、科研教学等日常工作。传统 HIS 系统中的护士工作站主要由患者管理以及医生医嘱执行组成。随着临床信息系统建设的深入,对护士工作站在护士排班、护理工作量管理、护理质量评价、床边医嘱处理、护理环节质控、护理管理与科研以及协同办公等提出了更高要求,面向区域电子健康档案、物联网数据采集以及临床信息共享,结合临床护理和护理管理双面的需求,围绕医院整体的护理工作,医院需建设一体化临床护理信息系统。

二、建设目标

一体化临床护理信息系统的建设,可根据不同的角色需求,形成个性化门户,能够为护理一线人员及护理管理人员提供统一用户名、统一工作界面,可对护理人员信息、护理电子病历信息、护理费用相关信息、护理科教研信息以及护理管理信息进行有机的整合及分析,并提供统一的展示界面,为患者、医护人员提供更优质的服务,从而使得护理服务工作的价值得以体现。

结合临床数据中心与临床大数据应用及科研的需求,一体化临床护理信息系统实现了患者健康信息共享,可对患者的临床信息进行可视化和标准化组织;实现护理文档的电子化,可生成各类护理文档,简化文档书写流程,减少工作量;实现护士临床过程的全过程实时跟踪和记录,从而提高质控质量以及医疗安全;借助移动终端,实现护理过程中的数据实时采集,并整合在护理文档中;通过提供客观的数据,可对护理人员的绩效考核提供精细化的数据支撑。

系统通过与医生电子病历应用相匹配,一体化提升护理质量,保障患者安全。

三、标准与规范

1. 文档规范标准　GB/T 8567-2006 计算机软件文档编制规范。

2. 国际标准 HL73.0、DICOM3.0、LOINC　SNOMED 等。

3. 国家和行业规范标准

卫办发〔2002〕116 号医院信息系统基本功能规范。

国中医药发〔2003〕53 号中医医院信息化建设基本规范(试行)。

卫医发〔2002〕190 号病历书写基本规范(试行)。

国中医药发〔2002〕36 号中医、中西医结合病历书写基本规范(试行)。

卫办农卫发〔2008〕127 号新型农村合作医疗管理信息系统基本规范。

健康档案基本架构与数据标准(试行)。

卫医管发〔2009〕99 号卫生部关于印发《临床路径管理指导原则(试行)》的通知。

卫医管发〔2009〕95 号卫生部关于在公立医院施行预约诊疗服务工作的意见。

十部门关于印发《关于建立国家基本药物制度的实施意见》的通知。

财政部、卫生部〔1998〕56 号医院会计制度。

财政部、卫生部〔1998〕148 号医院财务制度。

4. 数据字典及编码标准

GB/T14396 疾病分类 ICD_10。

ICD-9-CM3 手术编码。

WZB01_90 设备名称字典。

GB/T11714-1997 全国组织机构代码编码规则。

GB/T2260 行政区划代码。

WS218-2002 卫生机构(组织)分类与代码。

GB/T12402-2000 经济类型分类与代码。

GB/T12404-1997 单位隶属关系代码。

GB/T2261 性别分类及代码。

GB/T4766 婚姻状况代码。

GB/T4761 家庭关系代码。

GB/T3304 中国各民族名称的罗马字母拼写法和代码。

GB/T4658 学历代码。

GB/T6864 学位代码。

GB/T16835 所学专业。

GB/T8561 专业技术职务代码字典。

GB/T6565 职业分类与代码。

GB/T26599 国家名称代码表。

GB/T14946-94 职务类别代码表。

GB/T14946-94 A6 职位分类代码表。

GB/T14946-94 A25 学习方式代码表。

GB/T14946-94 A3 学习形式代码表。

5. 信息安全规范标准　公通字〔2007〕43 号信息安全等级保护管理办法。

第三节　系统架构与功能

一、系统总体架构

系统可与 HIS、EMR、LIS、PACS 等各业务系统的对接,集成护理业务和管理相关的数据。针对各异构系统的分散数据源,可定义抽取过程并确定抽取频度,实现不同格式数据之间的提取与转换,从而快速实现异构系统数据的整合。图 27-1 为系统总体框架。

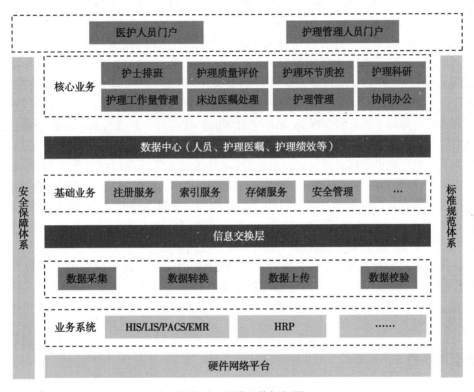

图 27-1　系统总体框架图

1. 数据集成　参照国家标准,建设医院护理数据中心,通过数据中心将护理人员信息、医嘱信息、科教研信息、电子病历信息、绩效信息等来自各系统的相关数据按标准上传、分类及归档,形成标准化数据元与数据集,实现数据交互与共享。

2. 数据整合　数据中心的建立,实现了接口与标准的统一,利用数据抽取工具及映射管理工具,可采集各系统的数据,从而减少其他业务系统的负担。根据接入业务应用系统和数据质量的可信度评价,进行数据逻辑校验,实现原始各类数据元的分级存储管理,同时可通过门户实现数据展现及应用。

3. 数据交换　实现护理相关的数据在不同系统数据库之间自由的交互。

4. 统计分析　对各种数据进行统计分析,为决策提供支持,包括护理工作量数据、绩效数据等。

二、系统功能

1. 护士排班　护士排班主要包括电子排班表、排班表模板以及排班统计功能。可根据医院实际情况进行排班的设置,各护理单元可自由设置排班班次,可生成电子排班表。管理人员可对护士当班时间进行调整,系统会记录调整原因,为后续人员配置提供依据。往次设置的排班表可保存成模板,当护理管理人员在排版时可直接调用已保存的排班表,可对排班表进行编辑修改。系统具备统计功能,可对排版情况进行统计,以便管理人员实时掌握整体排班情况以及个人班时数据。

2. 护理工作量管理　护理工作量管理主要是对以往排班数据的统计,比如对护士的工作量以及工作时间进行统计,并按照时间维度进行呈现,包括工作量月度趋势图、季度趋势图以及年度趋势图,以便让管理人员清晰的了解其指标完成情况。

3. 护理质量评价　针对护理质量控制体系建立数字字典库,质量监管小组可以将检查结果录入系统,考虑录入的便捷以及及时性,录入人员可通过手持终端进行信息录入,录入时可直接调用事先建立好的护理质量控制体系字典库中的字典,保证录入的准确性。护理管理人员可及时了解护理情况,实现环节质控,有效规避医疗差错。

4. 床边医嘱处理　护士可通过移动终端实现查房,查房时可查阅患者的临床信息,包括检查检验以及医嘱信息等。护士通过手持终端可进行患者体征采集,采集的信息将自动录入护理记录单。系统具有自动提醒功能,比如医嘱执行提醒、患者体征信息测量提醒,执行医嘱时可记录医嘱执行的详细信息,从而实现医嘱过程全过程追踪。

5. 护理环节质控　以带有患者身份信息的条形码为主线,通过给患者及输液瓶佩戴,护士再给患者输液时通过移动设备即可读取条形码信息,实现身份核对,保证输液安全。在扫描患者条形码过程中,移动终端可自动记录查房时间,以便及时掌握医嘱执行情况,实现护理工作的环节质控。

6. 护理管理　护理管理模块可实现护理信息的采集、存储、传输以及处理,通过对护理病历的实施跟踪及记录,护理人员可随时掌握患者情况,从而制定合理的护理措施。系统可实现对护理人员基本信息以及档案信息的统筹管理,通过对人员组成进行统计和分析,包括护理人员结构、在职及离职情况、岗位分布情况等,从而为人员管理提供依据。此外,护理管理模块还能够实现护理行政工作的管理,包括护士排班管理、病区事务管理、绩效考核等,全面涵盖护理工作的业务、技术、制度、规范、人员等各个方便。

7. 护理科研　实现对医院护理科研项目的信息化管理。护理人员通过系统可进行科研课题申请、科研材料提交、科研成果及奖励等信息的管理,护理科研管理负责人可以实现科研项目信息的在线查询、审核和审批,同时可实时了解项目进展以及项目经费使用情况。

8. 协同办公　系统可与医院 OA 系统集成,实现护理部门内外部的协同办公。通过系统可进行消息的统一发布及管理,可接收并查阅来自于 OA 系统的各种消息。系统集成多种通讯工具,支持邮件、即时通讯、短信、视频等,实现实时通讯。系统可整合各类业务工作与管理工作,实现工作流的信息化流传,包括申请、审批等。

三、系统操作界面

结合临床数据中心(CDR)平台建设,在健全安全机制的前提下,采用 HTML5 技术开发功能完善、界面友好的移动终端,可以在平板电脑、手机等设备上实现 PC 终端的临床应用功能,支持跨平台、跨网络的应用场景,适应医院复杂的环境,建立 BYOD 的移动应用模式,提供护理人员一个移动的工作环境。图 27-2 是一体化临床护理系统的操作界面。

四、软硬件系统实现

(一) 硬件系统实现

一体化临床护理信息系统具有床旁信息实时采集、医嘱执行全程跟踪与监控以及绩效管理的功能特性,在硬件系统设计方面,结合系统应用需求,以医院现有医护工作站为基础,另外增加二维码打印机、移动查房推车、移动终端等硬件。图 27-3 是硬件系统拓扑图。

其中,二维码打印机主要用于带有患者身份信息标签的打印,包括患者腕带以及输液标签。移动查房推车终端安装医护工作站,实现消毒及移动查房。移动终端包括手持护理记录终端以及 PDA,医嘱执行时扫描二维码、医嘱执行记录、输液信息核对等,PDA 支持在线和离线的工作模式。

(二) 软件系统实现

系统采用三层 B/S 架构,以护士站(包括移动护士站)为基础,结合条形码打印与识别、手持终端与 PDA,构建先进的护理管理和工作模式,从而实现护理工作的床边执行和移动管理,提高效率。医护工作站通过医院内网访问系统数据库,移动端通过无线网络访问。

系统数据库采用 SQL Server 数据库,具有使用方便、可伸缩性好以及集成程度高等优点,能够提供

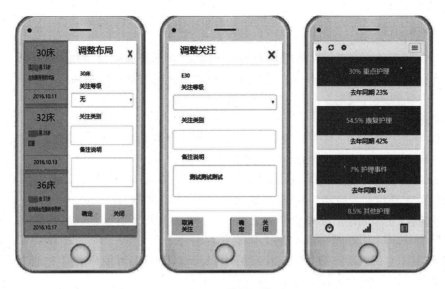

图 27-2　系统操作界面

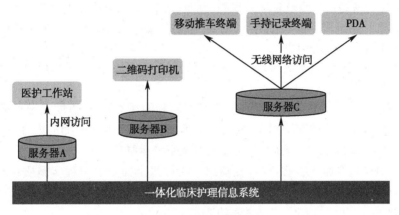

图 27-3　硬件系统拓扑图

一个全面的数据库平台,实现护理数据的管理。数据库引擎为关系型医疗数据和结构化数据提供了更安全可靠的存储功能,可以构建和管理用于业务的高可用和高性能的数据应用程序。

系统应用软件 Microsoft. Net Framework4. 7,能够提供应用程序模型及关键技术,可以更方便的进行软件的开发,并可以继续发展具有高安全、高稳定,并具高延展的 Web Services。开发语言可根据医院实际情况选取,开发环境采用 Microsoft visual Studio 2016。

第四节　实施部署与运维

一、实施周期

项目的实施周期分为四个阶段:

第一阶段:立足于已有的平台,对既有管理流程进行优化,开发一体化临床护理系统的基础架构;同时,构建与运营管理平台的通讯链路,开发跟运营管理相关的数据接口。

第二阶段:进一步深入开发一体化临床护理系统的具体应用功能,建立护理工作人员门户,建设护士排班、护理工作量管理、护理质量评价、床边医嘱处理、护理环节质控、护理管理与科研以及协同办公等核心功能模块,并实现系统间的数据集成。

第三阶段:进行硬件系统的部署。

第四阶段:完成系统试运行及验收。

二、部署方法

通过严格控制和有效协调工程实施的实现质量、计划进度和资源保障,确保系统能够在整个医院顺利实施部署推广活动,以完成既定的项目实施目标。整个系统部署推广活动可以分为部署准备、部署实施和部署总结三个阶段进行规划。

(一) 部署准备

该阶段主要对系统的部署工作进行规划,其中包括实施的进度安排、人员调配、资源投入等各方面的因素的筹备。该阶段的主要工作包括以下几个方面:

1. 明确系统部署规范　为确保系统运行使用的一致性,需要对系统部署的相关事宜进行明确要求。系统部署规范主要包括系统访问路径、系统安装路径、系统定制方法。

2. 定制信息的收集和制作　在系统部署之前,将各个单位的定制信息收集齐全,以方便按照统一的定制方法进行制作,从而提高系统部署的工作效率。

3. 培训教材策划　在该阶段需要拟定详细的用户教育计划,编写用户教育文档,为实施用户教育工作做好筹划。

4. 硬件设备准备　根据各系统的用户数量的多少和系统负载的大小,确定系统运行的基本硬件平台要求。由系统硬件设备提供厂商负责统一采购、验收、安装和运送,我们与之配合做到系统安装就绪。

5. 系统安装调试　系统服务器购置之后,对各系统进行标识,进行系统统一部署和定制。部署完成以后在模拟网络环境下进行联调测试。

6. 管理员集中培训　在部署准备阶段,召集系统管理员和各应用管理员进行集中培训。

(二) 部署实施

系统的涉及范围广,需要在部署实施阶段就对项目实施的任务划分、进度安排和资源调配拟定非常周全详细的实施计划,作为部署实施工作指南。该计划中包括以下几个方面的内容:

1. 部署流程　包括安装、调试、培训、问题反馈以及系统运维等方面。

2. 人员安排　包括指挥组、实施组以及支援组。指挥组全面负责工程实施质量、进度和成本的控制和管理;实施组按照实施计划进行系统部署和用户培训工作;支援组作为后备力量为实施组提供技术指导和咨询,协调客户方、用户方和实施方之间的合作。

3. 任务分类安排　根据"统一规划,分布实施"的原则,将总体项目建设在统一规划的基础上进行分解,分为几个不同的部署项目分别进行,这样有利于项目分阶段实施,能够快速见到效果。有利于风险的控制。具体来说可以将项目分为两个部分,分别为软件开发部署服务部分以及系统软硬件集成部分。其中软件开发服务部分可分为三个大类别,分别为基础平台软件安装、应用服务部署、应用系统部署。系统软硬件集成部分包括系统平台软件与硬件系统集成,主要负责软件平台的采购与安装、部署。

三、运维服务体系

1. 医院 IT 运维优化　图 27-4 是 IT运维知识体系和系统运维框架,运维服务体系包括以下几个方面的内容:

医院信息化系统上线后的成功运行,有赖于一支高效的运维团队和一套完备的运维流程。在项目的实施过程中,参考国际主流的 IT 运维知识体系(IT infrastructure library, ITIL)和系统运维框架,遵循国际 IT 服务管理体系运维标准(如 ISO20000-1:服务管理要求及 ISO20000-2:服务管理最佳实践)、国家相关标准和规范,采用目前先进的系统

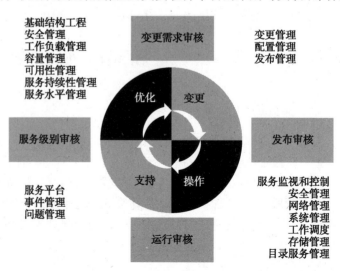

图 27-4　IT 运维知识体系和系统运维框架

监控技术和手段,通过部署区域集中的服务器监控基础架构,构筑规范化、标准化、制度化的集中管理运行维护体系,从制度上、管理上、技术上完成对医院信息化系统的运行状态的全面监控和运行问题的及时处理,支持应用系统的安全、稳定、高效、持续运行。

在医院 IT 运维优化的前期,将评估医院运维服务现状,主要包括用户访谈设计、IT 基础架构和环境的调查、IT 管理制度和人员岗位的调研、IT 服务流程的访谈和调研、IT 发展战略调研、IT 服务管理水平调查、服务管理平台调研。

2. 医院 IT 运维平台　为有效支持医院 IT 运维和基础设施流程,在医院信息化系统的建设过中,应同步建设医院 IT 运维平台。通过运维平台,协助 IT 运维人员提供优质快捷的服务,帮助用户更好地利用 IT 设备及 IT 技术,解决 80% 以上的用户技术问题,并大幅度降低 IT 运维成本。

3. 医院 IT 运维团队优化　良好的运维管理需要 IT 部门转变管理观念,即 IT 部门向业务部门提供的是服务而不是技术,只有实现了"技术管理→流程管理→服务管理"的转变,才能够真正提高运维和客户服务水平。与此相适应,运维团队的建设也需要从面向技术分工转变为面向服务的分工。

4. 医院 IT 运维流程优化　运维框架包含了通过使用明确定义的服务管理功能(SMF)提供针对业务的服务解决方案的 IT 运维概念。这些 SMF 提供了一致的策略、流程、标准和最佳方法,可以将它们应用到当今 IT 环境中所能找到的全套的服务解决方案当中。在项目实施过程中,在具体评估医院 IT 运维系统现状后,将采用过程模型予以优化。

5. 医院 IT 运维实施策略

(1) 分阶段实施:根据以往的建设经验,先从目前能够达到的目标着手,既可以证明过程更改的价值,又可以让机构通过规模更大的、历时更长的、更为复杂的过程改进工作而不断前进。分阶段实施可以通过设定各阶段性目标,不断检查项目实施进度和成果,并且可以根据前一阶段的实施经验指导和调整下一阶段的实施目标,从而保证整个实施过程健康有效推进。

(2) IT 基础结构规划:根据医院信息化系统的整体规划,不断调整和优化基础结构,以满足未来办公自动化对 IT 基础设施的要求。通过对深入了解自身 IT 基础设施结构,结合技术发展趋势和办公自动化发展规划,提出优化方案并执行,从而提高运维团队的规划能力。

(3) 建立风险管理文化:在各个层次上强调每个人日常行为活动的风险管理的重要性,使运维团队成员在进行有效的操作决策时本能地发现风险和考虑它们的冲击。通过完整的制度化的风险管理流程,确保识别出来的风险的影响限制在最小的范围之内。

(4) 建立持续改进机制:不断总结运维工作中的经验和教训,结合办公自动化规划和阶段性目标,提出优化改进方案,并在后继的工作中落实执行。使团队具备自身改进的能力,保证运维体系建设不断朝着不断优化的方向发展。

(5) 客户关系管理:通过客户关系管理工具,分析用户 IT 相关信息和服务请求内容,有针对性的提供个性化 IT 服务。根据用户服务请求类型和内容分析,优化和调整 IT 系统结构和功能。根据用户 IT 使用水平和习惯,指引用户充分利用 IT 系统。根据用户数据分析,获取潜在需求,优化 IT 基础设施。

6. 运维团队架构　运维体系建设的第一步就是建立运维团队架构,根据技术中心运维目标和 IT 系统范围,建立团队模型,确定组织结构和人员角色,明确岗位目标和技能要求。首先对管理的 IT 系统,从系统特征和技能要求上进行分类,建立不同的部门分工进行运维管理。通常可划分成基础设施组、基础软件组、应用组和服务台等。

(1) 基础设施组:主要负责网络设备、服务器设备和终端设备的运维。

(2) 基础软件组:主要负责平台及的软件,比如操作系统、活动目录、电子邮件、多渠道通讯平台、统一用户及权限管理系统、办公信息资源目录等。

(3) 应用管理组:主要负责专业业务系统,比如医疗门户网站、医院业务系统等。

(4) 服务台:主要负责相应用户的服务请求,并建立前端一站式技术支持团队,现场解决用户提出的服务请求。

致　谢

感谢以下公司参与本书编写并提供技术资料和应用实例（排名不分先后）

广州创惠信息科技有限公司

烟台和硕软件有限公司

华为技术有限公司

上海京颐科技股份有限公司

深圳诺博医疗科技有限公司

北京神州视翰科技有限公司

北京宝康养颐科技有限公司

医利捷（上海）信息科技有限公司